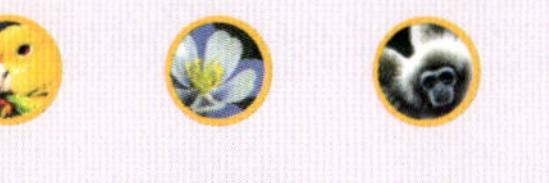

인체생물학

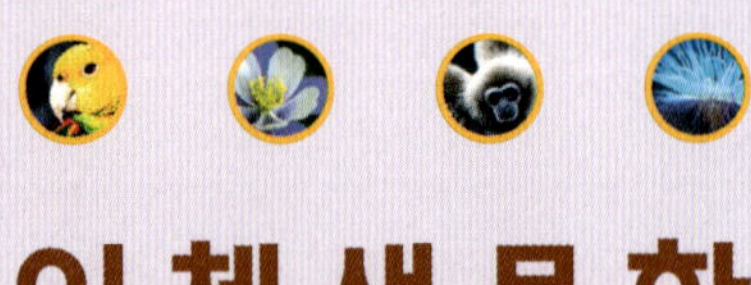

인체생물학

Jianping Xu
Qingyu Wu

ESSENTIALS OF LIFE SCIENCE

인체생물학

| 감경윤 · 이지영 · 한승진 |

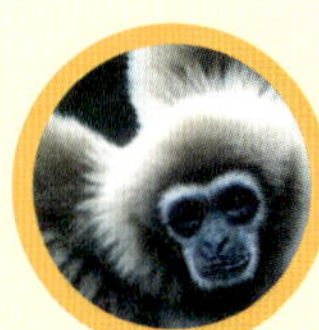
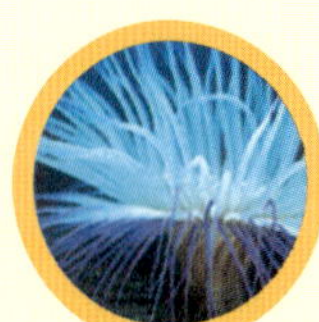

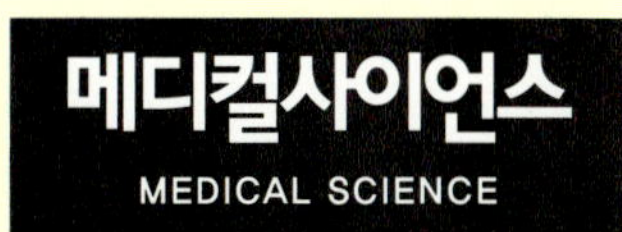

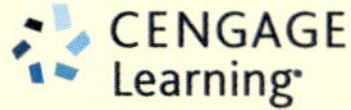

Andover · Melbourne · Mexico City · Stamford, CT · Toronto · Hong Kong · New Delhi · Seoul · Singapore · Tokyo

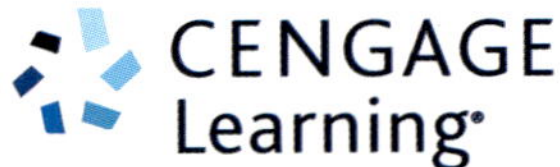

Essentials of Life Science

1st Edition

Xu Jianping,
Wu Qingyu

ISBN-13: 979-11-88044-96-2

Cengage Learning Korea Ltd.
Suite 1801 Seokyo Tower Building
133 Yanghwa-Ro, Mapo-Gu
Seoul 121-837 Korea
Tel: (82) 2 322 4926
Fax: (82) 2 322 4927

Cengage Learning is a leading provider of customized learning solutions with office locations around the globe, including Singapore, the United Kingdom, Australia, Mexico, Brazil, and Japan. Locate your local office at:
www.cengage.com/global

Cengage Learning products are represented in Canada by Nelson Education, Ltd.

For product information, visit **www.cengageasia.com**

Printed in Korea
2 3 4 5 17 16 15 14

21세기는 생명과학의 세기라고도 한다. 지금도 생명현상에 대한 인간의 지식은 급격하게 증가하고 있다. 우리는 매일 생명과학의 연구영역에서 쏟아져 나오는 주요한 결과들을 매스컴을 통해 접하고 있다. 보건의료계열을 위한 필수 생명과학(원저: Essentials of Life Science)은 생명과학계의 이정표가 될 만한 업적들을 추려 그러한 발견이 있던 상황의 흥분과 감격을 대학 강의실로 가져오고 싶은 의도로 집필되었다. 이 책은 비생물학 전공학과 학생들과 생물학관련 학과, 즉 생명과학, 농업, 임업, 수의·축산, 유전공학, 보건 및 의료관련 학문을 전공하는 학생들에게 일반생물학 강좌 교재용으로 만들어졌다.

이 책의 구성과 형식은 아래의 원칙들을 따랐다.

1. **복잡한 생물학의 주제를 기술하기 위해 단순한 용어를 사용하고 자세한 그림을 넣었다:** 교재는 학생들을 위한 것이다. 학생들의 학습을 돕기 위해서 우리는 복잡한 개념을 설명할 때에도 이해하기 쉬운 용어를 사용하려고 노력했다. '하나의 그림이 천 마디 말을 한다.' 는 속담이 있듯이 주요개념과 생물학적 진보를 설명하기 위해 칼라 도해를 사용하였다.

2. **기본적인 생물학의 원리와 현재 연구의 동향을 함께 강조하였다:** 학생들이 생명과학의 기초를 공고히 하기 위해 기본원리를 매우 강조하였다. 그러나 원론적인 지식만으로는 대학생들의 지적 요구를 충족시키기에 부족하다고 생각된다. 따라서 우리는 현대 생명과학자들의 노력과 그들이 이뤄낸 놀라운 진보에 관한 내용을 포함시켰다. 우리는 이 책을 통해 학생들이 생명과학의 다양한 영역에서의 진보에 관심을 갖기를 기대한다.

3. **생물학의 모든 수준에서의 성과들을 통합하였다:** 생물계통은 매우 복잡함에도 불구하고 여전히 생물학자들은 특정한 수준에만 초점을 맞추려 연구하는 경향이 있다. 생물은 분자수준, 세포소기관수준, 세포수준, 조직수준, 기관수준, 개체수준, 집단수준, 군집수준, 생태계 및 생물권수준 등 다양한 수준에서 연구될 수 있다. 복잡한 생물계에 대한 학생들의 이해를 돕기 위해 이러한 다양한 수준들의 지식을 통합하여 제공하는데 중점을 두었다. 우리는 먼저 우리가 흔히 볼 수 있는 생물체들에 초점을 맞추어 생물다양성의 중요성에 대하여 기술하였고, 생명의 기본 단위인 세포와 소기관들에 대한 내용을 소개하였으며 책이 진행되면서 점진적으로 다루고 있는 수준의 범위가 커지도록 하였다.

4. **학생들의 관심과 열정을 자극하도록 하였다:** 책 전체를 통해 우리는 저명한 생물학자들과 노벨상 수상자들의 업적에 대한 이야기들을 소개하였다. 칼라 도표가 이런 이야기들과 함께 제시되었는데 이러한 자료가 학생들의 생명과학에 대한 관심과 열정을 유발할 것이다.

5. **명료하게 기술되었다:** 생명과학분야의 빠른 발전과 지식의 증가는 교재 집필에 큰 도전이 되었다. 개론서의 성격이기에 어떻게 하면 기초적인 내용과 새로이 밝혀진 내용을 학생들에게 부담을 주지 않고 제공할 수 있을까를 고민하였다. 많은 내용을 담자면 내용이 방대해 지기 때문에 근본적인 원리에 초점을 맞추어 내용을 기술하면서 정보를 직관적으로 제공하는 삽화들을 많이 사용하여 생명과학의 기본개념과 동향을 파악할 수 있도록 하였다.

이 책은 생명과학 교재를 영어로 발행한 첫 시도이기 때문에 많은 부족함이 있어 개선의 여지가 많다. 게다가 생명과학 분야의 빠른 진보로 인해 우리가 간과한 중요한 내용도 있을 수 있다. 독자 여러분의 어떠한 제언도 환영한다.

이 책이 발행되기까지 여러 사람들의 도움이 있었다. 감사의 마음을 담아 소개하고자 한다(알파벳순):

Bai Jing, Cao Guangqi, Cao Rongliang, Chen Qiang, Chen Yaheng, Cui Ting, Deng Yingnan, Deng Yongjian, Du Wei, Du Xiaohe, Fu Xiaohui, Guo Lusu, Guo Tao, He Miao, He Wenqing, Hu Gui, Hu Rui, Hu Xiaochuan, Huang Miaoyan, Huang Tang, Huang Xingyue, Jiang Ying, Li Alin, Li Da, Li Fei, Li Tieshi, Li Yingzhu, Li Yisu, Li Zhigang, Lin Chengxi, Lin Yan, Liu Dong, Liu Jie, Liu Jinlong, Liu Rujia, Luo Guiliang, Luo Kai, Luo Xiaowei, Luo Yang, Peng Qiang, Qian Li, Qiang Shengrong, Qin Haiwei, Qu Timing, Shen Jicheng, Si Lipeng, Sun Xiaofeng, Tang Kai, Tian Tao, Wang Feng, Wang Huo, Wang Jirong, Wang Wei, Wang Xue, Wang Yan, Wang Ying, Wei Huajiang, Wu Wei, Xu Wei, Xu Yanhui, Yang Yang, Yu Shen, Yuan Guoliang, Yue Bao, Yue Cuizhen, Zeng Baiyi, Zhang Fan, Zhang Nutao, Zhang Qing, Zhang Yuanzhang, Zhao Lei, Zhao Ru, Zhao Xiaorui, Zhou Jie, Zhou Lü, Zou Genglin.

집필 기간동안 사랑하는 가족들의 지지와 희생에 감사드린다. 전체 내용을 편집하고 교정을 해준 Heather Yoell에게 특별한 감사를 드리고 Higher Education Press의 Wu Xuemei, Wang Li, Zhang Nan과 Wang Linbo에게도 감사드린다. 끝으로 Thomson Learning사의 제언과 조언에 감사드린다. 이 책은 이들의 도움으로 빛을 발하게 되었다.

Jianping Xu, McMaster University, Canada
Qingyu Wu, Tsinghua University, China

한글판 서문

생명과학분야는 매우 빠른 속도로 발전하고 있으며 주요한 성과들은 대중매체를 통해 일반인들에게도 실시간으로 알려지고 있다. 생명과학의 연구 결과는 현대사회 거의 모든 분야에 큰 영향을 미치고 있으며 이 분야의 지식은 이제 일부 전문가들의 전유물이 아니라 보편적 상식으로까지 자리하고 있다. 그러기에 대학에서의 생명과학 강좌는 단순한 교양과목 이상의 의미를 가지게 된다. 대학에서 생물학 강의를 하는 사람으로 생명과학분야의 최신 지식과 동향을 학생들에게 효율적으로 전달하고픈 마음을 늘 가지고 있던 차에 Thomson사의 Essentials of Life Science라는 책을 접하게 되었는데 내용이 쉽게 기술되어 있고, 특히 많은 양의 내용을 다루기보다는 생명과학의 주요한 원리와 발견의 내용을 이해하기 쉽게 소개하고 이와 관련된 뒷이야기를 흥미롭게 제공하는 점이 인상 깊었기에 번역을 하기로 하였다.

번역을 하면서 크게 부딪혔던 문제는 용어의 선택이었다. 과거 생물학의 용어들은 한자적 표현이 많았기에 한자에 익숙하지 않은 요즈음 학생들에게 용어자체의 의미를 이해시키는 것도 쉽지 않다. 최근 의학계에서는 의학관련 용어들이 순우리말의 새용어로 바꾸려고 노력하고 있으며 다른 학문 분야도 이해가 쉬운 용어를 선택하는 추세라 이에 맞추어 난해한 한자용어 보다는 가능한 이해하기 쉬운 우리말 용어로 번역하려고 노력하였다. 그러나 무리한 새용어의 도입은 오히려 혼란을 일으킬 수도 있기 때문에 일반적으로 잘 알려져 있고 익숙한 용어들은 그대로 사용하기도 하였다. 또한 역자가 많게 되면 용어 통일에 어려움이 있어 세 명의 역자만으로 번역진을 구성하였다 그러나 역자가 소수라 할지라도 역자들 간의 용어선택의 차이를 완전히 해소하기는 쉽지 않았다. 의학관련용어는 대한의사협회 의학용어(4판)를 따랐으며 이외의 용어는 과학기술대사전(2005, 한국과학기술단체 총연합회) 등과 같은 전문용어집을 참조하였고, 외래어 표기나 맞춤법은 국립국어원의 외래어 표기 규정과 맞춤법을 따랐다.

본 역서는 생명과학 전공 대상자 보다는 주로 보건계열 및 생물학 지식이 요구되는 관련 학과 학생들을 위한 한 학기 교재용으로 만들어졌다. 따라서 강의의 분량을 고려하여 원저에 있던 생명의 기원 및 진화(The origin and evolution of life)와 생태학의 기초(Fundamentals of ecology)의 내용을 제외하여 14장으로 구성하였다. 번역에는 감경윤 교수(1, 2, 9, 13장), 이지영 교수(3, 4, 5, 6, 7장)와 한승진 교수(9, 10, 11, 12장)가 참여하였다.

이 책은 대학 강의용 뿐만 아니라 생명과학에 관심을 갖고 있는 비전공자들에게는 유용한 길잡이 서적이 되고, 아울러 의학 및 치의학 전문대학원 입시의 대비에도 좋은 참고서가 될 것이다.

끝으로 이 책의 출판에 관심과 노고를 아끼지 않은 니드엠케이 대표와 좋은 책이 될 수 있도록 편집에 심혈을 기울여 주신 편집부원들께 감사드린다.

2013년 12월 김해에서

옮긴이 대표 감경윤 적음

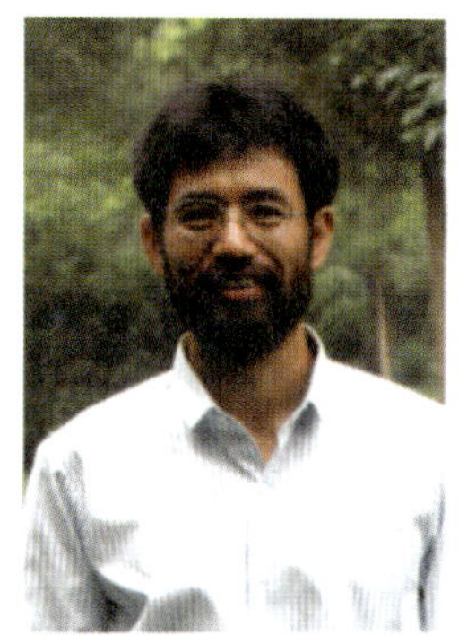

Jianping Xu는 Jiangxi 농업대학에서 학사를, Nanjing 농업대학에서 농업미생물학으로 석사학위를 그리고 Toronto 대학에서 집단유전학과 진화학으로 박사학위를 취득하였다. North Carolina의 Duke 대학에서 박사후 연구원으로 있었으며, 현재 McMaster 대학의 생물학과에서 부교수로 재직중이다. Xu는 주로 미생물의 진화에 대한 연구를 하고 있다. Ontario Premier' s Research Excellence Award(2002-2007)와 캐나다 유전학회의 Young Investigator' s Award(2005)를 수상하였다.

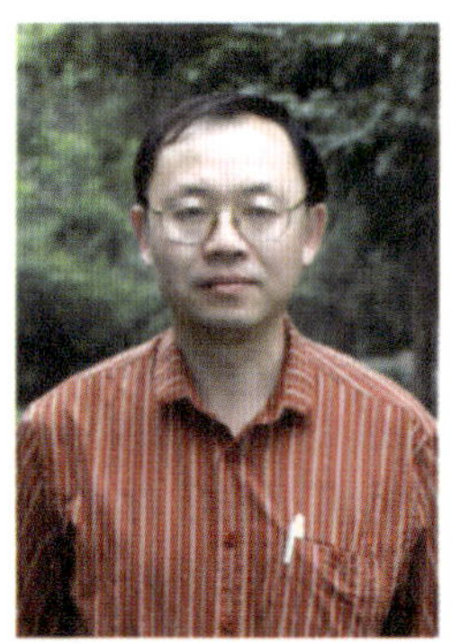

Qingyu Wu는 Tsinghua대학 생물과학 및 생명공학과의 교수로 재직하고 있다. 미국의 William Paterson 대학과 Arizona 주립대학, 그리고 일본의 Niigata대학에서 교환 교수로 연구를 수행하였다. Wu교수는 분자생물학, 생체지질화학과 생물 대체 에너지에 대한 연구를 하고 있다.

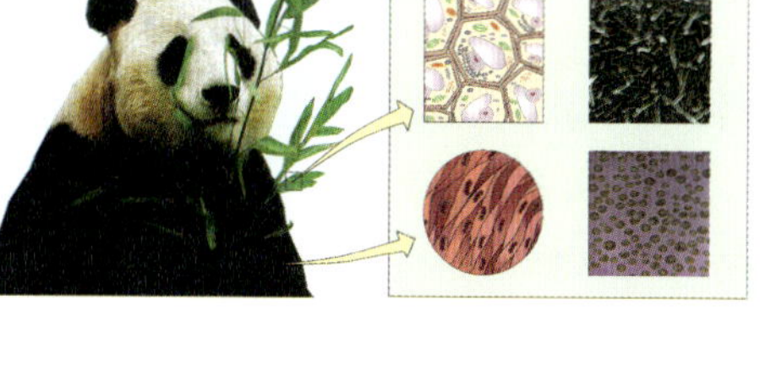

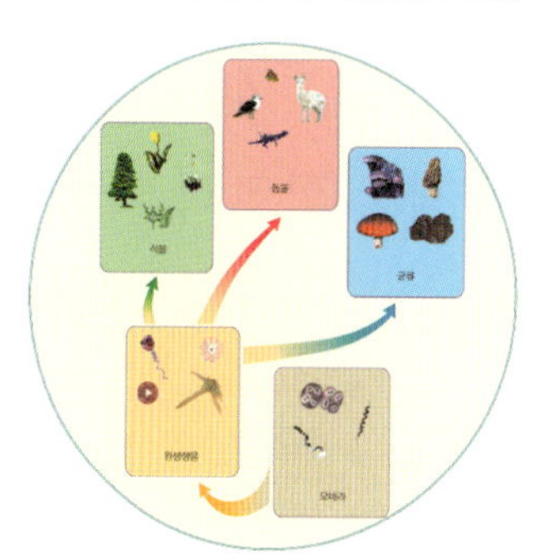

CHAPTER *3*

세포 CELL

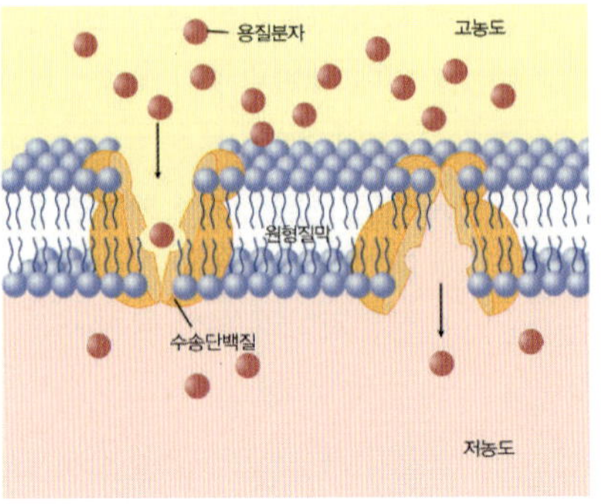

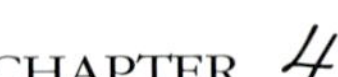
CHAPTER *4*

생체의 화학적 기초 THE CHEMICAL BASIS OF LIFE

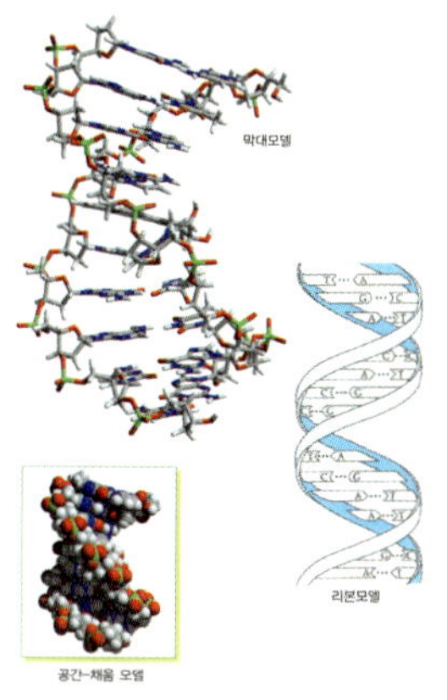

CHAPTER 5
에너지와 대사 ENERGY AND METABOLISM

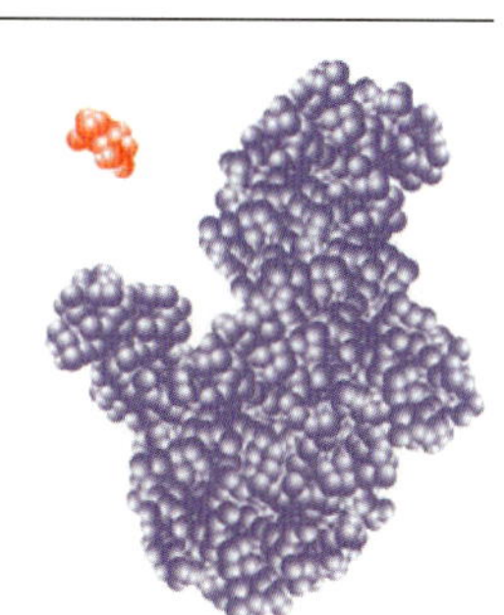

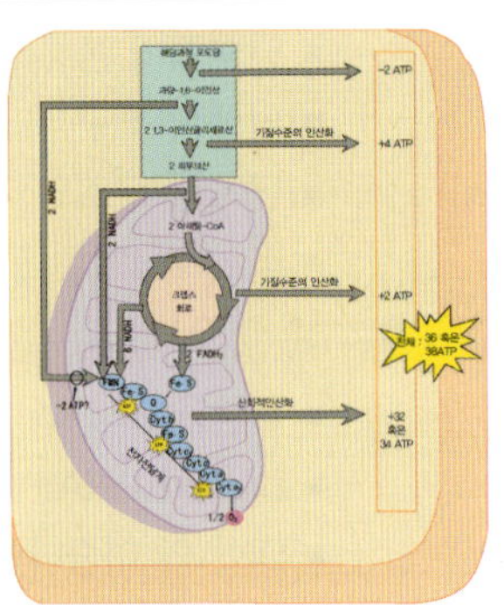

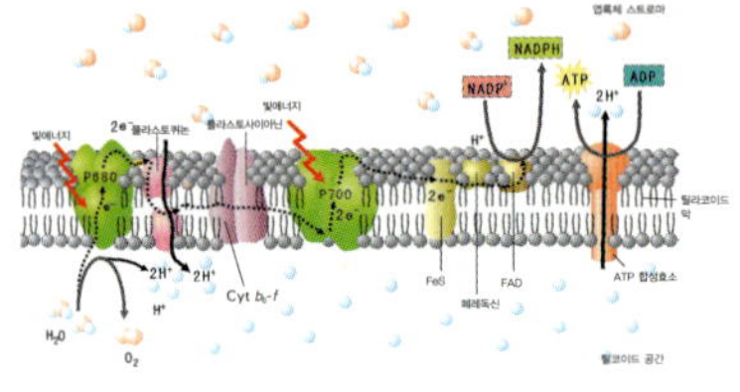

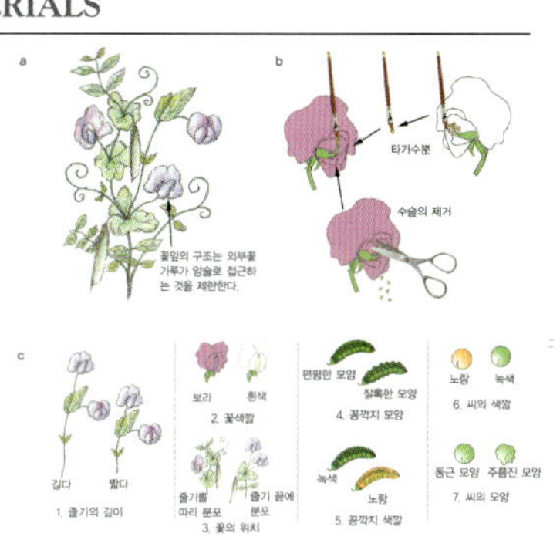

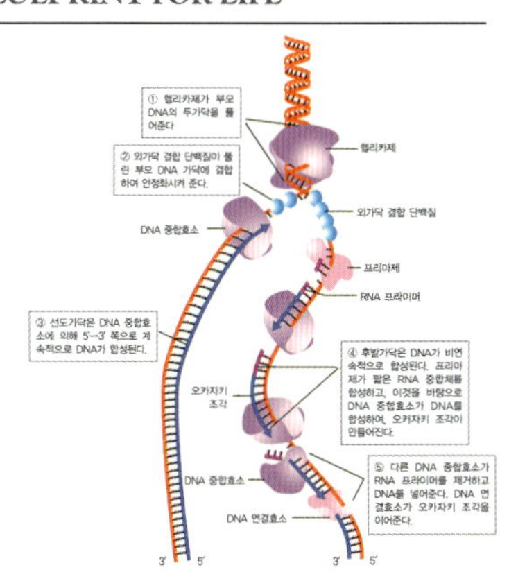

CHAPTER *10*

유전자 발현의 조절 THE REGULATION OF GENE EXPRESSION

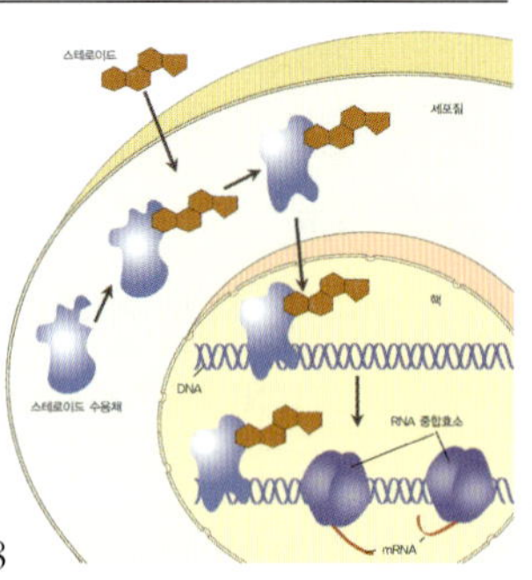

CHAPTER *11*

재조합 DNA 기술 RECOMBINANT DNA TECHNOLOGY

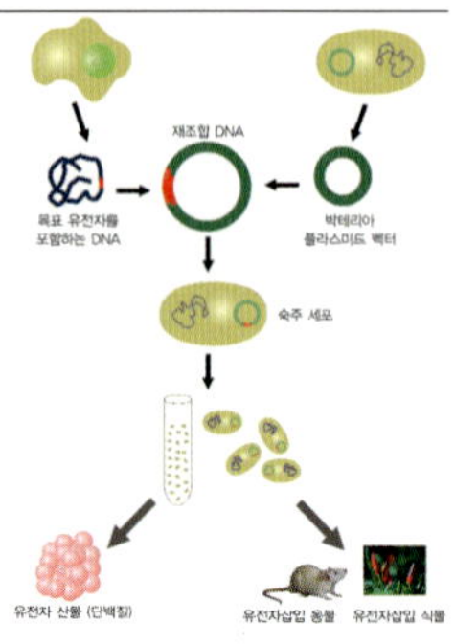

CHAPTER *12*

생명공학 : 현대 생명과학의 혁명

BIOTECHNOLOGY : A REVOLUTION IN MODERN BIOLOGICAL SCIENCES

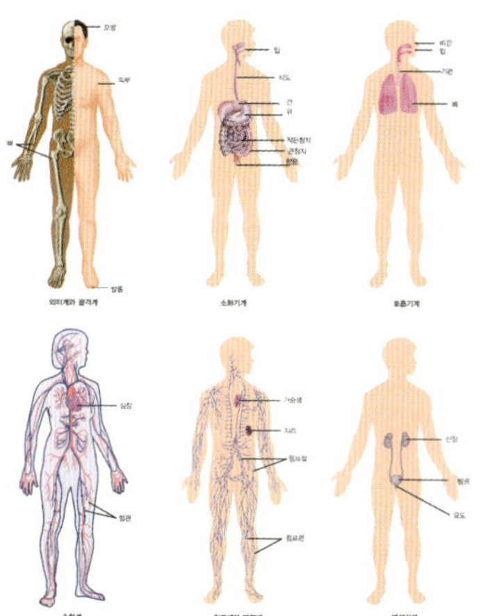

CHAPTER *13*

동물: 구조, 기능과 발생 ANIMALS: STRUCTURE, FUNCTION, AND DEVELOPMENT

CHAPTER 1

생명과학으로의 초대

INTRODUCTION TO LIFE SCIENCE

1.1 생명이란 무엇인가

- 생명의 기본단위로서의 세포
- 대사
- 성장, 생식, 유전물질로서의 DNA
- 개체 발생 및 진화
- 환경의 변화에 대한 적응

1.2 왜 우리는 생명과학을 공부하는가?

- 다윈의 진화 이론에서 복제양 돌리에 이르기까지
- 인류가 직면한 문제들
- 지식인의 기본 소양으로서의 생명과학
- 미래 생명과학의 주역

1.3 무엇을 배울 것인가?

- 생명과학에 대한 개념과 이론들
- 다양한 수준에서의 생명에 대한 통합적이고 이해적인 관점
- 생명과학의 최신 동향

1.4 어떻게 공부할 것인가?

- 흥미가 최고의 교사
- 과감하게 질문하고 상상력을 발휘하라
- 실험은 생명과학에서 학습과 과학적 연구의 핵심이다

1.1 생명이란 무엇인가?

현미경으로만 관찰 가능한 미세 생명체에서 지구상에서 가장 큰 동물인 흰긴수염고래(blue whale)에 이르기까지 또 심해 생물에서 육지의 동식물에 이르기까지 우리를 둘러싸고 있는 생명은 거대한 다양성을 나타낸다.

생명(life)이란 무엇인가? 생명은 살아있는 것, 스스로 움직이는 것, 또는 대사작용를 하는 것 등으로 기술될 수 있다. 이러한 기술이 잘못된 것은 아니지만 생명에 대해 부분적으로 표현하고 있다. 생명을 정의하기 위해선 무생물로부터 살아있는 생명체를 구분짓는 특징들이 무엇인지를 알아야 한다.

생명의 기본단위로서의 세포

바이러스를 제외한 모든 유기체들은 세포로 구성되어 있다. 그러나 단세포 세균이나 조류에서 다세포 식물이나 동물에 이르기까지 유기체마다 구성하는 세포의 수와 종류는 매우 다양하다(그림 1.1). 바이러스는 핵산이 단백질외피(protein coat)에 의해 싸여 있는 매우 단순한 비세포성 유기체이다(그림 1.2). 생명체는 다음과 같은 4가지 특징을 가지고 있다.

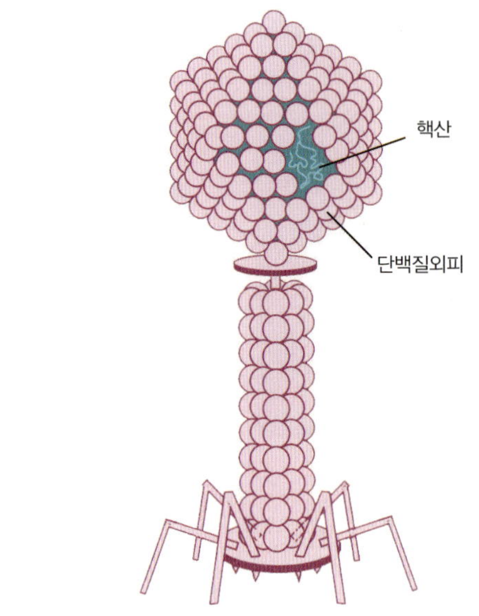

그림 1.2 박테리오파지의 구조모델

대사

살아있는 유기체들은 세포수준에서의 화학반응을 지속적으로 수행한다. 유기체는 화학물질을 환경(environment)으로부터 얻어 이를 변화(transformation)시키면서 필요한 에너지를 얻거나 자신의 몸을 구성하는 구조를 만들고, 노폐물들은 몸 밖으로 배출한다(그림 1.3). 이러한 작용들을 대사

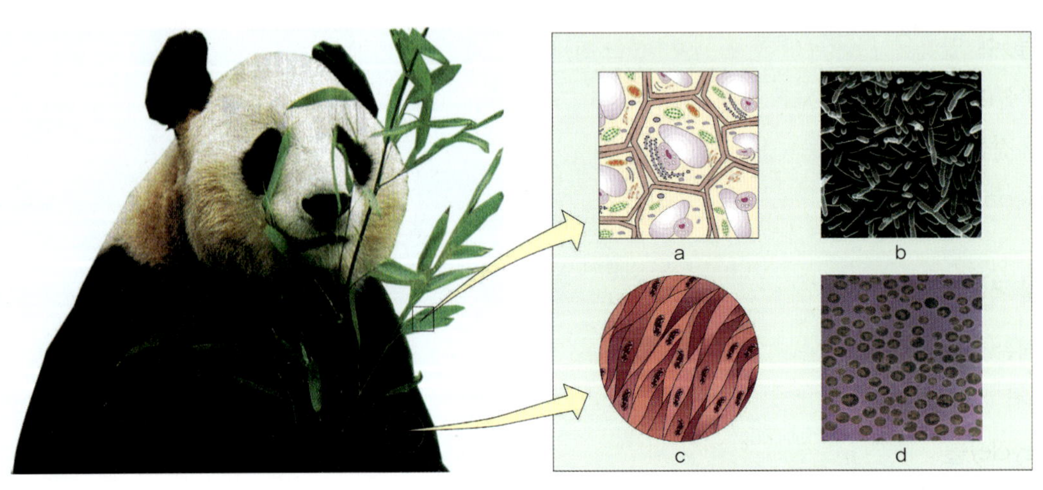

그림 1.1 세포는 모든 생명체의 기본 구조이다. (a) 식물세포 (b) 세균 (c) 동물세포 (d) 조류

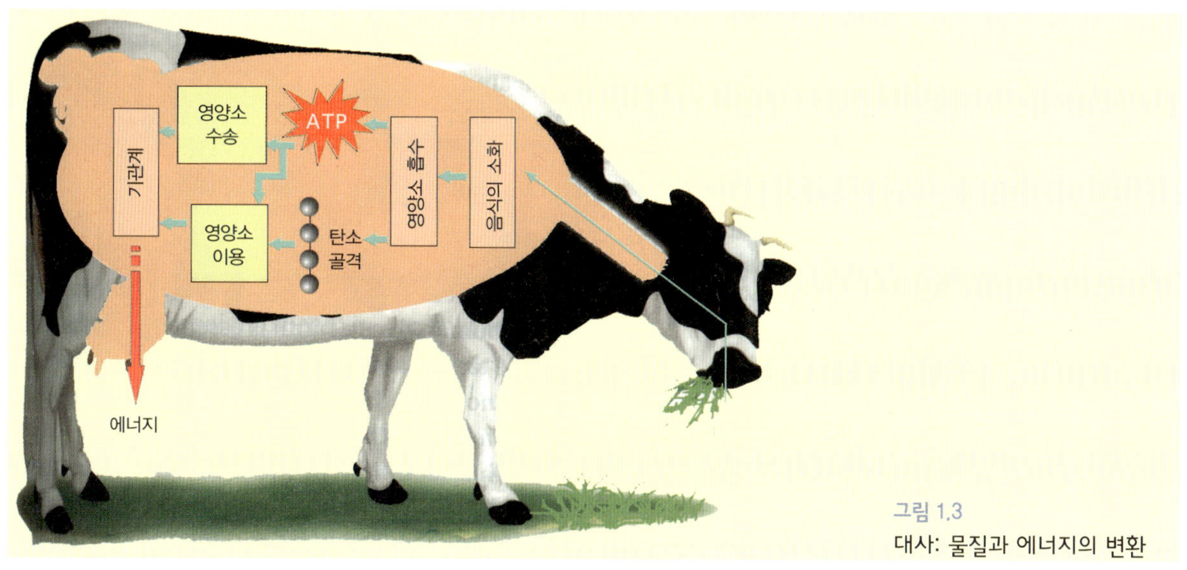

그림 1.3
대사: 물질과 에너지의 변환

(metabolism)라 한다. 생명체가 공통적으로 사용하는 에너지의 형태는 아데노신삼인산 (adenosine triphosphate, ATP)이다. 유기체는 생명활동을 하기 위해 끊임없이 APT를 만들어내야 한다. 생명활동은 성장(growth), 생식(reproduction), 이동(mobility), 시각(sight), 기억(memory), 소화(digestion) 등을 포함한다(그림 1.4)

성장, 생식, 유전물질로서의 DNA

생명은 생명을 낳는다. 모든 생물체는 성장하고 생식할 수 있는 능력이 있다. 자연에서 생명체만이 생식을 한다. 생물학적 생식은 무성생식과 유성생식으로 나눌 수 있다. 생식과정 중 유전물질인 데옥시리보핵산(DNA)이 복제되어 다음 세대로 전달된다. 이 유전물질은 모든 생물학적 활동에 대한 청사진(blueprint)을 담고 있다.

개체 발생 및 진화

각각의 유기체는 하나의 세포에서 다세포로 분화하고, 출생에서 사망에 이르는 자신의 생활사(생활주기, life cycle)를 가진다. 자신의 생활사 과정 중에 하나의 유기체는 일련의 세포학적 변화, 즉 분화(differentiation)와 발생(development)을 거치게 된다. 개체 수준에서의 변화 외에 유기체는 오랜 시간을 거치면서 보다 집합적인 수준에서의 변화가 일어나는 것을 진화(evolution)라고 한다. 진화에 대한 메커니즘(mechanism)을 세포수

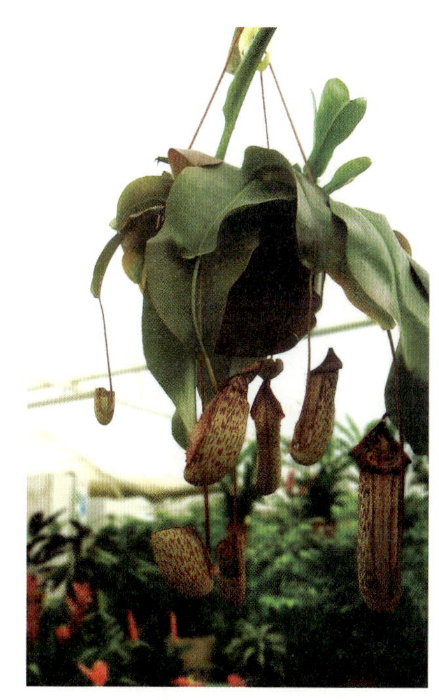
그림 1.4 벌레잡이식물(pitcher plant)

준에서 또는 유전자에 대한 분석을 통해 규명하려는 노력이 진행되고 있다.

환경의 변화에 대한 적응

유기체를 둘러싼 환경은 끊임없이 변화한다. 생명체는 이러한 환경의 변화에 반응하여 적응(adaptation)할 수 있는 메커니즘을 발달시켜 왔다. 자연선택(natural selection)은 환경의 변화에 더 잘 적응할 수 있는 생물종의 생존확률을 높였다. 돌연변이(mutation), 적응과 자연선택 등이 현재 우리가 보고 있는 생명의 다양성을 만든 힘이다.

1.2 왜 우리는 생명과학을 공부하는가?

다윈의 진화 이론에서 복제양 돌리에 이르기까지

1859년 찰스 다윈(Charles Darwin)은 '종의 기원(*The Origin of Species*)'이라는 책을 출판하였다. 첫 번째 판본은 하룻밤 새 품절이 되었다. 자연선택을 통해 생명체가 진화했다는 그의 진화에 대한 아이디어는 세계적인 관심을 끌었고 비단 과학자들 뿐만 아니라 일반인까지도 지대한 관심을 갖게 하였다. 1997년 2월 영국 스코틀랜드의 무명의 연구진은 돌리(Dolly)라고 하는 양의 복제에 성공했다고 발표했다(그림 1.5). 이 이야기는 전세계 대중매체의 톱 뉴스가 되었으며 단지 하룻밤 사이에 전세계 생명공학관련 주식이 폭등하였다.

19세기 초반의 생명과학은 생물에 대한 연구를 취미로 하는 소수의 사람들에 의해 연구되었지만 오늘날, 생명에 대한 연구는 전세계적으로 수백만 명의 과학자들에 의해 수행되고 있으며 그 결과들은 자주 사회적인 관심사로 떠오르고 있다.

20세기 말 한 주간 뉴스 매거진은 정치, 경제,

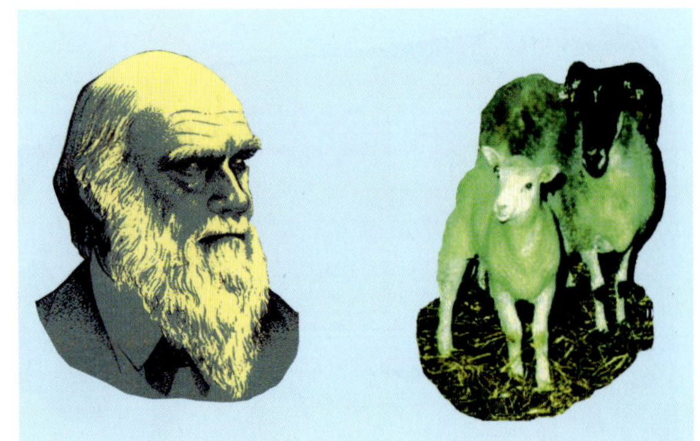

그림 1.5 다윈의 이론에서부터 복제양 돌리까지: 생물학의 140년

사회, 역사, 과학 등을 망라한 세계 100대 주요 사건을 조사하였는데, 그 중 생명과학 분야의 사건들이 다수 차지하였고, 대표적인 내용을 소개하면 다음과 같다.

- 1930년 이후 수백만 명의 인명을 구한 플레밍의 최초의 항생제 페니실린의 발견
- 1953년 왓슨과 크릭의 DNA 구조로서 이중나선 구조의 제안
- 1973년 코헨과 보이어의 재조합 DNA 기술의 개발
- 1997년 윌머트 박사 연구진에 의한 복제양 돌리의 탄생
- 2000년 인간 유전체의 초안 완성

이러한 생명과학 분야에서의 업적은 농업, 산업, 의학 및 환경공학 분야에 혁명적인 변화를 가져왔다. 생물학 혁명은 다른 분야 특히, 컴퓨터와 정보기술의 발전과 밀접한 관련을 맺으며 이루어졌다. 생명공학(biotechnology)과 정보기술(information technology)은 인간 사회의 미래에 발달을 가져올 성장 원동력이다. 위와 같은 역사적인 사건을 이해하거나 미래의 발달에 대한 안목을 갖기 위해서는 생명과학에 대한 이해가 필수적이다.

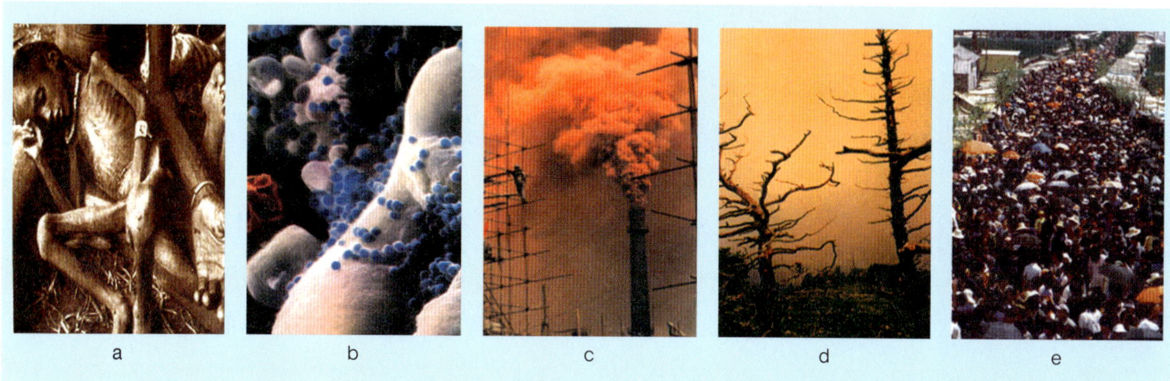

그림 1.6 인류가 직면한 문제들. (a) 식량부족 (b) 새로운 병원체의 출현 (c) 환경오염 (d) 생태계 파괴 (e) 인구폭발

인류가 직면한 문제들

인류는 인구폭발, 식량부족, 새로운 병원체의 출현, 환경오염, 에너지 고갈, 생태계 파괴 등 인류의 생존을 위협하는 여러 가지 문제들에 직면해 있다(그림 1.6).

이러한 문제들을 해결하기 위해서도 생물학에 대한 이해는 중요하다. 생명과학은 정치, 경제, 사회 등 우리 삶의 각 분야에 영향을 미치고 있다. 죽은 유기체나 유기체의 부산물을 이용하여 생물학적 무기를 만들고 이러한 무기의 사용으로 많은 인명피해를 가져올 수 있다.

생명과학 연구를 통해 우리는 자연환경에 대한 고마움을 알 수 있고, 생물이 어떻게 작용하고, 성장하고, 번식하고, 적응하며, 다른 개체 및 환경과 상호작용하는 지를 알 수 있다. 다시 말해 생명과학은 인간 사회가 지속적인 발달을 하는데 밑거름이 된다.

지식인의 기본 소양으로서의 생명과학

아마도 여러분은 어린 시절부터 지금까지, 커서 무엇이 될 것인지에 대한 질문을 여러 번 받아보았을 것이다. 그리고 일반적으로 나이가 들면서 진로에 대한 선택은 점차 구체적이 된다. 만일 여러분 중에는 생물학자가 되어 뇌의 기능을 규명하려 한다든지, 가뭄이나 질병에 저항성이 있는 쌀이나 보리를 만들려고 하는, 암을 치료할 수 있는 방법을 찾으려는, 또는 보다 효과적인 항생제를 개발하려는 생물학자가 되고자 결심했을 수도 있다. 하지만, 만일 여러분이 물리학자, 수학자, 화학자, 컴퓨터 공학자 또는 재료공학자가 되려고 할 지라도 생물학에 대한 이해는 여러분이 선택한 분야에 종사하고 또한 그 분야에서 혁신을 일으키는데 도움을 줄 것이다. 학문간 연구(interdisciplinary research)는 자연과학 분야에서 이미 보편화 되었으며 여러 분야에 소양이 있는 사람들이 학문적 진보를 이루는데 더욱 유리하다는 것은 이미 잘 인식되어 있다. 만일 여러분이 인간의 사회적 문제를 해결하려는 사회학자가 되려고 할 지라도 생물학적 지식은 긍정적인 영향을 줄 것이다. 이미 앞에서도 언급했지만, 인간 사회가 직면한 문제들을 해결하기 위해서는 생명과학에 대한 이해가 요구된다. 장래에 반드시 과학자가 되려고 하지 않는 경우에도 생명과학을 공부하면 자연이 보여주는 놀라운 생물다양성에 대한 조예가 깊어질 수 있고, 환경과 내 몸에 대한 이해를 높일 수 있다. 대학시절에 생물다양성이나 분자생물학, 생명공학 또는 인체생물학에 대한 소양을 쌓지 않는다면 이후에 이러한 것들을 접하게 될 기회는 많지 않다.

미래 생명과학의 주역

생물학의 역사를 뒤돌아 보면, 수많은 개척자들을 만나게 된다. 레벤후크(A. Leeuwenhoek)는 현미경을 발견하였다. 다윈은 자연선택에 의한 진화의 이론을 제안하였다. 멘델(G. Mendel)은 고전 유전학의 기초를 세웠고 모건(T. H. Morgan)은 염색체 특정부위의 유전자 지도를 작성하였다. 플레밍(A. Fleming)은 항생제 페니실린을 발견하였고, 그리피스(F. Griffith), 허쉬(A. Hershey)와 체이스(M. Chase)는 DNA가 유전물질임을 증명하였으며, 왓슨(J. Watson)과 크릭(F. Crick)은 DNA의 이중나선구조를 규명하였다. 코헨(S. Cohen)과 보이어(H. Boyer)는 재조합 DNA 기술을 그리고 뮬리스(K. Müllis)는 중합효소연쇄반응(PCR)을 개발하였다. 윌머트(I. Wilmut)는 최초의 복제동물 돌리(Dolly)를 만들었다. 이러한 사람들은 생명과학의 역사에서 몇 안 되는 거성들이다. 우리는 누가 유명한 생물학자가 되어 노벨상을 수상할 지 모른다. 알고 있듯이 대학에서 생명과학을 전공해서 학자의 경력을 쌓은 사람만이 유명한 생물학자가 되는 것은 아니다. 또한 생물학의 어느 분야에서 커다란 도약이 일어날지도 예견하기 어렵다. 그러나 분명한 것은 이런 일들이 지금 이 생명과학 강의를 듣고 있는 여러분과 같은 젊은 과학도에 의해 일어난다는 사실이다. 그리고 생명과학의 진보는 생명과학 분야 뿐만 아니라 인류의 미래에 큰 영향을 끼칠 것이다(그림 1.7).

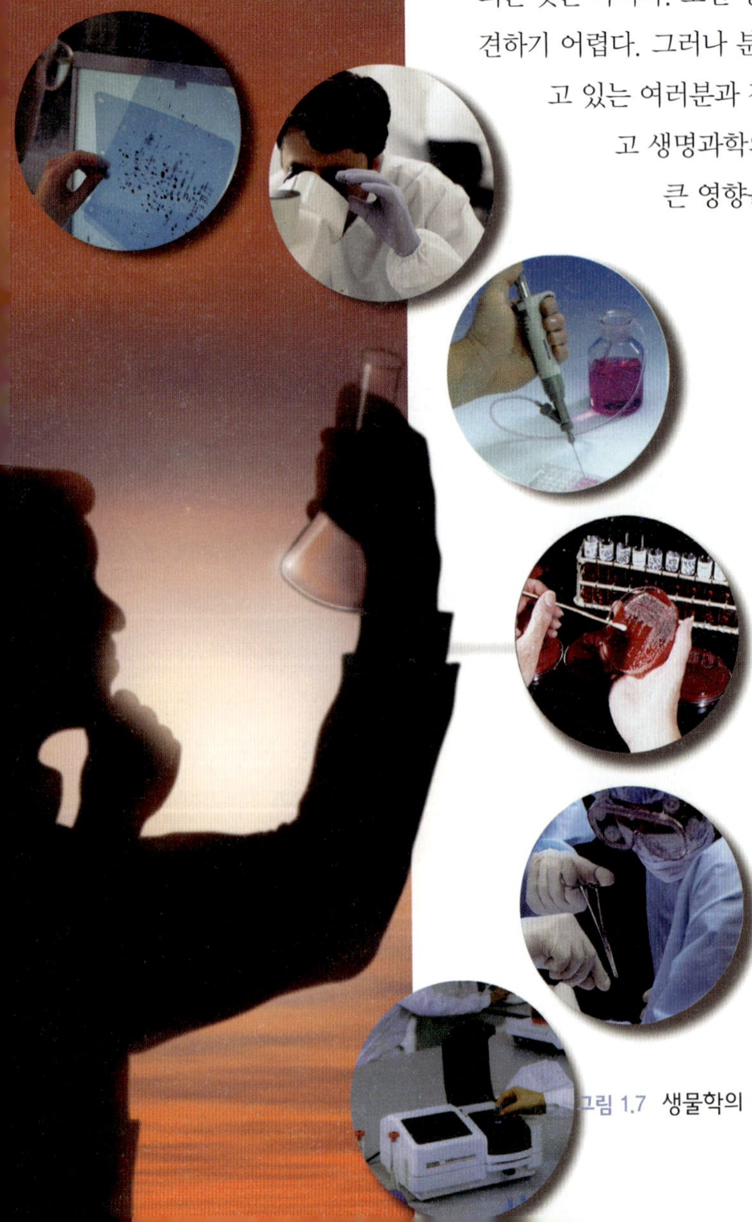

1.3 무엇을 배울 것인가?

생명과학에 대한 개념과 이론들

생명과학은 살아있는 유기체에 대한 학문이며 대사, 생식, 발달, 적응 등의 메커니즘을 설명한다. 넓은 의미에서 생물학, 즉 생명과학이란 생명공학, 의학, 농학, 약학, 환경공학과 다양한 학제간 분야(예. 생물정보학)를 포함한다.

20세기가 시작할 무렵 자연과학의 대부분의 분야가 이미 상당한 수준까지 발달되어 있었다. 화학, 물리학, 고전 유전학의 확고한 기반은 20세기 중반 태동한 분자생물학의 빠른 진보를 가능케 했다. 이후, 생명과학은 발전의 발전을 거

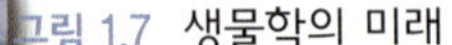
그림 1.7 생물학의 미래

듭하였고 21세기에 들어서면서 더 많은 학문적 개가를 올리고 있다. 생명과학의 진보는 수학, 물리학, 화학, 정보기술, 재료공학 및 기타 학문 분야에 새로운 학문적 영역을 열게 하였다. 이들 분야의 발전은 궁극적으로 생물학적 연구물에 의존하게 될 수도 있을 것이다. 생명과학은 사회과학적 연구 주제를 만들기도 한다. 예를 들면, 복제양 돌리의 성공은 전 세계적으로 논쟁의 주제가 되었다. 응용면에서 본다면, 생물학 연구의 성과는 농업, 수산업, 의학, 약학과 환경공학에 적용되어 이들 분야의 발전을 낳고 있다.

이 책은 생물학적 지식이 필요한 다양한 분야의 학생들에게 생명과학입문서로 꾸며져 있다. 이 책은 생물다양성, 세포생물학, 해부학, 생리학, 유전학, 분자생물학, 발생생물학, 생명공학의 기본적인 개념들과 이론들을 소개한다. 여러분은 몇몇 기본적인 이론이 나오게 된 뒷배경도 이 책을 통해 접하게 될 것이다.

다양한 수준에서의 생명에 대한 통합적이고 이해적인 관점

생명체는 원자에서 생태계에 이르는 많은 다른 수준의 관점에서 고려될 수 있으며 생명에 대한 이들 수준은 위계적으로 구성(hierarchical organization)된다(그림 1.8). 가령 나무를 예로 들어 보자. 개체(organism)수준에서 시작한다면, 우리는 개개의 나무가 몇 가지 기관(organ)−뿌리, 줄기, 잎, 꽃 등−으로 구성되어 있음을 알 수 있다. 각각의 기관(예. 잎)은 몇 가지 조직(tissue)들, 즉 표피(epidermis), 잎살(mesophyll), 관다발조직(vascular tissue) 등으로 이루어져 있으며, 각 조직(예. 잎살)은 유사한 구조와 기능을 가지는 많은 세포(cell)로 구성된다(예. 잎살세포). 각 세포는 또한 많은 세포 소기관(organelle)들을 가지고 있으며(예. 엽록체), 각각의 엽록체(chloroplast)는 많은 엽록소(chlorophyll) 분자(molecule)를 가지고 있으며, 엽록소 분자는 많은 종류와 수의 원자(atom)로 구성된다.

같은 종의 개체들은 개체군(population)을 구성한다. 같은 환경에 존재하는 다른 종의 개체군들은 군집(community)을 형성한다. 그리고 특정한 생태학적 환경에 존재하는 모든 생명체와 비생물적 구성성분을 포괄하여 생태계(ecosystem)라고 한다. 지구상의 모든 생태계는 생물학적 구성단계의 최상위인 생물권(biosphere)을 이룬다.

현대 생명과학은 생물학적 구성단계 모두를 연구의 대상으로 삼으며, 각 단계가 다양한 생물학적 활동을 수행하기 위해 상호간에 어떻게 작용하는지를 조사한다. 잘 훈련된 생물학자라면 모든 생물학적 구성 단계에 대한 이해가 있어야 한다. 이러한 단계들은 고도로 통합되어 있어 서로 분리되어 독립적으로 기능할 수가 없다.

생명과학의 최신 동향

20세기 이전의 생명과학은 주로 기술적(descriptive)이었고, 형태학과 분류학이 주를 이루었다. 20세기에 들어서면서 생명과학 연구는 보다 탐구적(investigative)이 되었으며 생물체가 생명을 유지하기 위해 어떻게 기능하고 왜 그런 기능이 필요한지에 대하여 연구하기 시작하였다. 이러한 연구에 상당한 진보를 이루었는데 이러한 진보는 분자생물학적 연구 기법의 발달에 기인한다. 현대 생물학의 발달과 동향을 반영하여, 이 책에서는 현대 생물학의 개념과 최근의 발견들을 강조하고 있다. 이 책을 가지고 공부하는 여러분들이 생명과학 분야의 최신 주제들을 잘 이해하고 자기 것으로 소화함으로써 다음 세대의 생물학 및 관련 분야의 선도적 연구자가 되길 바란다.

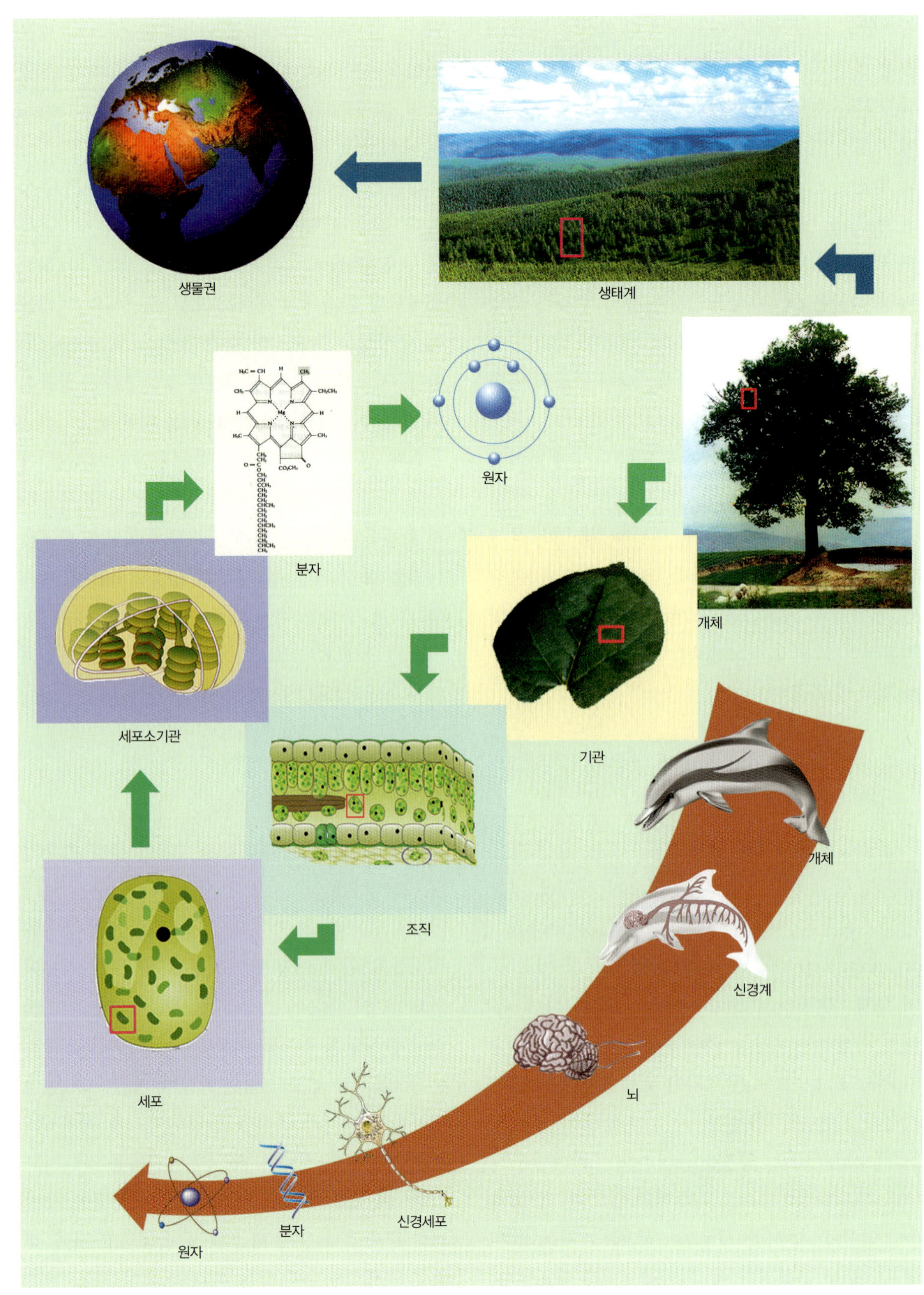

그림 1.8 생명의 위계적 구성

1.4 어떻게 공부할 것인가?

흥미가 최고의 교사

이 책을 접하기 전까지 어떤 학생들은 생명과학이 무척이나 어렵게 느껴졌을 것이다. 사실 생명과학은 익숙하지 않은 용어, 개념들을 사용하여 생물의 다양하고 복잡한 구조와 기능들을 다루며, 단순해 보이지만 아직까지 풀리지 않은 많은 문제들을 소개하기 때문에 그렇게 느낄 수도 있다. 생명과학 공부의 핵심은 좋은 질문을 하고, 그 질문에 대한 해답을 찾기 위해 적절한 접근을 하는 것이다. 기존의 생명과학의 학습방법은 교수가 가르치는 방대한 내용을 기억하고 그것을 시험을 통해 검증하는 식이었다. 물론 내용을 기억하는 것이 중요하지만 적극적인 활동을 통해 새로운 지식을 알고 사실에 대한 이해를 하는 것이 가장 좋은 학습방법이다.

흥미와 동기부여가 자발적인 학습의 주요 요소이다. 이런 방법이 성공하기 위해선 적극적으로 질문하는 것이 중요하다. 이 세상에 어리석은 질문이란 없다. 위대한 발견은 종종 아주 단순한 질문을 해결하는 과정에서 일어난다.

강사는 학생들의 흥미를 파악하고, 비판적인 사고를 격려해야 한다. 많은 학생들의 일반적인 경향은 마땅히 가져야 할 비판적인 태도를 견지하지 않는다는 것이다. 대부분이 눈앞에 보이는 확실한 사실만을 기억하려고만 한다. 이러한 태도는 과학적 연구에서 가장 바람직하지 않은 것이다. 일찌감치 적극적인 학습과 비판적인 사고에 대한 훈련을 통해 국제적인 최고의 연구집단에 들어갈 준비를 하게 된다. 그래서, 이 책은 비판적 사고가 과학자로 하여금 어떻게 위대한 발견에 이르게 했는지에 대한 이야기들을 소개하고 있다.

흥미를 돋게 하기 위해 생명과학 책에는 다양한 사진, 생명과학 이론을 설명하는 그림과 도해가 수록되어 있다(그림 1.9). 이런 것들은 다양하고

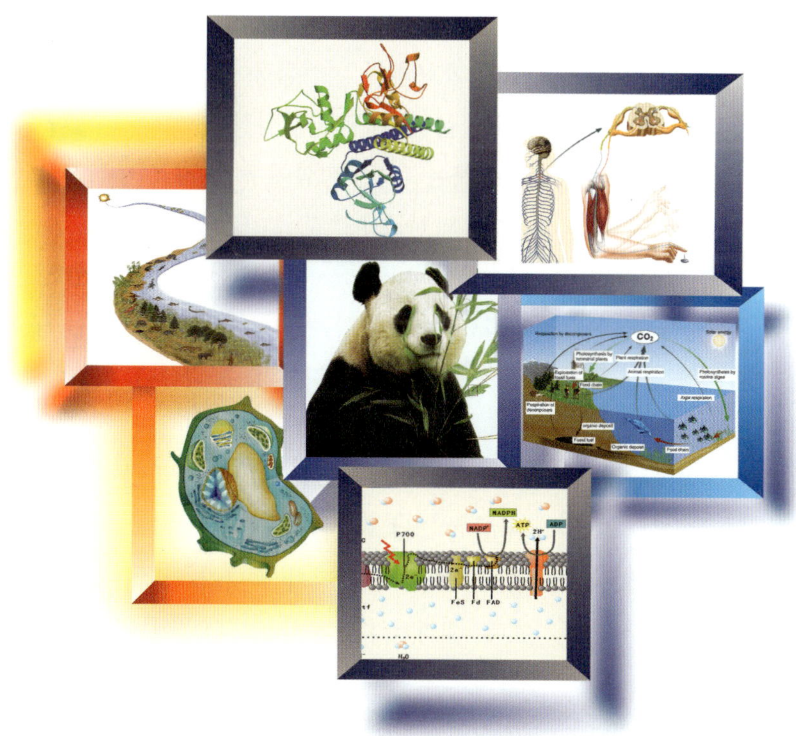

그림 1.9 생물다양성과 복잡성을 나타내는 그림과 도해들

복잡한 생물을 이해하는데 도움을 주기 때문에 공부를 할 때 적극적으로 활용할 필요가 있다.

과감하게 질문하고 상상력을 발휘하라

여러분이 어렸을 때, 여러분의 부모에게 '왜 밤과 낮이 있어요?', '왜 먹어야 해요?', '나는 어디서 왔어요?', '왜 나는 남자 (또는 여자)예요?' '우리는 왜 살고 또 왜 죽지요?' 등과 같은 질문을 해본 적이 있을 것이다. 이러한 질문들에 대해 여러분의 부모님들은 반복해서 설명을 해 주셨을 것이다.

성장하고 나서는 이러한 질문에 대해 독서를 통해 답을 찾고자 한다. 그러나 일부 질문에 대해선 만족스러운 답을 얻지 못하게 된다. 그럴 경우, 혹자는 자신이 한 관찰이나 분석을 토대로 나름대로의 가능한 답을 설정하게 되는데 이를 가설(hypothesis)을 세운다고 한다. 하나의 가설은 실험이나 추가적인 관찰을 통해 검증할 수 있는 명제를 만들 수 있게 한다. 이러한 관찰이나 실험의 결과는 가설을 더욱더 정교하게 설정하도록 하기도 한다. 이러한 과정을 통해 질문에 대한 만족스러운 답에 이르게 될 것이다. 생물학적 현상을 학습하고 연구하는 것은 우리 이전의 사람들이 질문을 던지고 그 질문에 대한 답을 찾았던 방법을 배우고 따르는 것이다. 그러나 비판적이고 혁신적인 태도를 견지해야 한다. 호기심, 좋은 질문을 할 수 있는 능력, 노력하는 자세, 치밀한 분석능력이 성공적인 과학자의 이력을 쌓는데 필요하다. 아인쉬타인의 성공은 지칠 줄 모르는 어린아이와 같은 호기심에 기인했다.

핵심을 꿰뚫는 질문을 하므로써 자신이 무엇을 알고 있고, 다른 사람들이 어떠한 일을 했는지를 알게 된다. 위대한 과학자들은 자주 "우리가 거인의 어깨에 섰기 때문에 더 많은 것을 볼 수 있었다 (We can see further because we are standing on the shoulders of giants)"라는 표현을 쓰는데 이것은 자신들이 이룬 위대한 업적은 과거의 선진들이 이루어 놓은 업적을 잘 이해하였기 때문이라는 뜻이다.

결론적으로, 훌륭한 지식적 기초, 지칠 줄 모르는 호기심, 비판적인 사고, 도전의식과 부지런함이 여러분이 선택한 학문분야에서 성공할 수 있게 하는 요소이다.

실험은 생명과학에서 학습과 과학적 연구의 핵심이다

20세기 초반까지도 대부분의 사람들은 신경의 자극 전도는 전기적으로 전달된다고 믿었다. 1903년, 독일의 생리학자 오토 루이(Otto Loewi)는 다른 생각을 하고 있었는데 그는 신경 충동이 화학물질에 의해 전달될 수도 있다고 생각한 것이다. 그러나 이를 증명할 수 있는 방법을 찾지 못했다.

그 당시, 루이는 미주신경(vagus nerve)이 어떻게 심장근육을 수축시키는 지에 대해 연구하고 있었다. 개구리의 미주신경이 전기 자극에 의해 자극되었을 때 개구리의 심장박동은 느려졌다. 그가 한 질문은 "이런 현상이 전기 자극의 직접적인 작용에 의한 것인지 2차적인 화학적 메신저(chemical messenger)에 의한 것인지?"였다.

17년 동안 루이는 이 두 가지 가능성을 구분할 수 있는 실험을 디자인할 수 없었다. 1920년 어느 날 꿈을 꾸었는데, 그 꿈속에서 실험에 대한 힌트를 얻게 되었다. 그는 이 일을 이렇게 회상한다. "부활절 전날 밤 자다가 갑자기 깨어 불을 켜고 종이 조각에 무엇인가를 적다가 그만 다시 잠이 들었다. 새벽 6시쯤 일어났을 때 간밤에 자신이 적었던 메모가 매우 중요한 것임을 깨달았으나 적어놓은 것이 무슨 뜻인지를 판독할 수가 없었다. 다음

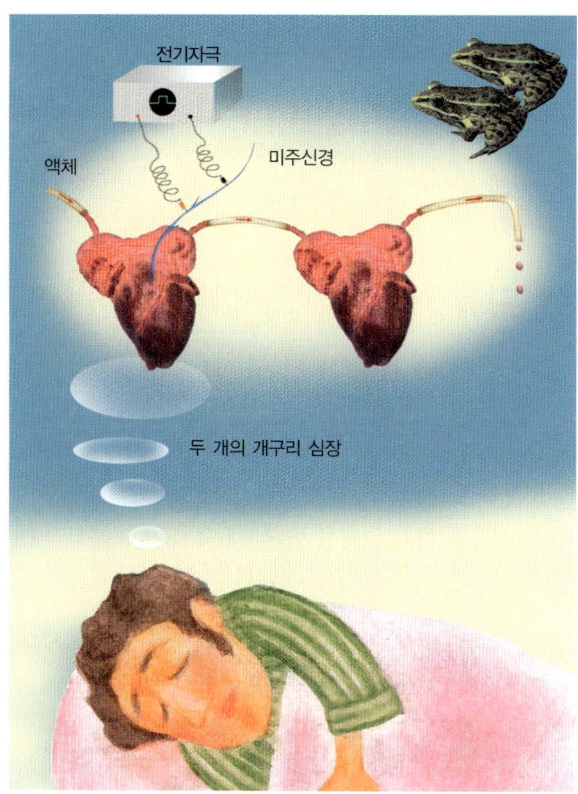

그림 1.10 오토 루이의 발견에 대한 이야기

날 새벽 3시쯤, 아이디어가 꿈에 다시 나타났다. 그것은 17년 전 자신이 주장했던 화학적 전도(chemical transmission) 가설을 검증할 수 있는 실험 설계(experiment design)였다. 그는 일어나자마자 실험실로 달려가 꿈에서 나타났던대로 개구리의 심장을 가지고 실험을 했다(그림 1.10).

그 실험은 단순하면서도 기발했다. 루이는 두 마리의 살아있는 개구리로부터 심장을 적출하였는데, 한 심장은 미주신경이 연결된 상태로, 다른 심장은 그 신경이 제거된 상태로 적출되었다. 그는 이 두 심장을 작은 관으로 연결하였다. 한쪽 심장의 미주신경에 전기적 자극을 가하자 이 심장에서 다른 심장으로 액체가 이동하는 것이 관찰되면서 바로 두 번째 심장이 서서히 수축하였다. 그의 실험은 화학적 신호가 신경충동 전도에 관여함을 보여 주는 것이었다. 이 화학적 신호가 후에 아세틸콜린(acetylcholine)으로 밝혀지게 되었다. 이 실험의 결과는 신경충동의 화학적 전도이론의 기초가 되었고 1938년 그는 노벨상을 수상하게 되었다.

루이를 성공하게 만든 요인은 기존의 사고에 도전하는 용기, 한 가지 주제에 대한 끈기와 인내, 실험재료인 개구리에 대한 정통한 해부학적 지식과 정교한 실험기술 그리고, 그의 꿈에서 나타난 것과 같은 상상력이다. 실제로 다양한 분야에서 많은 과학자들이 중요한 문제해결의 착안을 꿈을 통해 얻었다. 인도의 유명한 수학자인 스리니바사 라마누잔(Srinivasa Ramanujan)은 그의 방정식의 대부분을 꿈을 통해 얻었고, 미국의 화석학자인 루이 아가시(Louis Agassiz)는 화석의 형태학적, 구조적 특징을 정립하는 과정에서 꿈의 도움을 받았다고 한다. 그러나 루이의 일화에서 가장 중요한 점은 실험 또는 관찰이 가설을 검증하는데 결정적이었다는 것이다. 모든 생명과학 이론은 실험적 증명을 요구한다. 마찬가지로, 생명과학을 공부하는데 있어서 실험 또는 관찰이 강의와 병행되어야 한다. 이 책 전체를 통해, 개념이나 이론을 이해하는데 도움이 될만한 중요한 실험들이 소개되고 있다. 부디 생명과학이라는 학문의 바다에서 즐거운 여행이 되길 빌며…

단원요약

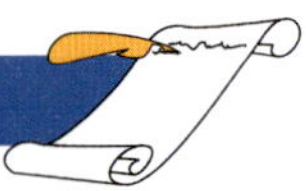

세포의 구조, 대사, 생식, 발달 및 환경에의 적응 등은 세포로 구성된 생명체의 주요한 특징이다. 이러한 기본적인 양상에 대한 명확한 이해가 지구상에 존재하는 생명의 다양성을 탐구하거나 이해하는데 필수적이다.

넓은 의미에서 생명과학은 기초생물학(예를 들면, 생화학, 생물리, 생물통계, 분자생물학, 세포생물학, 미생물학, 식물학, 동물학, 생리학, 유전학, 고생물학, 생태학, 진화생물학)과 응용생물학(의학, 영양학, 농학, 약리학, 생명공학)을 포괄한다. 기초와 응용생물학은 서로가 분리될 수 없다. 자주 기초과학의 연구자들이 응용과학자에 의해 탐구되는 주제에 대한 아이디어와 실험도구를 만들어 낸다.

20세기 후반에, 분자생물학 분야에 빠른 진보를 이루면서 생명과학이 다른 자연과학의 선두에 올라 서게 되었다. 생물학은 인간 자신과 인간을 둘러싸고 있는 다양한 유기체에 대한 궁금증을 만족시켜 줄뿐 아니라 인류가 직면하고 있는 여러 가지 문제들을 이끌어 주었다. 생명과학은 거의 모든 학문분야, 즉 자연과학, 사회과학, 경제학, 예술 및 인문학 등에 영향을 주고 있다. 현대의 대학생들은 21세기에서 성공을 하기 위해선 생명과학에 대한 기본적인 이해를 가질 필요가 있다.

이 책은 생명과학의 거의 모든 분야를 다루고 있다. 생명에 대한 위계적인 각 단계: 원자, 분자, 세포소기관, 세포, 조직, 기관, 개체, 개체군, 군집, 생태계, 생물권을 다루고 있다. 이 책은 이러한 단계들을 통합하면서 생명에 대한 균형잡힌 시각을 갖도록 돕는다. 또한 최근의 생명과학 분야의 진보, 즉 유전자 칩기술, 유전자 치료, 인간 유전체사업 등에 대한 설명도 수록되어 있다.

생명과학은 매력적이지만 복잡한 과학적 훈련이다. 흥미가 적극적인 학습 자세를 가진다면 생명과학분야에서 당신의 잠재력을 발휘할 기회가 생길 것이다. 과학적 발견은 왕성한 호기심 뿐만 아니라 부지런함과 실험적 재능의 토대 위에 이루어졌다.

토의를 위한 질문

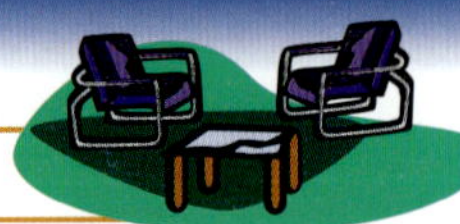

1. 생물이 무생물과 구별될 수 있는 특징은 무엇인가?
2. 왜 생명과학을 공부해야 하는가? 비생물학 전공학생도 생명과학을 공부해야 할 이유는 무엇인가?
3. 고등학교 재학 시 생물과목에 흥미를 가지지 못했다면 그 이유는 무엇인가? 고등학교와 대학교에서 생물교육의 질을 높일 수 있는 방법은?
4. 예비대학생과 그 부모들이 생명과학을 전공하고 나서 이후의 진로에 대해 질문을 한다면 당신은 어떻게 답변을 할 것인가?

관련된 인터넷 사이트

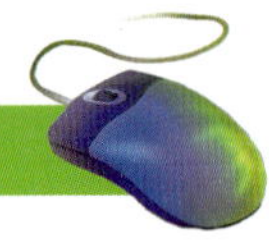

http://www.biology4all.com./
http://www.biosino.org/
http://china.sciencemag.org/
http://www.bioon.com/

CHAPTER 2

생물다양성과 계통학

THE DIVERSITY AND TAXONOMY OF ORGANISMS

과학자들은 5백만에서 3천만 종의 생물종이 지구상에 존재한다고 예측한다. 이들 종의 대부분은 아직 발견되지 않아 분류되지 않았다. 현재까지 약 200만종이 발견되어 명명되었는데, 6,000종의 세균, 80,000종의 균류(fungi), 260,000종의 식물, 750,000종의 곤충류와 500,000종의 척추동물이 알려져 있다. 그러나 이들의 계통학적 분류는 여전히 논쟁거리가 되고 있다. 지구상의 생명체의 거대한 다양성은 단지 종의 수에만 국한된 것이 아니라 같은 종내에서의 유전적 변이와 개체의 다른 개체 또는 환경과의 상호작용의 결과로 형성된 것이다.

2.1 생물다양성이란?

생물다양성(biodiversity)은 모든 생물 형태(식물, 동물, 미생물), 생태학적 지위(ecological niche), 생물체와 다양한 생태학적 요인들간의 상호작용을 포괄하는 개념이다. 생물다양성에 대한 학문은 지구상에서 일어나는 거의 모든 생물학적 활동(activity)을 다룬다. 식물, 동물과 미생물이 지구상의 생태계에서 그 나름대로 중요한 위치를 차지하고 있지만 이것들에 의해 수행되는 생물학적 과정(process) 또한 인류의 생존에 필수적이다. 예를 들면, 식물, 동물과 미생물에 의해 수행되는 생물학적 과정은 우리가 숨쉴 수 있는 산소를 만들어 내고, 우리가 먹는 식량을 제공해 주며, 자동차에 사용되는 석유 등과 같은 에너지를 공급해 준다. 또한 이 과정은 수질을 맑게 하는 일에도 관여한다. 생물다양성은 다음 세 가지 관점에 따라 살펴볼 수 있다.

종 다양성

지구상의 생명은 매우 다양하다. 작은 바이러스에서부터 150톤이 넘는 거대한 고래가 존재한다. 매우 느리게 움직이는 달팽이서부터 90km/h로 달릴 수 있는 치타(cheetah)가 있으며, 바람에 날려 퍼지는 꽃가루서부터 엄청난 거리를 이동하는 새들이 있다(그림 2.1).

하나의 서식처(habitat)에 있는 종 다양성은 생물종의 수, 이들의 분포, 그리고 개별 생물종의 시간적 또는 공간적으로 존재하는 상대적 빈도 등을 토대로 기술된다. 전체 종 다양성(species diversity)은 지구의 생물권에 존재하는 모든 형태의 생명체를 포괄한다.

유전적 다양성

모든 생물종은 종이 보존되기 위해선 생식(reproduction)을 해야 한다. 생식과 세포분열의 과정에서 돌연변이(mutation)나 재조합(recombination)과정에 의해 유전적 변이가 발생한다. 환경적 인자의 영향을 받으면서 이 유전적 다양성(genetic diversity)은 같은 종 안에서도 개별 유기체간의 유전형(genotype)과 표현형(phenotype) 차이를 만들어 낸다. 돌연변이가 세포분열이 일어날 때마다 발생하기 때문에 사실 두 개의 세포가

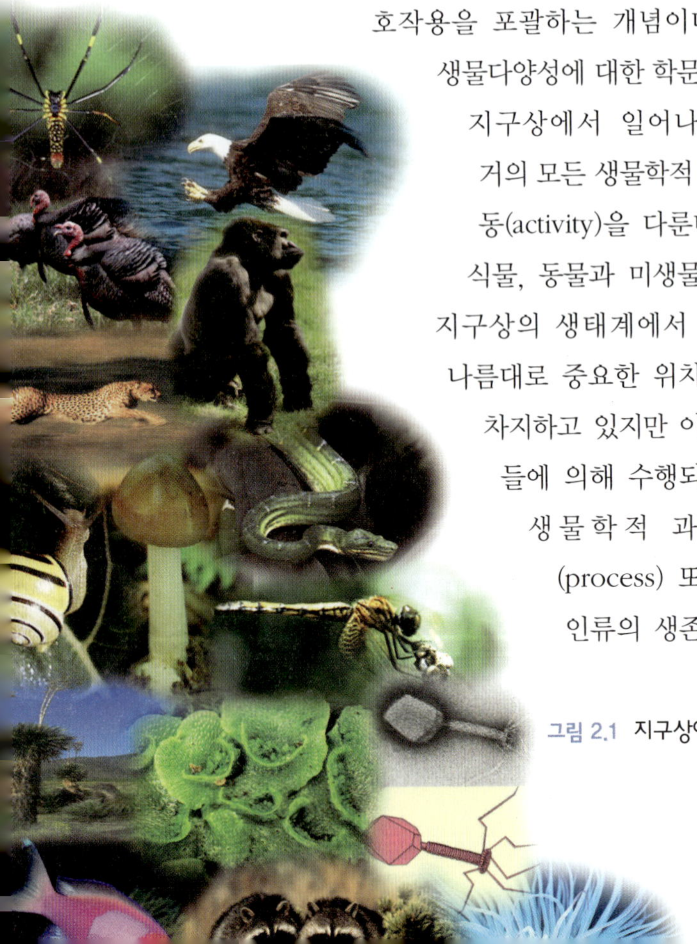

그림 2.1 지구상에 존재하는 다양한 생명체들

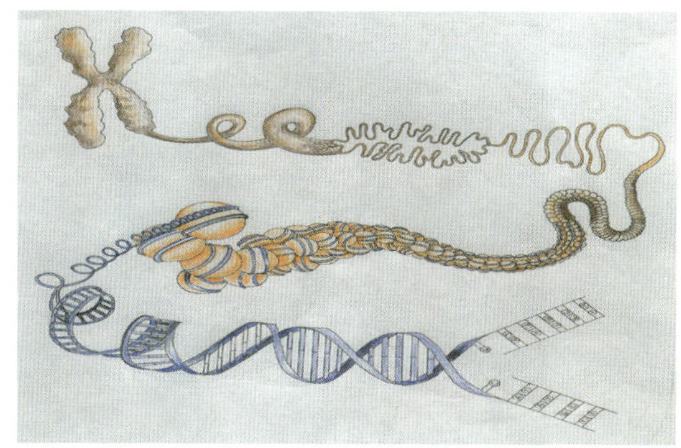

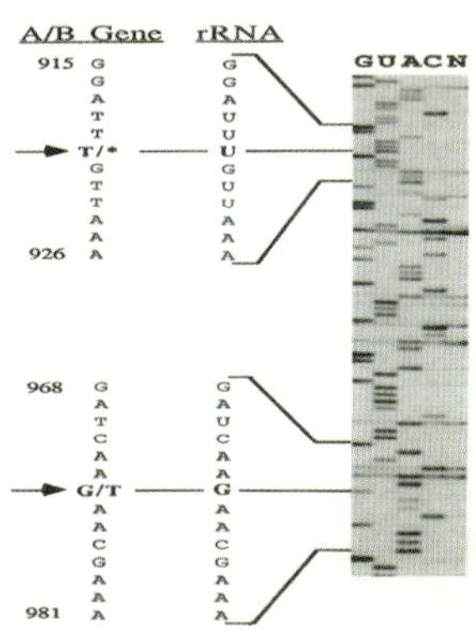

Eudorina elegans	CTACCN.SNT CCAAGGNAGG C.AGCAGGCG CGSNNATTRC CCAATM.CCG ACG.NC.GGG GA.GGTAGTG ACRRTRAATA ACAATACCGG G.SCTKKGCG TCTGGKAATT GGAATGAGTA C.AATCTAAA
Volvox aureus	CTACCA.CAT CCNAGGAAGG C.AGCNGGCG CGCNAATTAC CCAATC.CCG AN..NS.GGG GA.GGTAGKG ACAATAAATA ACAATACTGG S..CTTCGCG TCKGGTAATT GGAAKGANNA S.AATCTAAA
Chlamydomonas reinhardtii	CTACCA.CAT CCAAGGAAGG C.AGCAGGCG CGCXAATTXC CCAAT..CCG ACX.AC.GGG GA.GGTAGTG ACAATAAATA ACAATACCGG S...YTCGCG TCTGGTAATT GGAATGAGTA C.AATCTAAA
Chlamydomonas eugametos	CTACCA.CAT CCAAGGGAGG C.AGCAGGCG CGTXAATTAC CCAAT..CCG AGT.AC.GGG GA.GGTAGTG ACAATAAATA ACAATATCGG GCATCCAATG TCTGATAATT GGAAT..... ....
Stephanosphaera moewusii	CTACCA.CAT CCRAGGAAGG C.AGCAGGCG CGCNNATTAC CCAATN.CCG AS..AS.GGG GA.GGTAGTG ASAATWAATA ACAATACCGG G.CATTTATG TCTGGTAATT GGARTGAGTA C.AATGTAAA
Haematococcus lacustris	CTACCA.CAT CCNAGGNAGG C.AGCASGCG CGCNNATTAC CCAATC.CCG AC..NS.NNG GA.GGTAGTG ASAATAAATA ACAATACCGG G.CATCAATG TCTGGTAATT GGAATGAGAA C.AATTTAAA
Chlpit	....GCG CGTNNATTGC CCAAT..CCG NNS.SS.GGG GA.GGCAGTG ACAATAAATA ACAATACCGG GCATTCAATG TCTGGTAATT GGRATGAGTA C.AATCTAAA
Uronema belkae belkae	CTACCA.CAT CCRRGGAAGG C.RGCXXXCG CGCXXATTAC CCAAT..CCG AS..SS.GGG GR.GGKRGTG ACAATAAATA ACAATACCGG GCAKTTTATG TCTGGTXXTT GGAATGAGTA C.AATCTAAX
Draparnaldia plumosa	CTACCA.CAT CCAAGGAAGG C.AGCRGGCG CGCXAATTAC CCAATC.CTG AS..XC.AGG GA.GGTAGTS ACAATAAATA ACAATACCGG GCATTAAATG TCTGGTAATT GGAXXGATXA C.MATCTAAA
Ulothrix zonata	CTACCA.XAT CCXXGGAACG GCAGSRGGCG CXXXXATXXC CCXXC..TTC CTSXXXXAGA GA.XXTXGTG ACAATAXATM ACMATACTGC K..CXXCAGG TCYGGTXATT GGAATGAGTA C.AATCTAAA
Ulva fasciata	CTACCA.CAT CCXAXXAAGG C.AGCAKGCG CGCAAATTAC CCAATC.CTG AS..XS.AGG GA.GGTAXTG ACAATAAATA TCAATTCTGG G.CCACATXG TCCGGTAATT GGAATXAGTA C.AATGTAAA
Enteromorpha intestinalis	CTACCAGCAT CCGAGGAAGG C.AGCXGGCG CGCAAATTAC CCAATC.CTG XX..GC.AGG GA.GGTAGTG ACAATAAATA TCAXTTCTGG G.CCACTTGG TCCGGTAATT GGAATGAGTA C.AATGTAAA
Chlamydomonas noctigama	CTACCA.SAT CCNNGGAAGG C.AGCNNNCG CGCNNATTAC CCAAT..CCG AN..NN.GGG NA.GGTAGTG ACAATAAATA ACAATACCGN GCGTTCNNCG TCTNGTAATT GGNATNAGTA N.AATCTAAA
Chlamydomonas moewusii	CTACCA.CAT CCAAGGAAGG C.AGCAGGCG CGTXXATTAC CCAAT..CCG AGT.AC.GGG GA.GGTAGTG ACXATAAATA ACXATATCGG GCATCCXXXG TCTGATAATT GGAATGAGTA C.AATCTAAA
Haemayococcus zimbabwiensis	CTACCA.CAT CCNAGGAAGG C.AGSNGGCG CGCNNATTAC CCAAT..CCG NS..AS.GGG GA.GGTAGTG ACNATAAATA ACAATACCGG G.CATTTATG TCTGGTAATT GGAATGAGTA C.AATGTAAA
Oocystis minuta	CTACCA.CAT CXAAGGAAGG C.AGCXGGCG CGCXAATTXC CCAATC.CTX XX..XC.GGG GA.GGXXGXS MCMATMAATA ACXXTACCGG GCXTTTXATG TCTGGTAATT GXXXTG.... ....
Carteria crucifera	CTACCA.CAT CCAAGGAAGG C.AGCAGGCG CGSNNATTAC CCAATC.CAG AT..AC.TGG GA.GGTAGTG ACAATAAATA ACAATAGCTG GCATTTAATG TCGGCTAATT GGAATGAGTA C.AATCTAAA
Carteria lunzensis	CTACCA.CAT CCNNGGAAGG C.AGCASGCG CGCNNATTAC CCAATC.CAG AT..AC.TGG GA.GGTAGTG ACAATAAATA ACAATAGCTG GCATTTAATG TCGGCTAATT GGAATGAGTA C.AATCTAAA
Carteria olivieri	....CGGCGCG CGCGNATTNC CCAATCGCAG RST.RC.TGG GACGGTAGKS ACAATAAATA ACAATAGCTG GCATTTAATG TCGGCTAATT GGAATGAGTA S.AATCTAAA
Carteria radiosa	CTACCA.CAT CCAAGGAAGG C.AGCASGCG CGCNNATTAC CCAATC.CTA AC..NC.GGG GA.GGTAGTG ACAATAAATA ACAATACTGG G.CATTTTTG TCTGGTAATT GGAATGAGTA C.AATCTAAA
Carteria sp.UTEX LB 762	CTACCA.CAT NNNAGNNAGG C.AGCAGGCG CNNAAATTAC CCAATC.CTA RS..SC.NNG GA.GGTAGTG ACAATAAATA ACAATACTGG G.CATTTATG TCTGGTAATT GGAATGAGTA C.AATCTAAA
Chlpal	CTACCA.CAT CCAAGNAAGG C.AGNNNNCN CNNNNRTTAC CCAATC.CCA AS..NN.NNG GA.GGTAGTG ASAATAAATA ACAATACCGG GCATTTTATG TCTGGTAATT GGAATGAGTA C.AATCTAAA
Chlamydomonas culleus	CTACCA.CAT CCAAGGAAGG C.AGCNNGCG CNSNNATTAC CCAATC.CCA AS..NN.NSG GA.GGTAGTG ASAATAAATA ACAATACCGG GCATTTCAKG TCTGGTAATT GGNNTGAGKA SSAATCTAAA
Scenedesmus obiliquus	CUACCA.CAU CCAAGGAAGG C.AGCAGGCG CGCAAAUUAC CCAAUC.CUG AU..AC.GGG GA.GGUAGUG ACAAUAAAUA ACAAUACCGG GCAUUUUAUG UCUGGUAAUU GGAAUGAGUA C.AAUCUAAA

그림 2.2 DNA사슬의 네 가지 염기서열이 유전자와 유기체의 다양성을 결정한다. 염색체에서 DNA이중나선으로의 구조 확대(왼쪽 위); DNA 염기서열분석용 전기영동 사진(오른쪽 위); 조류 24종의 DNA 염기서열 (아래)

동일한 유전체 서열(genome sequence)을 갖는 경우는 없다. 오늘날, 유전적 차이는 DNA 염기서열을 조사함을 통해 분석된다. DNA의 차이는 네 가지 염기, 즉 A, C, G와 T의 배열로 표현된다. 인간 유전체는 약 30억 개의 염기쌍을 포함한다. 그것은 세포의 기능과 관련된 유전자 뿐만 아니라 다른 종간의 계통에 대한 정보를 제공해 준다(그림 2.2).

생태학적 다양성

생명체는 지구상의 모든 영역에 존재한다. 극지방에서 적도지방에 이르기까지, 담수호에서 심해해저(trench)에 이르기까지, 또한 공기 중 뿐아니라 암석 속에도 생물들은 존재한다. 각각의 서식처에는 그 서식환경에 적합한 특성이나 능력을 가진 종만이 살아남아 존재한다. 생물학적 개체와 그것의 생태학적 지위가 생태계를 구성한다. 각각의 생태계는 생물종의 구성에 있어서 독특한데, 에너지 획득을 위한 먹이사슬, 물질의 이동과 재활용 등에서 차이를 보인다. 구조, 기능, 다른 생태계와의 상호작용 등에서의 나타나는 차이점들이 지구 전체의 생물다양성의 중요한 특성이다.

지구상의 생물다양성을 보존하기 위해서 언급한 생물다양성에 대한 세 가지 관점들을 이해하는 것이 중요하다. 그러한 이해가 인류 문명의 발전을 지속적으로 이루면서 동시에 지구를 건강하게 지킬 수 있는 전략을 세우는데 기초가 된다.

2.2 생물다양성협약

1992년 6월 역사적인 일이 일어났다. 150개국의 정상들이 유엔환경개발회의(United Nations Conference on Environment and Development)를 위해 브라질의 리오 데 자네이로(Rio de Janeiro)에 모였다(그림 2.3). 세계 정상들은 현재 진행중인 각국의 개발을 유지해 나가되 미래 후손들을 위해 건강한 세계를 물려줄 보존전략에 동의를 하였다. 가장 중요한 협약 중에 하나가 생물다양성협약(Convention on Biological Diversity) 이다. 이후 대부분의 국가들의 의회에서 이 협약을 추인하였다. 현재 지구상의 다양한 생태계를 보호하고 보존하기 위한 국제협약들이 체결되었는데, 습지에 대한 람사르 협약(Ramsar Convention on Wetlands), 이동종의 보존에 관한 본 협약(Bonn Convention on Migratory Species), 멸종위기종 거래에 관한 협약(Convention on Trade of Endangered Species)과 사막화방지협약(Convention to Combat Desertification) 등이 있다.

생물다양성협약은 전문, 42개조항과 2개의 부칙으로 구성된다. 부칙 하나는 감시와 준수에 대한 것을 다루고 있으며, 다른 하나는 분쟁과 해결에 대해 다루고 있다. 전문은 지역, 국가 및 인종간의 공통 관심사와 동의에 대해 강조하고 있다.

그림 2.3 유엔환경개발회의

2.3 생물다양성의 중요성과 파괴위협

지구의 생물다양성은 심각한 위협을 받고 있으며 전례가 없을 정도로 빠르게 파괴되고 있다. 생물다양성의 감소는 오염과 과잉개발로 자연서식지가 파괴되는 것에 기인한다.

매 분마다 40헥타르(hectar)의 농지, 21헥타르의 숲, 11헥타르의 비옥한 땅이 사막화되고 있다. 매 분마다 850,000톤의 오염물질이 하수, 강, 숲, 그리고 바다로 흘러 들어가고 있다. 매 분마다 300명의 아기가 태어나지만 28명이 환경오염으로 인해 죽어간다. 과학자들은 지난 100년 동안 731종의 동물이 멸종되었다고 한다. 이들 멸종동물은 125종의 포유동물, 164종의 조류와 22종의 파충류를 포함한다. 그러나 실제 멸종동물의 종류는 더 많을 것이다. 인구의 증가와 인류의 변함없는 개발의지는 생물의 멸종속도를 증가시키고 있다. 과학자들은 1990년에서 2015년 사이에 600,000~2,400,000 종의 생물이 멸종될 것으로 추산하고 있다. 1999년 국제 식물학회에서 몇몇 동물학자들과 식물학자들이 21세기의 끝 무렵에는 현재 살고 있는 종의 3분의 2가 영구적으로 사라질 것이라고

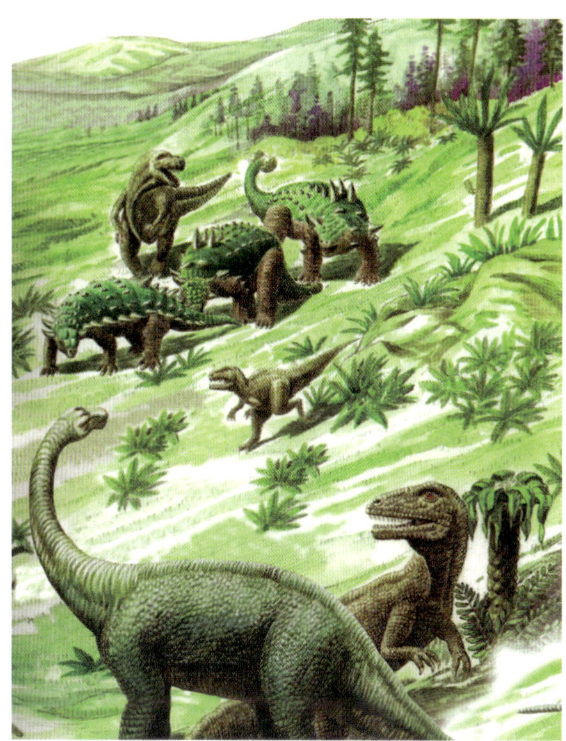

그림 2.4 공룡

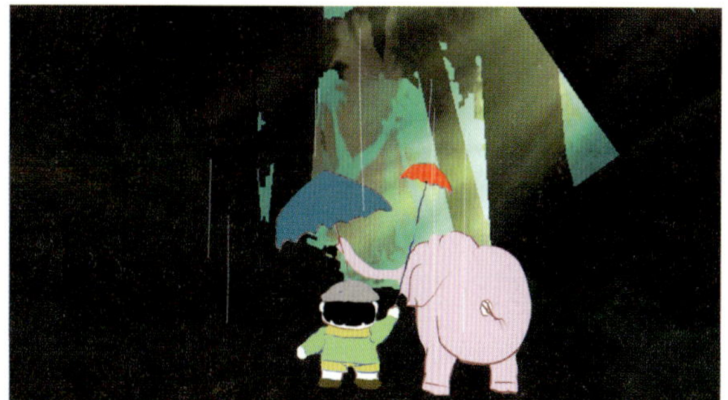

그림 2.5 생물다양성을 보존하는 것이 인류의 미래생존에 중요하다.

주장했다.

화석 자료는 지구가 5차례의 대규모 멸종 시기가 있었음을 말해주고 있다. 약 6천 500만년 전에 일어났던 대량 멸종의 희생양은 공룡이었다(그림 2.4). 고생물학자(paleontologist)들은 이러한 대규모 멸종사태는 백만 년에서 천만년에 걸쳐 일어났을 것으로 추정하고 있다. 가장 큰 대량 멸종사태는 2억 5천만년 전에 일어났는데 모든 생물종의 약 77~96%가 멸종됐을 것으로 추정되고 있다. 우리는 현재 6번째 대량 멸종 사태를 앞두고 있다. 모든 지표가 현재 인간에 의한 대량 멸종사태(human-induced mass extinction)는 2억 5천만년 전의 그것과 비견됨을 나타내주고 있다. 1996년 국제자연보전연맹(International Union for the Conservation of Nature and Natural Resources)은 멸종위기의 생물종에 대한 '적색리스트(red list)'를 발간하였다. 이 리스트에는 약 4,500종의 포유류의 24%와 9,500종의 알려진 조류의 20% 그리고 100,000종 관다발식물(vascular plant)의 6%가 포함되어 있다. 6,000종의 멸종위기 식물중 1,000 여종은 거의 멸종상태에 놓여있다.

하나의 유전자가 개별 유기체의 생존에 영향을 미칠 수 있다. 아울러 하나의 종이 하나의 생태계의 생존에 영향을 미칠 수 있다. 건강한 생태계는 인류 사회의 생존에 필수적이다. 하나의 종이 멸종된다면 가치 있는 유전적 또는 생태적 자원을 항구적으로 잃어버리게 된다. 우리는 이러한 생물학적 자원이 무엇을 우리에게 가져다 주는지 알지 못할 수 있다. 만일 쌀, 보리, 면화, 콩 등이 인류가 이러한 것들을 농산물로 경작하기 이전 시대에 멸종했다고 한다면 우리는 이것들이 인류에게 가져다 주는 혜택을 알지 못한 채 살았을 것이다. 참으로 건강한 지구 생태계는 인류 사회의 생존에 필수 불가결의 조건일 것이다(그림 2.5).

2.4 생물학적 분류학

분류학 : 생물다양성 이해의 기초

생명체를 기술하고, 명명하며, 분류하는 생물학자를 분류학자(taxonomist)라고 한다. 분류학(taxonomy)은 생물학 연구의 기초 지식을 제공한다. 분류학은 또한 사람들이 생물다양성을 이해하는 것을 돕고 정부가 생물자원을 보호하고 사용하는 것에 대한 지침을 세울 수 있게 해준다. 과학자들이 새로운 종을 발견하게 되면, 학문적 지침(guideline)을 따라 그 생물종을 기술하고, 명명하며, 분류한다. 이러한 지침은 특정군의 생물종을 연구하는 학자들 간의 합의(consensus)에 의해 세워졌다. 그러나 이러한 지침도 지식이 축적되고 기술이 발전함에 따라 지속적으로 수정되거나 보완되고 있다. 연구대상이 되는 생물종 특성의 차이 때문에, 간혹 학문에 따라 다른 기준이나 지침을 가지게 된다.

현대 생명과학은 전통적인 생물분류학의 토대위에 세워졌다. 생물학의 전 역사에 걸쳐, 생물을 어떻게 분류하는 것이 최선의 방법인지가 끊임없이 제기되어온 논쟁거리였다. 생물분류에 있어 견해차이는 분류의 기준이 되는 특성이 무엇이고, 어떤 특성이 상대적으로 중요한 가에 대한 차이에 기인한다. 예를 들면, 날 수 있는 능력이 동물분류학의 가장 중요한 특성인가? 그렇다면 메뚜기, 박쥐와 부엉이는 모두 같은 분류군에 속해야 하지만 우리는 이들이 서로 매우 다르다는 것을 안다. 마찬가지로 헤엄치는 능력을 분류의 기준으로 삼는다면 고래, 연어, 오징어를 같은 범주에 넣어야 할 것이다. 식물학자들은 단세포 생물인 유글레나(연두벌레, Euglena)를 식물로 분류한다. 광합성을 가능하게 하는 엽록소(chlorophyll)를 가지고 있기 때문이다. 그러나 동물학자들은 이것을 동물로 분류하는데 식물의 특징인 세포벽이 없고, 수중에서 헤엄을 칠 수 있기 때문이다. 분류학자들의 공통의 목표는 종간의 진화적인 유연관계를 반영하는 체계를 확립하는 것이다. 그러나 개별 종의 특징에서 어떤 것이 진화적으로 의미가 있는지는 분류학자마다 견해가 분분하기에 합의점을 찾기가 어렵다. 그러므로 분류작업과정에 주관적인 편견이 개입되기도 하고 일부 생물종에 국한되어 집중적인 분류가 연구되기도 한다. 모든 종에 공통적으로 적용할 수 있고, 또한 모든 분류학자들이 동의할 수 있는 기준을 마련하는 것은 사실상 불가능에 가깝다고도 할 수 있다.

생물종을 동정(identification)하고 분류하는 데 있어 세 가지 주요 접근방법이 있다. 첫째는 형태적, 행동적, 그리고 생태적 특성에 기초하여 분류하는 것이다. 유기체는 이러한 특성의 유사성과 차이점에 기초하여 분류될 수 있다. 그러나 이 방법에서 중요시하는 종간 유사성이 공통의 진화의 경로를 밟아 온 것에서 유래된 것인지 아니면 그러한 특성이 진화적 연관관계와는 상관없이 각각의 종의 특성으로 지녀온 것인지를 구별할 수 없다. 이 분류방법은 과거 생물학의 초기에 주로 사용되었으나 현재는 고생물학자 등 일부 영역에서만 사용하고 있다.

둘째 접근방법은 유전적 상관성에 기초를 둔다. 이 방법은 현대 분자생물학적 기법과 생물정보학(bioinformatics)적 방법을 통해 DNA 염기서열을 분석하여 유기체간의 유연관계를 정량적으로 결정한다. 1970년대 개발되어 점차 이러한 방법을 이용하는 분류학자들이 점차로 많아지고 있다. 특히 이 분석법은 형태나 행동적 차이의 관찰과 정량적 측정이 어려운 미생물의 분류에 매우 유용하다.

셋째는 첫째와 둘째 방법을 조합하는 것으로 미래의 분류학에서 주로 사용하게 될 것으로 보인다. 그림 2.6은 둘째 방법과 셋째 방법을 비교한 것이다.

순수하게 진화적 유연관계를 토대로 한 분류학을 계통분류학(systematics)이라고 한다. 계통분류학자와 분류학자들은 유기체를 분류할 때 부딪히

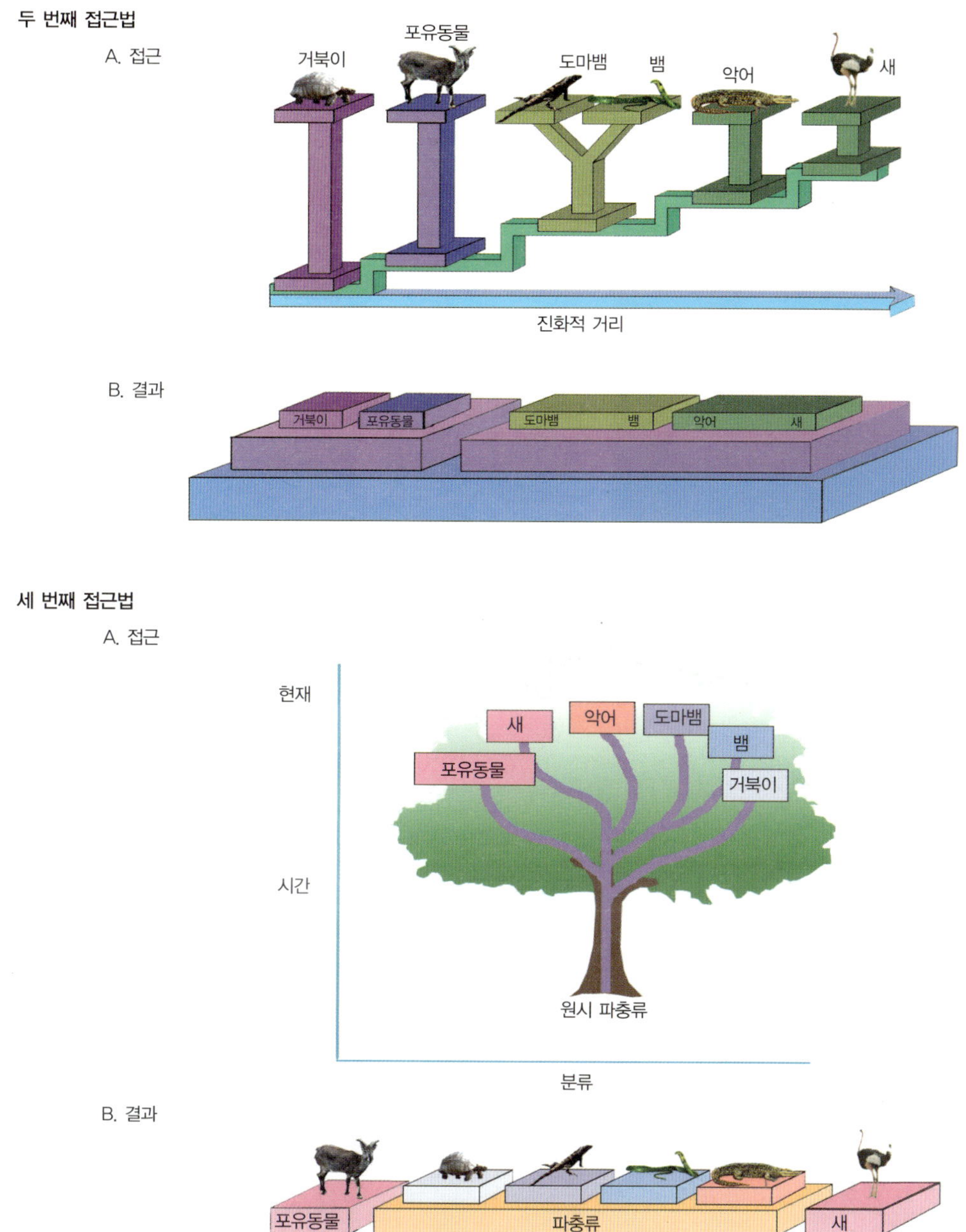

그림 2.6 생물 분류의 접근법

게 되는 실제적인 측면에 대하여 연구할 뿐만 아니라 분류의 원칙, 방법 그리고 유기체 분류를 위한 구체적인 지침을 확립하는 작업도 수행한다.

종의 개념

종(species)은 생물학적 분류에 있어서 기본 단위(basic unit)이다. 하나의 종은 유사한 형태적, 구조적, 기능적, 발생학적, 생태학적 특성을 갖는 유기체들로 구성된다. 이러한 정의가 명확하고 합리적인 것처럼 보이기는 하지만 이러한 종의 개념을 가지고 실제 생물들을 분류하는 작업을 해 보면 여러 가지 문제점이 파생된다. 우선, 생물체가 가지고 있는 많은 특징들을 정량화하기 어렵다. 설령 특징들을 정량화할 수 있다고 하더

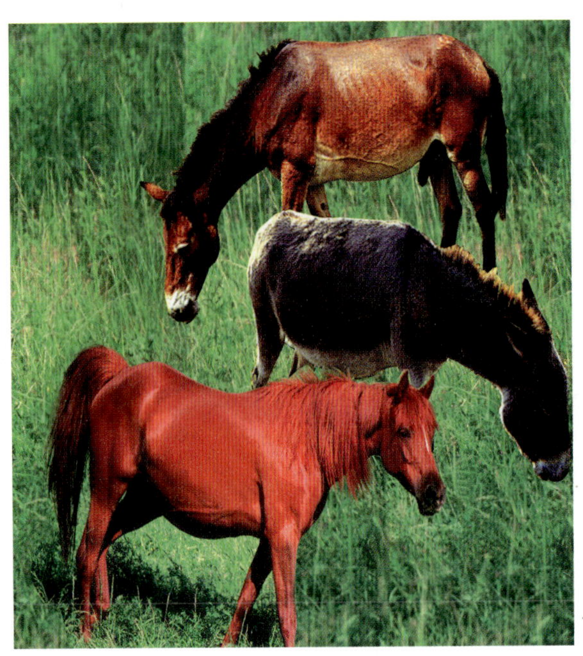

그림 2.7 당나귀와 말의 교잡으로 생긴 불임인 노새

라도 다른 생물 개체에서 그 특징이 차지하는 비중, 즉 중요성이 서로 다르다. 그러기 때문에 유사한 특성을 가졌다는 이유로 같은 종으로 분류할 수 만은 없다. 이것은 이제까지 끊임없이 제기되어 왔던 문제로 같은 생물체를 연구하는 분류학자들 간에서도 특정한 특징의 중요성에 대한 견해가 매우 다른 경우를 흔히 볼 수 있다. 그래서 이와 다른 대안적인 생물종의 개념이 많이 있다. 식물과 포유류를 포함해서 유성생식을 하는 생물의 경우, 생물학적 종개념(biological species concept, BSC)은 대부분 공통적으로 적용된다. BSC는 하나의 종을 상호간에 교배가 가능하고, 교배를 통해 생식기능을 가지는 자손이 나올 수 있는 생물집단으로 정의한다. 그러므로 교배를 통해 자손을 낳았다 하더라도 그 자손이 불임(sterility)이라면 부모를 같은 종으로 분류하지 않는다(그림 2.7)

다르게 표현하면 종이란 생식적으로 격리되어 있는 생물 집단이다. 이 밖에도 계통발생적 종개념(phylogenic species concept, PSC), 형태학적 종개념(morphological species concept, MSC), 생태학적 종개념(ecological species concept, ESC)이 있다. 즉, 종이란 분류학적 단위일 뿐만 아니라 유전적, 생태학적 단위이기도 하다.

분류학의 계통적 단계와 이명법

종을 분류하고 명명하는 것 외에, 분류학자들은 여러 종들을 범주화(categorization)한다. 공통적으로 받아들여지고 있는 계통적 단계는 도메인(Domain), 계(Kingdom), 문(Phylum), 과(Class), 목(Order), 강(Family), 속(Genus), 종(Species)이다 (그림 2.8). 몇몇 단계는 아문(subphylum), 아강(subclass), 아속(subgenus), 아종(subspecies)과 같은 하위범주(subcategory)를 포함한다. 종단위보다 하위분류로는 아종, 변종(variety), 혈청형(serotype), 재배종(cultivar)과 품종(breed)이 있다. 분류학자들은 각각의 종에 학명을 부여했다. 학명(scientific name)은 주로 라틴어화한 두 단어로 구성되어진다. 속명을 먼저 쓰고 종명을 나중에 쓴다. 이 명명법을 이명법이라고 하는데 스웨덴의 식물학자인 카를 폰 린네(Karl von Linne)에 의해 고안되었다. 린네는 자신의 이름을 *Carolus Linnaeus*라고 학명의 형태로 표기하기도 하였다. 라틴어는 현재 통용되지 않는 사어(死語)이기에 그 말의 의미가 쉽게 변하지 않아 학명에 사용되기에 적합하다. 사람의 학명은 *Homo sapiens*, 옥수수는 *Zea mays*, 고양이는 *Felis catus*, 제빵시 사용되는 효모는 *Saccharomyces cerevisiae*, 그리고 대장균은 *Escherichia coli*이다. 학명은 이탤릭체로 표기를 하거나 밑줄을 긋는다. 첫 단어는 속명으로 대문자로 시작하고 한 논문에서 처음 사용할 때는 모든 철자를 표기하지만 두 번째부터는 첫 글자만을 표기한다. 예를 들어 사람은 *H. sapiens*

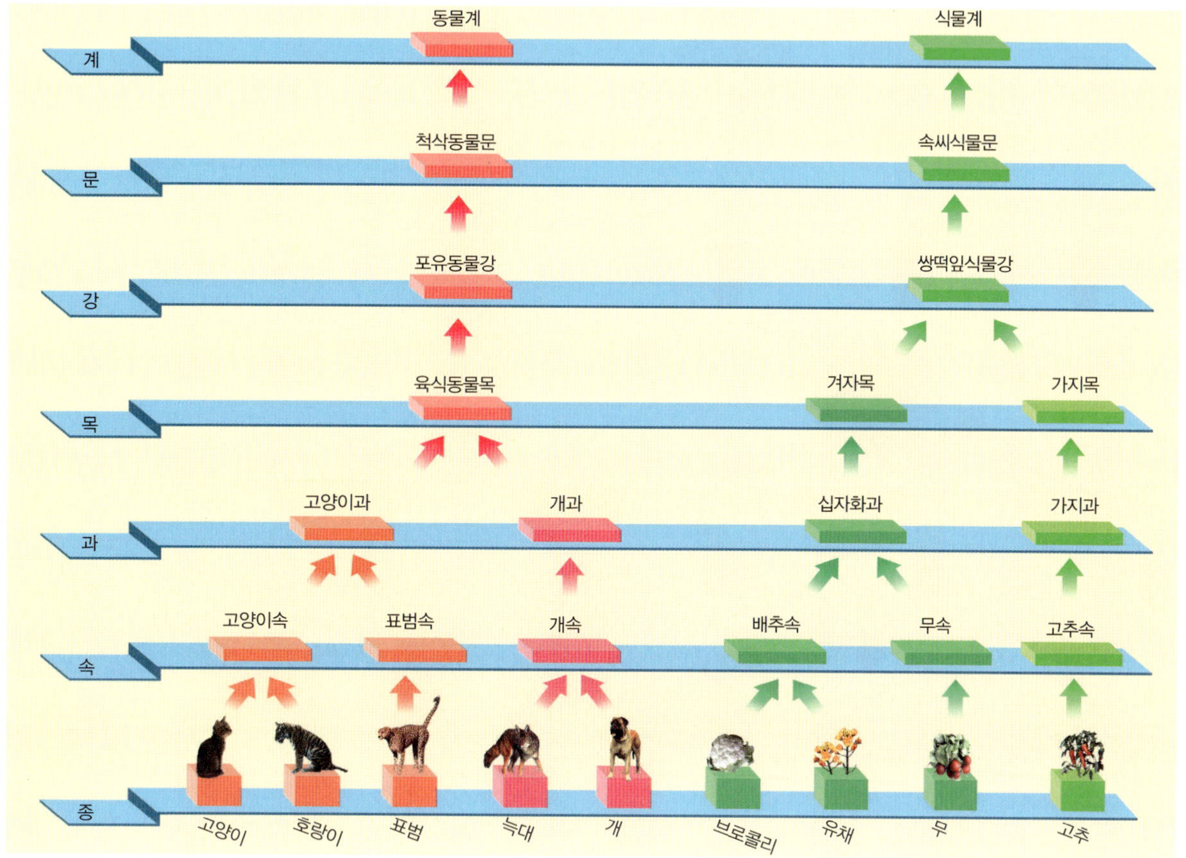

그림 2.8 위계적 분류체계의 예

로 표기한다.

린네는 많은 생물 종의 학명을 작성하였다. 오늘날 학명을 명명하는 규칙은 국제과학위원회에 의해 제정되어 관리되고 있다. 규칙 중 하나로 같은 생물에 여러 이름이 명명되었을 경우 가장 먼저 사용된 것을 우선으로 한다. 학명은 과학자들 사이에서 다양한 의사소통시 표준으로 사용되고 있다.

현대 분류학의 발전

분자생물학(molecular biology)적 분석방법이 발달함에 따라 분류학은 형태학적 특성에만 의존하던 방식에서 DNA 염기서열과 같은 분자생물학적 특성을 이용하는 방식으로 크게 변했다. 이러한 변화는 두 가지 요인에 의해 촉진되었다. 첫째 형태학적 발달을 조절하는 분자적 신호가 상당 수 규명되었고 둘째, DNA와 단백질 서열이 정확하게 결정되면서 형태학적, 발생학적 그리고 행동학적 특징으로 할 수 없었던 종간 특성의 정량적 분석이 가능해졌다. 형태적으로 매우 유사하거나 동일해 보이는 종들 사이에서 DNA나 단백질 서열은 전통적 특성을 토대로 결정할 수 없었던 유연관계(relationship)에 대한 유용한 정보를 줄 수 있다. 초기에 단백질을 분류학에서 사용했던 것은 면역학적 차이에 기반을 두었다(그림 2-9).

분류학에서 분자생물학적 방법이 보편화되긴 하였지만 아미노산이나 염기 서열을 사용하는 데도 제한점이 있다. 첫째, 유전자들마다 기능적 중

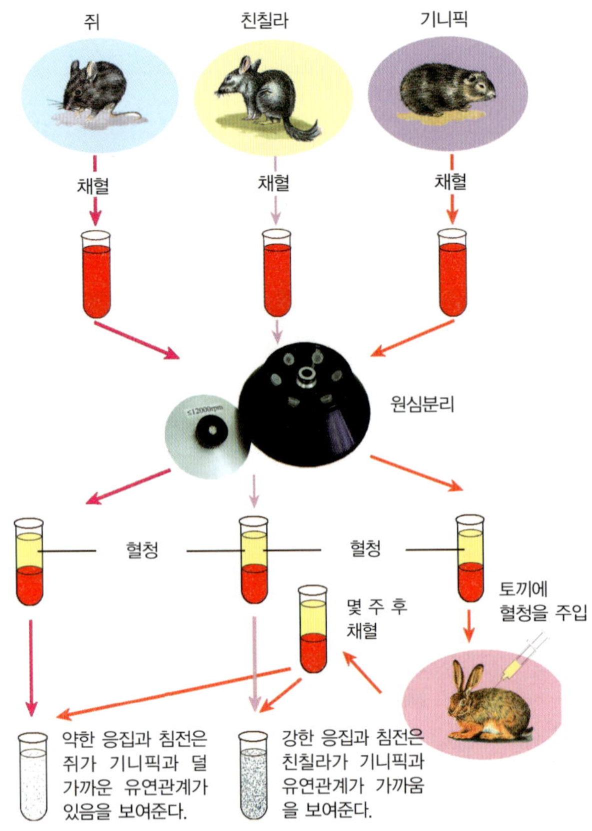

그림 2.9 생물 분류에 있어서 면역학의 적용. 항체를 얻기 위해 기니픽에서 얻은 혈청을 토끼에 주사한다. 이렇게 얻어진 항체를 쥐나 친칠라로부터 얻어진 혈청과 교차검사를 하여 응집정도를 검사한다. 두 동물간의 유연관계가 가까울수록 응집정도가 증가한다. 이 실험은 기니픽은 쥐보다 친칠라와 유연관계가 가까움을 보여준다.

요성이 다르다. 즉, 어떤 유전자들은 발생과 형태 형성(morphogenesis) 과정에서 중요한 역할을 하지만 다른 유전자들의 역할은 미미하다. 두 번째 제한점은 하나의 단백질이나 유전자 서열이 전체 유전체(genome)를 대표하지는 않는다. 유전자는 수평적(horizontal)으로도 전달될 수 있다. 예를 들면 약물에 대한 저항성 유전자나 세균의 독성을 나타내는 유전자들은 수평적으로 전달된다. 이렇게 수평적으로 전달된 유전자들에만 초점을 맞추어 유연관계를 조사하다 보면 잘못된 종의 역사를 만들어 낼 수 있는 것이다. 세 번째 문제는 유전자가 각기 다른 속도로 진화를 한다. 하나의 유전자 내에서 조차도 아미노산과 염기들이 다른 비율로 돌연변이가 일어날 수 있다. 예를 들어, 시토크롬 c(cytochrome c)를 구성하고 있는 아미노산 중 27개 아미노산은 모든 진핵세포에서 완전하게 보존되어 있는 반면 다른 부위의 아미노산들은 각기 다른 비율로 치환되어 있다. 계통 분석에 적절한 단백질 또는 DNA 영역을 선택하는 것은 복잡한 과정이다.

2.5 생물학 분류에서의 5계

분류학의 아버지 린네는 모든 생물을 식물계(Plantae)와 동물계(Animalia)로 나누었다. 이후 생물학 지식과 기술의 발전으로 생물을 두 개의 계로 나누는 것은 적절하지 않다는 것을 알게 되었다. 가령 곰팡이(fungi)는 움직이지도 못하고 광합성도 하지 못한다. 따라서 이것은 동물과 식물 그 어느 범주에도 포함시키기에 어려움이 있다. 1969년 코넬 대학의 로버트 위태커(Robert Whittaker) 박사에 의해 5개의 계(kingdom)로 분류된 체계가 제안되었다(그림 2.10).

- **모네라계(Monera)** : 여기에 포함되는 모든 생물은 원핵생물(prokaryote)이다. 이들은 핵막 또는 막성 세포소기관이 없다. 이 계에 속한 종들은 지구가 형성된 직후(약 46억년 전)에 출현하여 38.5억년 전에 지금과 유사한 형태로 되었다. 원시적 형태의 원핵생물은 현존하는 모든 생물종의 조상이라고 추정된다.
- **원생생물계(Protista)** : 이 계는 다양한 단세포성 진핵생물(eukaryote)을 포함하며 거의 수생(水生)이다. 이들은 핵막이 있고 몇몇 종은 다

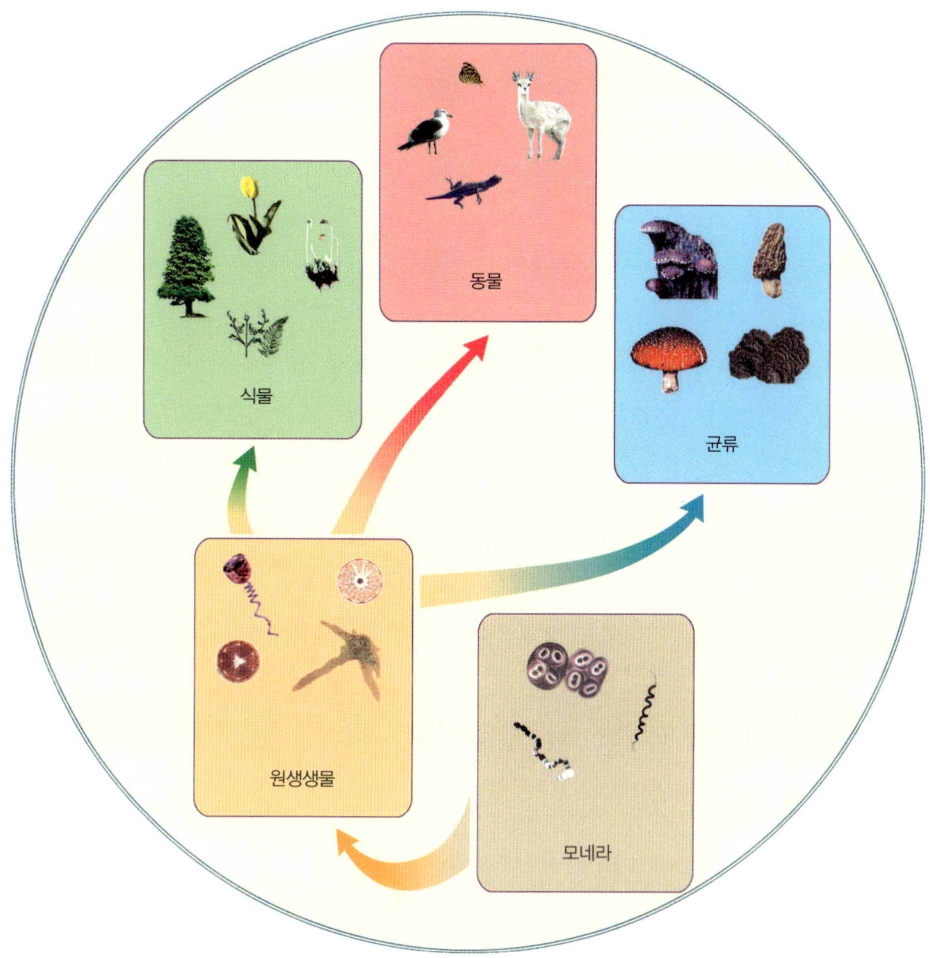

그림 2.10 5-계 분류체계

세포 형태를 띠지만 분화된 조직의 형태를 갖추는 것은 아니다. 원생동물류(protozoa)와 조류(algae)가 이 계에 포함된다.

- **균계(Fungi)** : 이 계에 포함된 생물들은 광합성을 하지 못하며 단단한 세포벽을 가지고 있는 비운동성(immotile) 진핵생물이다. 광합성 대신 환경으로부터 직접 영양분을 획득한다.
- **식물계(Plantae)** : 다세포성으로 광합성을 하는 생물로 구성된다. 단순한 이끼에서부터 꽃을 피는 식물까지 이 계에 포함된다. 이 계의 종들은 빛에너지를 화학에너지로 바꾸어 성장과 생존을 위해 사용한다.
- **동물계(Animalia)** : 다세포성이며 움직임이 가능한 다세포성 진핵생물로 구성된다. 세포에는 세포벽이 없다.

바이러스는 비세포성이며 숙주세포 내에서만 번식하므로 다른 생물체와 구분된다. 다만 바이러스 분류학은 숙주의 범위, 형태, 핵산의 유형, 복제 방법 등에 따라 독자적인 기준을 정해 바이러스를 분류하고 있다.

5-계 체계는 제안된 이후로 보편적으로 사용되어 왔다. 각 계의 주요한 특성은 표 2-1에 정리되어 있다. 그러나 최근 일리노이 대학(the University of Illinois)의 칼 우스(Carl Woese) 박사에 의

표2.1 5계 분류체계

계	특징	일반군	예	기능과 의의
모네라	핵이 없음; 막성 세포소기관이 없음 대부분 단세포	고세균 진정세균 남조류	대장균(*E. coli*) 나선균	유기화합물의 합성과 분해, 산업적 발효, 환경오염과 정화, 병원체
원생생물	진핵과 막성 세포소기관을 가짐; 대부분 단세포, 수생	원생동물 조류 점균류	짚신벌레 편모조류	광합성; 수생환경에서 1차 생산자; 병원체
균류	진핵을 가짐; 엽록체 없음; 두꺼운 세포벽; 화학종속영양	접합균 자낭균 담자균 병꼴균 불완전균	푸른곰팡이 양송이 버섯	식물과 동물의 병원체; 항생제; 발효; 분해
식물	진핵과 막성 세포소기관(엽록체와 미토콘드리아)을 가짐; 세포벽, 광합성 독립영양; 뿌리, 줄기와 잎과 같은 분화된 기관을 가지는 다세포 유기체	이끼류 양치식물 겉씨식물 속씨식물	이끼, 고사리, 은행, 벼	광합성; 이산화탄소흡수와 산소의 생성; 음식의 1차 생산자; 의약품, 목재
동물	진핵과 막성 세포소기관(미토콘드리아)을 가짐; 화학종속영양; 세포벽 없음; 분화된 조직과 기관을 가지는 다세포 유기체; 이동성	해면동물 환형동물 연체동물 포유동물	다양한 동물	산소의 흡입과 이산화탄소의 배출; 고단백 식이원

해 3개의 도메인(domain)체계가 제안되었다. 이는 순전히 리보솜 RNA(ribosomal RNA) 서열의 유사성을 토대로 분류하는 방법이다. 3-도메인 체계에서는 원핵세포인 모네라계가 진정세균(Eubacteria) 도메인과 고세균(Archaea) 도메인으로 나뉘고, 모든 진핵세포들이 하나의 도메인인 진핵세포(Euakrya) 도메인에 포함된다. 진핵세포 도메인은 다시 5개의 계, 즉 원생동물계(Protozoa), 조류계(Algae), 균계(Fungi), 식물계(Plantae), 동물계(Animalia)로 나뉜다.

2.6 미생물계

모네라계(Kingdom Monera)

이 계에 포함된 종들은 원핵생물로 불린다. 이들은 지구상에 가장 많은 개체가 존재하며 아울러 광범위하게 분포하고 있다. 이들의 가장 중요한 특징은 핵막이 결여되어 있고, 막성 구조를 가진 세포소기관이 없다. 세포 구조와 기능의 차이에 따라 다음의 세 군으로 분류된다: 고세균(Archaebacteria)군, 진정세균(Eubacteria)군, 남세균(Cyanobacteria)군.

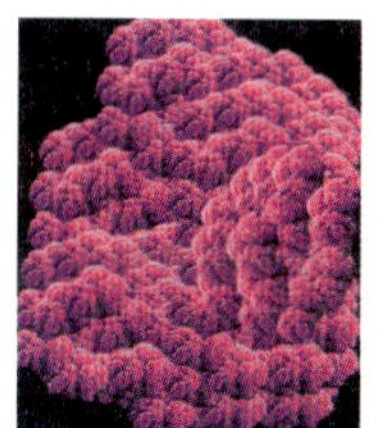
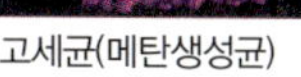
고세균(메탄생성균)

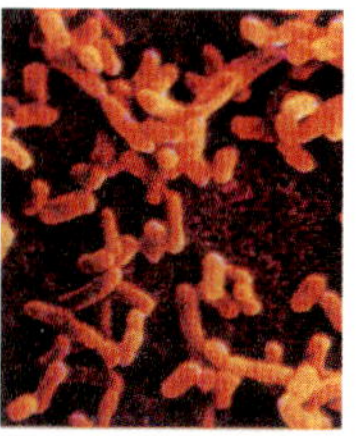
세균(*Yersinia pestis*)

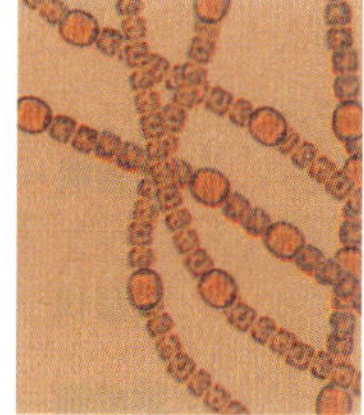
남세균(*Anabaena*)

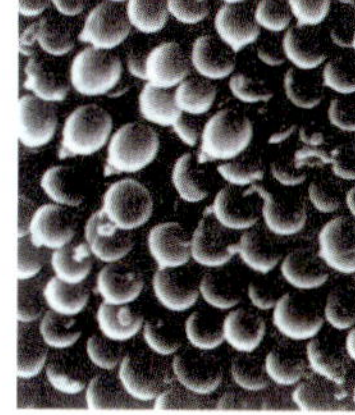
세균(구균)

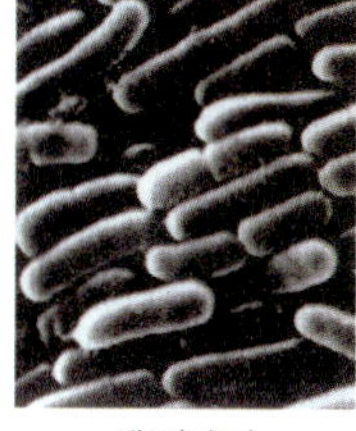
세균(간균)

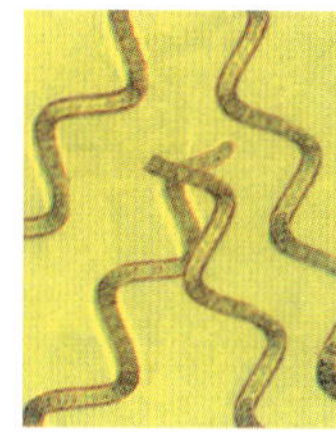
남세균(나선균)

그림 2.11 **전형적인 모네라계 생물들의 현미경 사진**

대부분의 원핵세포들은 크기가 작고, 모양은 구형(spherical), 막대형(rod), 선형(filamentous) 또는 나선형(spiral)이다. 그림 2.11은 다양한 모네라계 생물들을 보여주고 있다.

원핵생물은 성장과 생식을 위해 다양한 에너지와 탄소원을 이용하는데 이들은 독립영양생물(autotroph)과 종속영양생물(heterotroph)로 나뉜다. 독립영양 원핵생물은 세포가 필요한 탄소원으로 이산화탄소 또는 다른 무기 탄소를 이용할 수 있다. 그러나 에너지원에 따라 독립영양생물은 광합성 독립영양생물(photoautotroph)과 화학독립영양생물(chemoautotroph)로 나눌 수 있다. 광합성 독립영양생물은 빛을 에너지원으로 사용하고, 화학합성 독립영양생물은 유기화합물로부터 에너지를 얻는다. 남세균(cyanobacteria)과 다른 광합성 세균은 이산화탄소를 고정하기 위해 빛에너지를 사용하기 때문에 광합성 독립영양생물이다.

고세균군은 원핵생물중 특별한 생물군이다. 가장 최근에 확립된 분류체계에 의하면 이들은 독립된 도메인으로 분류된다. 대부분의 고세균들은 혐기성 늪지, 염호, 산성 온천, 동물의 소화장기, 심해의 분출구 등의 극한 환경에서 산다.

원핵생물은 지구상에 광범위하게 분포하고 있으며 움직임과 생존을 위해 발달된 구조를 가지고 있다. 편모(flagellum)나 섬모(cilium)와 같은 구조는 생물체가 수중환경에서 이동을 하거나 고체표면에 부착할 수 있게 한다. 몇몇 종은 극한 상황에서 내생포자(endospore)를 형성하여 살아남는다. 영양이 풍부한 조건에서는 대부분의 미생물들은 빠르게 증식하여 눈으로도 확인할 수 있을 정도의 거대한 군집을 형성한다. 예를 들면, 광합성을 하는 남세균이나 조류들은 바다에 영양분이 풍부한 오염물질이 유입되면 적조현상과 같은 조류의 과대번성(algal bloom)이 발생한다.

원핵생물은 전형적으로 단순 분열을 통해 증식한다. 원핵생물은 생태계에서 영양분의 순환, 지질화학적(geochemical)인 순환과 환경의 자정현상의 주요한 역할을 담당하지만 이들은 동물, 식물과 사람에게 다양한 질병을 일으키는 병원체로 작용하기도 한다.

1979년 배리 마샬(Barry Marshall) 박사 연구진과 로빈 워렌(Robin Warren)은 위궤양으로 치료를 받으러 온 환자들의 위 조직에 다량 존재하는 세균을 발견하였다. 위 내의 환경이 매우 높은 산성을 띠고 있어서 이러한 환경에서 생명체가 살 수 있으리라고 예상치 못했기에 이들의 발견은 매우 이례적인 것이었다.

이러한 발견을 토대로 마샬은 위궤양의 원인과 치료법에 대해 연구를 계속하였다. 그때까지만 해도 과학자들과 의사들은 위궤양에 대한 모든 것을 알고 있다고 생각했다. 위궤양은 정신적 육체적 스트레스, 흡연, 자극적인 음식의 섭취 등으로 생기는 것으로 믿었다. 이러한 원인들이 위산의 과다분비를 유발하기 때문이다. 따라서 치료는 제산제(antacid) 복용이나 수술에 의한 병변의 절제였다. 이러한 치료는 산의 분비를 감소시키고 어느 정도까지는 증상을 완화시켰다. 그러나 몇 년이 지나면 환자들은 다시 위궤양 재발을 경험하게 되었다. 이러한 발견들을 토대로 마샬은 세균이 위궤양의 주요 원인이라고 제안하게 된 것이다. 그는 위궤양 환자의 위 조직을 검사하여 거의 모든 조직에서 세균감염이 일어난 것을 확인하였다.

1983년 벨기에의 수도 브뤼셀에서 열린 한 학회에서 마샬은 세균이 위궤양의 원인이라고 제안하였다. 그때까지만 해도 그는 학계에서도 잘 알려져 있지 않았기에 그의 주장도 바로 받아들여지지 않았다. 대부분 매우 높은 산성 환경인 위 내에서 세균이 살 수 없다고 믿고 있었고, 그때까지, 마샬은 자신의 제안을 뒷받침 할만한 직접적인 증거를 가지고 있지 않았다.

자신의 가설을 증명할 수 있는 실험적 증거가 필요하다는 것을 느낀 마샬은 호주로 돌아와 처음에 생쥐에게 세균을 먹였다. 그러나 불행하게도 세균이 생쥐 위 내에서 생존하지 못했다. 그는 다음으로 토끼와 돼지에게도 세균을 감염시켰으나 궤양은 일어나지 않았다. 마지막으로 자신에게 세균 감염 실험을 하기로 하였다.

우선 건강진단(physical examination)를 통해 자신의 위가 건강하다는 것을 확인한 후 환자조직에서 분리한 세균이 포함된 액체를 마셨다. 윤리적인 면과 연구 지침에 대한 규정 때문에 이 모든 것을 비밀리에 수행하였다. 친구나 동료 그리고 자신의 아내조차도 그의 실험을 알지 못했다.

처음 일주일 동안은 별 이상을 느끼지 못했다. 8일째 되는 날, 그는 위통(stomach pain)으로 인해 밤에 자다 깨어났고, 이후 계속해서 구역질, 두통, 호흡곤란, 위통을 겪게 되었다. 이 모든 증상이 위궤양과 관련된 것이었다. 조직 검사로 그의 위에 세균감염이 확인되었고, 다행히 3주가 지난 후 그는 그 병에서 회복되게 되었다. 그의 영웅적인 실험으로 세균이 위궤양을 일으킬 수 있음이 증명되었다. 연구를 계속하여 세균을 동정(identification)하였고 1989년 이 세균을 헬리코박터(*Helicobacter pylori*)라고 명명하였다. 그 이후로 항생제가 위궤양을 치료하는데 사용하게 되었다. 그의 과학적 진리를 찾기 위한 끊임없는 노력과 헌신을 인정받아 2005년 노벨 생리의학상을 수상하였다.

이 이야기는 감염성 질병의 원인체를 찾고 증명하는 과정을 예로써 설명한 것이다. 이 원리는 19세기 말 독일의 미생물학자인 로버트 코흐(Robert Koch)에 의해 주창되었기에 코흐의 가설(postulate)이라고 불린다.

1. 질병을 유발할 것으로 의심이 되는 유기체는 병을 앓고 있는 개체에 존재해야 하며, 건강한 개체에는 존재하지 않아야 한다.
2. 유기체는 체외에서 분리되고 순수하게 배양될 수 있어야 한다.
3. 감수성이 있는 동물에 접종하였을 때, 순수배양된 유기체는 동물로 하여금 질병의 특징적인 증상을 나타내게 할 수 있어야 한다.
4. 유기체는 이들 "실험동물"로부터 다시 분리되어 재배양될 수 있어야 하며 재배양된 유기체는 원래의 것과 동일해야 한다.

원생생물계(Kingdom Protista)

원생생물은 작은 단세포 진핵생물이다. 전형적인 원생생물은 물이나 흙에서 살아간다. 몇몇 원생생물은 사람과 동물에 병을 야기하는 기생충이다. 원생생물의 분류작업은 여전히 현재진행형으로 계속되고 있다. 형태학, 구조와 영양분을 획득하는 방법 등을 토대로 구분할 때 크게 원생동물(protozoa), 조류(algae)와 점균류(slime mold)로 나눌 수 있다.

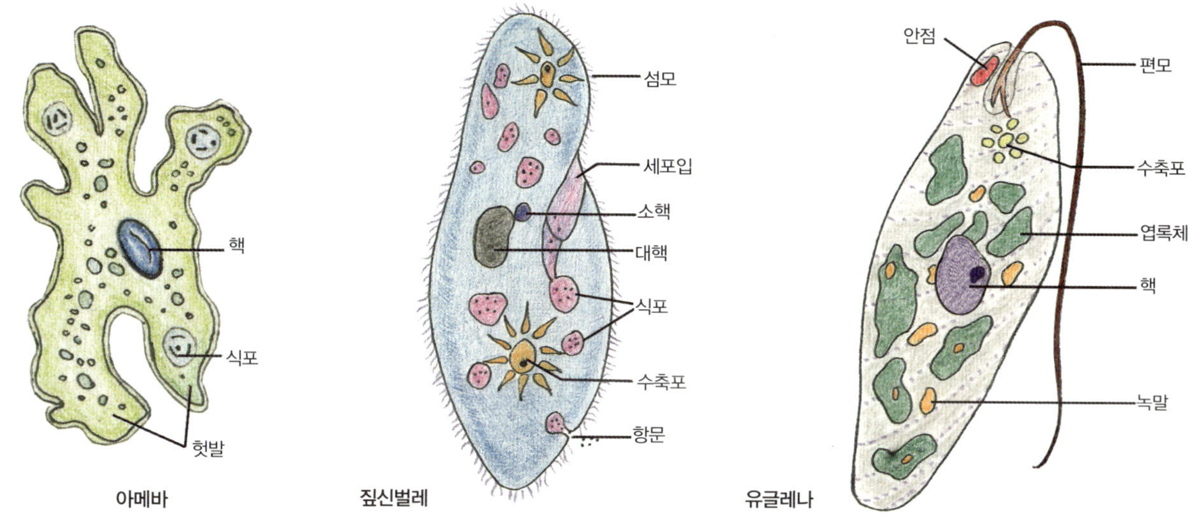

그림 2.12 일반적인 원생동물(protozoa)

우리 주변에서 흔히 볼 수 있는 원생동물(protozoa)로는 아메바(amoeba), 짚신벌레(slipper animalcule), 유글레나(euglenoid)가 있다(그림 2.12). 몇몇 원생동물들은 인간에게 심각한 병을 일으킬 수 있다. 예를 들면, 트리파노조마(trypanosoma)와 말라리아 병원충(plasmodium)은 각각 수면병(sleeping sickness)과 말라리아를 일으킨다. 대부분의 원생동물은 세균, 조류와 곰팡이 등을 먹이로 한다. 이들은 다시 어류, 곤충과 새우의 포식대상이 된다. 원생동물은 운동을 위해 편모, 섬모 또는 헛발(위족, pseudopodia)을 가진다.

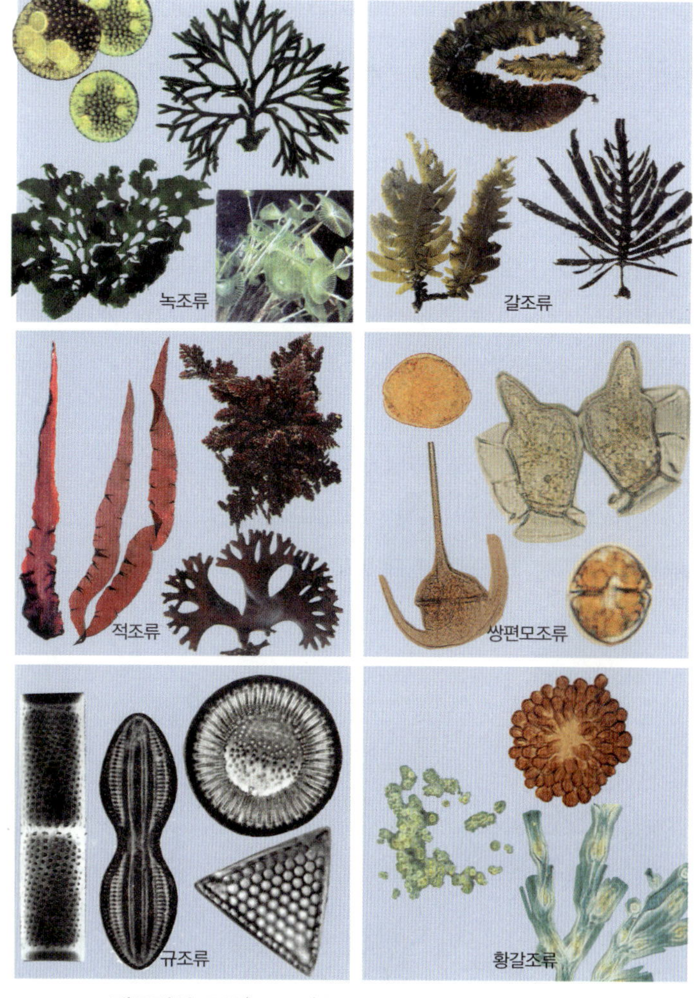

그림 2.13 대표적인 조류(algae)들

조류(algae)는 단순한 광합성 진핵생물이며(그림 2.13), 대부분은 단세포이다. 일반적으로 단세포 조류는 규조류(diatom), 쌍편모조류(dinoflagellate), 황갈조류(golden algae)와 녹조류(green algae)가 있다. 수는 적지만 다세포 조류도 있다. 갈조류(brown algae)와 적조류(red algae)는 다세포 조류의 대표종으로 주로 수중 환경에서 서식한다. 몇몇 과학자들은 적조류나 갈조류를 원시 식물로 간주하여 식물계에 포함시키기도 한다. 광합성 세균과 마찬가지로 조류는 대기권의 산소 균형 유지에 중요한 역할을 담당하고 수중 동물의 중요한 먹이가 된다.

점균류(slime mold)는 상대적으로 적은 수가 존재한다. 영양생장(vegetative growth) 동안에 이들은 세포벽이 결여되어 있어서 하나의 세포에 여러 개의 핵이 존재하는 거대한 아메바모양의 형태를 한다. 생식생장(reproductive growth)기간에는 다세포성의 자실체(fruit body)가 형성되고 섬유성 세포벽을 가지는 유성 포자(sexual spore)를 방출한다(그림 2.14). 점균류는 썩은 나무 밑둥이나 낙엽의 습한 아랫면에 붙어 자란다. 이들은 유기물질이나 세균을 탐식하여 자란다.

원생생물은 단순한 생식계(reproductive system)를 가지고 있다. 대부분 단순한 유사분열이나 이분법에 의한 무성생식으로 증식하지만 특수한 상황에서는 유성생식을 수행한다. 그림 2.15는 클라미도모나스(*Chlamydomonas*)의 유성생식과 무성생식을 교대로 수행하는 생활사를 보여주고 있다.

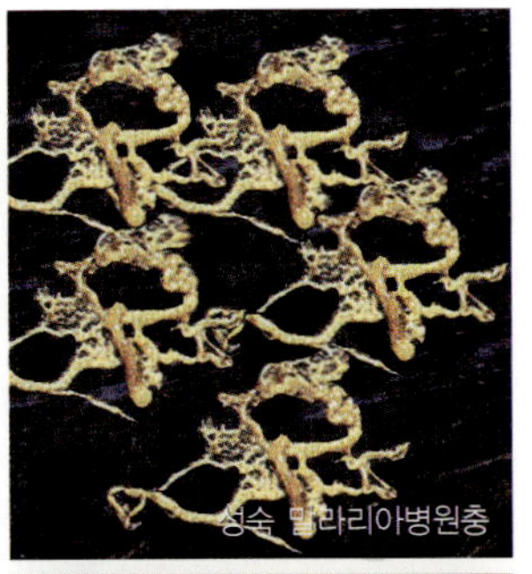

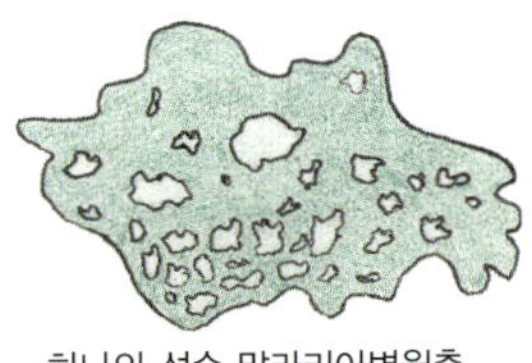

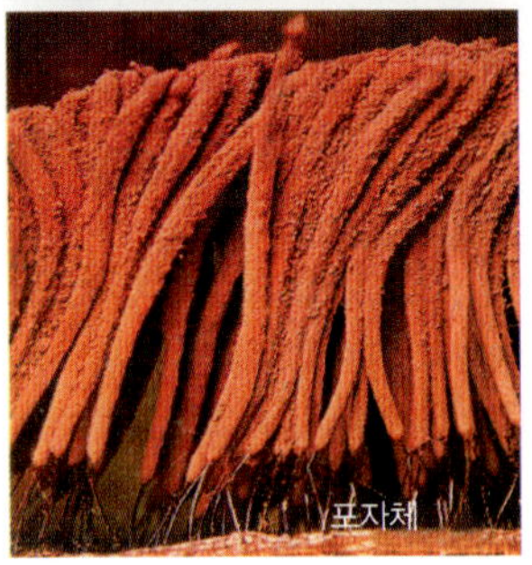

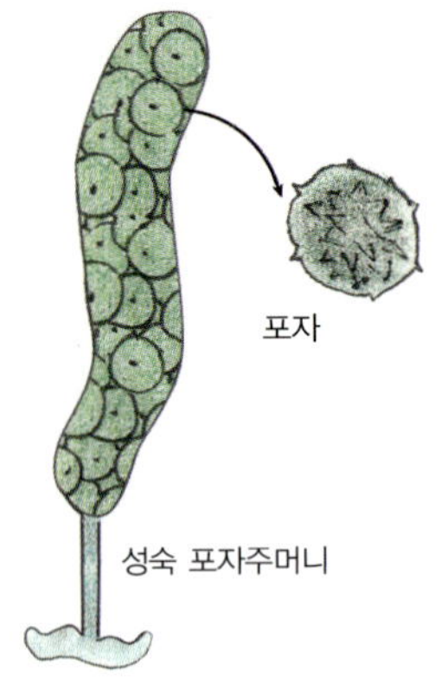

그림 2.14 점균류(slime mold)

균계(Kingdom Fungi)

진균(fungus), 즉 곰팡이는 종속영양 진핵생물

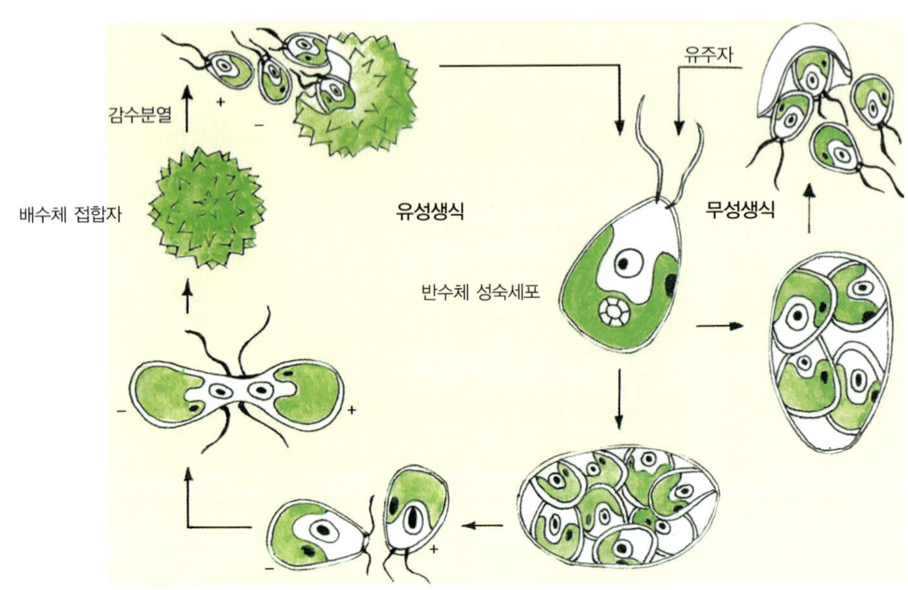

그림 2.15 녹조류 클라미도모나스의 생활사

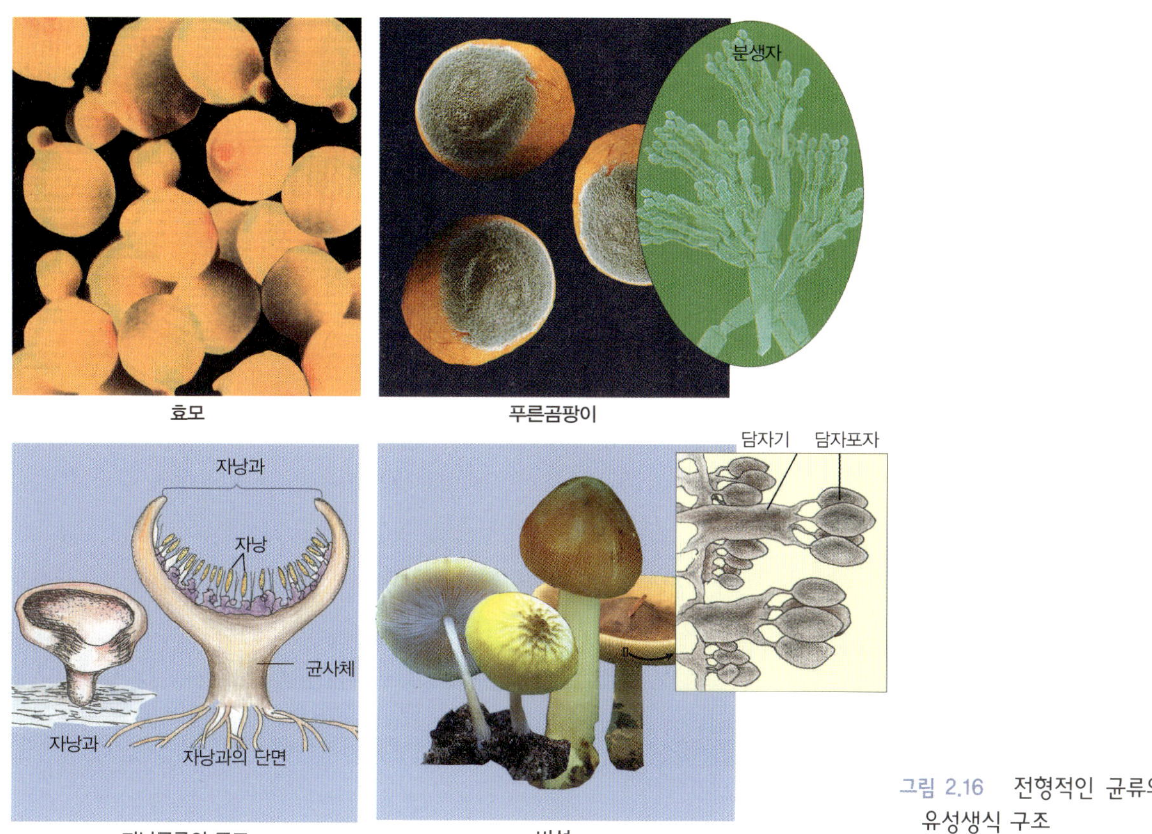

그림 2.16 전형적인 균류와 유성생식 구조

로 탄소와 에너지를 유기물질로부터 얻는다. 이들은 세포벽은 가지고 있으나 엽록체가 없다. 영양세포(vegetative cell)는 단세포성 효모(yeast)와 다세포성 균사(hypa)로 나눌 수 있다. 균사는 모여 하나의 균사체(mycelium)를 형성한다. 몇몇 종은 이 두 가지 형태를 다 가지고 있어서 이형성 진균(dimorphic fungus)이라고 불린다. 유성생식 단계에서 몇몇 진균은 버섯으로 알려져 있는 자실체를 형성한다.

유성 생식을 위한 구조의 유무 등을 토대로 진균은 전통적으로 병꼴균문(Chytridiomycota), 접합균문(Zygomycota), 자낭균문(Ascomycota), 담자균문(Basidiomycota)과 불완전균문(Deuteromycota)의 다섯 개의 문(phylum)으로 나뉜다(그림 2.16). 불완전균문은 구분가능한 유성생식 시기를 거치지 않는 균류를 모두 포함한다. 병꼴균, 접합균, 자낭균과 담자균은 유성 포자를 형성한다.

진균은 식물과 동물로부터 유래한 유기물 찌꺼기를 분해하기 때문에 영양소의 순환에서 중요한 역할을 담당한다. 많은 종류의 진균은 생물권에서 가장 풍부하게 존재하는 두 가지 탄수화물, 즉 리그닌(lignin)과 셀룰로오스(cellulose)를 분해할 수 있는 효소를 분비한다. 이 탄수화물을 분해할 수 있는 생물들은 진균 외에는 거의 없다. 자연에서 몇몇 진균은 남세균이나 조류와 공생하기도 한다. 진균은 음식과 의약품으로도 널리 이용되고 있다. 항생제와 비타민 제조의 원료로 사용되며 술과 빵을 만들 때도 사용된다. 최초의 항생제인 페니실린(penicillin)은 플레밍(Alexander Fleming)에 의해 발견된 이래 푸른곰팡이(*Penicillium*)로부터 상업적으로 만들어졌다.

진균은 식물, 동물과 인간에게 치명적인 병을

일으킬 수 있는 독소를 만들어 내기도 한다. *Amanita*속의 버섯들은 맹독을 지니고 있어서 이를 먹었을 경우 목숨을 잃기도 한다. *Candida*속의 진균들은 사람에게 발생하는 효모감염의 원인체이다.

2.7 식물계(Kingdom Plantae)

식물(plant)은 광합성을 하는 다세포성 진핵생물이다. 육상에 서식하는 종류가 많지만 호수, 연못, 습지 등의 수중이나 수상에서도 서식한다. 주변에서 볼 수 있는 나무, 관목과 풀 등이 모두 식물이다. 식물과 조류는 유사한 점이 많다. 이들은 광합성에 필요한 엽록소(chlorophyll), 카로티노이드(carotenoid), 황색소(chrysophyll) 등의 색소를 가진다. 이들 모두 셀룰로오스를 함유하고 있는 세포벽을 가지고 있다. 녹말은 이들의 에너지 저장 탄수화물이다. 그러나 식물과 조류간의 주된 차이점은 형태와 구조적인 특성에 있다. 이러한 차이는 이들이 서식하는 서식지의 차이와 관련이 있다. 식물은 주로 육상에 서식하지만 조류는 주로 수상에 서식한다. 식물은 뿌리, 줄기, 잎이 있어 흙으로부터 물과 영양분을 얻고 광합성을 위해 빛을 받기에 효율적인 구조를 가진다. 예를 들면, 줄기는 가지와 잎을 지지하여 잎이 햇빛에 최대한 노출이 잘 되도록 한다(그림 2.17). 줄기의 관다발 조직(vascular tissue)은 물과 무기질을 흙과 뿌리로부터 잎으로 이동시키고 광합성 생성물은 잎으로부터 뿌리로 이동시킨다. 식물도 분화된 유성 생식 기관을 가지고 있다. 단세포성 배우자(gamete)를 만드는 조류와는 달리 식물은 분화된 웅성(male)과 자성(female) 생식 기관을 가진다. 꽃식물(현화식물, flowering plant)은 매우 특화된 꽃을 피우며 꽃가루를 생성하며 꽃은 유성생식을 위해 밑씨(ovule)를 지닌다(그림 2.18). 수분(fertilization)이

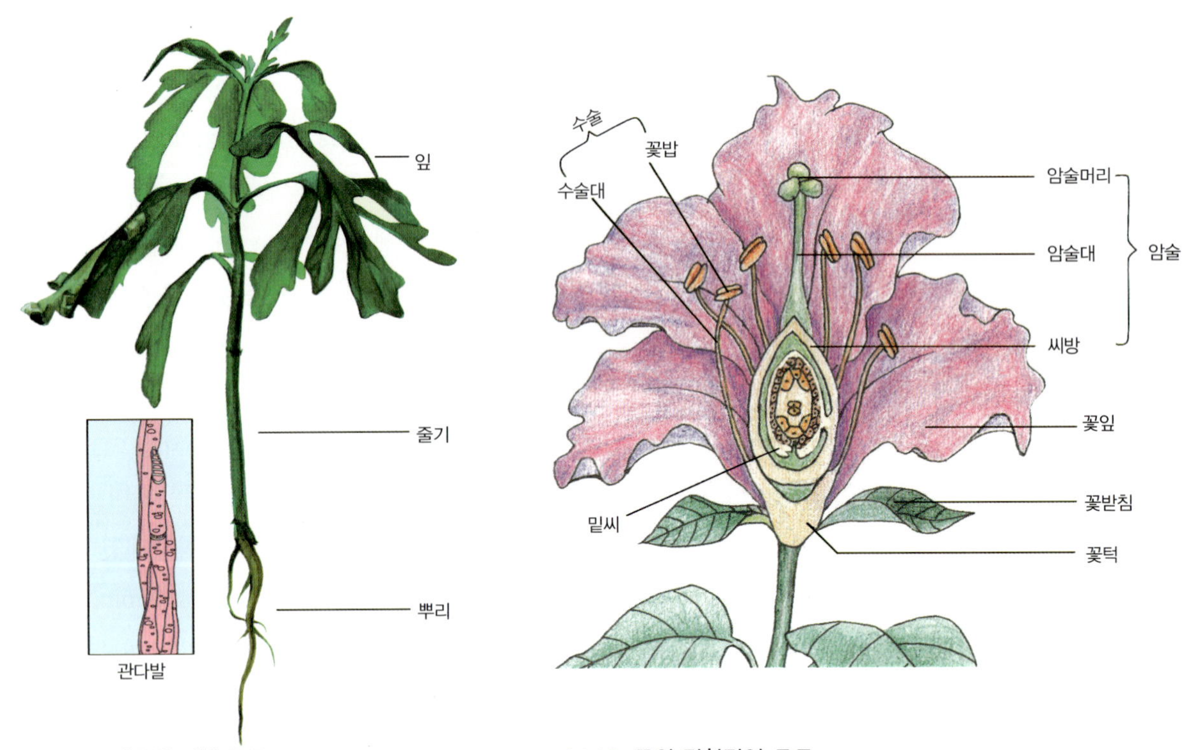

그림 2.17 식물의 전체 구조

그림 2.18 꽃의 전형적인 구조

이루어진 난자는 장차 씨(seed)가 될 밑씨의 보호를 받는다. 생태학적 형태학적 특성을 토대로 이끼류(선태류, bryophyte), 양치식물(pteridophyte), 겉씨식물(gymnosperm)과 속씨식물(angiosperms)의 네 군으로 분류할 수 있다.

이끼류와 양치식물은 씨를 만들지 않기 때문에 이들을 포자식물(spore plant)이라고 부른다. 반면 겉씨식물과 속씨식물은 특화된 씨를 만들기 때문에 종자식물(seed plant)이라고 한다. 양치식물, 겉씨 및 속씨식물은 분화된 관다발조직을 갖기 때문에 관다발식물(vascular plant)이라 한다. 대부분의 식물들은 생애주기 동안에 반수체 배우체(haploid gametophyte) 시기와 이배체 포자체(diploid sporophyte) 시기가 교대로 나타난다. 네 가지 식물군은 구조, 각 시기의 기간, 두 시기 사이 전이의 유형이 각기 다르다. 이끼류는 배우체 시기가 생애의 대부분을 차지하는 반면, 속씨식물은 포자체 시기가 두드러진다. 사실, 속씨식물의 배우체시기는 포자체 구조 내에서 일어나는 것이다(그림 2.19와 2.20).

이끼류는 전형적으로 작고 대칭적인 잎모양 또는 줄기모양의 구조를 가진다. 이들은 뿌리모양의 가근(rhizoid)을 가지고 있고 줄기모양의 구조에는 관다발구조를 이루고 있지 않다. 이끼류는 흔히 습지나 늪과 같은 곳에 많이 발견된다. 웅성배우체는 편모를 가지고 있다. 조류와는 달리 이끼류는 분화된 유성 생식 기관 구조를 가지고 있다. 그러나 종자식물과는 달리 배우체시기가 길고 포자

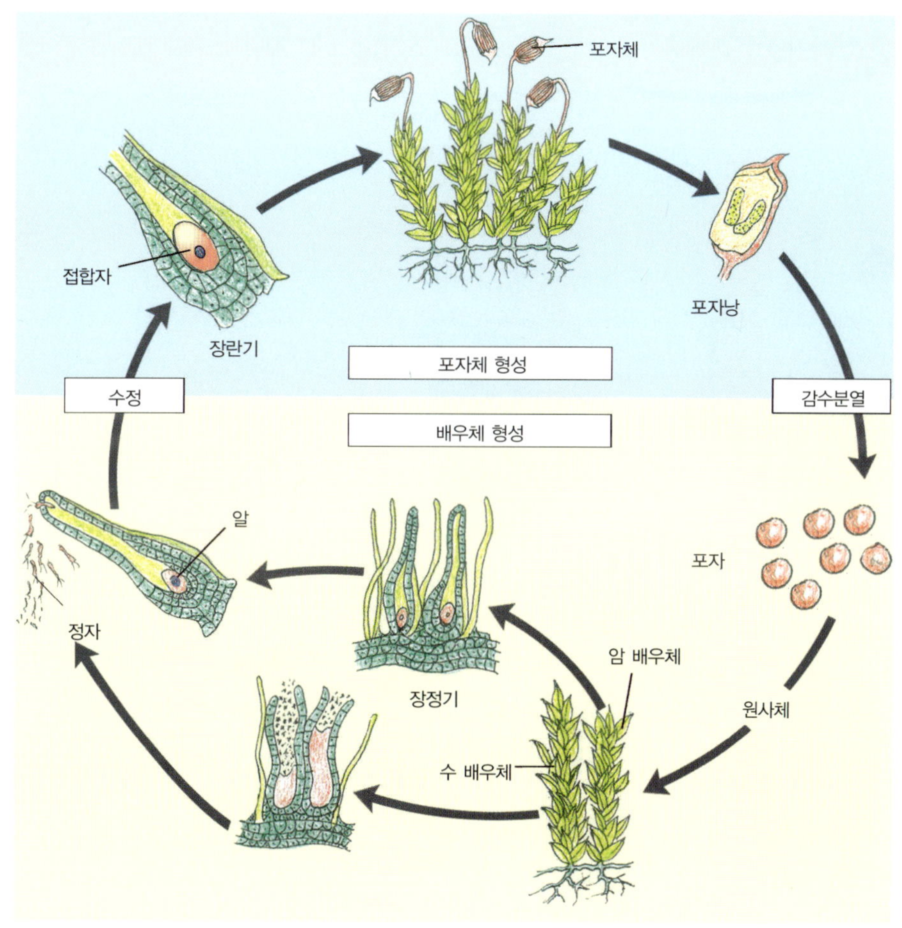

그림 2.19 이끼류의 생활사

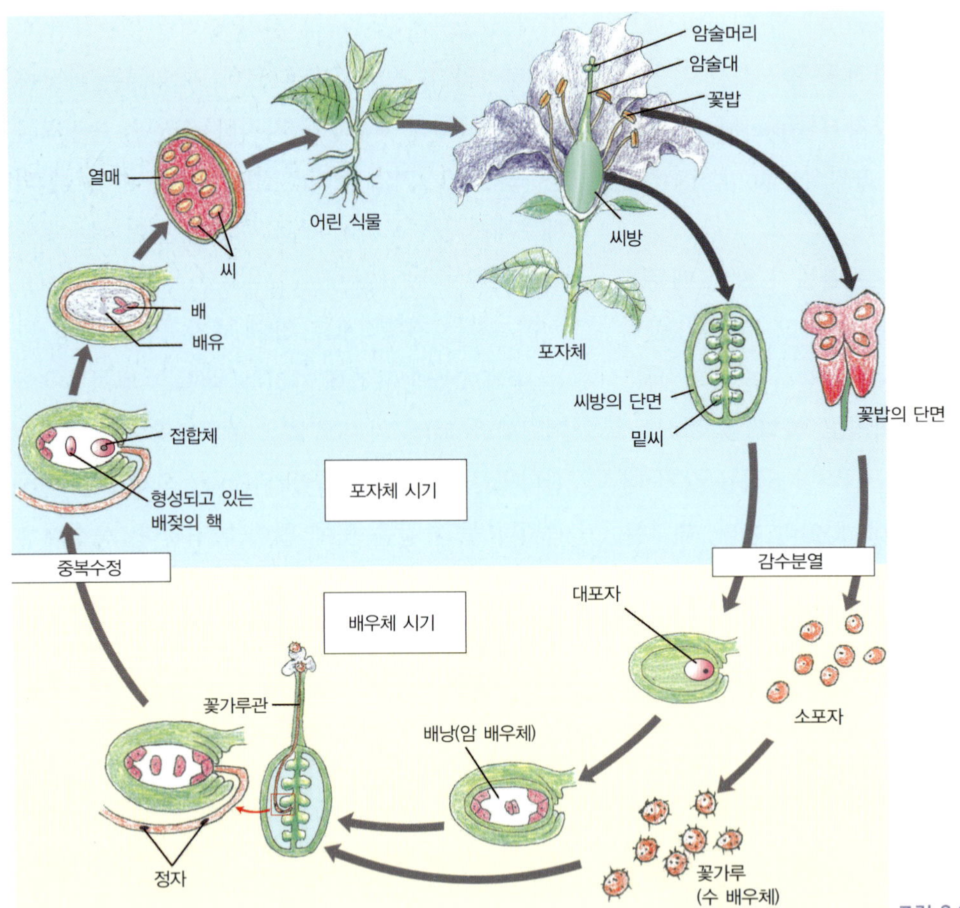

그림 2.20 속씨식물의 생활사

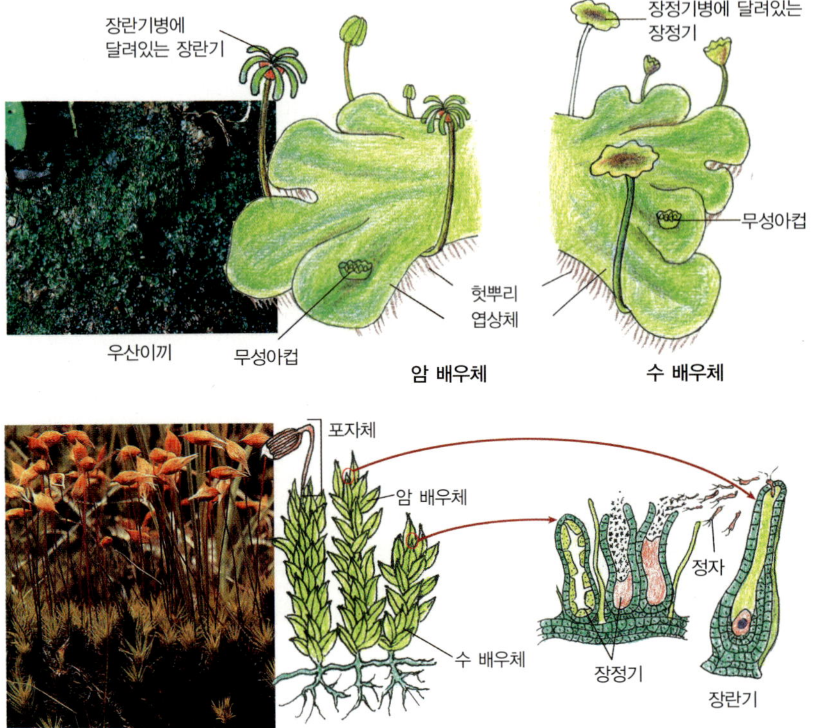

그림 2.21 이끼류의 구조

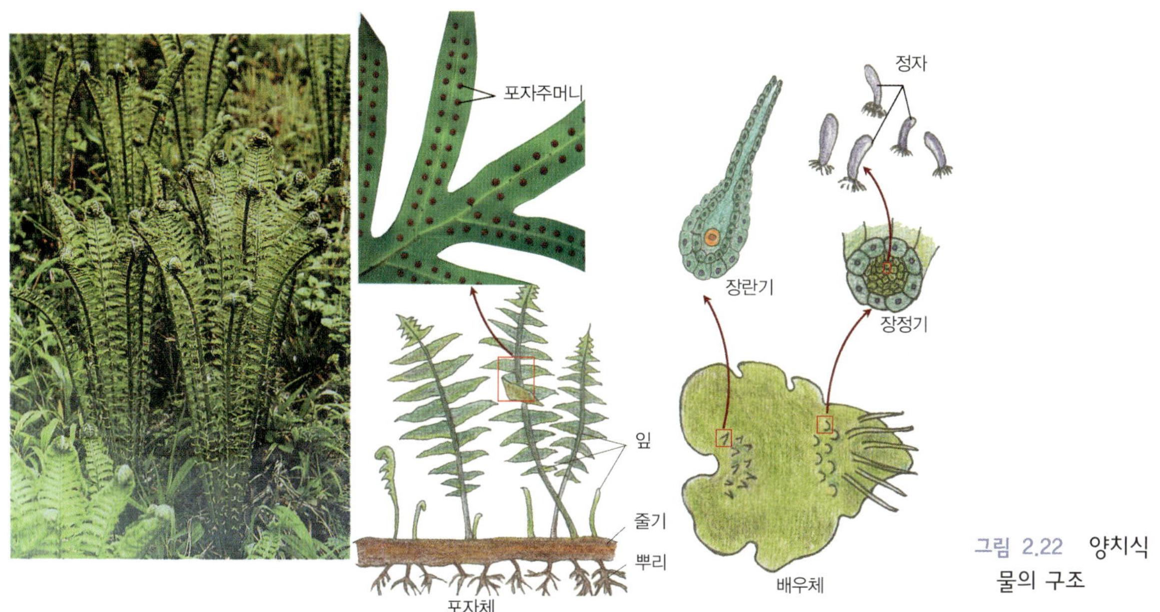

그림 2.22 양치식물의 구조

체시기는 매우 짧다. 이끼류는 이끼(moss), 우산이끼(liverwort)와 뿔이끼(hornwort)가 있다(그림 2.21)

형태학적으로 양치식물은 이끼류와 종자식물의 중간이다. 여기에는 모든 씨없는 관다발식물이 포함된다. 양치식물은 열대나 아열대 지역에서 흔히 볼 수 있다. 분화된 뿌리, 줄기와 잎을 가지고 있으나 분화의 정도는 낮다. 예를 들어 잎은 영양세포(vegetative cell)와 유성 생식세포를 모두 가지고 있다. 웅성 배우체는 편모를 가지고 있어서 수중에서 이동이 가능하다. 고사리(fern)와 쇠뜨기(horsetail)가 양치식물에 속한다.

겉씨식물은 잘 발달된 포자체 시기를 거친다. 포자체는 길고 넓은 공간을 차지한다. 줄기는 잘 발달된 관다발과 부속 조직을 가지고 있다. 유성생식은 배(embryo) 안에서 이루어진다. 그러나 겉씨식물은 진정한 의미에서 꽃과 열매를 가지지 않으며 씨와 배가 보호되어 있지 않다. 소철(cycad), 은행(gingko)과 소나무(pine)가 잘 알려진 겉씨식물이다(그림 2.23).

속씨식물은 가장 분화된 형태의 식물이다. 겉씨식물처럼 뿌리, 줄기, 잎과 씨가 분명히 구분된다. 그리고 유성생식을 위한 구조인 꽃과 열매를 갖는

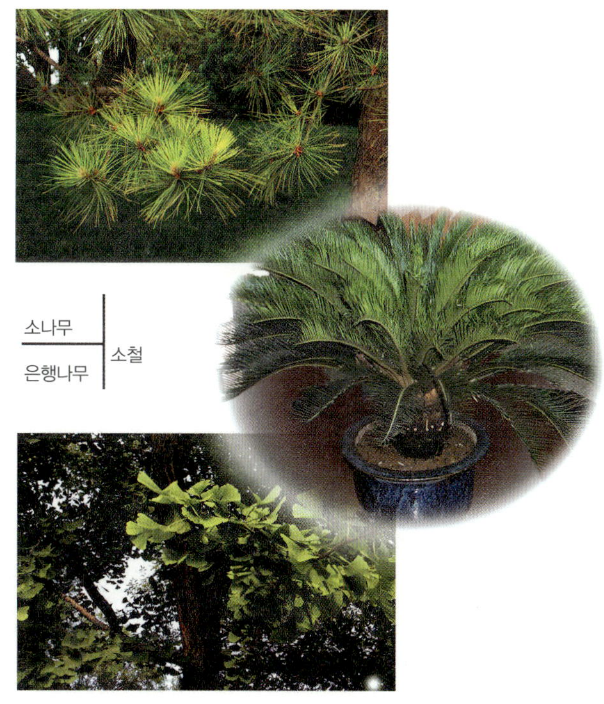

그림 2.23 겉씨식물

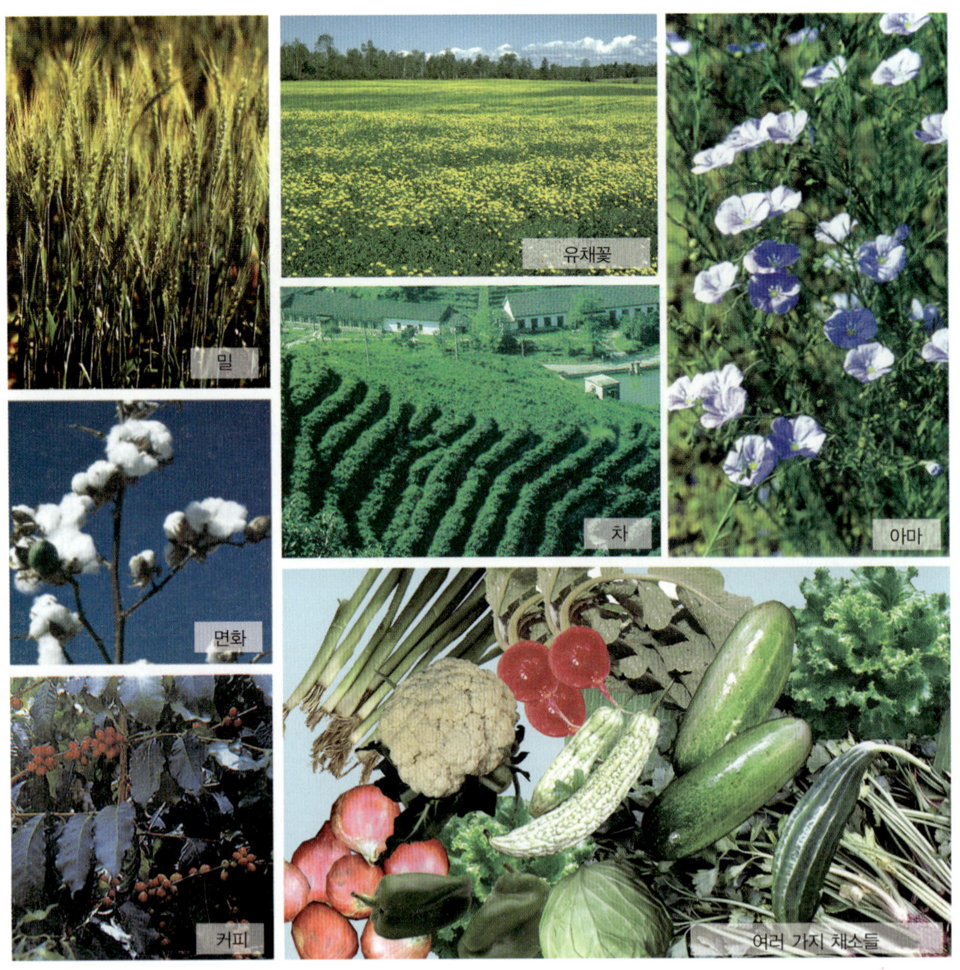

그림 2. 24 재배되는 속씨식물들

다. 농업에서 재배되는 대부분의 곡물과 채소가 속씨식물이다. 쌀, 밀, 옥수수, 유채, 감자, 면화, 아마, 고무, 담배, 커피, 차, 다양한 채소들이 이에 속한다(그림 2.24).

2.8 동물계(Kingdom Animalia)

지구상에서 알려져 있고 명명된 생물종 중에서 3분의 2가 동물(animal)이다. 동물은 다세포성, 종속영양의 진핵생물이다. 세포벽이 없고 세포들은 콜라겐(collagen)이나 다른 성분에 의해 서로를 지지하고 있다. 대부분의 동물들은 다른 생물종에서는 볼 수 없는 신경조직과 근육조직을 가지고 있다. 동물들은 특징적으로 이동할 수 있고 다양한 행동을 보일 수 있다. 동물은 이배체 시기와 반수체 시기를 번갈아 지낸다. 체세포는 전형적인 이배체이며, 정자나 난자와 같은 배우체는 반수체이다. 동물 발생은 수정란에서 시작하고 이후 속이 비어있는 공모양의 상실배(blastula)를 거친다. 몇몇 동물들은 성체가 되기까지 연속적인 성숙의 과정을 거치지만 많은 동물들(예를 들면 곤충)은 유생(larva)이라는 중간단계를 거친다. 유생은 성적으로 미성숙한 형태이다. 이것은 형태학적으로 성체와 다르고 다른 먹이를 섭취하고 생태학적 지위

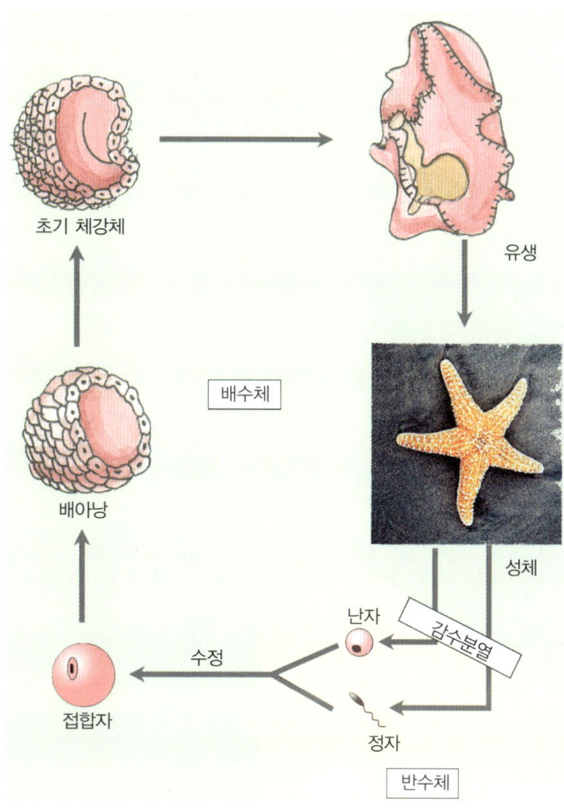

그림 2.25 불가사리의 생활사

도 성체와 다르다. 유생은 궁극적으로 성체가 되기 위한 변태(metamorphosis)의 과정을 거친다(그림 2.25).

척추의 유무에 따라 동물은 무척추동물과 척추동물로 나뉜다. 무척추동물과 척추동물은 형태학적, 발생학적 및 행동학적 특징에서 서로 다르다.

무척추동물(Invertebrates)

현재까지 알려진 35개의 문(phylum)중에서 34개문이 무척추동물이다(그림 2.26). 가장 단순한 무척추동물은 해면동물문(phylum Porifera)에 속에 속해있는 해면동물(sponge)이다. 해면동물은 방사대칭이며, 상피층과 위층(gastrodermis) 및 중교(mesoglea)를 가진다. 위층의 금세포(choanocyte)는 편모를 가지고 있는데 음식의 섭취, 호흡, 배설과 생식을 촉진하는 일을 한다. 해

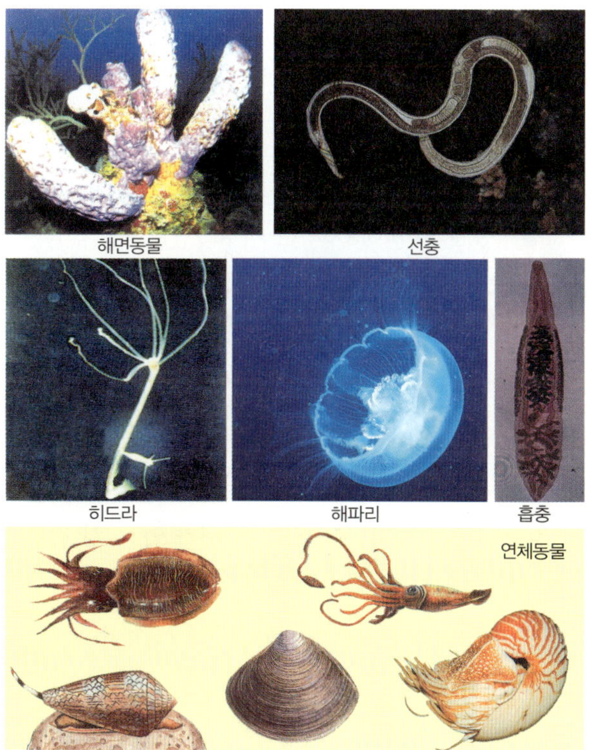

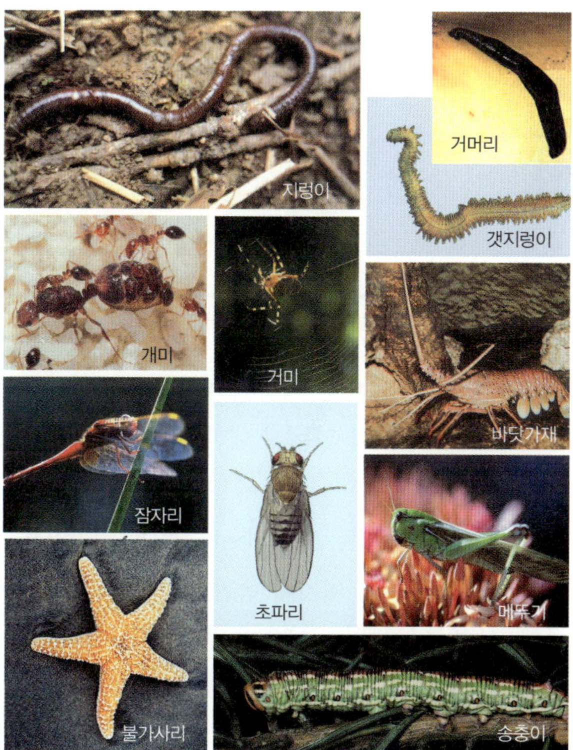

그림 2.26 무척추동물의 형태학적 다양성

면동물은 분화된 입과 소화기관 및 신경계를 가지고 있지 않다.

자포동물문(phylum Cnidaria, 예. 말미잘)과 유즐동물문(phylum Ctenophora, 예. crown fellyfish)은 방사상 대칭구조를 가지는 이배엽성 동물이다. 이것들은 완전한 소화기관을 가지고 있다. 촉수(tentacle)는 음식물을 섭취하는 일과 자기방어의 두 가지 역할을 한다. 소화기관의 입구는 음식물을 섭취하기도 하고 동시에 배설물을 배설하는 역할을 담당한다. 원시적인 신경계를 가지고 있다.

편형동물문(phylum Platyhelminthes)은 좌우 대칭의 삼배엽성(triplobastic) 동물이다. 여기에는 사람에게 병을 일으키는 흡충(fluke)이 포함된다. *Schistosoma mansoni*는 흔한 주혈흡충이다. 성체의 주혈흡충은 장과 간의 혈관에 기생하고 번식을 한다. 수정란은 분변을 통해 몸 밖으로 배출된다. 물에서 이 알들이 비운동성 유생으로 발달하는데 이 상태에서 달팽이에게 감염된 후 달팽이 체내에서 무성생식적으로 운동성을 가지는 유생을 만들어낸다. 운동성을 지닌 유생은 달팽이에서 수중환경내로 이동한 후 다시 사람에게 감염되면 완전한 생활주기를 이루게 된다. 대부분의 편형동물은 분화된 안점(eyespot), 뇌, 그리고 단순한 신경계를 가진다.

연체동물문(phylum Mollusca)은 약 150,000종의 동물을 포함하고 있는 거대한 무척추동물문이다. 달팽이, 민달팽이(slug), 홍합(mussel), 가리비(scallop), 굴(oyster), 대합(clam), 문어(octopus), 오징어(squid) 등이 여기에 속한다. 연체동물들은 연한 몸체를 가지고 있으나 대부분 탄산칼슘(calcium carbonate)으로 구성된 단단한 껍질로 보호되어 있다. 연체동물의 몸은 세 부분으로 나누어 진다; 아래(복부)쪽에 있는 근육성 발(muscular foot)은 내장낭(visceral mass)은 대부분의 내장기관과 신경계를 포함한다; 외투막(mantle)은 내장낭을 덮고 있으며 패각형성에 관여한다. 연체동물은 잘 발달된 안점(eyespot)과 뇌를 가지며 혈액순환을 위한 기관도 형성되어 있다.

환형동물문(phylum Annelida)은 체절성 동물로 지렁이가 대표적인 예이다. 환형동물은 크기와 길이가 다양한데 1mm이하에서부터 3m에 이르는 거대한 것도 있다. 이들은 해수, 담수와 토양에 서식한다. 환형동물의 독특한 특징은 체절성 몸체이다. 체강(coelom)은 격막(septum)으로 나누어지며 몸의 대부분은 체절마다 동일한 기관이 반복되어 있다. 그러나 소화관, 혈관과 신경삭(nerve cord)은 격막을 통과하면서 몸의 전체 길이를 따라 달린다.

선형동물문(phylum Nematoda)은 식물이나 동물의 기생충인 경우가 많다. 선형동물은 케라틴(keratin) 성분의 외층과 순환계를 가진다. 몸 근육의 수축과 이완을 반복하면서 뱀처럼 이동한다. 토양 선형동물인 예쁜꼬마선충(*Caenorhabditis elegans*)과 대표적인 사람의 기생충인 회충(*Ascaris*)이 이에 속한다.

절지동물(Arthropoda)은 가장 큰 동물문으로 약 백만종이 알려져 있다. 갑각류(crustacean), 거미(spider), 곤충(insect)이 여기에 포함된다. 곤충은 가장 흔한 동물군이다. 이들은 생물군계 대부분의 서식처에 존재한다. 그들의 성공은 체절구조, 단단한 외골격(exoskeleton)과 관절성 부속지(appendage)를 지니는 것과 관계가 있는 것 같다. 머리부분에는 눈, 후각기관, 촉각기관과 입이 있다. 그러나 종마다 몸의 형태학적 특성이나 구성이 다양하다. 이러한 변이가 이들이 다양한 생태환경에서 사는 것을 가능하게 한다.

극피동물문(phylum Echinodermata)은 작은 문

이다. 수관계(water vascular system)를 가지며 방사대칭의 몸구조를 나타낸다. 가장 흔한 극피동물은 불가사리(starfish)이다(그림 2.25).

척삭동물문(phylum Chordata)은 각각 창고기(lancelet)와 피낭동물(tunicates)을 포함하는 두 개의 무척추동물아문과 하나의 척추동물아문으로 구성된다.

척추동물(Vertebrates)

척추동물은 척추를 가지는 동물들이다. 무척추동물과는 다른 특징적인 구조는 두개강내에 존재하는 뇌, 심장, 가스교환을 위한 아가미 또는 허파, 두 쌍의 사지, 한 쌍의 눈, 한 쌍의 신장 등이 있으며 성(sex)이 분리되어 있다.

척추동물은 7개의 강(class)으로 구성된다. 처음 세 개의 강은 흔히 물고기라 부르는 수중 어류들이다. 다른 네 개의 강은 양서류(amphibian), 파충류(reptile), 조류(bird)와 포유류(mammal)이다(그림 2.28).

무악어강(class Agnatha)에 속하는 어떤 종은 5억년 전으로 거슬러 올라가는 지층에서 화석으로도 발견되었다. 특징적으로 갑주로 무장되어 있고 턱이 없으며 어류의 일반적인 특징인 쌍으로 된 지느러미도 없다. 현존하는 종은 드물다. 대표적인 예가 칠성장어(lamprey)이다.

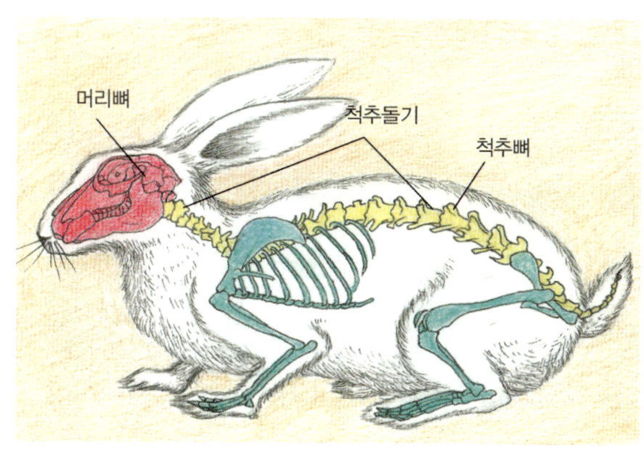

그림 2.27 **척추동물**

연골어강(class Chondrichthyes)은 상어와 가오리(ray) 등의 연골 어류를 포함한다. 이들 어류는 단단한 피부와 가벼운 골격을 가지며 매우 빠른 속도로 이동할 수 있는 특징이 있다. 이들은 호흡을 위한 산소를 획득하기 위해 끊임없이 움직여야 한다.

경골어강(class Osteichthyes)은 단단한 뼈를 가지는 어류이다. 종류가 많고 수중환경 어디에도 이 종류의 어류를 볼 수 있다. 사람에게 중요한 단백질원이기도 하다.

양서강(class Amphibia)은 도롱뇽(salamander), 개구리(frog)와 두꺼비(toad)를 포함한다. 이름에서도 알 수 있듯이 수중과 육상 모두에서 살 수 있지만 어느 서식지에서 더 많은 체류 시간을 보내는지는 종에 따라 다르다. 거의 모든 양서류는 수중환경에서 생식을 하고 발생한다. 그러나 어떤 종들은 건조한 환경에도 잘 적응되어 있으며 사막에서도 서식하는 종도 있다.

파충강(class Reptilia)은 거북이, 뱀, 도마뱀, 악어 그리고 멸종한 공룡을 포함한다. 파충류는 육상환경에 잘 적응되어 있는데 잘 발달된 골격, 강한 사지 그리고 수분손실을 막기 위한 비늘 피부를 가진다. 파충류의 알은 액체가 차 있는 막성 낭에 의해 감싸있는 배아(embryo)가 있고, 껍질을 가지고 있다. 파충류는 냉혈동물이기 때문에 체온이 환경의 온도에 따라 변한다.

조강(class Aves)은 9,500 여종의 조류를 포함한다. 이것은 경골어류 다음으로 많은 수이다. 새들은 깃털로 덮여있고 앞다리는 날개로 변했다. 조류는 매우 가볍지만 강한 골격구조를 가진다. 뼈는 안쪽이 비어있는 경우가 많다. 목은 전형적으로 길고 유연하다. 파충류와는 달리, 새들은 항온동물이고 매우 높은 대사율을 보인다. 잘 알려진

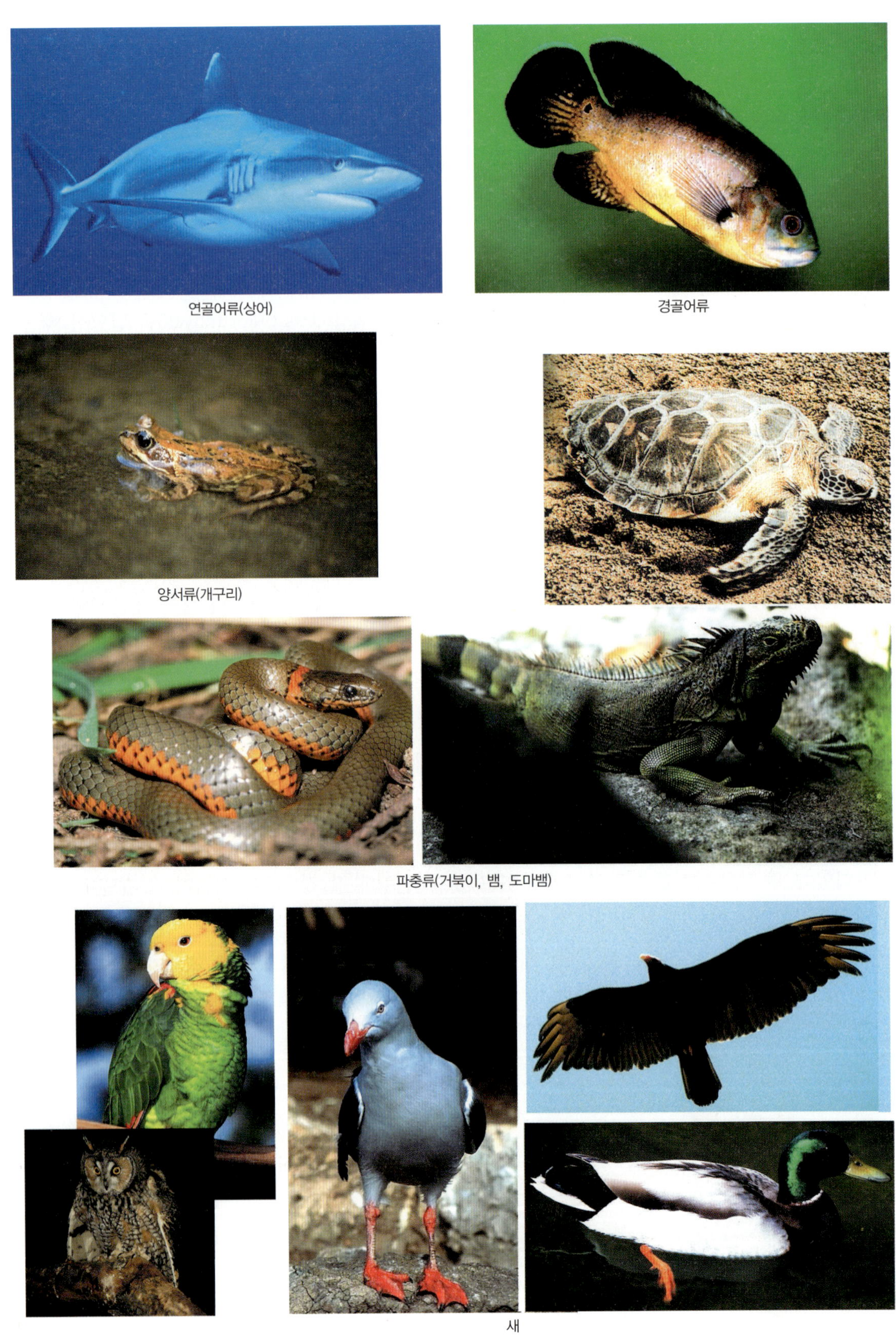

그림 2.28 다양한 형태의 척추동물들

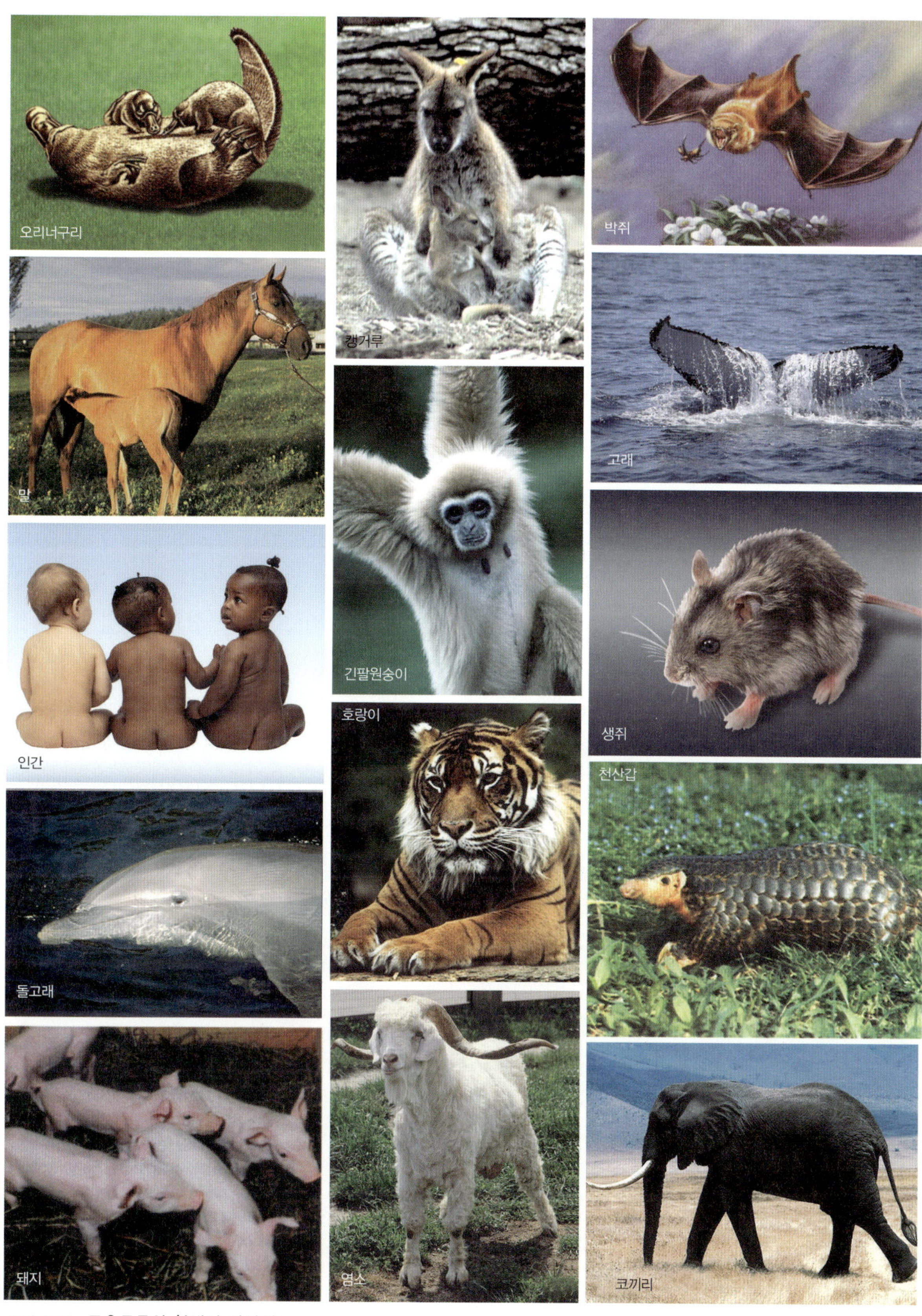

그림 2.29 포유동물의 형태적 다양성

조류로는 제비, 독수리, 딱다구리, 앵무새와 닭, 오리, 거위 등이 있다.

포유강(class Mammalia)은 해부학적으로 가장 복잡한 척추동물이다. 포유류는 몸에 털이 나있고, 유즙을 생성하는 샘, 즉 젖샘(유선, mammary gland)이 있는 것이 특징이다. 이 강의 이름은 바로 이 젖샘에서 유래된 것이다. 몸의 털은 체온을 유지하는데 중요한 역할을 한다. 머리, 목, 몸체와 꼬리가 있고 사지는 몸에 연결되어 있으며, 각각의 사지에는 발가락이 나 있다. 대부분의 포유류의 자손은 자궁에서 발달한다.

포유강은 3개의 아강(subclass)으로 구성된다. 단공류(monotreme)는 알을 낳는 동물이다. 유대류(marsupial)는 유대낭을 가지고 있다. 유태반포유류(placental mammal)는 태반을 가지는 포유류이다. 단공류에는 오리너구리(duckbilled platypus)와 개미핥기(anteater) 두 종밖에 없다. 유대류의 예로는 캥거루와 주머니쥐(opossum)가 있다. 유태반포유류는 박쥐, 쥐, 고래, 호랑이, 코끼리, 말, 돼지, 염소, 원숭이, 침팬지와 인간을 포함한다(그림 2.29).

생태계에서의 중요한 위치를 차지하고 있는 것 이외에도 동물은 인간에게 여러 면에서 유익을 준다. 동물은 인간에게 음식물로 이용되고, 옷이나 신발의 원료를 제공해 준다. 일부 사회에서 동물은 중요한 운송수단이며, 농작물을 경작할 때도 이용된다. 어떤 동물들은 동반자의 역할을 하기도 하고, 시각장애인 보조견과 같이 불편한 사람들에게 도움을 주기도 한다. 게다가 동물은 과학연구에서 실험모델로 이용되는데 이에 대한 가치는 엄청나다.

마지막으로 인간을 분류학적으로 살펴보자. 인간의 세포는 핵을 가지고 있으며 세포벽이 없다. 광합성을 하지 못하며 유기물질로부터 에너지를 얻는다. 인간은 고도로 분화된 조직과 기관을 가지고 있다. 척주(vertebral column)가 있으며 체온이 일정한 항온동물이다. 인간은 움직일 수 있으며 다양한 방법으로 다른 사람과 의사소통을 할 수 있다. 젖샘을 가지고 있으나 깃털은 없다. 마지막으로 인간이라는 종은 자신의 기원과 세상에서 자신의 위치에 대해 질문하는 유일한 존재이다. 인간은 진핵생물 도메인(domain Eukarya), 동물계(kingdom Animalia), 척삭동물문(phylum Chordata), 척추동물아문(subphylum Vertebrata), 포유동물강(class Mammalia), 영장목(order Primate), 사람과(family Hominidae), 사람속(genus *Homo*), 사람(species *sapiens*). 현대 인류의 학명은 *Homo sapiens*이다.

단원요약

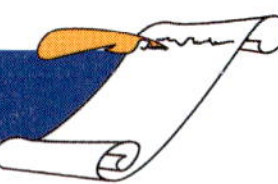

생물다양성은 종 다양성, 유전적 다양성, 생태학적 다양성을 포함한다. 1992년 유엔환경개발회의는 생물다양성협약을 발표하였다. 이는 생물다양성이 빠르게 감소하고 있다는 사실에 대한 인식의 반영이다. 모든 관련국이 생물다양성의 보존이 인류가 미래에 생존함에 있어서 중요하다는 이 사실에 동의하였다.

분류학은 유기체의 발견, 명명 및 분류에 대한 학문으로 생물다양성에 대한 이해를 가져다 주는 역할 뿐만 아니라 생물학적 연구의 기초가 된다. 유기체의 분류는 진화적 유연관계와 유기체의 전체적인 유사성을 근거로 한다. 분류학은 유기체를 분류하고 명명하기 위해 위계적 체계를 이용한다. 즉 상위단계에서 낮은 단계로 도메인, 계, 문, 강, 목, 과, 속, 종의 카테고리가 있다. 종은 분류학의 기본 단위이며 종의 이름은 이명법에 따라 명명된다. 전통적인 분류체계는 형태학적 특성에 의존을 하였다. 그러나 기술의 발달로 DNA와 단백질의 서열에 기초한 분자생물학적 정보를 점차로 이용하고 있다. 현재는 분자생물학적 방법과 전통적인 방법이 유기체간의 관계를 결정하는데 병행되고 있다.

5-계 체계는 가장 보편적으로 사용되는 분류체계이다. 다섯 계는 모네라계, 원생생물계, 균계, 식물계, 동물계이다. 모네라계는 고세균군, 진정세균군, 남세균군의 세 군으로 구성된다. 원생생물계는 원생동물, 조류와 점균류를 포함한다. 유성생식 포자의 특성에 따라 균류는 병꼴균문, 접합균문, 자낭균문, 담자균문의 네 문으로 나눌 수 있고 유성생식 주기를 가지지 않는 균류는 불완전균문으로 분류된다. 균류는 종속영양생물로 주로 부패를 야기시키고 어떤 균류는 식물과 동물 그리고 인간에게 병을 일으키기도 한다. 또 어떤 균류는 조류나 남세균과 공생관계를 이룬다. 식물은 다세포성 진핵세포 생물로 광합성을 수행하여 빛에너지를 화학에너지로 전환시킬 수 있다. 식물은 이끼류, 양치식물, 겉씨식물과 속씨식물의 네 군으로 분류할 수 있다. 인간이 알고 있는 생물종 중의 3분의 2가 동물이다. 동물은 매우 다양하지만 크게 척추동물과 무척추동물로 나눌 수 있다.

인간은 진핵생물 도메인, 동물계, 척삭동물문, 척추동물아문, 포유동물강, 영장목, 사람과, 사람속, 사람으로 분류되며, 현생인류의 학명은 *Homo sapiens*이다.

토의를 위한 질문

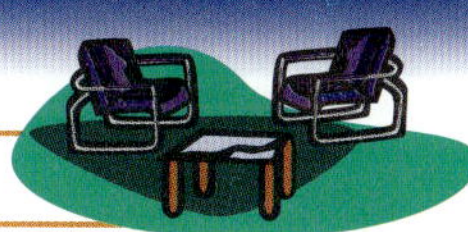

1. 조류(alga)와 양치식물을 비교하고 각각 수생과 육상환경에 적응할 수 있도록 하는 형태학적, 구조적 특징을 기술하라
2. 생물학적 진화의 역사에는 6천5백만 년 전 중생대 말쯤에 공룡의 멸종과 같은 몇 차례의 대규모 멸종사건이 있었다. 화석 증거에 의하면, 동물은 식물보다 급격한 환경변화에 더 민감한 것 같다. 식물의 어떤 특성이 스트레스 환경에서 동물보다 더 잘 견딜 수 있도록 하는가?
3. 위궤양을 일으키는 *Helicobacter pylori*를 발견한 Barry Marshall박사의 이야기를 통해 어떤 교훈을 얻을 수 있는가?
4. 지구상에 존재하는 많은 생물체 중에서 우리가 일생을 살면서 접하게 되는 생물종은 수백 종에 불과하다. 어떤 것은 평생에 한 두 번 접하게 되고 대부분은 한 번도 접할 기회가 없다. 그럼에도 불구하고 이런 종들을 보존할 가치가 있는가? 있다면 이유는?
5. 생물다양성 보존의 중요성을 나타내는 그림, 삽화 또는 도해의 예를 찾아보시오.

관련된 인터넷 사이트

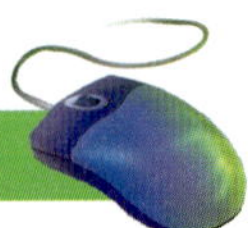

http://bioweb.uwlax.edu/zoolab/

http://www.ran.org/

http://www.nrel.colostate.edu/iboy/index2.html

http://www.life.umd.edu/classroom/bsci124/main.html

http://www.cabi-bioscience.org/

http://animaldiversity.ummz.umich.edu/site/index.html

CHAPTER 3

세포

CELL

3.1 현미경의 발명

3.2 세포의 기본개념

3.3 세포의 유형

3.4 세포의 구조

- 세포질막과 세포벽
- 핵
- 세포소기관

3.5 생체막

- 생체막의 구조
- 유동모자이크 모델막의 특징
- 생체막을 통한 물질의 수송

3.6 세포구성물의 분리

세포는 생명체를 구성하는 기본적이고 구조적인 단위이다. 오늘날 우리가 보는 생물학적 다양성은 세포분화의 결과이다. 이 장에서는 세포의 기본 구조와 이러한 구조적 요소들이 어떻게 조사되었으며, 결정되었는지에 대해 소개할 것이다.

3.1 현미경의 발명

17세기 후반, 현미경을 만든 네델란드인 안톤 반 레벤후크(Anton van Leeuwenhoek)는 최소의 정규교육만을 받은 사람이었다. 그는 현미경을 사용함으로써 많은 흥미로운 미세구조를 볼 수 있게 되었다. 그 결과 그는 일반시민 뿐만 아니라 고위 인사와 여러 국가의 왕으로부터 많은 주목을 받게 되었다. 영국의 왕 제임스 2세(James II), 프러시아의 왕과 러시아의 왕은 그에게 특별 방문을 요청하기도 했다. 레벤후크는 미생물을 본 최초의 사람이었으며, 미생물학, 생명과학, 의학과 같은 많은 학문분야의 발달에 있어 첫 문을 연 장본인이었다.

그는 어렸을 때부터 발견과 발명에 대한 커다란 욕구를 가지고 있었다. 어느날 그는 우연히 확대경을 발견하였는데, 그것은 그를 매료시켰으며 지속적인 변형과 개선을 통해 확대배율을 증가시킬 수 있었다. 그 이후 그는 다른 확대경과 함께 그것을 사용하여 몇 가지 형태의 현미경을 만들었다. 그것들 중 어떤 것은 사물을 300배 이상 확대할 수 있었는데, 그것은 현대의 현미경에 필적할 만한 것이었다.

레벤후크는 현미경을 사용하여 물벼룩, 곤충, 물방울과 혈액을 비롯한 많은 대상을 관찰하였다. 한번은, 올챙이의 꼬리를 관찰하던 중 정맥에서 혈류의 흐름을 발견하였다. 물방울에서는 주위를

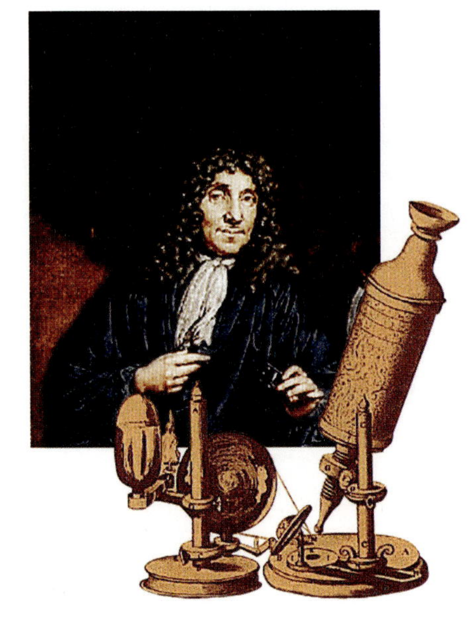

그림 3.1 안톤 반 레벤후크

움직이는 많은 기묘한 모양의 입자를 발견하였다. 그들의 모양은 구형, 막대형, 나선형 그리고 밋밋한 것에서 털이 많은 모양까지 다양했다. 이러한 발견에 기초하여 그는 영국 로얄학회(British Royal Society)에 많은 보고서를 제출하였으며, 마침내 이 명성있는 조직의 회원이 되었다(그림 3.1). 그의 저서 중 하나에서 그는 "사람 입 안에 있는 치아속의 찌꺼기에 살고 있는 동물들이 전 세계에 있는 사람보다 더 많다" 라고 선언하였다(그가 말하는 '동물animals' 이란 지금 우리가 미생물이라고 부르는 것이다). 이러한 그의 제안은 현대기술에 의해 사실로 판명되었다.

그 이후, 로버트 후크(Robert Hooke) 역시 레벤후크의 현미경을 사용하여 코르크 조각을 관찰하여 영국 로얄학회의 정식 회원이 되었다. 그는 코르크가 벌집의 배열과 유사한 많은 작은 상자로 구성되었다는 것을 발견하였다. 후크는 이 작은 방들을 "cells"라고 명명하였다. 1838년과 1839년 독일의 식물학자 슐라이덴(Matthias Schleiden)과 독일의 동물학자 슈만(Theodor Schwann)은 각각

식물과 동물은 세포로 이루어져 있으며 세포는 생명체의 기본단위라고 제안하였다.

인간의 눈은 사물을 구분하는 능력이 제한되어 있다. 일반적으로 우리는 미세한 사물들을 보기 위해 먼저 사물을 확대해야 한다. 그러한 사물을 확대하는 것이 현미경의 기능이다. 그러나 확대배율(magnification)은 해답의 일부분일 뿐이다. 다른 중요한 요소는 해상력(resolving power)이다. 해상력이란 두 점을 구별해서 볼 수 있는 최소 거리이다. 인간의 눈은 약 0.1 mm 떨어진 두 사물을 식별할 수 있다. 광학현미경의 해상력은 보편적으로 약 0.001 mm(1 μm 혹은 1 micron)인데, 이것은 대부분의 원핵세포(prokaryotic cells)와 진핵세포(eukaryotic cells)를 관찰하기에 충분하다.

확대배율과 해상력 이외에 대비(contrast) 역시 중요한 요소이다. 대비는 배경과 관찰되어지는 사물간의 구별이다. 19세기 이래로 대비를 증가시키기 위해 다양한 화학염색물질이 생물학자에 의해 개발되어 왔다. 세포의 다른 구조물에 선택적으로 다른 염색물질이 결합하는데, 예를 들면 에티디움 브로마이드(ethidium bromide)는 핵의 한 구성성분에 결합하고 메틸렌 블루(methylene blue)는 세포벽에 결합한다. 지금 우리는 세포와 세포 구성성분을 염색하기 위한 수백가지의 염색물질을 가지고 있다. 정말로 염색은 생물학 연구에 있어 가장 강력한 기술 중의 하나가 되었다. 화학염색물질은 종종 세포를 죽이기도 하기 때문에, 살아있는 세포나 혹은 살아있는 대사과정을 관찰하는 실험에서는 사용되어질 수 없다.

일반적인 광학현미경(light microscope 혹은 bright-field microscope)은 단단한 금속성 몸체와 끝이 붙어있는 두 팔 부분으로 구성되어 있다. 아래쪽 광원(light source)에서 시작하여 위쪽으로 집광장치, 재물대, 대물렌즈, 대안렌즈의 순서로 되어 있다(그림 3.2). 현미경 관찰시 시료는 대물렌즈와 대안렌즈에 의해 두 번 확대되며, 결국 두 렌즈에 의해 확대배율이 결정된다.

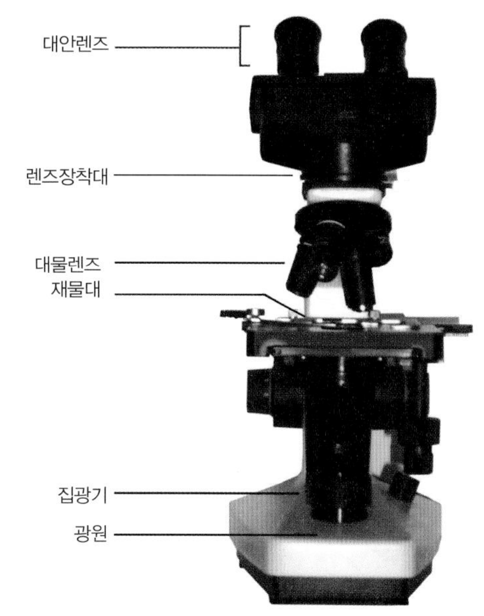

그림 3.2 광학현미경

광학현미경은 광선의 파장보다 짧은 거리만큼 떨어진 사물의 구별은 불가능하다. 가시광선 파장의 범위는 400에서 700 nm이므로 가장 성능이 좋은 광학현미경은 약 400 nm 떨어진 사물을 관찰할 수 있다. 해상력의 증진을 위해 과학자들은 전자현미경(electron microscope)을 발명하였다. 100,000 볼트의 전자현미경은 원자의 직경 이하인 0.004 nm의 파장을 가진 전자빔을 생산할 수 있다. 이러한 현미경은 광학현미경에 의해 식별되지 않는 세포소기관의 구조를 관찰하는데 사용되어진다. 일반 전자현미경에는 투과전자현미경(transmission electron microscope, TEM; 그림 3.3)과 주사전자현미경(scanning electron microscope, SEM; 그림 3.4)이 있다. TEM용 시료는 초박편(ultrathin)이며, 이는 세포내의 구조 관찰에 사용되어 진다. 반대로 SEM은 세포 표면의 특징을 관

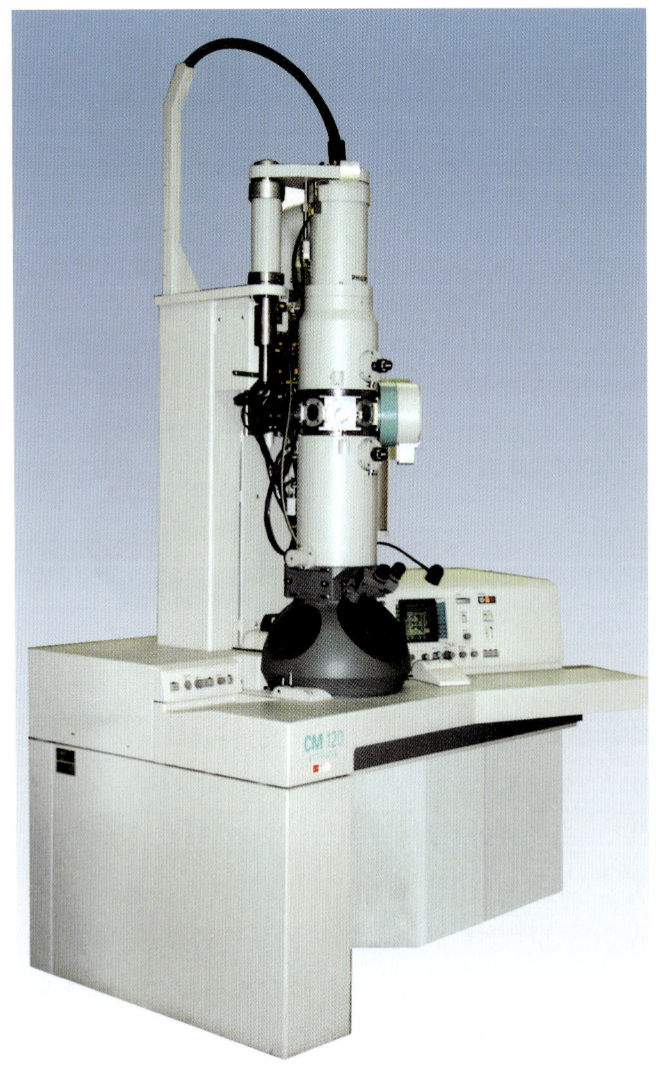

그림 3.3 투과전자현미경(TEM)

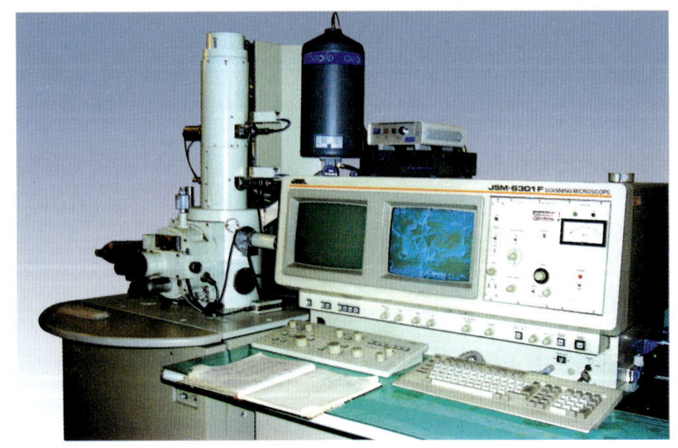

그림 3.4 주사전자현미경(SEM)

찰하는데 사용된다. TEM과 광학현미경의 기본원리는 같다. 즉, 전자와 광자가 각각의 시료를 통과하는 것이다. 시료를 통과한 전자와 광자는 각각 자기렌즈와 광렌즈로 초점을 맞춘다. SEM의 원리는 약간 다른데, 먼저 전자가 세포표면에 주사되면 2차 전자가 방출되며, 이 2차 전자가 수집되어 3차원 영상을 만든다.

우리가 이해하고 있는 세포구조는 주로 직접적인 관찰에 의해서 이루어져 왔다. 생물학과 생리학의 지속적인 진보로 현미경은 급속히 발달되어 더 높은 배율과 해상력을 가지게 되었다. 현미경의 기술적 진보는 세포와 세포구조의 더 좋은 상을 얻게 할 뿐만 아니라 새로운 과학적 질문을 제시하고 이제까지 알려지지 않은 새로운 생물학적 가설들을 시험할 수 있게 하여 왔다.

3.2 세포의 기본개념

1855년 현미경을 사용한 관찰을 통해 독일의 생리학자인 피르호(Rudolf Virchow)는 "모든 세포는 이미 존재하는 세포로부터 생긴다" 라고 처음으로 제안하였다. 바꿔 말하면 "세포는 비세포 존재로부터 스스로 생겨날 수 없다" 라는 말이다. 이 단순하고 명백한 그의 제안은 세포설(cell theory)의 주요 요소가 된다. 현재의 세포설에 따르면:

- 모든 살아있는 생명체는 세포와 세포의 생산물로 이루어져 있다.
- 모든 새로운 세포는 세포분열(cell

division)과 세포융합(cell fusion)에 의해 이미 존재하는 세포로부터 생겨난다.

바이러스를 제외한 모든 살아있는 생명체는 세포로 이루어져 있다. 세포는 단세포(unicellular) 형태인 세균(bacteria), 아라키안(archaeans), 효모(yeasts), 단세포 조류(algae)와 원생동물(protozoa)과 다세포(multicellular) 형태(식물과 동물) 모두 존재할 수 있다. 살아있는 생명체의 세포는 구조적으로 화학물질의 원자와 같다. 다세포생물(multicellular organisms)의 세포는 잘 분화되어 있으며, 서로 다른 세포와의 밀접한 소통과 협력을 통해 고유의 기능을 수행한다. 각각의 세포는 고유한 존재이며, 자신의 유전물질을 가지고 있고, 자신의 세포구조물을 생성하며, 자신의 복잡한 세포대사와 기능적 네트워크(network)를 조절할 수 있다. 다세포생물의 세포는 조직(tissue)을 구성한다. 조직은 유사한 구조와 기능을 가진 세포의 통합된 집합체로 이루어져 있다. 서로 다른 세포와 조직은 서로 소통함으로써 복잡한 낮은 생물학적 활동을 수행한다(그림 3.5). 당신이 무엇인가를 읽을 때, 근육세포(muscle cell)의 수축과 이완이 통합적으로 작용함으로써 당신의 안구 움직임을 가능하게 한다. 당신이 한 페이지를 끝내고 다음 페이지로 넘어가려고 결정하였을 때 당신의 뇌가 그것을 결정한다. 그 신호는 신경세포(neural cell)와 신경 네트워크(neural network)를 통해 당신의 팔과 손의 근육세포로 전달되는 것이다.

살아있는 세포는 환경의 변화에 빠르고 효과적으로 반응할 수 있다. 세포는 폐쇄된 계(system)가 아니다. 세포는 주위환경으로부터 영양분과 에너지를 얻는다. 세포의 환경조건에 반응하고 적응하는 능력으로 인해 세포는 복잡한 형태로의 진화(evolution)와 생활상의 다양성(diversity)을 유도한다.

세포변화와 세포분열은 개체의 성장과 발달을 위한 기초가 된다. 성장과 발달은 단순한 세포 크

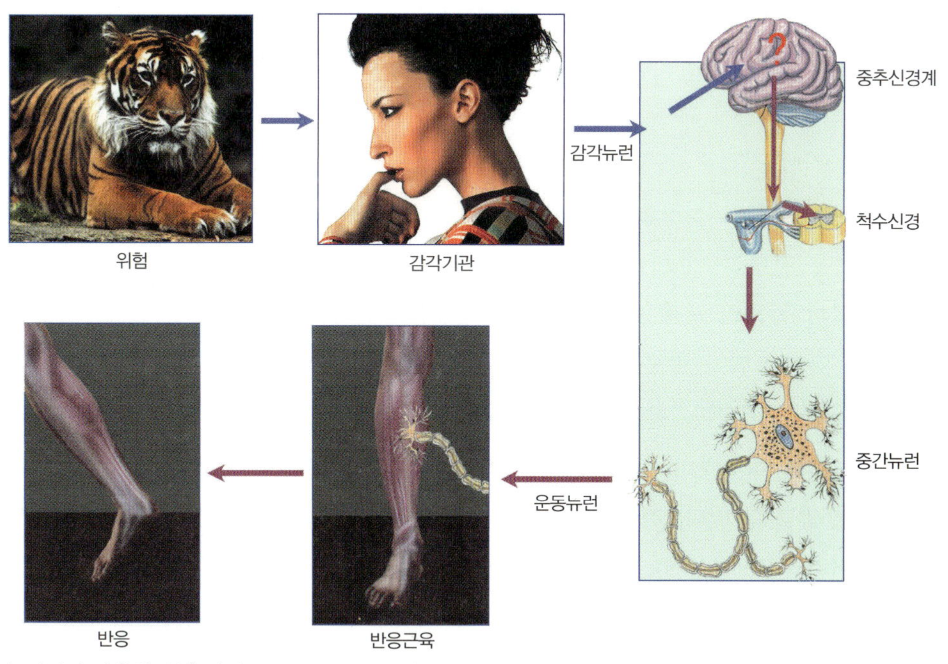

그림 3.5 지각으로부터 결정과 반응의 신호전달

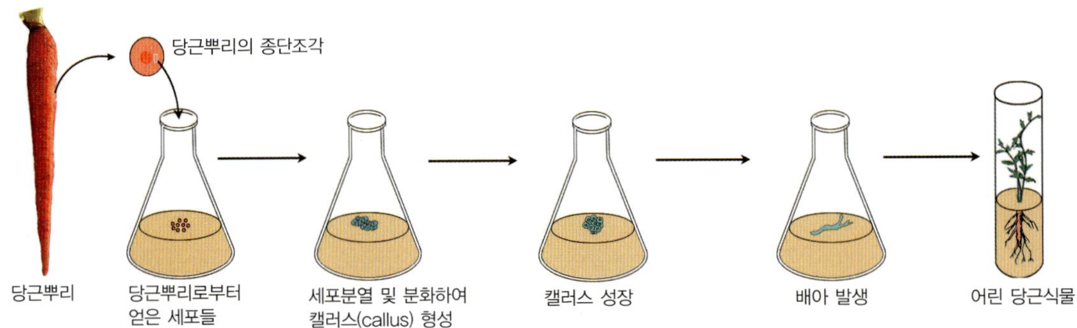

그림 3.6 하나의 식물세포는 조직배양을 통해 완전한 식물로 발생된다.

기의 증가에 의한 것이지만 각각의 세포는 영원히 증가되지는 않는다. 다세포생물의 경우 성장은 주로 세포분열에 의한 것으로, 세포수가 증가하는 것이다. 다세포생물에 있어 구조적 기능적으로 다양화된 세포형태들은 모두 동일한 수정란으로부터 유래한 것으로 일련의 분열(division)과 분화(differentiation)를 통해 형성되었다. 따라서 세포는 한 세대에서 다음 세대로 유전정보를 전달하는 기본단위이기도 하다. 각각의 세포가 비록 아무리 단순 혹은 복잡하다 하더라도, 자신의 개체를 위한 완전한 세트의 유전설계도를 가지고 있다. 각각의 식물세포는 그것이 원래 생식세포(reproducing cell)인지 혹은 생장세포(vegetative cell) 이든지 간에 적절한 조작과 성장조건을 만들어주면 완전한 식물로 성장할 수 있다(그림 3.6). 이러한 현상을 전형성능(totipotency)이라고 한다. 최근 연구에서 동물의 체세포(somatic cells)(식물의 경우 생장세포) 핵이 생식세포(난자eggs)의 핵을 대신하여 이식되었다. 유전적으로 조작된 이 생식세포는 핵 공여자와 유전적으로 완전히 동일한 동물로 발생될 수 있다. 가장 잘 알려진 이러한 형태의 유전자클로닝(genetic cloning)의 한 예가 바로 복제양 돌리(Dolly)이다. 이러한 복제의 윤리적 문제가, 특히 인간조직의 경우 일반국민, 법률제정자, 과학자 공동체에 의해 뜨겁게 논의되고 있다. 그럼에도 불구하고, 이러한 실험은 다세포생물에서 얻은 각각의 세포가 개체의 성장과 발달에 필요한 유전적 설계도의 완전한 세트를 가지고 있음을 보여주었다.

세포는 크기와 모양이 각양각색이다(그림 3.7). 대부분 그러한 세포의 크기와 모양은 기능에 영향을 미친다. 예를 들면, 아메바(amoeba)는 형태를 변화시켜 이동한다. 이와 유사하게 인간의 백혈구(white blood cells)도 형태를 변화시킬 수 있다. 정자세포(sperm cells)는 일반적으로 가늘고 긴 꼬리를 가지고 있는데, 이것은 그들이 액체에서 효과적으로 헤엄치게 한다. 지금까지 알려진 가장 작은 세포는 박테리아 속(genus) 마이코플라즈마(*Mycoplasma*)이다. 여기에 속하는 어떤 세포는 직경이 약 100 nm 이다. 이와 반대로 조류의 난자세포(egg cells) 중 어떤 것은 아주 크다. 타조는 세계에서 가장 크다고 알려진 난자를 생산한다. 각각의 난자는 단세포이며 난황과 흰자위 모두에 풍부한 영양분을 가지고 있다. 이러한 영양분은 완전한 배 발생에 충분하다. 어떤 식물섬유세포(plant fiber cell)의 길이는 10cm인데, 인간의 경우 가장 긴 세포는 신경세포로 1m에까지 이른다. 그러나 대부분의 세포는 작아서 직경이 1-100μm로 현미경을 통해서만 볼 수 있다.

세포의 크기가 일반적으로 작은 이유는 무엇일까? 이 질문에 대한 답은 세포의 특성에 있다. 살아있는 세포는 그들 주변의 생물학적, 비생물학적 주위환경으로부터 영양분과 에너지를 일정하게 공급받아야 한다. 흡수된 물질은 대사되어 변형되며, 그 다음 노폐물이 생성되고 이것들은 결국 배설된다. 다세포생물은 세포와 세포 간에 영양분과 대사물질을 교환한다. 이러한 모든 흡수와 분비는 세포막(cell membrane)을 통해 이루어진다. 큰 표면적은 이러한 세포막을 통한 물질교환의 효율을 높인다. 큰 세포에 비해 작은 세포는 부피에 비해 표면적의 비율이 크다(그림 3.8). 결과에서 보듯이, 큰 세포보다 더 작은 세포일수록 영양분의 흡수, 노폐물의 생성, 외부환경의 변화에 대한 반응이 더 효율적이다.

세균(bacteria), 원생생물(protist), 효모(yeast)는 일반적으로 단세포인데, 이러한 세포들은 각각 영

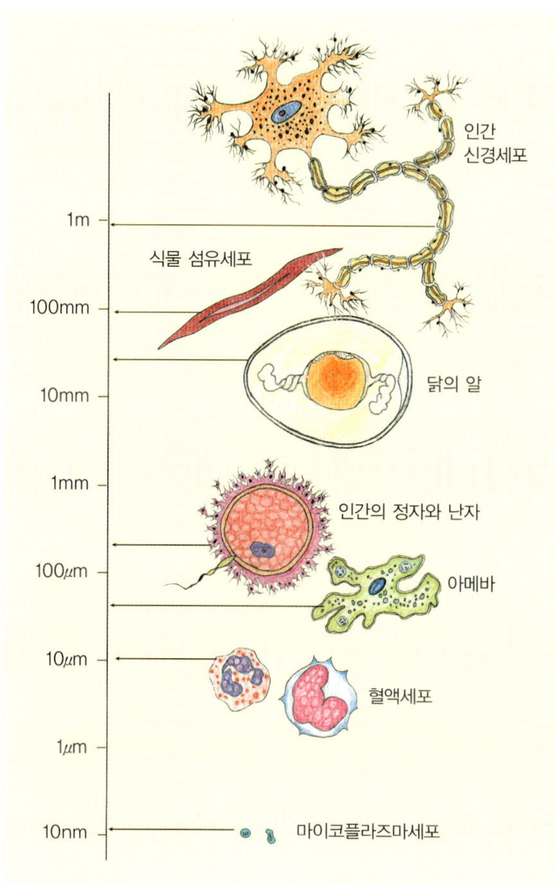

그림 3.7 세포의 구조적 형태적 다양성

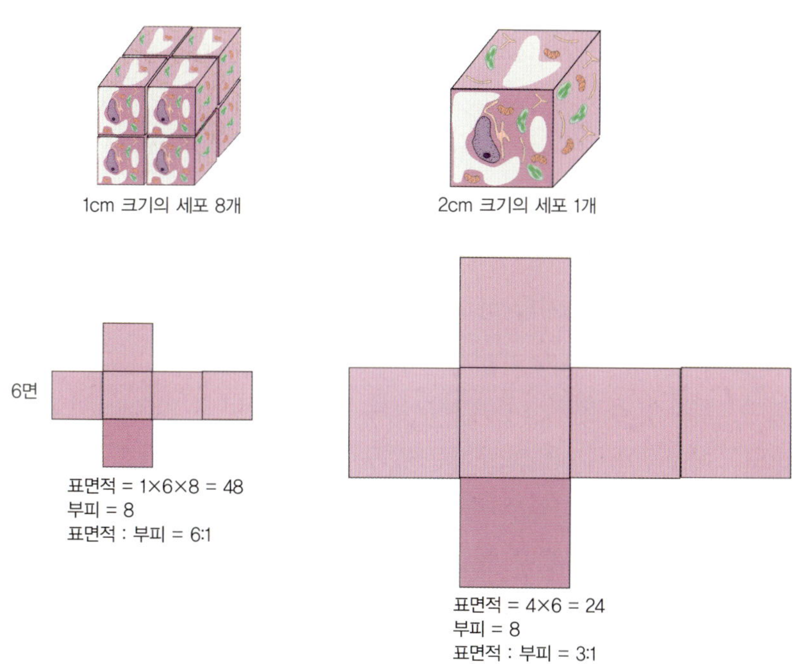

그림 3.8 **세포표면적과 부피간의 관계 :** 작은 세포는 큰 세포보다 더 큰 세포표면적대 세포부피의 비를 나타낸다. 1cm 크기의 정육면체 8개의 부피와 2cm 크기의 정육면체 한 개의 부피가 동일하다. 8개의 작은 정육면체 전체의 세포표면적은 48cm^{2}이며, 큰 정육면체의 표면적은 24cm^{2}이다. 따라서 작은 정육면체의 표면적대 부피의 비율은 48:8=6:1인 반면 큰 정육면체는 24:8=3:1이다.

양분의 획득과 생식(reproduction)을 한다. 반대로 다세포생물은 일반적으로 자신의 기능을 수행하기 위해 세포들이 분화되어 있다. 예를 들면, 식물에서 잎을 구성하는 세포의 기능은 광합성(photosynthesis)을 하며, 꽃을 구성하는 세포는 생식, 그리고 줄기 세포는 지지와 물과 양분의 수송을 담당하고 있다. 일반적으로 말하는 개체의 세포 수는 생명체의 크기를 말한다고 할 수 있다. 예를 들면, 식물의 성장은 세포분열의 직접적인 결과이다. 게다가, 살아있는 생물체의 구조적 기능적 복잡성은 분화된 세포의 종류와 세포분화의 정도를 반영한다. 더 복잡한 생물체는 더 많은 분화된 세포를 가지고 있다. 세포분화는 형태, 구조 기능의 변화를 의미한다. 구조적 기능적으로 유사한 세포집단이 모여 조직을 구성한다.

3.3 세포의 유형

모든 세포는 구조의 복잡성과 진화적 연관성에 따라 원핵세포(prokaryotic cell)와 진핵세포(eukaryotic cell)의 두 가지 기본 유형으로 분류된다. 또는 다른 분류기준으로도 나눌 수 있는데, 예를 들면, 빛에너지와 무기탄소를 이용하는 광독립영양세포(photoautotrophic cell)와 에너지와 탄소원을 유기물에서 얻는 종속영양세포(hetero-trophic cell)로 분류될 수 있다. 동물과 곰팡이는 종속영양생물(heterotroph)이다. 이에 반하여 식물과 조류는 광독립영양생물(photoautotroph)이다. 일부 세균은 에너지와 탄소를 무기화합물에서 얻을 수 있는데 이를 화학무기영양생물(chemolithotrophs)이라고 한다.

원핵세포는 진정한 핵이 없다. 원핵세포는 일반적으로 진핵세포보다 더 작고 대부분 단세포의 상태로 존재한다. 5개의 생물계(5-kingdom system)에서 모든 원핵생물(prokaryote)은 모네라계(Kingdom Monera)에 속한다. 원핵세포의 유전물질은 막에 둘러 쌓여있지 않으며 한 지역에 모여 있는데 이를 핵양체(nucleoid)라고 한다. 일반적으로 원핵세포의 유전체(genome)는 진핵세포의 유전체보다 작다. 원핵세포는 진정한 핵이 없을 뿐만 아니라 막으로 둘러싸인 세포소기관(organelle)도 없다. 모든 세포는 지질이중층(lipid bilayer)으로 구성된 원형질막(plasma membrane)을 가지고 있다. 원형질막 안의 모든 내용물을 총칭해서 세포질(cytoplasm)이라 한다. 어떤 원핵세포의 원형질막은 세포질내로 돌출되고 접혀져서 복잡한 층상의 막구조로 되어 있다. 이와 같은 구조에서 에너지전달을 비롯한 여러가지 생화학 반응이 일어난다. 또한 대부분의 원핵생물은 펩티도글리칸(peptidoglycan)으로 구성된 세포벽(cell wall)을 가지고 있다. 세포벽은 세포의 모양을 유지하고 기능을 할 수 있도록 세포를 보호하고 있다. 원핵생물은 진핵생물(eukaryote)보다 더 일찍 생겨났는데, 일부는 원핵생물의 조상이라고 생각되어진다. 그림 3.9는 투과전자현미경을 통해 볼 수 있는 전형적인 원핵세포의 구조이다.

원핵세포와는 달리 모든 진핵세포에는 인지질이중층(phospholipid bilayer)의 막으로 싸여있으며, 유전물질인 DNA를 포함하는 진정한 핵이 있다. 핵 안에는 인(nucleolus), 핵질(nucleoplasm)과 핵라미나(nuclear lamina)가 있다. 진핵세포는 세포소기관이라고 하는 막으로 구획된 특별한 구조물이 있다. 이러한 구조물들로 인해 세포질은 더 작은 부분으로 나뉘어지며 이들은 각각 독특한 기능을 수행할 수 있게 된다. 조류, 곰팡이와 식물은 모두 세포벽을 가진다. 원핵세포의 펩티도글리칸에 해당하는, 진핵세포벽을 이루는 주요한 구성성분은 셀룰로스(cellulose)이다. 표 3.1은

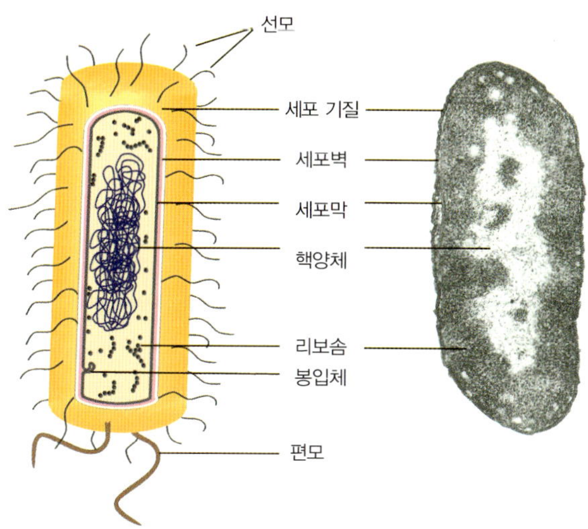

그림 3.9 세균 세포(오른쪽)의 투과전자현미경 사진과 모식도(왼쪽)

원핵세포와 진핵세포간의 주요한 차이점을 나열한 것이다.

식물과 동물세포는 모두 원핵세포임에도 불구하고 큰 차이가 있다. 그림 3.10과 3.11은 전형적인 식물과 동물세포의 모습이다. 그들은 다음과 같은 주요한 차이가 있다.

1. 식물세포는 주로 셀룰로스로 이루어진 단단한 세포벽이 있다.
2. 식물세포는 색소체(plastid)를 가지고 있다. 색소체는 이중막으로 둘러쌓인 구조물로 탄수화물을 생산하고 저장한다. 가장 흔한 색소체는 광합성을 하는 엽록체(chloroplast)이다. 엽록체는 자신의 유전물질을 가지고 있으며 빛 에너지를 이용하여 이산화탄소와 물을 유기물인 탄수화물로 전환한다. 동물세포에는 색소체가 없다.
3. 대부분의 식물세포는 하나 혹은 몇 개의 중심액포(centraliced vacuole)를 가진다. 이러한 액포들의 주기능은 영양분, 물, 2차 대사물(혹은 대사 노폐물)을 저장하거나 수송하

표 3.1 원핵세포와 진핵세포 간의 주요 차이점

	원핵세포	진핵세포
대표유기체	세균	식물, 동물, 원생생물, 곰팡이
세포크기	1–10㎛	3–100㎛
막으로 둘러싸인 핵	없다	있다
막으로 둘러싸인 세포소기관	없다	있다
세포벽	대부분 있다	식물과 곰팡이는 있고, 원생동물과 동물은 없다.
리보솜 크기(소단위체)	70S(50S+30S)	80S(60S+40S)
염색체	이중가닥 DHA의 단일분자	이중가닥 DNA의 여러 분자
DNA	단백질과 결합되지 않은 원형	단백질과 결합된 선형
여분의 염색체 DNA	플라스미드	소기관의 DNA
인트론	없다	있다
전사장소	세포질	핵
번역장소	세포질	세포질
세포골격	없다	있다
세포생식	이분법	유사분열과 감수분열
세포상태	대부분 단세포	대부분 다세포
세포분화	약간의 분화	많은 분화

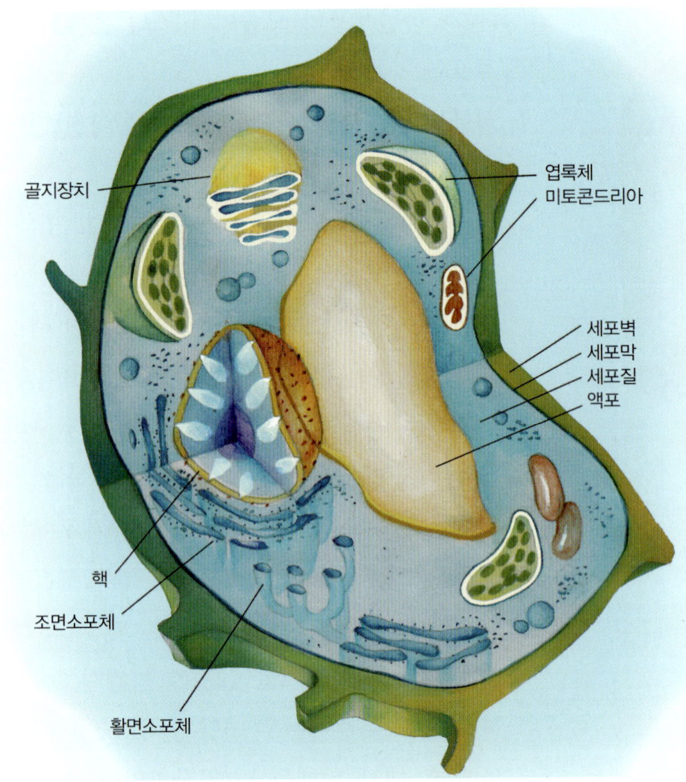

그림 3.10 전형적인 식물세포

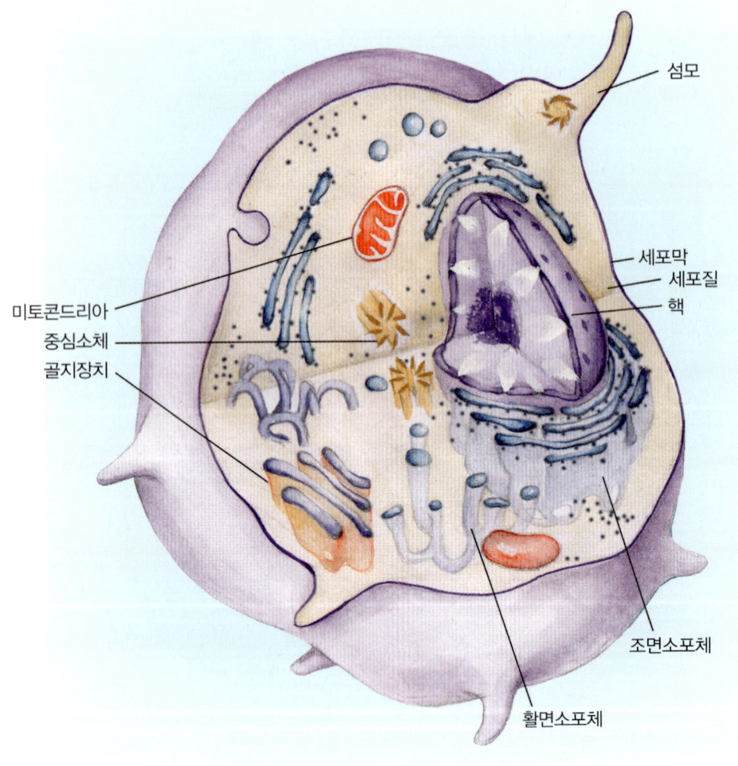

그림 3.11 전형적인 동물세포

는 것이다. 대부분의 동물세포는 중심액포를 가지지 않는다.

4. 식물세포는 글리옥시좀(glyoxysglyoxyme)과 플라스모데스마타(plasmodesmata)를 가지고 있고, 분열시 세포판을 형성한다. 동물세포는 이러한 구조물은 존재하지 않지만 라이소좀(lysosome)과 중심소체(centriole)를 가지고 있어 분열시 수축환을 형성한다.

세포의 유형에 상관없이 모든 세포는 세포막, DNA 그리고 리보솜(ribosomes)을 가지고 있다. 그들은 체세포분열을 통해 새로운 세포를 만든다. 다음 절에서 우리는 원핵세포의 세포구성물에 대해 토의할 것이다.

3.4 세포의 구조

세포질막과 세포벽

세포질막(cytoplasmic membrane)은 원형질막(plasma membrane) 혹은 단순히 세포막(cell membrane)이라고도 하는데, 이는 세포를 완전히 둘러싸고 있는 얇은 구조물이다 (그림 3.12). 이것은 일반적으로 두께가 7–8nm이며, 주 구성성분인 인지질(phospholipid)로 구성된 이중층(bilayar)구

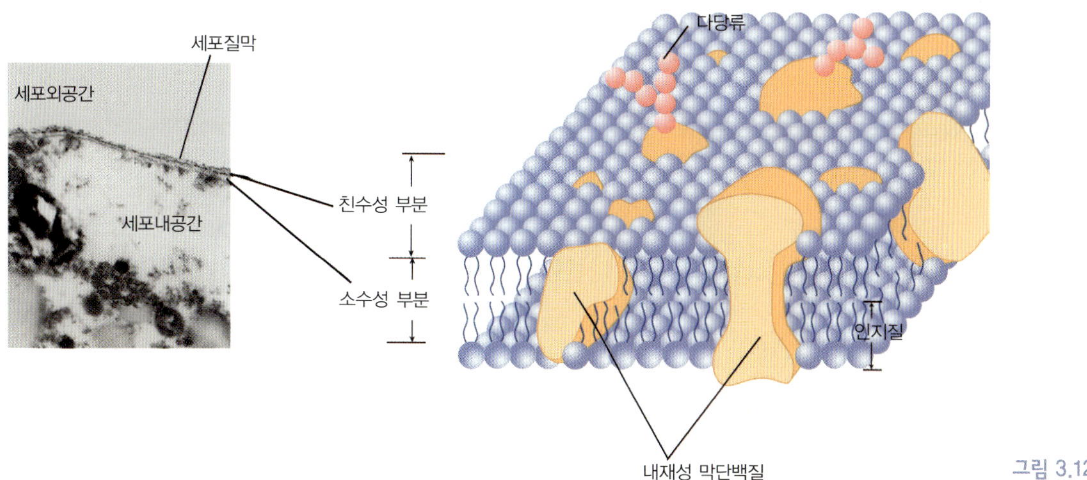

그림 3.12 세포막

조이다. 세포 안과 밖을 오가는 모든 물질은 세포질막을 통과해야만 한다. 세포질막에 있는 특수화된 단백질 통로는 매우 선택적으로 특이적인 물질을 통과시킨다. 세포막 내에 혹은 막 위에 있는 다른 단백질로는 호르몬, 항체, 외부환경의 신호에 대한 수용체(receptor)가 있다. 세포질막은 생체막이다. 생체막의 구조와 기능은 아주 흥미 있는 연구주제이다.

식물세포는 세포질막 바깥쪽에 세포벽이 있다. 세포벽은 보편적으로 0.1에서 몇 마이크론의 두께이며, 세포질막 보다 더 두껍다(그림 3.13). 세포벽은 세포의 크기를 제한하고 원형질체(protoplast, 세포벽이 없는 세포)의 삼투적 용해를 방지한다. 세포벽은 세포의 기능을 유지하고 보호한다. 여기에 더하여 세포벽은 영양분의 흡수, 신호의 수용과 응답에 중요한 역할을 하며 병원체(pathogen)에 대한 방어작용을 한다.

식물세포벽의 주요 구성분자는 셀룰로스이다. 포도당(glucose)은 셀룰로스의 기본 단위이다. 셀룰로스는 식물세포벽의 주 골격을 이루는 미세섬유(microfiber)를 형성한다. 세포벽은 또한 헤미셀룰로스(Hemicellulose), 리그닌(lignin), 큐틴(cutin), 수베린(suberin), 단백질, 또 다른 종류의

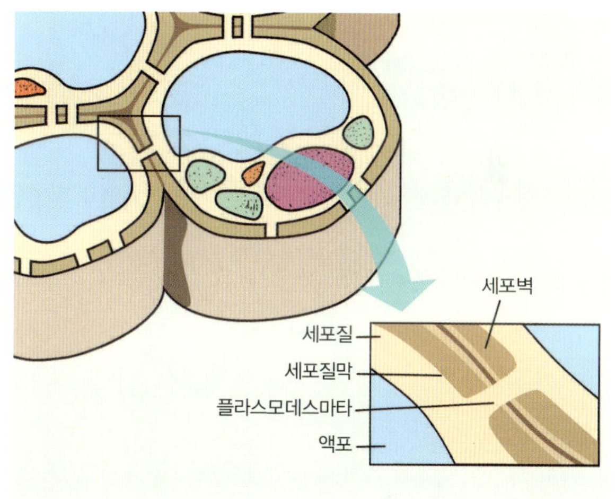

그림 3.13 식물 세포벽

다당류(polysaccharides)와 지질(lipid)로 구성된다. 셀룰로스와 세포벽 생합성의 분자적 기전은 아직 잘 알려져 있지 않다.

핵

진핵세포의 유전물질은 주로 핵(nucleus) 안에 있으며, 핵은 가장 두드러지고 가장 중요한 세포소기관(organelle)이다. 일반적으로 핵의 지름은 5 μm이다(그림 3.14). 식물에서는 미토콘드리아(mitochondria)와 엽록체(chloroplast)에 일부 유전자가 존재한다.

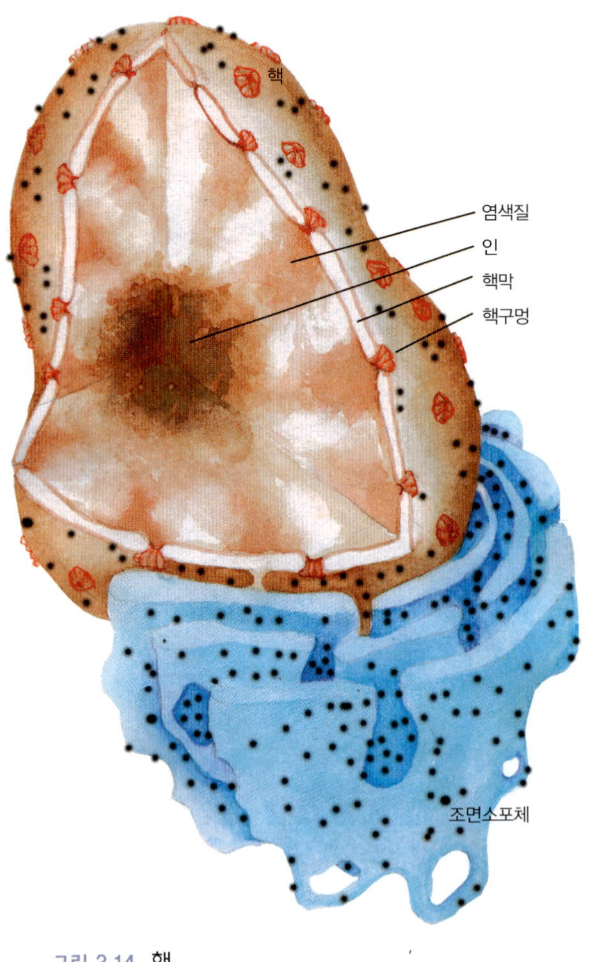

그림 3.14 핵

구조적으로 핵은 핵막(nuclear membrane), 염색질(chromatin)과 인(nucleolus)으로 구성된다. 핵막은 이중으로 되어 있으며, 이들 사이의 간격은 20–40 nm이다. 각각의 막은 인지질이중층으로 이루어져 있다. 안쪽 핵막은 핵 그 자체로 정의 된다. 바깥쪽 핵막은 조면소포체(rough endoplasmic reticulum)와 같은 다른 세포소기관과 연결되어 있다. 핵공(nuclear pore)은 핵외막의 여러 곳에 분산되어 있다(핵공을 형성하는 특수한 단백질이 바깥쪽을 향하고 있다–역자). 일반적으로 핵공은 지름 100 nm인데, 이를 통해 RNA와 단백질이 핵의 안과 밖으로 이동할 수 있다. 핵 안에는 DNA와 단백질로 구성된 염색질섬유(chromatin fiber)가 있다. 유전물질인 DNA는 RNA와 단백질을 암호화한다. 세포분열 동안 염색질섬유는 응축되어 염색체(chromosome)가 되는데, 이때 우리가 현미경을 통해 볼 수 있는 것이 염색체이다. 일반적으로 진핵세포는 각각의 종(species)마다 고유한 염색체 수를 가진다. 예를 들면, 인간의 체세포(somatic cell)는 23쌍의 염색체를 가진다. 핵의 세 번째 주요한 구성물은 인(nucleolus)이다. 현미경으로 관찰 가능한 인은 리보솜RNA(ribosomal RNA) 소단위체를 합성하고 조합하는 장소이다. 이 단위체들은 세포질(cytoplasm)로 이동되며 그곳에서 리보솜단백질(ribosomal protein)과 결합하여 성숙한 리보솜을 형성한다. 핵 안에서 유전정보는 DNA에서 RNA로 전사(transcription)된다. RNA에는 리보솜RNA(rRNA), 운반RNA(tRNA)와 전령RNA(mRNA)가 있다. 전령RNA는 운반RNA와 리보솜(ribosome)의 도움을 받아 폴리펩티드(polypeptide)를 번역(translation)한다. 이 폴리펩티드는 더욱 변형되고 성숙되어 기능적인 단백질(혹은 단백질의 단위체)이 된다. 전사와 번역은 9장에 상세히 설명될 것이다.

세포소기관

세포소기관(organelle)은 특이적인 기능을 가진 구별되어 있는 세포의 소구조이다. 핵 이외의 다른 세포소기관은 투명한 점성의 세포질에 산재되어있다. 세포소기관에는 미토콘드리아(mitochondria), 색소체(엽록체를 포함), 소포체(endoplasmic reticulum), 리보솜(ribosome), 골지장치(Golgi apparatus), 라이소좀(lysosome), 미소체(microbody), 액포(vacuole), 미세소관(microtuble)과 미세섬유(microfilament)가 있다. 편모(flagella)나 섬모(cilia)와 같은 것은 세포표면에 있다.

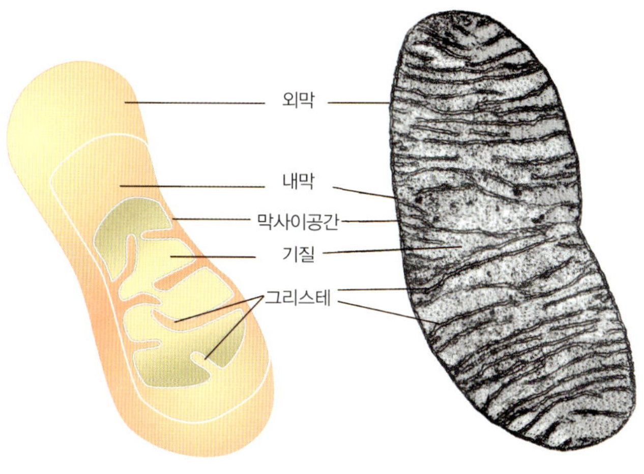

그림 3.15 미토콘드리아

미토콘드리아는 사실상 모든 진핵세포에 존재한다. 어떤 세포는 하나 혹은 몇 개의 미토콘드리아를 가지고 있지만 대부분은 열 개, 백 개 혹은 수천 개를 가지고 있다. 많은 수의 미토콘드리아가 활발한 대사활동을 한다. 미토콘드리아는 일반적으로 길이가 1-10μm 이다. 이들은 세포질 내에서 자유롭게 움직이며, 모양이 일정하지 않다. 이는 외막(outer membrane)과 내막(inner membrane)의 두 개의 아주 다른 막을 가지고 있다(그림 3.15). 외막의 반은 지질이고 나머지 반은 단백질로 구성되어 있다. 외막 단백질 중 하나가 포린(porin)인데, 이것은 미토콘드리아의 안팎으로 분자들을 수송하는 역할을 담당한다. 포린은 10,000 달톤의 큰 분자를 수송할 수 있다. 내막은 덜 투과적이며 접혀진 형태의 크리스테(cristae)라는 구조를 가지고 있다. 크리스테는 기질(matrix)이라는 공간으로 튀어나와 있다. 기질과 크리스테에는 지질과 당을 산화하는 효소(enzyme)와, ADP(adenosine diphosphate, 아데노신이인산)와 무기인산으로부터 ATP의 합성을 촉진하는 많은 효소들이 존재한다. 내막과 외막 사이의 막사이 공간의 넓이는 약 6-8 nm이다. 이 공간에는 많은 용해성물질, 보조인자, 아데닐레이트활성효소(adenylate kinase)와 같은 효소들이 있다. 미토콘드리아는, 사실상 미토콘드리아의 모든 구성물이 관여하는 일련의 생화학반응인 산화적 호흡(oxidative respiration)을 수행한다. 이 과정에서 전자전달에 의해 ATP가 합성된다. 미토콘드리아 DNA, rRNA와 관련된 단백질 합성 기구들은 모두 기질에 존재해 있다. 미토콘드리아에서의 호흡은 6장에서 기술할 것이다.

색소체(chromoplast)는 식물에서 발견되는 특수한 세포소기관이다. 그들은 백색체(leucoplast)와 색소체로 나눌 수 있는데, 백색체는 무색으로 뿌리와 줄기에 있으며 일반적으로 전분저장체(starch storage body)이다. 식물의 색깔이 있는 부분(꽃, 과실과 잎)은 색소체를 가지고 있는데, 엽록체(chloroplast)는 초록의 색소체이다. 이것은 가장 중요한 세포소기관 중의 하나로, 식물과 녹조류(green algae)에서 광합성(photosynthesis)을 하는 장소이다. 미토콘드리아처럼 엽록체는 세포질의 한 장소에 고정되어 머물지 않으며, 모양과 크기도 다양하다. 이것은 일반적으로 0.5-2 μm의 넓이와 10 μm의 길이를 가지고 있다. 엽록체 또한 외막과 내막을 가진다(그림 3.16). 엽록체 안에는 틸라코이드 소포(thylakoid vesicle)로 구성된 신장된 내막계가 있다. 서로 연결된 이 소포들은 납작해져 원반 모양이 되는데, 이들이 쌓여서 그라나(grana)를 형성한다. 그라나는 스트로마(stroma, 미토콘드리아의 기질과 동일) 속에 있다. 틸라코이드는 엽록소(chlorophyll)와 또 다른 색소와 효소를 가지고 있다. 이들은 빛을 흡수하여 광합성을 통해 ATP를 생산한다. 그러나 이산화탄소 고정-이산화탄소와 물을 당으로 전환하는 것-은 스트로마 공간에서 일어난다. 그라나의 구조는 막의 표면적을 넓히며, 엽록체의 빛-흡수 효율을 크게

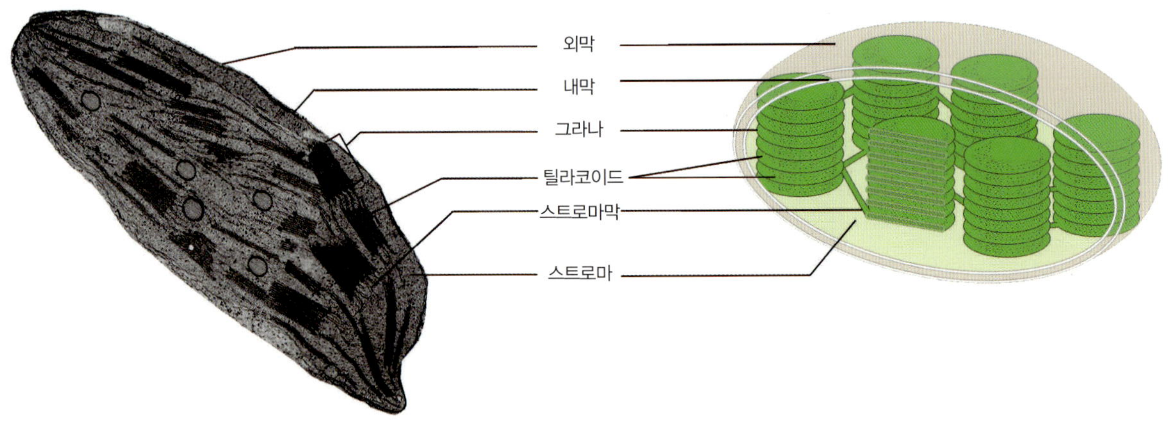

그림 3.16 엽록체

증가시킨다. 엽록체는 그들의 형성과 광합성에 필수적인 그들 자신의 유전물질을 가지고 있다. 식물의 광합성은 7장에서 고찰될 것이다.

미토콘드리아나 엽록체와는 달리 다른 세포소기관들은 사실 DNA를 가지고 있지 않다. 소포체(endoplasmic reticulum, ER)는 진핵세포에서 보편적으로 가장 큰 막구조물이다. ER은 인지질 이중막이며 일반적으로 핵막, 골지장치, 라이소좀과 연결되어 있어 다른 소기관들을 연결하는 역할을 한다(그림 3.17). 리보솜이 있느냐 없느냐에 따라 각각, 조면소포체(rough ER) 혹은 활면소포체(smooth ER)로 나뉜다. 활면소포체는 일반적으로 관(tuble) 혹은 주머니(sac) 모양이며 조면소포체보다 더 크기가 작다. 이는 또한 지방산(fatty acid)과 인지질(phospholipid)의 생합성 장소이다. 활면소포체에 있는 효소는 살충제와 발암원(carcinogen)과 같은 화학물질을 변형시키거나 무독화시키는데, 이러한 살충제와 발암원은 수용성 물질로 전

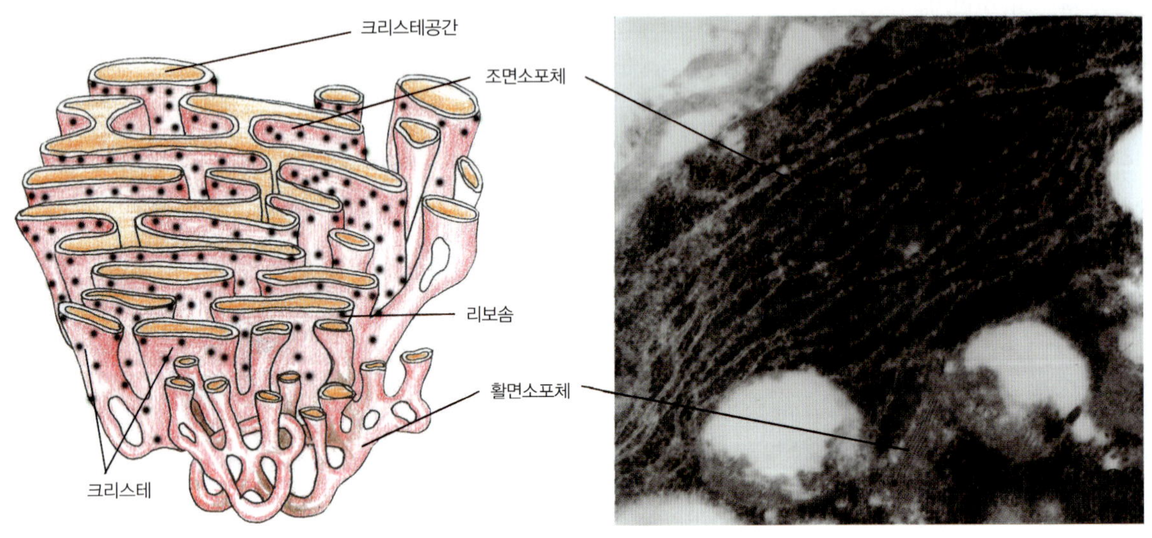

그림 3.17 소포체(ER)

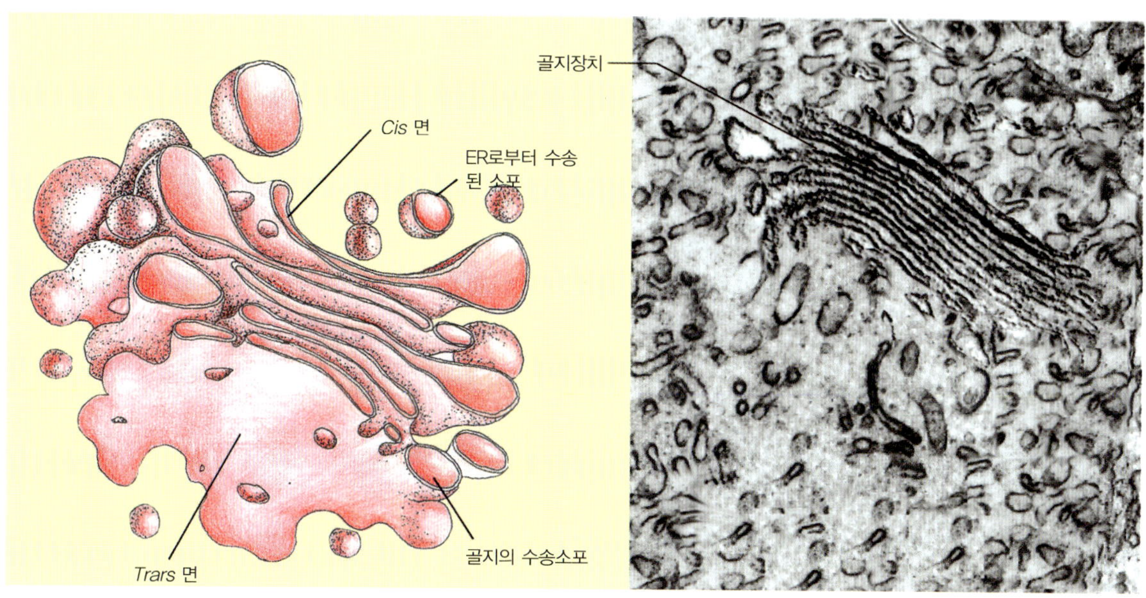

그림 3.18 골지장치

환되어 결국 세포밖으로 분비된다. 이와 달리 조면소포체는 표면에 리보솜이 결합된 소포들이 쌓여있는 구조이다. 조면소포체에 있는 리보솜에 의해 폴리펩티드가 합성되는 동안, 신장되고 있는 펩티드는 특별한 수송단백질의 도움을 받아 조면소포체막을 통과한다. 이러한 새롭게 합성된 단백질은 세포내의 다른 장소에 수송되거나 변형되기 위해 조면소포체의 내강(lumen)에 축적된다.

합성 후 조면소포체의 단백질은 골지장치와 같은 다른 세포소기관의 내강으로 이동되어 변형되고 포장된다. 골지장치는 여러 개의 납작한 막성 소낭으로 구성되어 있다(그림 3.18). 단백질의 "교통 경찰관"으로서의 역할에 더하여 골지장치는 또한 다당류 합성의 기능도 있다. 또한 골지장치는 식물의 세포분열 동안에 새로운 세포질막과 세포벽의 형성에도 기여한다.

라이소좀(lysosome)은 동물세포에만 존재한다. 그들은 단층의 지질이중층막의 구조이며 골지장치의 파손물로 구성된 구조물이다. 이들은 0.2–0.8 μm의 크기로 매우 다양한 모양을 하고 있다(그림 3.19). 라이소좀 안의 pH는 산성으로 보통 약 5이다. 이러한 낮은 산도는 라이소좀의 기능에 필수적이다. 라이소좀은 산성 가수분해효소를 가지고 있는데 이들은 중합체(예를 들면 단백질, 핵산, 지질과 다당류)를 단위체로 분해할 수 있다. 라이소좀은 침입한 입자와 병원체를 파괴하는데 중요한 역할을 한다. 이들은 세포내에서의 영양분의 재순환, 병원체에 대한 방어, 노폐물처리와 환경의 자극에 대한 반응에 중요한 역할을 한다.

미소체(microbody)는 모든 동물과 많은 식물세포에서 발견되는, 막으로 둘러싸인 작은 세포소기관으로 두 가지의 대표적인 것으로 퍼옥시좀

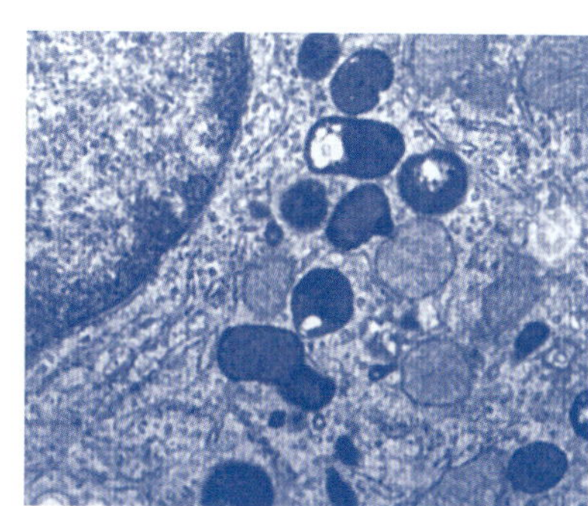

그림 3.19 라이소좀

(peroxisome)과 글리옥시좀(glyoxysome)이 있다. 라이소좀과 같이 그들은 지방산과 아미노산을 분해하는 다양한 효소를 가지고 있다. 그러나 미소체는 세포내 유기물의 공통 분해 산물인 과산화수소(hydrogen peroxide)를 분해하는 카탈라아제(catalase)를 가지고 있다. 대부분의 식물세포와 많은 미생물은 수용액으로 채워진 단층의 막으로 구성된 적어도 하나의 액포(vacuole)를 가지고 있다. 미성숙 식물세포는 수많은 작은 액포를 가지고 있다. 세포가 성숙됨에 따라 이러한 작은 액포는 커지고 합쳐져 큰 중심액포를 형성하는데, 어떤 것은 세포 부피의 90%를 차지하기도 한다. 이러한 액포는 물, 이온, 노폐물, 당과 용해성 단백질을 저장한다. 이들은 안토시아닌(anthocyanin)과 다른 결정(crystalline)성의 화합물을 포함하고 있다. 동물세포의 라이소좀과 같이 액포는, 산성 pH를 가지며 중합체와 노폐물을 분해하는 효소를 가지고 있다.

세포골격(cytoskeleton)은 단백질 섬유로 구성된, 세포안의 중요한 지지구조이다(그림 3.20). 이는 세포이동, 물질수송, 에너지 전환, 신호전달과 세포분화에 중요한 역할을 하는데 요구되는 세포의 모양과 구조를 유지한다. 세포골격에는 미세소관(microtubule), 미세섬유(microfilament), 중간섬유(intermediate filament)가 있다.

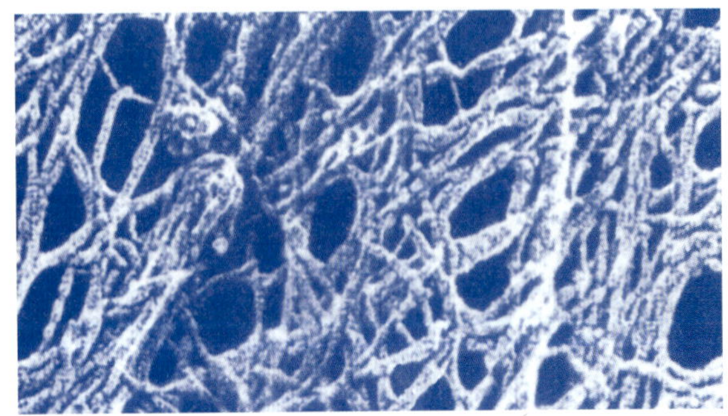

그림 3.20 **세포골격**

어떤 세포표면은 세포부착과 세포이동을 돕는 편모(flagella)나 섬모(cilia)와 같은 구조가 있다.

3.5 생체막

대부분의 세포경계를 형성하는 세포막(혹은 원형질막)은 주위 환경으로부터 살아있는 세포를 생물학적으로 분리한다. 이것은 매우 선택적인 장벽으로 모든 세포물질의 출입이 이 막을 통해 일어난다. 생체막(biological membrane)의 출현은 진화의 역사상 가장 의미 있는 사건 중의 하나이다. 모든 생명체는 생체막을 가지고 있으며, 이것은 세포내의 모든 막을 말한다. 생체막에는 원형질막과 모든 세포소기관들의 막이 포함된다. 일반적인 막은 7-8 nm의 두께로, 이 크기는 8,000개의 막을 쌓아 놓은 것의 두께가 이 책의 약 한 페이지의 두께와 동일하다.

생체막의 구조

생체막의 연구는 한 세기도 훨씬 이전에 시작되었다. 1895년 오버톤(C. E. Overton)은 지질-불용성 물질보다 더 효과적으로 세포막을 통과하는 지질-용해성 물질을 발견하였다. 이 관찰에 입각하여 그는 막이 지질로 구성되어 있다고 제안하였다. 약 20년 후 과학자들은 백혈구세포로부터 성공적으로 막을 분리하고 정제하였다. 화학적 분석을 통해 인지질(phospholipid)과 단백질(protein)이 막의 주요 성분임을 확인하게 되었다.

인지질은 소수성(hydrophobic)과 친수성(hydrophilic) 부분을 모두 가지고 있으며, 인지질의 화학적 구성성분은 글리세롤(glycerol), 지방산(fatty acid)과 인산(phosphate)이다. 글리세롤을 뼈대로 하여 여기에 지방산과 인산기가 결합하고

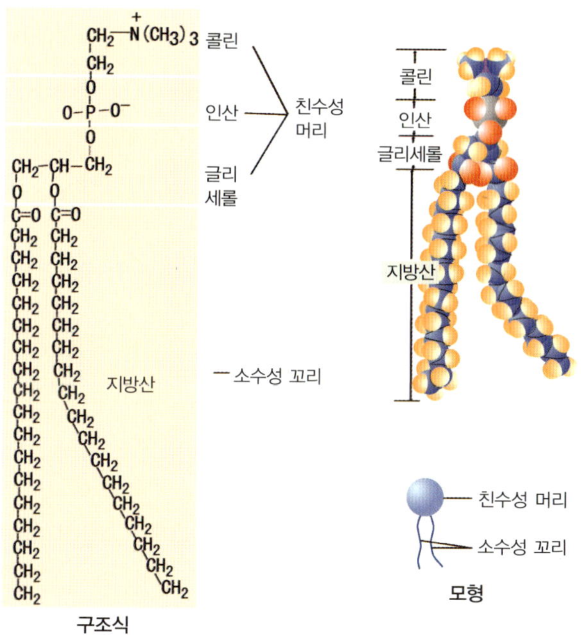

그림 3.21 인지질의 구조

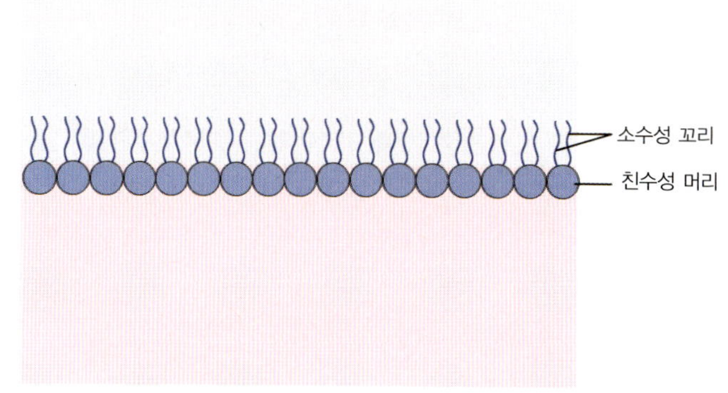

그림 3.22 인지질 단일층

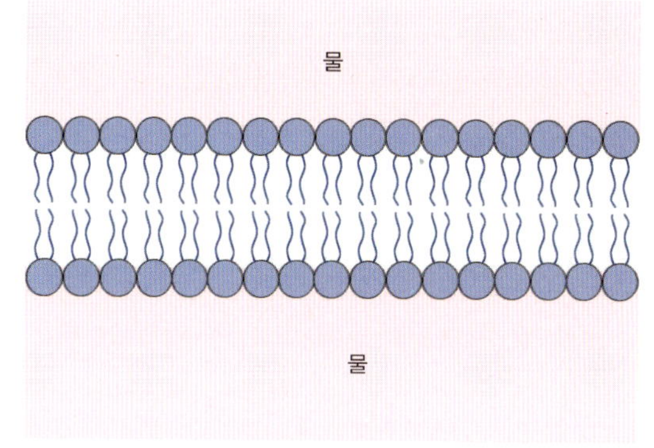

그림 3.23 인지질이중층의 인공막

있다. 글리세롤과 인산은 친수성이며, 극성인 "머리"를 형성하고, 지방산은 소수성이며 비극성인 "꼬리"를 형성한다(그림 3.21). 1917년, 또 다른 과학자 어빙 랭뮤어(Irving Langmuir)는 놀라운 실험 결과를 보고하였다. 그는 벤젠과 물의 혼합물에 인지질을 녹였다. 그는 벤젠이 증발한 후 물에 얇은 한층으로 형성된 인지질 층을 발견하였다(그림 3.22). 1925년, 두 과학자 고터(E. Gorter)와 그렌델(F. Grendel)은 세포막은 인지질이중층(phospholipid bilayer)으로 구성되어 있다고 제안하였다. 그들의 가설은 이중층 구조가 세포 안과 주변의 친수성의 환경에서 안정하다는 관찰에 기초를 둔 것이었다. 이 이중막 모델에 의하면, 두 층의 소수성 꼬리는 서로 평행하게 마주보며 배열되는 반면, 친수성 머리는 수용성 환경에 노출되어 있는데, 한면은 세포밖을 향하고, 다른 한면은 세포 안의 수용성 환경을 향하고 있다. 이 모델은 그 후 인공막을 이용한 실험에 의해 검증되었다(그림 3.23).

인지질 이외에도 세포막은 단백질을 가지고 있다. 만약 막이 인지질 이중층으로 구성되어 있다는 가설이 맞는다면 단백질은 어디에 존재하는 것일까? 초기의 연구들은 단지 한층의 이중막으로 구성된 인공막은 실제 세포막보다 더 약하고 점성이 더 작다는 것을 보여주었다. 이 결과는 단백질이 막 구조에서 중요한 역할을 한다는 것을 의미한다. 1935년 휴그 데이브슨(Hugh Davson)과 제임스 다니엘(James Danielli)은 인지질이중층이 두 층의 구형 단백질층 사이에 들어있는 샌드위치 모델(Sandwiched model)을 제안하였다(그림 3.24). 1950년대 들어 전자현미경에 의해 세포막의 두께가 7–8 nm 라는 것을 알 수 있었다. 그러나 샌드위치 모델은 적어도 막의 두께가 20 nm가 되어야

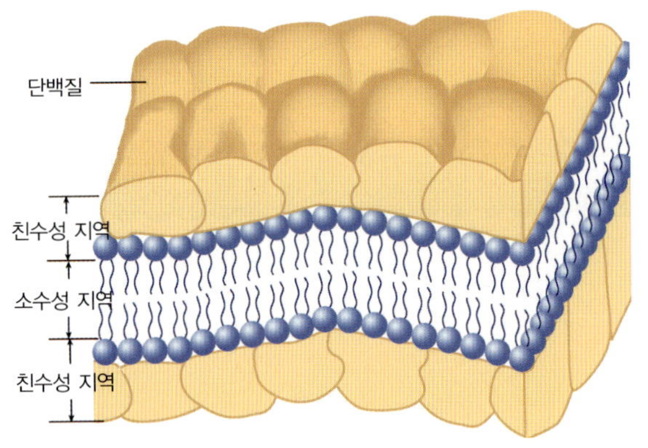

그림 3.24 데이브슨과 다니엘에 의해 제안된 원형질막의 샌드위치 모델

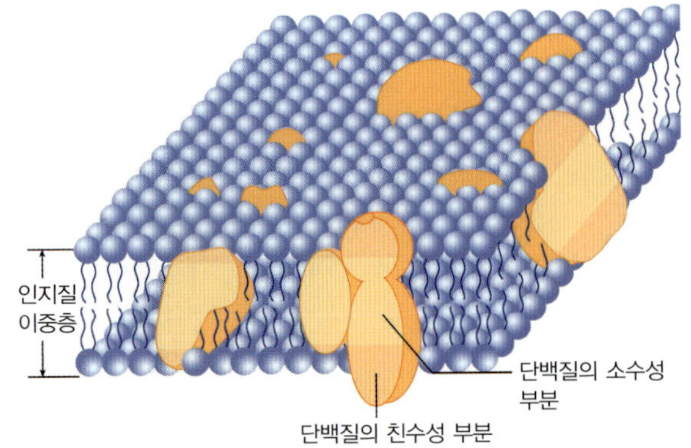

그림 3.25 원형질막의 유동모자이크 모델

만 가능한 설명이었다. 이 단순한 물리적 모순은 샌드위치 모델을 반박하기에 충분했다.

단백질은 보편적으로 친수성과 소수성 부분을 모두 가지고 있기 때문에, 단백질이 인지질이중층을 관통하여 삽입되어 있다는 다른 모델이 제안되었다. 막내에 존재하는 단백질은 막 두께를 증가시키지 않고도 막의 구조를 튼튼하게 하며 막의 점성을 증가시킨다. 이에 부가적으로, 막 단백질의 친수성 부분은 막의 다른 쪽의 수용성 환경에 노출되어 있으며, 소수성 부분은 인지질이중층 내에 묻혀있다고 제안되었다. 게다가 실험적 증거는 단백질이 막의 안팎으로 수직적으로 뿐만 아니라 이중층 내에서 막면을 따라 수평적으로 자유롭게 떠다닌다고 제안되었다. 유동모자이크 모델(fluid mosaic model)이라고 명명되는 생체막에 대한 이 모델이 현재 가장 널리 받아들여지고 있다(그림 3.25).

이 모델에 대한 직접적인 증거는 동결-파쇄(freeze-fracture)와 심화-부식술(deep-etching technique)을 사용한 실험들로부터 도출되었다. 이러한 실험들에서 세포는 먼저 저온에서 동결되었다. 신속히 저온-동결되면 살아있는 세포의 3차원적 구조를 보존할 수 있다. 동결된 세포를 차가운 유리날을 사용하여 얇은 조각으로 자르게 되면 세포막이 노출된다. 그 다음 한 층의 인지질이중층을 벗겨내면 지방산의 긴 사슬이 드러난다. 이때 노출된 표면을 중금속으로 코팅하여 주사전자현미경으로 관찰하였다(그림 3.26). 많은 융기부위와 그에 상응하는 함몰부위가 노출된 두 표면이 관찰되었으며, 그 결과 단백질은 비대칭으로 인지질이중층에 존재한다는 것을 알게 되었다.

막구조 연구의 역사는 과학적 연구가 어떻게 발전되는가를 반영하는 것이다. 첫 번째 가설은 최초의 관찰과 알고 있는 사실에 입각한 것이다. 이러한 가설들은 예측들이고 이러한 예측들을 실험을 통해 확인한다. 실험적 자료를 근거로 한 가설들은 확인되거나, 거부되거나, 혹은 변형된다. 변형된 가설들은 더 진보된 가설들을 낳고 이러한 순환이 계속된다. 확정된 가설은 모든 실험을 통과할 수 있는 것이며, 때로는 어떤 기술의 발달이 생물학적 가설의 조사에 필수적인 것이 되기도 한다.

유동모자이크 모델막의 특징

유동모자이크 모델의 첫 번째 특징은 인지질이중층이 생체막의 기본적이고 구조적인 단위라는 것이다. 인지질의 비극성 꼬리는 소수성 중심부를 형성하기 위해 서로 마주보고 있는 반면, 극성 머

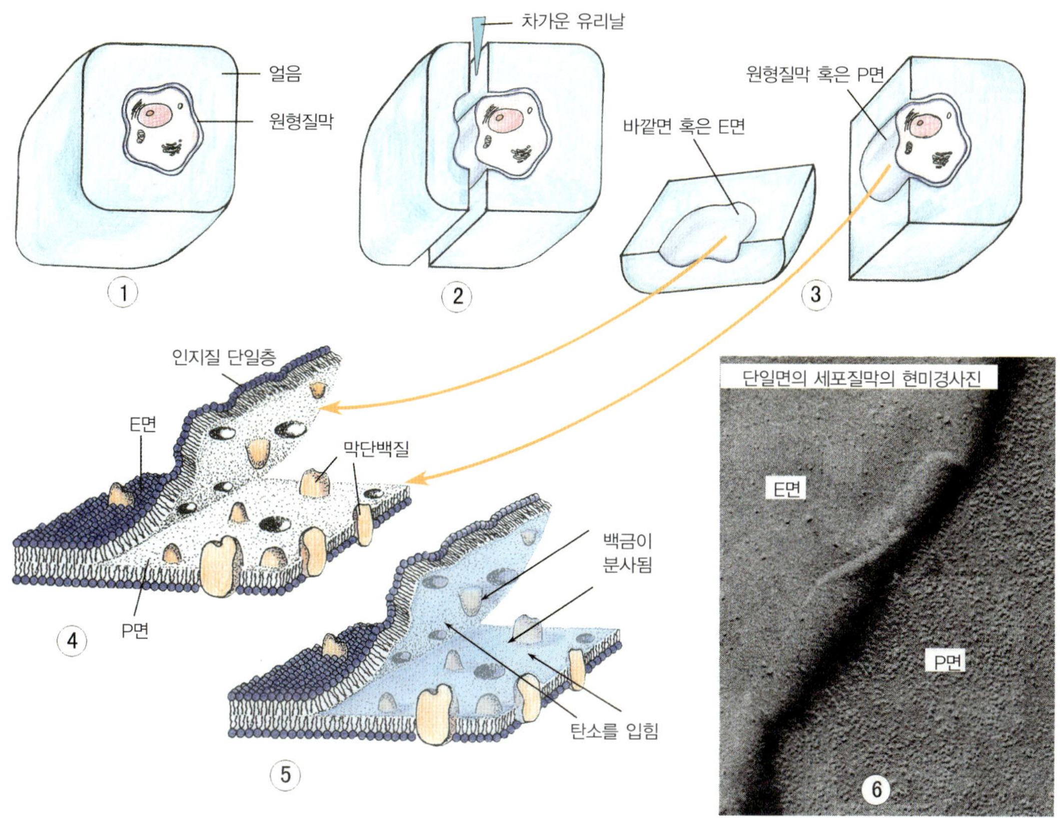

그림 3.26 백금(platinum)을 노출된 표면에 뿌리고 여기에 탄소를 가함으로써 백금투영(platinum show)을 강하게 하여 E와 P면의 이미지를 생성한다. 원래의 시료는 표백, 산, 효소의 처리로 모두 분해되고 백금-탄소 복제필름만 남게 되며 이를 관찰하게 된다.

리는 바깥을 향해 친수성의 환경에 노출되어 있다. 단백질은 이중층의 도처에 산재되어 있다. 어떤 것은 이중층의 표면에, 다른 것은 이중층에 완전히 혹은 부분적으로 삽입되어 있다. 삽입된 단백질은 (1) 수용성 환경에 노출되지 않게 삽입되어 있거나 (2) 바깥쪽 환경 또는 세포질쪽의 수용성 환경에 노출되어 있거나 (3) 혹은 세포질과 바깥쪽 환경 모두에 노출되어 있다. 때로는 다당류가 세포막의 바깥쪽에 결합되어 있다. 다당류는 막지질과 단백질의 친수성 부분에 공유결합 되어 있으며, 이들을 각각 당지질(glycolipid)과 당단백질(glycoprotein)이라고 부른다.

두 번째 특징은 인지질이중층이 매우 유동적인 것이다. 이 유동성은 막단백질의 상대적으로 큰 이동성을 형성하는 데에 기여한다. 이러한 특징은 막단백질이 이중층 내에서 이중층막의 안과 밖을 수평으로 뿐만 아니라 수직으로 이동할 수 있게 한다. 게다가 다른 분자들은 막을 관통하여 이동할 수 있다.

세 번째 특징은 인지질이중층의 안쪽(P 혹은 원형질면)과 바깥쪽(E 혹은 바깥면)은 비대칭이다. 이 비대칭성은 몇 가지 방법으로 설명된다. 첫째, P와 E층은 포화지방산(saturated fatty acid)과 불포화지방산(unsaturated fatty acid)의 구성이 다르다. 두 번째, 각 층에 결합된 단백질의 유형, 위치와 양이 다르다. 세 번째, 두 층의 당지질과 당단백질의 유형과 양이 다르다. 일반적으로, 당지질과 당단백질은 E층에 있고, 바깥쪽의 환경에 직면해 있다.

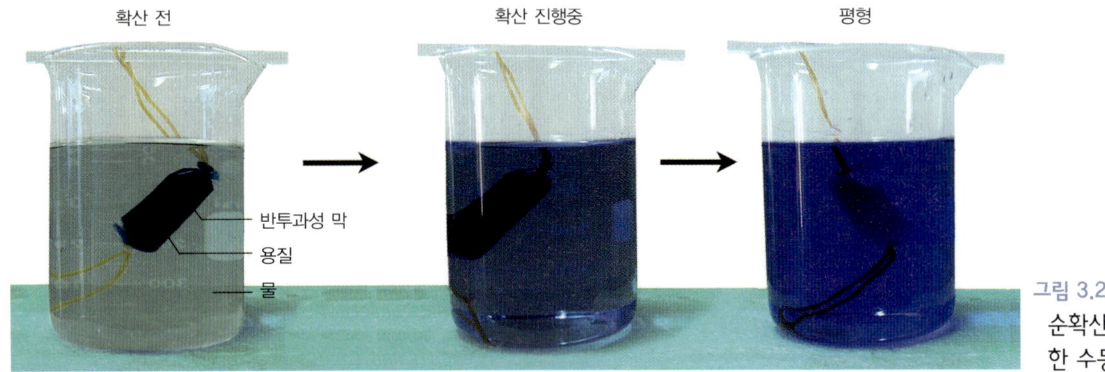

그림 3.27 단순확산에 의한 수동수송

그들은 세포-세포 소통(cell-cell communication)과 환경의 변화에 중요한 역할을 한다.

마지막으로 질서정연하지만, 그럼에도 불구하고 생체막의 유동성과 비대칭적 구조는 세포 내외의 환경 변화에 매우 잘 반응할 수 있게 한다. 막을 이동하는 물질들이 높은 선택성을 갖게 되는 것은 이러한 특징들 때문이다. 생체막의 이러한 구조적 기능적 통합성은 비생명체로부터 생명체를 뚜렷이 구분하는 것이라고 말할 수 있다.

생체막을 통한 물질의 수송

대사(metabolism)는 생명체의 기본적 특징 중의 하나이다. 이것은 모든 물질과 에너지의 생물학적 전환을 말한다. 살아있는 생명체 안에서 대부분의 에너지와 물질전환은 생체막 주변에서 일어난다. 예를 들면, 세포질과 환경 사이의 모든 물질교환은 세포막에서 일어난다. 세포막은 이러한 물질교환에 대해 매우 선택적인 장벽이다. 복잡한 분자가 막을 통해 이동하기 위해서는 특수한 수송단백질(transport protein)이 필요하다. 막을 구성하는 지질의 소수성 특성으로 인해 극성(polar), 친수성 분자나 이온들은 막을 자유롭게 통과할 수 없다. 호기성 생물체가 에너지를 생산하는데 필요한 산소와 같은 비극성(nonpolar) 분자는 막을 가로질러 자유롭게 이동할 수 있는데, 이러한 분자의 비극성 성질은 막을 가로지르는 이동에 필수적이다. 물과 이산화탄소와 같은 작은 극성분자의 경우 이들 분자가 전하를 띠지 않을 때 자유롭게 막을 통과할 수 있는 반면, 포도당과 같은 상대적으로 큰 분자는 막을 통과할 수 없다. 일가이온인 Na^+와 K^+는 전기적 전하 때문에 막을 관통하여 이동할 수 없으며, 이들이 이동하기 위해서는 특수한 단백질과 에너지가 필요하다.

막수송(membrane transport)은 일반적으로, 수동수송(active trans-port)과 능동수송(passive transport)의 두 가지 형태로 나뉘며 수동수송에는 단순확산(simple diffusion)과 촉진확산(facilitated diffusion)이 있다.

모든 분자는 비활성 열역학에너지(thermo-dynamic energy)를 가지고 있는데, 이것은 계(system) 전체가 균일한 농도가 될 때까지 높은 곳에서 낮은 곳으로 농도 기울기를 따라 분자가 확산하려는 경향을 가지게 한다(그림 3.27). 이 단순확산 기전은 주된 막수송 방법 중의 하나이다. 이것은 에너지를 필요로 하지 않는다. 산소, 물, 에탄, 에탄올과 같은 작은 혹은 작고 소수성인 분자들은 단순확산을 통해 막을 통과한다.

물의 단순확산을 삼투(osmosis)라고 하는데, 이는 물의 균형과 세포의 생존율에 영향을 미친다. 만약 세포가 주위보다 더 높은 염(salt) 농도의 환

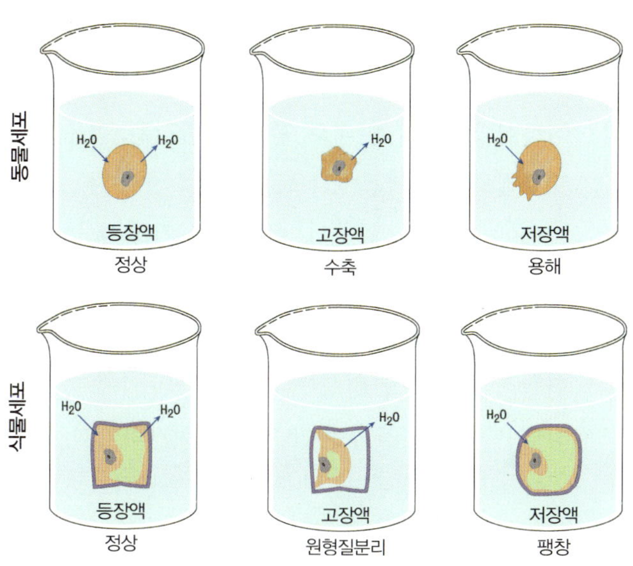

그림 3.28 용액의 삼투압 평형을 위한 막을 가로지르는 물의 이동

경에 처해 있을 때 물은 세포로부터 주위환경으로 확산될 것이다. 그 결과, 세포는 쪼그라들 것이다. 만약 세포가 세포벽을 가지고 있다면 이러한 수축이 세포막과 세포벽을 분리하게 될 것이다. 이러한 현상을 원형질분리(plasmolysis)라고 한다. 반대로 살아있는 세포는 순수한 물에서 세포내의 염 농도가 주위 환경보다 더 높다. 따라서 물은 세포의 바깥으로부터 안쪽으로 확산되며, 그 결과 세포의 부피가 팽창하게 되어 결국 세포는 터지게 된다(그림 3.28). 세포 안과 밖의 물과 삼투압의 균형을 유지하기 위해 생리적 식염수(염 농도 0.9%)에 부유시키면 원형질분리와 세포파열을 막을 수 있다.

수동확산의 두 번째 유형은 촉진확산이다. 촉진확산은 물질이 농도기울기를 따라 수송된다는 점에서 단순확산과 유사하다. 에너지가 필요없다. 촉진확산은 단순확산과는 달리 이동되는 물질이 친수성이며, 막횡단단백질(transmembrane protein)이 필요하다. 간단한 전기화학적 기울기가 관여하는 촉진확산의 예는 아미노산, 단당류, 금속이온 등이다. 수송단백질에는 통로단백질(channel protein)과 운반단백질(carrier protein)이 있다. 명칭이 나타내는 것처럼 통로단백질은 친수성 물질들의 막 관통을 위해 친수성 통로를 형성한다. 이러한 단백질은 수송물질과 직접 반응하지 않기 때문에 수송물질에 특이적이지 않다. 따라서 하나의 통로단백질은 여러 종류의 분자나 이온들을 수송할 수 있다. 통로단백질과는 달리, 일반적으로 한 종류의 운반단백질은 한 종류의 분자나 이온만을 수송한다(그림 3.29).

수동수송은 높은 농도에서 낮은 곳으로 물질이 이동되는 반면, 능동수송은 낮은 농도환경에서 높은 농도환경으로 물질이 수송된다. 모든 능동수송은 막단백질과 에너지를 필요로 한다. 우리는 다음 장에서 ATP에 대해 더 자세히 논의할 것이다.

능동수송의 주요기능 중의 하나는 세포막 안팎으로 물질의 농도차이를 유지하는 것이다. 동물세포에서 이러한 현상의 전형적인 예로 세포 안의 높은 K^+의 농도와, 낮은 Na^+의 농도이다. 이들의

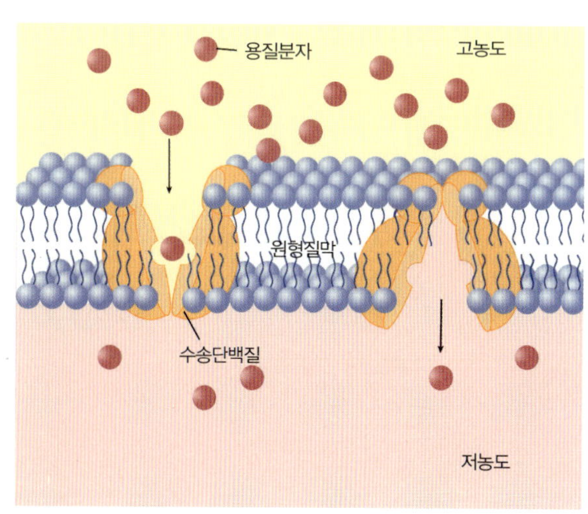

그림 3.29 촉진확산

농도상태는 세포밖의 환경과 반대이다. 이러한 농도차이를 유지하기 위해 세포막에 있는 능동 이온 펌프(ion pump)가 일정하게 Na^+를 세포 밖으로, K^+를 세포 안으로 운반하고 있다.

모든 세포는 양이온과 음이온 농도 차이로 인해 세포막을 가로지르는 전기적 전위에너지(전압)를 가지고 있다. 일반적으로 세포질은 세포밖의 환경보다 전기적으로 더욱 음으로 하전되어 있다. 이러한 막을 가로지르는 전기적 전위를 막전위(membrane potential)라고 하는데, 이것은 일반적으로 50–200 mV의 크기를 가지고 있다. 막전위는 전기적으로 하전된 물질들의 막수송에 영향을 미친다. 세포질은 전기적 음성을 띠므로 양전하를 띠는 이온들은 수동수송에 의해 세포내로 더 잘 이동한다. 이와 반대로 음으로 하전된 이온들은 세포질로부터 세포바깥으로 더 잘 이동한다.

위에서 볼 수 있듯이, 생체막을 가로지르는 이온수송은 이온농도와 막전위의 두 가지 기울기에 의해 영향을 받는다. 이들이 협력하여 막의 전기화학적 기울기를 형성한다. 이온들의 수동수송의 방향은 농도 기울기 뿐만 아니라 전기화학적 기울기에 의해 결정된다. 예를 들면, 보편적으로 Na^+ 농도는 휴면상태의 신경세포주위의 매질이 세포 안 보다 훨씬 더 높다. 이러한 신경세포가 자극되

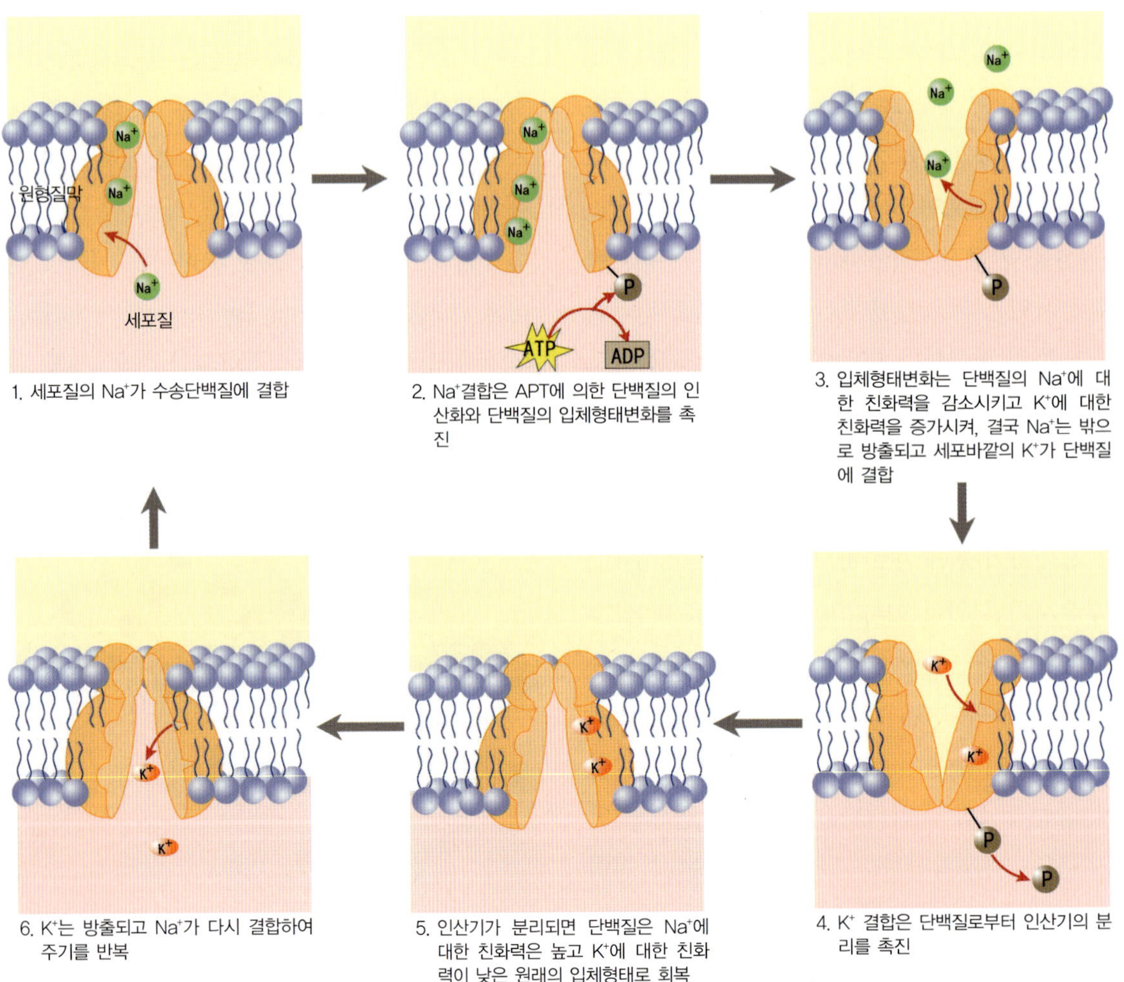

그림 3.30 Na^+–K^+ 펌프에 의한 능동수송

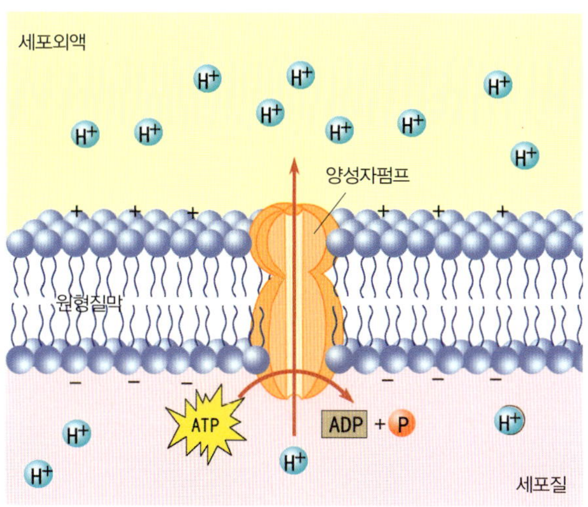

그림 3.31 양성자펌프에 의한 능동수송

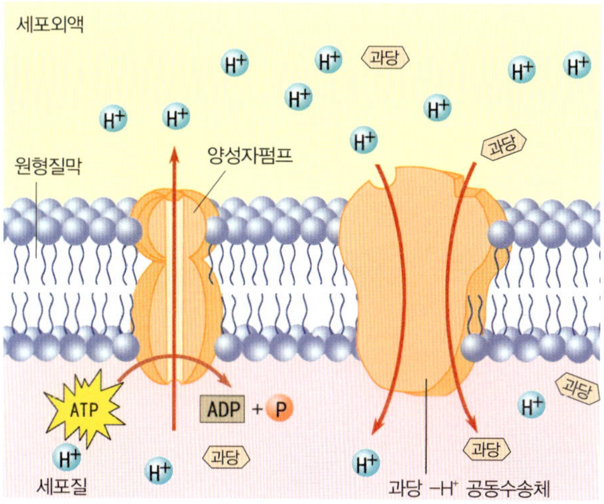

그림 3.32 공동수송

면 통로단백질은 막의 바깥쪽으로부터 음전하를 띤 막 안쪽으로 빠르게 Na^+를 확산시킨다.

이온들은 전기화학적 기울기와 반대로 수송될 수 있다. 막전위를 증가시키는 이러한 수송은 이온펌프에 의해 수행된다. 이온펌프는 인지질이중층에 삽입되어 있는 ATPase이다. 이온에 따라 사용되어지는 이온펌프는 각각 다르다. 가장 중요한 이온펌프 중의 하나는 Na^+–K^+펌프이다. 세포질에 있는 Na^+가 막에 있는 Na^+–K^+ ATPase에 결합하면 ATPase는 ATP에 의해 인산화(phosphorylation)된다. 이 효소가 인산화됨으로써 입체형태(conformation) 변화가 일어나 Na^+결합부위가 세포 밖의 환경에 노출된다. 인산화된 효소는 Na^+보다 K^+에 대한 더 높은 결합력을 가지게 됨으로, Na^+는 밖으로 방출되고, 세포밖의 K^+가 안으로 들어오게 된다. 인산화된 ATPase에 K^+가 결합되면 인산기의 방출이 촉진되고 이어서 입체형태 변화가 일어나 원래의 탈인산화된 상태로 돌아온다. 이러한 입체형태 변화는 K^+ 결합부위를 세포질로 노출시키게 된다. 탈인산화된 효소는 K^+보다 Na^+에 더 높은 결합 친화력을 가지게 됨으로 K^+는 떨어져 나가고 Na^+가 결합된다. 막을 가로지르는 적절한 이온균형을 유지하기 위해 이러한 반응이 여러 차례 반복되어 일어난다. 한 번의 순환주기 동안 하나의 ATP가 가수분해 되고 두 개의 K^+가 유입되며, 세 개의 Na^+가 방출된다(그림 3.30). Na^+–K^+펌프 이외에도, 세포막에는 능동 Ca^+펌프와 다른 특수한 이온펌프가 존재한다.

Na^+–K^+펌프는 동물세포의 중요한 특성의 하나이다. 그러나 식물, 세균과 곰팡이의 주된 능동수송계는 양성자펌프(proton pump)이다. 그림 3.31에서 보듯이 양성자펌프는 수소이온(H^+)의 이동을 촉진한다. 수소농도의 차이에 의해 생성되는 전압은 포도당, 과당, 아미노산과 다른 분자들의 능동수송에 필수적이다. 세포의 안쪽에서 바깥쪽으로 수소의 방출에 의해 수소이온의 농도기울기가 생성되며 이 과정은 ATP를 소비한다. 수송단백질을 통해 수소가 세포 안으로 되돌아감으로써 다른 분자의 유입이 유도된다. 이 수송기전은 ATP를 직접 사용하지 않기 때문에 이것 역시 공동수송(cotransport; 그림 3.32) 이다.

그림 3.33은 수동수송과 능동수송의 기본적인 기전을 요약한 것이다.

단백질과 다당류와 같은 많은 거대분자의 수송

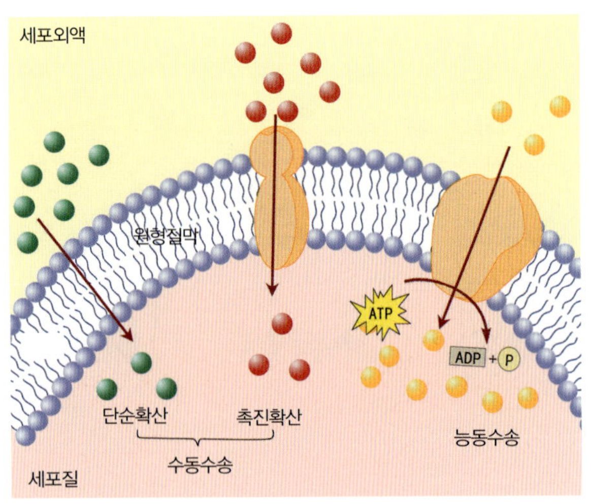

그림 3.33 막을 가로지르는 수송계의 요약

은 위에 기술된 수송기전과 매우 다르다. 생체막을 통한 거대분자들과 입자들의 수송에는 소낭(vesicle)이 관여하며 일반적으로 세포내유입(endocytosis)과 세포외유출(exocytosis)의 두 가지 기본 경로를 통해 수행된다. 세포내유입 동안 세포막의 작은 부분이 안으로 함몰되어 안쪽으로 수송되는 물질을 둘러싸는 주머니를 형성한다. 주머니가 깊어짐에 따라 죄어지고 잘라져 소낭을 형성하여 세포질로 방출된다(그림 3.34). 세포외유출의 단계는 세포내유입의 반대이다. 거대분자를 가진 운송소낭(transport vesicle)은 처음에 골지장치로부터 발달한다. 이러한 소낭은 그 후 세포막으로 이동하고 이 두 막은 융합된다. 이 과정에서 세포내 거대분자는 세포 밖으로 방출된다.

수송 이외에도 막단백질은 다른 많은 중요한 역할을 한다. 먼저, 세포외기질(extracellular matrix)과 세포내 세포골격 단백질은 세포의 모양과 구조의 유지와 이동에 중요한 역할을 한다. 두 번째, 어떤 막횡단단백질은 신호전달 경로의 구성물이 된다. 이러한 단백질은 환경의 변화를 감지하고 화학물질의 신호를 받아 이 신호를 세포 안으로 전달한다(그림 3.35). 이러한 일련의 대사반응은

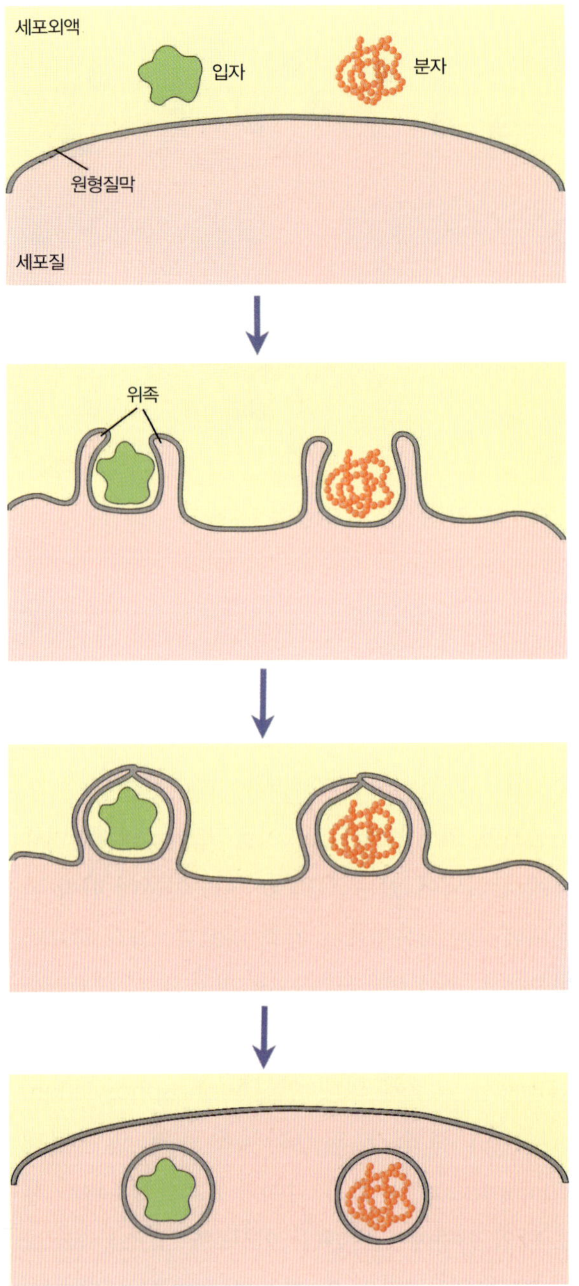

그림 3.34 세포내유입

궁극적으로 세포의 기능과 형태에 영향을 미친다.

막단백질의 세 가지 형태는 보편적인 신호전달 경로(signal transduction pathway)와 관련이 있다. 세포외 화학신호인 1차 전달자(first messenger)는 막수용체(membrane receptor)단백질에 결합한다. 결합된 수용체단백질은 형태변화가 일어나며 세

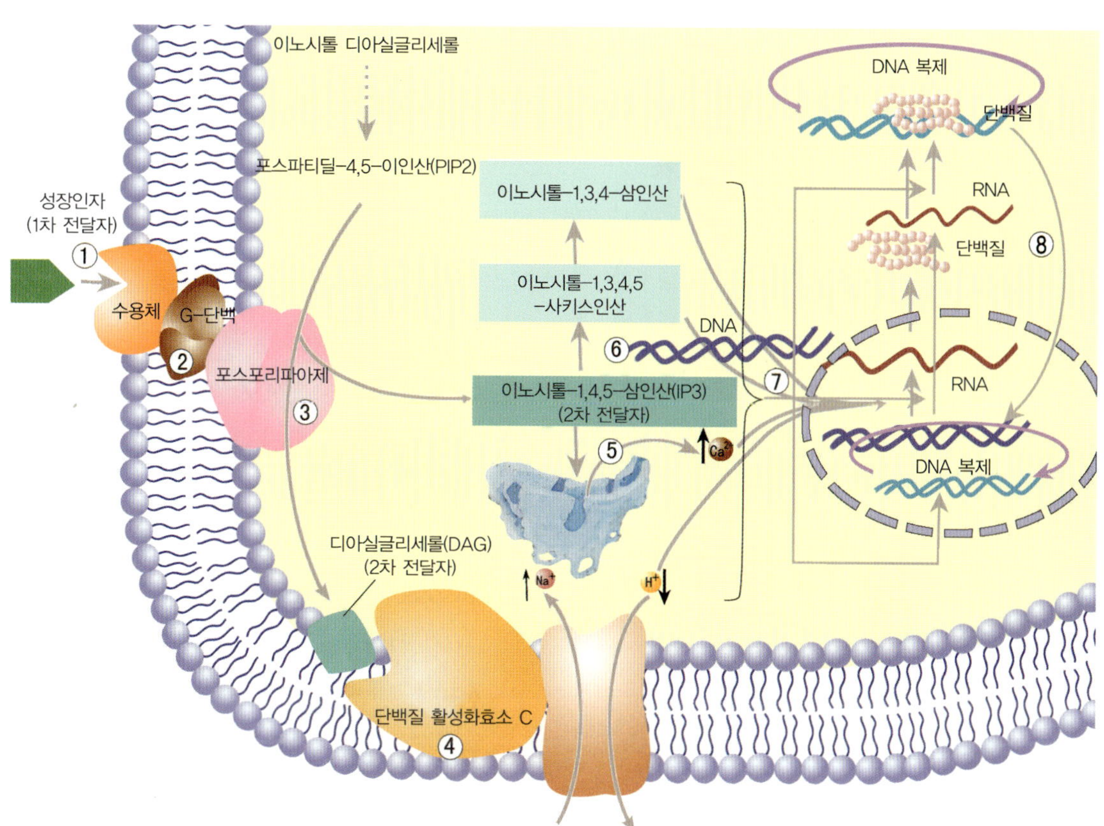

그림 3.35 대표적인 신호전달 경로 ① 성장인자와 같은 신호분자가 G-단백-결합수용체(G-protein-coupled receptor)에 결합 ② 이 결합은 G-단백의 입체형태를 변화시키고 이로 인해 포스포리파아제 C(phospholipase C)가 인산화되어 활성화된다. ③ 활성화된 포스포리파아제 C는 포스파티딜이노시톨-4,5-이인산(phosphatidylinositol-4,5-bisphosphate, PIP2)이라고 하는 인지질을 2차 전달자의 하나인 디아실글리세롤(diacylglycerol, DAG)과 이노시톨-1,4,5-삼인산(inositol-1,4,5-triphosphate, IP3)으로 쪼갠다. ④ DAG는 단백질활성화효소 C(protein kinase C)에 결합하고 이로 인해 수송단백질이 Na^+-H^+ 교환을 촉진하게 된다. 이어서 세포안의 H^+농도가 감소되고 따라서 세포의 pH가 증가한다. ⑤ IP3는 결합하여 소포체에 존재하는 IP3-gated Ca^{2+}통로를 활성화한다. 따라서 Ca^{2+}가 소포체로부터 세포질로 방출된다. 그다음 Ca^{2+}는 Ca^{2+}결합 단백질인 칼모듈린(calmodulin)에 결합되고, 이것이 다른 단백질을 활성화함으로써 세포반응이 이루어진다. ⑥ IP3는 이노시톨-1,3,4,5-사키스인산(inositol-1,3,4,5-terakisphosphate)과 이노시톨-1,3,4-삼인산(inositol-1,3,4-triphosphate)으로 전환된다. ⑦ Ca^{2+}농도와 pH의 변화, 그리고 두 가지 IP3 유도체의 농도변화가 복제, 전사, 번역, 그리고 단백질 활성을 촉진한다. ⑧ DNA가 합성된다.

포막 안쪽에 위치해있는 연계단백질(relay protein)을 활성화한다. 활성화된 연계단백질은 세포막에 있는 효과단백질(effector protein)을 자극한다. 일반적으로 효과단백질은 2차 전달자(second messenger)라고 불리는 특수한 화학신호를 생성한다. 이 2차 전달자는 유전자의 전사와 번역에 영향을 준다. 신호전달의 일반적인 예는 부신호르몬(adrenal hormone)이다. 이 호르몬은 간세포에서 글리코겐(glycogen)의 가수분해(hydrolysis)를 유도하여 단당인 포도당을 생성한다. 생성된 포도당 분자는 에너지생성을 위한 더 많은 대사를 위해 혈류로 방출된다. 이 경우 부신호르몬이 1차 전달자이다. 이것은 세포막에 있는 부신호르몬 수용체단백질에 결합하고, 결합 후 일련의 하위단계(downstream)의 연속적인 효소활동에 의해 글리코겐이 완전히 가수분해된다.

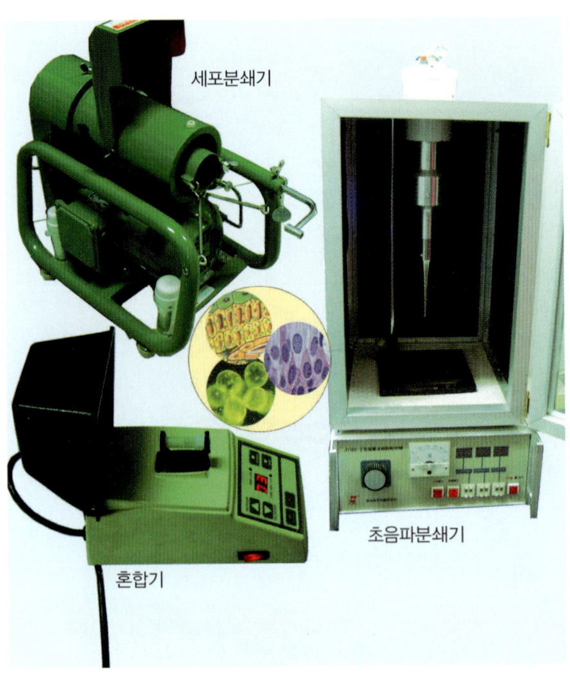

그림 3.36 세포를 부수는 기구들

3.6 세포구성물의 분리

이 장을 시작하면서 우리는 현미경의 간단한 역사에 대해 언급했다. 다음 우리는 세포의 구조와 기능을 소개했고, 생체막을 특별히 주의깊게 다루었다. 각각의 세포 구성물의 구조와 기능에 대해 공부하기 위해 종종 우리는 이러한 구성성분을 분리하는 것이 필요하다. 정확한 분리에 대한 탐구는 현미경과 같은 많은 기술적 혁명의 결과를 낳았다. 개발된 가장 중요한 두 가지 도구는 세포분획(fractionation)과 초원심분리(ultracentrifugation)이다.

몇 가지 세포분획기술은 아주 유용하다. 세포분리에 사용되어진 도구와 기술은 세포의 유형에 따라 다르다. 전기적 혹은 손의 힘을 사용하는 분쇄기(homogenizer)가 가장 널리 사용되어 졌는데 이는 금속 날이 빠른 속력으로 돌면서 조직과 세포를 자른다. 작은 세포에는 프랑스식 압착기술(press technique)이 사용된다. 이 방법은 세포를 밀봉된 용기에 넣고 고압의 질소가스를 투여하는 것이다. 아주 작은 구멍으로 급속히 압력이 가해지면, 세포는 빠른 속력으로 작은 구멍 밖으로 보내어지면서 분획을 얻게 된다. 세 번째 기술은 수용액에 세포의 지름과 유사한 유리구슬을 혼합하고 이 혼합물을 고속으로 섞으면 세포가 파괴된다. 이것은 조류와 곰팡이와 같은 단세포를 파괴하는데 흔히 사용되어지는 방법이다. 더 발달된 방법은 초음파 분쇄기(ultrasonic homogenization)인데 이것은 고속 진동막대를 사용하는 것인데 여기서 초음파가 발생하여 세포를 파괴하고 분쇄한다(그림 3.36). 이러한 모든 방법들은 세포를 분획하는 동안 열이 발생하기 때문에 세포 구성물의 기능을 유지하기 위해 세포의 생리적 범위내의 온도 유지를 위한 냉각장치가 필요하다. 어떤 세포분획기술도 세포유형과 얻고자 하는 세포구성물에 따라 알맞은 분쇄기의 속도 혹은 압력을 맞추지 않으면 안된다.

구성분의 크기와 밀도(부유밀도)가 다르기 때문에 세포분획 후 원심분리로 여러 가지 다른 세포 구성물들을 분리할 수 있다. 가장 유용한 원심분리기(centrifuge)는 초원심분리기(ultracentrifuge)이다. 이것은 분당 130,000회(rpm)의 회전 속도를 가질 수 있고, 중력에 반하여 백만 배 이상의 힘이 세포에 가해질 수 있다. 이것을 1,000,000 g라고 나타낸다. 이러한 속도와 원심력(g)은 로터(rotor)의 종류에 따라 다르다.

일반적으로 동물세포의 큰 파편과 핵은 800 g에서 10분간 원심분리하면 분리되어질 수 있다. 상등액(supernatant)을 20,000 g로 15분 원심분리하면 미토콘드리아와 엽록체를 분리할 수 있다. 이

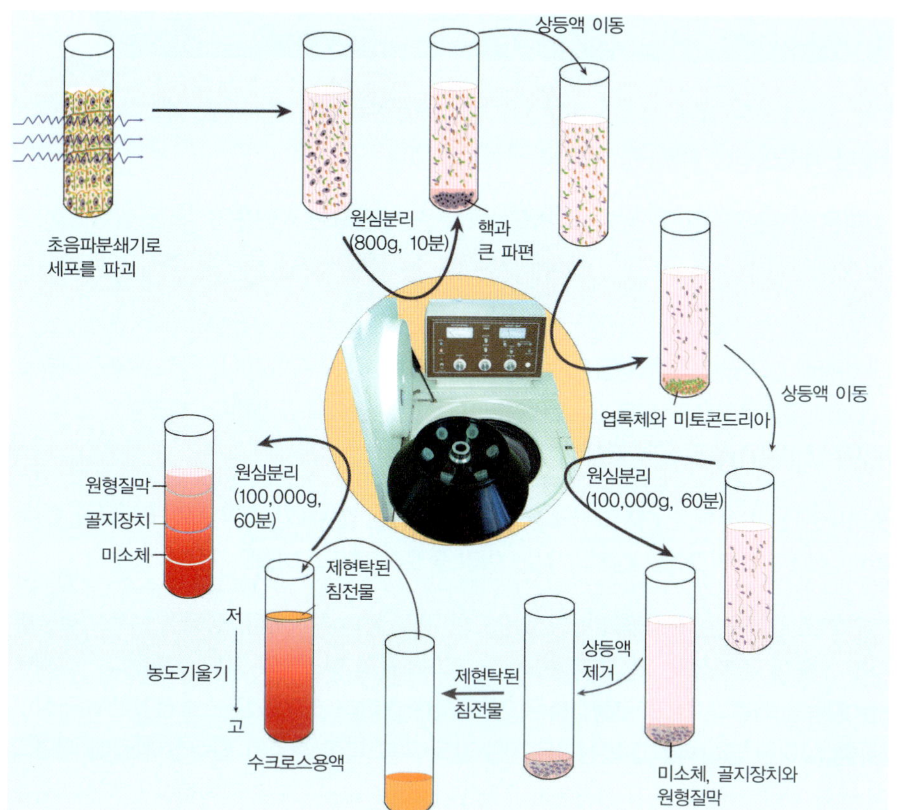

그림 3.37 여러가지 세포구성물의 원심분리와 분획

상등액을 다시 100,000 g에서 60분간 원심분리하면 미소체, 세포막과 골지장치를 얻을 수 있다. 이 침전물을 수크로스(sucrose) 용액에 부유시킨 후 이것을 100,000 g에서 60분간 원심분리하면 나머지 다른 세포소기관을 분리할 수 있다. 이 수크로스용액은 원심분리되는 동안 밀도기울기를 형성하기 때문에 유사한 크기를 가지지만 밀도가 다른 세포소기관이 수크로스용액에서 자신의 밀도와 동일한 지역에 쌓이게 된다(그림 3.37).

분리된 세포소기관과 세포구성물로 그것의 구조적 생화학적, 생리적 특징을 조사할 수 있다. 각각의 구성물의 구조적 기능적 분석은 전체 세포가 어떻게 일하고 있으며, 서로 다른 구성성분이 서로 소통하고 있는 방법에 대한 중요한 정보를 제공한다.

단원요약

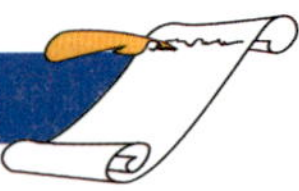

300년 전 네델란드의 안톤 반 레벤후크는 세계 최초로 현미경을 발명하여 초미시세계의 문을 열었다. 전형적인 광학현미경은 광원, 집광기, 제물대, 대물렌즈와 다른 구조물들로 구성되어 있다.

살아있는 생명체의 현미경 실험은 세포설의 발전을 낳았다. 세포설의 두 가지 주요한 사항은 (1) 모든 살아있는 생명체는 세포와 세포의 생산물로 이루어져 있으며 (2) 모든 새로운 세포는 세포분열과 세포융합에 의해 이미 존재하는 세포로부터 생겨난다는 것이다.

원핵생물은 진핵생물보다 더 이전에 생겨났다. 원핵생물은 보편적으로 작고 단세포 구조이다. 원핵생물은 막으로 둘러싸인 세포소기관이 없다. 그들의 유전물질은 막으로 둘러 싸여있지 않고 핵양체에 존재한다. 세포벽의 주요 구성성분은 펩티도글리칸이며 이것은 대부분 셀룰로스로 구성된다.

진핵세포는 이중막구조로 둘러싸인 진정한 핵을 가지고 있다. 핵은 인, 핵질, 염색체와 핵막으로 구성되어 있다. 진핵세포는 미토콘드리아, 엽록체, 소포체, 그리고 골지장치와 같은 여러 종류의 세포소기관을 가진다.

생체막은 세포의 도처에 보편적으로 존재하는 구성물이며 가장 중요한 구조 중의 하나이다. 생체막은 세포막(원형질막 혹은 세포질막) 뿐만 아니라 소포체, 골지장치, 핵, 미토콘드리아, 라이소좀과 미소체의 막도 포함된다. 생체막은 구조적으로 복잡하며 다양한 기능을 가진다. 주요 구성성분은 인지질이중층이다. 인지질은 소수성이며 비극성인 지방산이 이중층의 안쪽에 위치한다. 극성 글리세롤과 인산기는 세포질과 세포 밖의 환경인 친수성 환경에 직면해 있다. 기능적 차이로 인해 막의 안과 밖은 서로 다른 구성성분이 존재한다. 막은 보편적으로 단백질이 인지질이중층에 묻혀있거나 혹은 이중층의 표면에 결합되어 있다. 막은 유동적이며 막단백질은 막 안에서 수평으로(옆으로) 그리고 막의 안과 밖으로, 즉 수직으로 이동할 수 있다. 막단백질은 수송, 효소활성, 신호전달, 세포간의 연결, 세포골격과 세포외기질간의 결합, 그리고 세포-세포 인지(cell-cell recognition)와 같은 많은 기능을 한다. 막을 가로지르는 물질교환은 수동수송(에너지를 필요로 하지 않음)과 능동수송(에너지를 소비함)에 의해 수행된다.

세포분획과 초원심분리는 세포구성물을 분리하는 핵심기술이다. 세포구성물의 분리에서 분자적, 생화학적, 생물물리학적 분석법은 세포의 구조와 기능에 대한 우리의 지식을 더욱 밝게한다.

토의를 위한 질문

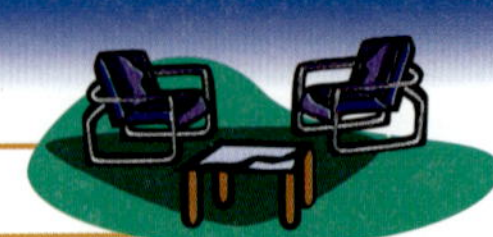

1. 원핵과 진핵세포, 식물과 동물세포 그리고 미토콘드리아와 엽록체 간의 유사점과 차이점은 무엇인가?
2. 식물종자의 어떤 세포는 지질 저장입자를 가진다. 이러한 입자는 지질단일층막에 존재하며, 이것은 일반적인 세포소기관에서 볼 수 있는 지질이중층이 아니다. 지질 단일층 구조를 기술하고 이러한 구조가 이러한 환경에서 지질이중충의 구조보다 더 안정한 이유를 설명하라.
3. 다음의 현상을 설명하라: 식물세포를 수크로스 용액에 담근다. 일정한 시간이 흐른 후 용액의 pH가 올라가고 초기 수크로스 농도에 비해 증가하였다. 여기에 ATP합성효소 저해제를 첨가하여 이 용액의 pH의 변화를 방지하였다.
4. 생체막에서의 인지질이중층과 단백질 사이의 관계는 어떠한가?

관련된 인터넷 사이트

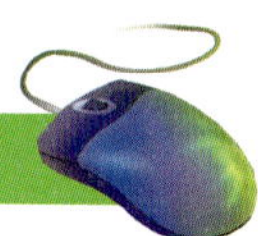

http://www.cellsalive.com/
http://www.cellbio.com/
http://www.life.uiuc.edu/plantbio/cell/

CHAPTER 4

생체의 화학적 기초

THE CHEMICAL BASIS OF LIFE

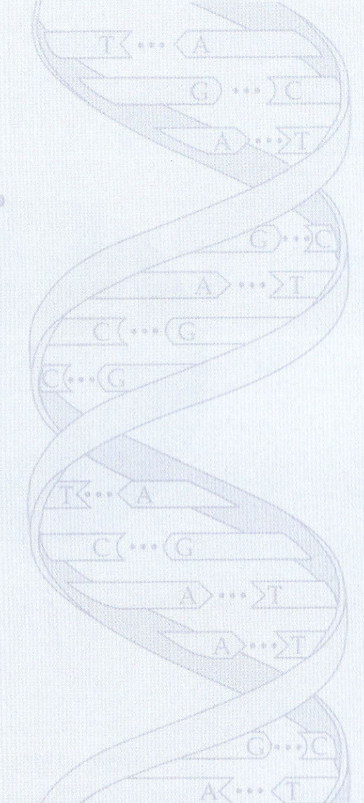

4.1 생체의 화학적 단위: 원소와 분자

생체의 주요 원소와 분자

유전형(genotype)과 표현형(phenotype)의 매우 높은 다양성에도 불구하고 모든 생명체는 아주 유사한 화학적 구성을 하고 있다. 생명체의 주된 화학원소는 탄소(C), 수소(H), 산소(O), 질소(N), 인(P), 황(S) 그리고 칼슘(Ca)이다. 이 7가지 원소(element)들이 생명체의 생물량(biomass)의 99.35%를 차지하며, C, H, O, N이 약 96%를 차지하고 있다.

대부분의 생명체는 아미노산(amino acid), 뉴클레오티드(nucleotide), 지방산(fatty acid), 당(sugar)과 같은 생체분자(biomolecule)를 가지고 있다. 이런 단순한 분자(molecule)들이 단백질(protein), 핵산(nucleic acide), 지질(lipid)과 탄수화물(carbohydrate)과 같은 거대분자를 구성한다. 이들은 생명체에서 각각 약 15%, 7%, 2%, 그리고 3%의 생물량을 차지한다. 무기염류는 생물량의 1%로 구성되어 있다. 물은 가장 풍부한 분자로 생물량의 약 70%를 차지한다(그림 4.2).

약한 화학결합과 강한 화학결합

분자는 두 개 혹은 그 이상의 원자(atom)로 구성되어 있으며 다른 분자와 화학결합을 한다. 생체의 모든 화학원소는 원자간에 전자(electron)를 동일하게 공유하는 결합력이 강한 공유결합(covalent bond)을 할 수 있다. 공유결합과 마찬가지로 더 다양한 약한 화학결합 역시 생체분자에서 중요하다. 이들 중 첫 번째는 산소나 질소와 같은 음전하를 띠는 원소와 수소원자간에 형성되는 수소결합(hydrogen bond)이다. 각각의 수소결합은 매우 약하지만 분자 내에서 혹은 분자와 분자간의 수소결합은 분자를 매우 안정하게 한다. 예를 들면, 두 개의 단일가닥 DNA분자 사이의 수소결합은 매우 안정한 DNA 이중나선(double helix) 구조를 유지한다. 다른 화학결합은 반 데르 바알스 힘(van der Waals force)과 소수성 상호작용(hydro-

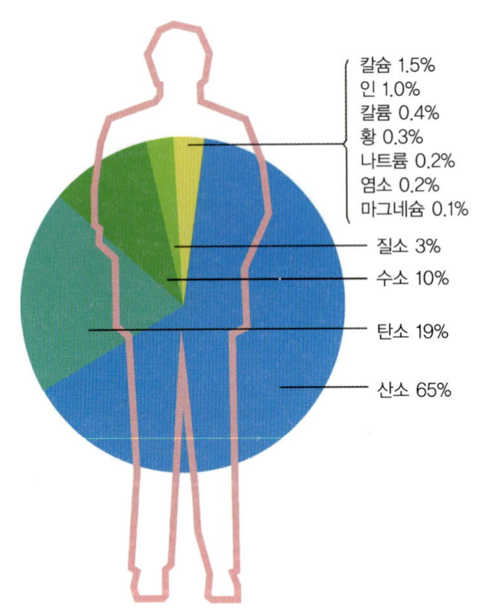

그림 4.1 인체를 구성하는 화학원소

유기염류 1%
지질 2%
탄수화물 3%
핵산 7%
단백질 15%
물 70%

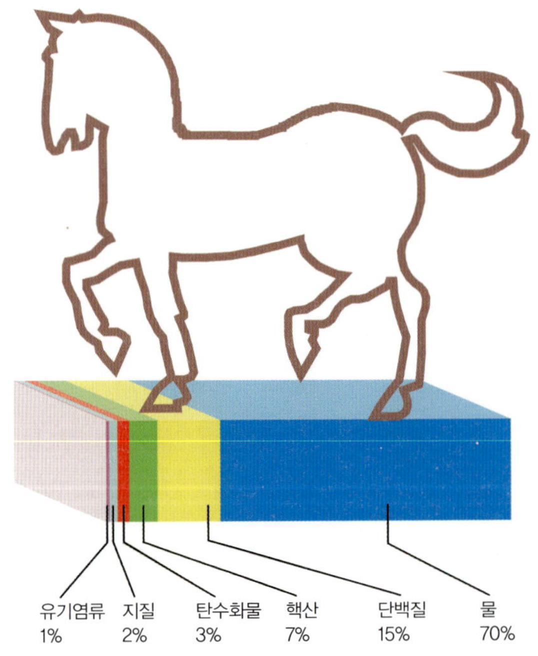

그림 4.2 일반적인 생명체를 구성하는 분자

phobic interaction)이다. 반 데르 바알스 힘은 3~4 옹그스트롬(angstrom) 이하의 거리에 있는 원자간에 서로 당기는 힘이다. 이러한 결합들은 기질-효소(substrated-enzyme) 결합과 단백질-핵산 상호작용에 중요한 역할을 한다. 수용성 환경에서 비극성(소수성)분자간에 서로 모이는 경향을 소수성 상호작용이라 한다. 소수성 상호작용은 생체막의 구조와 단백질의 접힘구조(protein folding) 형성에 중요하다.

생체분자의 탄소골격과 작용기

탄소화합물은 생명체에 있어 물 다음으로 많은 물질이다. 이러한 화합물을 유기화합물(organic compound) 혹은 생물학적 화합물(biological compound)이라고 한다. 거의 매일 새로운 유기화합물이 발견되거나 인공적으로 합성되어 진다. 지금까지 이백만개 이상의 유기화합물의 특성이 기

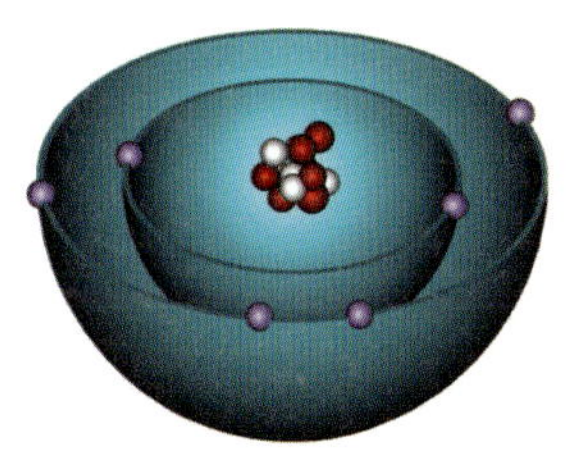

그림 4.3 탄소원자의 구조

술되어 왔다. 탄소의 독특한 화학적 유용성 때문에 탄소는 생명체에서 아주 중요하다. 각 탄소원자는 4개의 전자를 가지는데 이것은 다른 원자들과 강한 공유결합을 형성할 수 있다(그림 4.3). 하나의 탄소원자는 다른 탄소원자 뿐만 아니라 모든 거대분자(macromolecule)의 기본이 되는 사슬과 고리구조를 형성하기 위해, 많은 다른 원소와 결합할 수 있다. 탄소원자는 단일(C–C) 공유결합 뿐만아니라 이중(C=C) 그리고 삼중결합(C≡C)을 형성할 수 있다. 탄소와 수소원자만을 가지고 있는

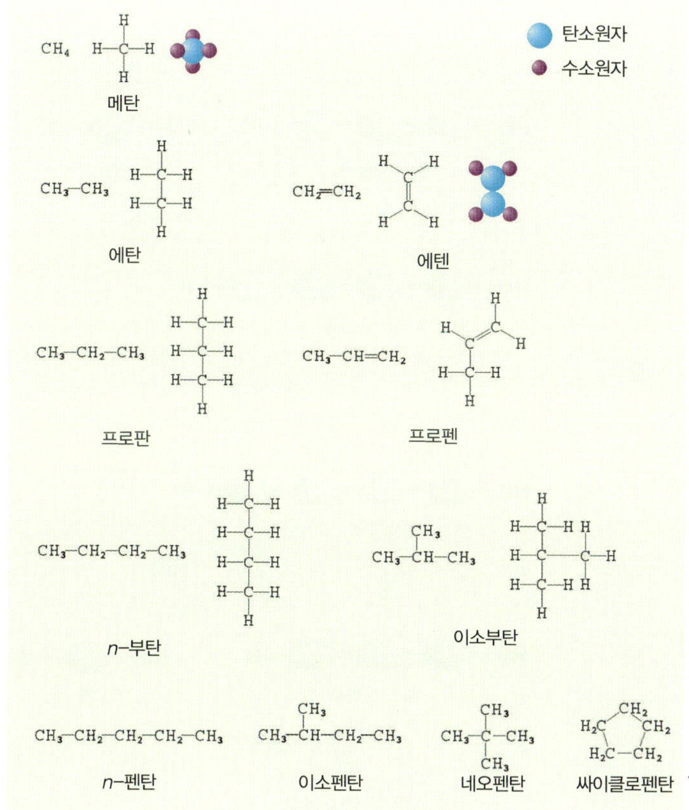

그림 4.4 탄소골격의 다양한 길이와 곁가지의 형태가 탄화수소의 특성을 결정한다.

화합물을 탄화수소(hydrocarbon)라고 한다. 탄화수소는 길이가 다양하며, 가지가 있거나 혹은 없으며, 고리구조를 가지기도 한다(그림 4.4). 하나의 단일분자 내에 두 개 혹은 세 개의 형태를 모두 가지기도 하는데, 이것은 생명체에서 흔히 볼 수 있다. 탄소골격(carbon skeleton)의 다양한 구조와 길이는 유기화합물의'기본적인 특성을 결정한다.

탄소골격 외에 결합된 다른 원소와 화합물 역시 유기화합물의 특징에 영향을 준다. 이러한 결합된 원소를 작용기(functional group)라고 하는데 여기에는 산소, 질소, 황, 인 등을 함유할 수 있다(그림 4.5). 이러한 작용기의 대부분은 극성(polar)을 띠므로 물과 잘 반응한다. 따라서 그들은 일반적으로 친수성(hydrophilic)의 성질을 띤다. 이들의 친수성 특성은 수용성 세포환경에서 그들의 안정성이나 생물학적 활성을 보장해 준다. 이러한 각각의 작용기는 세포내 생물학적인 그들의 역할에 중요하고 독특한 화학적 특성을 나타낸다.

세포내 주요 거대분자는 단백질, 핵산, 지질과 다당류(polysaccharide)이다. 이러한 거대분자는 동일하거나 유사한 단량체(monomer)로 구성된 중합체(polymer)이다. 단량체가 중합체를 형성하기 위해 결합할 때 탈수반응(dehydration)이 일어난다. 탈수반응은 하나의 중합체에 한 개 혹은 두 개의 단량체가 결합할 때 한 분자의 물이 떨어져 나오는 것이다. 이와 반대로 가수분해(hydrolysis)는 단량체가 중합체로부터 떨어져 나오는 것이다. H^+와 OH^-가 첨가됨으로써 작용기가 형성된다(그림 4.6).

4.2 탄수화물

탄수화물(carbohydrate)은 C, H, O가 1 : 2 : 1의 비율로 이루어진 유기화합물을 말한다. 이들은

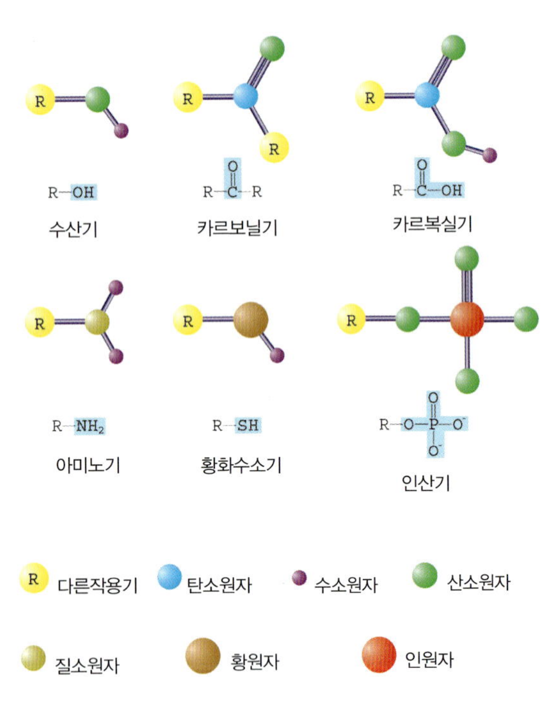

그림 4.5 작용기는 유기화합물의 조적 기능적 특성을 결정한다.

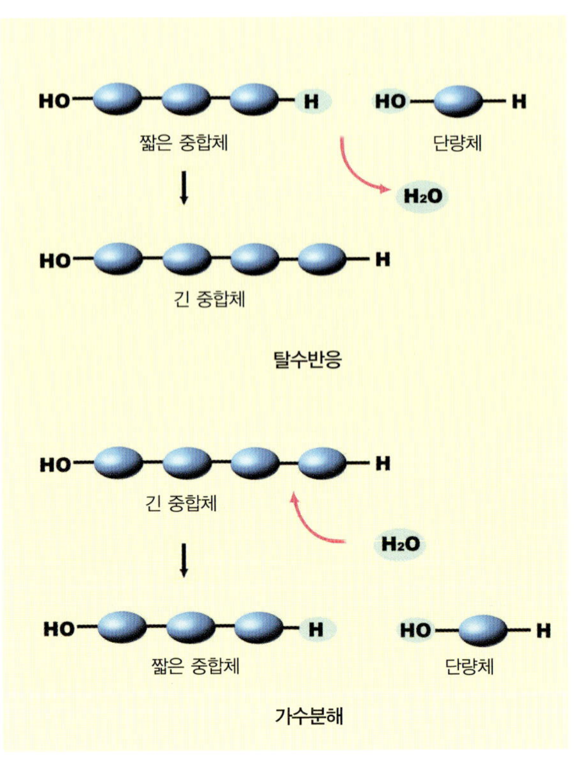

그림 4.6 탈수반응과 가수분해

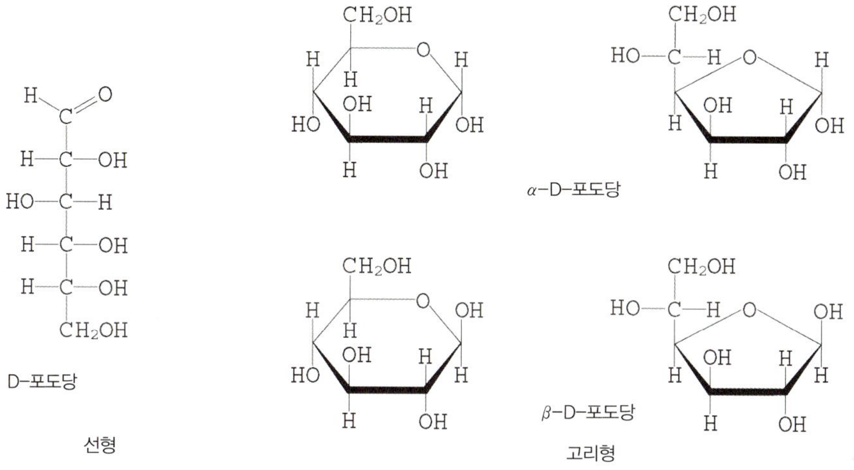

D-포도당

선형

α-D-포도당

β-D-포도당

고리형

그림 4.7 포도당의 구조변이

모든 세포에 널리 분포되어 있다. 예를 들면, 동물의 혈액은 많은 양의 포도당(glucose)을 함유하고 있다. 식물과 곰팡이의 세포벽은 셀룰로스(cellulose)를 가지고 있다. 곡류(쌀과 밀)는 많은 양의 전분(starch)을 가진다. 탄수화물은 대사 중간산물이며 구조적 구성성분일 뿐만 아니라 핵산과 당단백질(glycoprotein)을 포함한 다른 거대분자의 기본단위로써 모든 생명체에 필수적이다. 탄수화물은 살아있는 생명체에 있어 공통의 에너지-저장 화합물이다.

단당류

단당류(monosaccharide)는 가장 단순한 당이다. 이는 더 이상 작은 당단위로 분해되지 않는다. 포도당(glucose)은 $C_6H_{12}O_6$의 분자식을 가지는 가장 풍부한 당이다. 하나의 포도당분자는 인접한 탄소원자 간에 단일 공유결합을 하고 있는 여섯 개의 탄소골격으로 이루어져 있다. 이것의 작용기는 하나의 카르보닐기(carbonyl group, C=O)와 다수의 수산기(hydroxyl group, C−OH)를 포함한다. 포도당은 선형이나 고리구조로 존재할 수 있다(그림 4.7). 과당(fructose)과 포도당은 동일한 분

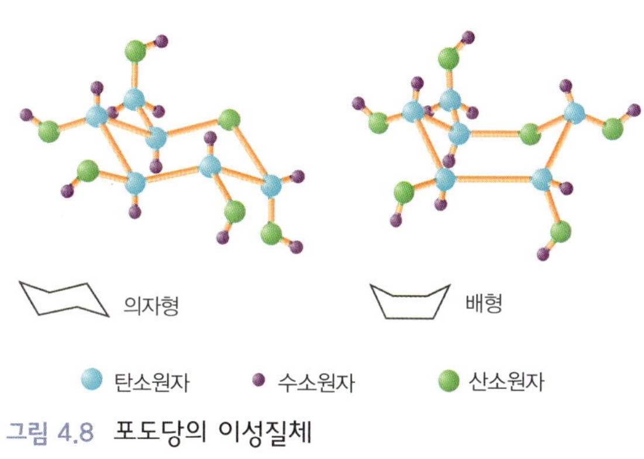

그림 4.8 포도당의 이성질체

자식을 가지고 있지만 이들의 구조는 다르다. 분자식은 동일하지만 구조가 다른 것을 이성질체(isomer)라고 한다. 동일한 구조를 가진 단당류는 입체이성질체(stereoisomer)가 될 수 있다(그림 4.8). 생명체에서 아주 중요한 오탄당(pentose)과 육탄당(hexose)은 수용액에서 선형이 아니라 일반적으로 고리구조를 형성한다.

이당류

살아있는 세포에서 두 개의 단당류가 탈수반응을 거쳐 이당류(disaccharide)를 형성할 수 있는데, 이때 하나의 단당류에서 −OH 기가, 또 다른 단당류의 −H 기가 서로 결합하여 물이 형성된다. 두 개

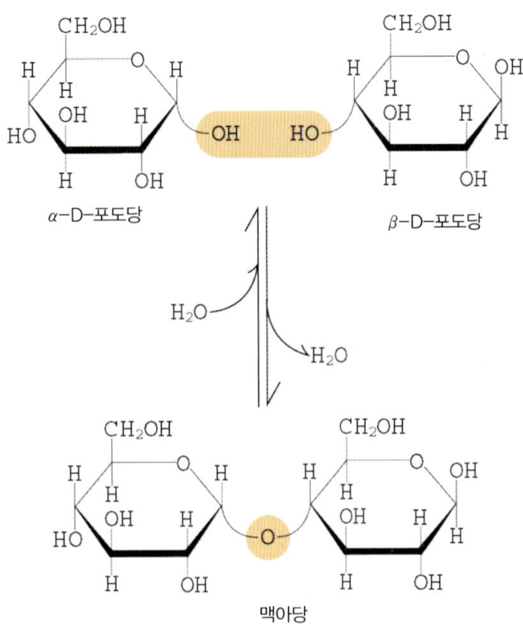

그림 4.9 포도당 두 분자간의 탈수반응에 의해 합성되는 맥아당

의 단당류 사이에 새롭게 형성된 이러한 결합을 배당결합(glycosidic bond)이라고 한다. 이러한 반응은 가역적이다. 즉, 이당류에서 가수분해(hydrolysis)가 일어나 두 개의 단당류가 된다.

이당류인 맥아당(maltose)은 발아 곡류의 종자에 풍부하며 맥주의 재료이고, 수크로스(sucrose)는 빵과 음료의 감미료로 널리 사용된다. 수크로스가 가장 널리 사용되는 상품의 원료 중 하나가 사탕수수이다. 젖당(lactose)은 동물의 가장 풍부한 이당류로 인간의 젖이기도 하다.

그림 4.9는 탈수반응을 통해 생성되는 맥아당을 보여주는데 이는 두 포도당(glucose)분자간의 α-1,4-배당결합의 형성에 의해 생성된다. 맥아당과 같이 수크로스(설탕)는 두 개의 단당류가 탈수반응에 의해 생성된다. 그러나 맥아당과 수크로스는 기본적으로 두 가지 다른 점이 있다. (1) 하나는 맥아당과는 달리, 수크로스는 다른 단당류인 포도당과 과당으로부터 만들어지는 것이다. (2) 두 번째는 맥아당에서는 단당류가 α-1,4-배당결합에 의해 결합되는 반면 수크로스는 α-1,2-배당결합을 통해 연결된다. 젖당은 포도당과 갈락토스(galactose)가 β-1,4-배당결합을 하여 형성된다.

다당류

하나의 단당류가 탈수반응을 통해 이당류에 첨가됨으로써 삼당류(trisaccharide)가 생성된다. 하나 혹은 몇 개의 단당류가 삼당류에 첨가됨으로써 올리고당(oligosaccharide)이 생성된다. 다당류(polysaccharide)는 배당결합으로 이루어진 많은 단당류로 구성된다. 천연(natural)다당류는 수 천 개의 단당류 단위체를 가지고 있기도 하다. 다당류는 생명체에 중요한 역할을 한다. 가장 중요한 것들은 전분, 글리코겐(glycogen)과 셀룰로스이다. 전분은 포도당 단량체로 구성된다. 이것은 일반적인 에너지-저장 화합물이며 식물의 뿌리에 풍부하다. 전분은 아밀로스(amylose)라고 불리는 가지가 없는 긴-선형태이거나, 아밀로펙틴(amylopectin)이라고 하는 가지가 있는 긴-선형태 중의 하나로 존재한다. 아밀로스의 포도당 단량체 간의 결합은 α-1,4-배당결합이고, 아밀로펙틴은 α-1,4-배당결합과 α-1,6-배당결합을 모두 가지고 있다. 콩의 전분은 기본적으로 아밀로스인 반면, 점성이 있는 쌀의 전분은 대부분 아밀로펙틴이며 많은 α-1,6-배당결합(많은 수의 가지를 가짐)을 포함하고 있다.

식물세포에서 전분분자는 서로 모여 전분입자를 형성하는 것을 현미경으로 볼 수 있다. 이러한 저장분자는 식물의 에너지저장의 기능을 한다. 짧게 에너지를 공급할 때 배당결합이 가수분해되어 포도당을 생성한다. 이렇게 방출된 포도당분자는 ATP를 생성한다. 식물 외에 동물과 인간도 에너지 연료로서 포도당을 사용할 수 있다. 사실 인간의 음식물의 고체성분의 주 요소는 전분(감자, 밀, 옥

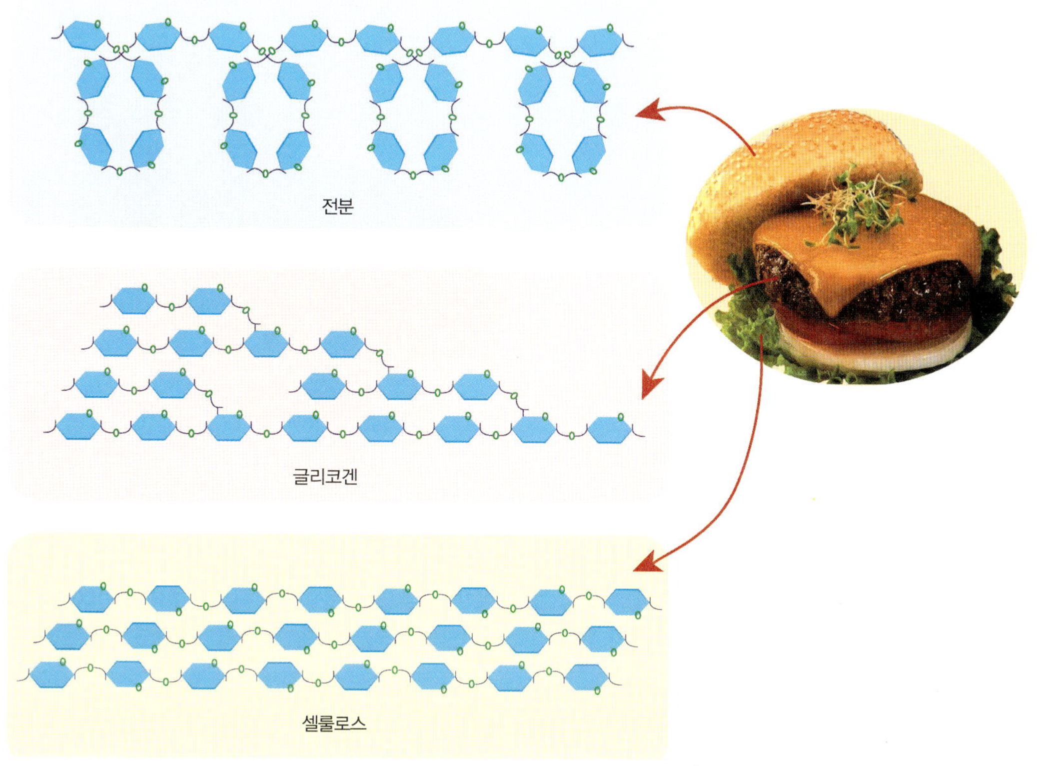

그림 4.10 전분, 글리코겐과 셀룰로스는 모두 단당류인 포도당의 중합체이다.

수수, 쌀과 다른 곡류)이다.

동물 역시 다당류를 저장하여 연료로 사용한다. 동물의 주된 다당류는 글리코겐인데, 이것 또한 α-1,6-배당결합을 통해 아밀로펙틴 보다 더 많은 가지를 가지고 있는 포도당 중합체이다. 동물은 간과 근육세포 안에 글리코겐을 저장한다. 당과 ATP의 요구가 증가될 때 효소는 글리코겐을 가수분해하여 포도당 단량체를 방출한다.

연료원이 되는 것 외에도 많은 다당류는 필수적인 구조적 방어적 물질로 작용한다. 셀룰로스가 이러한 예의 하나이다. 셀룰로스는 식물과 곰팡이 세포를 감싸고 있는 단단한 세포벽(cell wall)의 주요 구성성분이며 가장 풍부한 유기화합물이다. 셀룰로스는 뿌리, 줄기, 가지, 잎과 같은 식물 구조물의 주된 탄수화물이다. 나무는 대부분 그물구조를 형성하는 셀룰로스로 구성되어 있다. 전분과 같이, 글리코겐과 셀룰로스는 포도당의 중합체이지만 이들의 배당결합은 다르다. 셀룰로스는 첫 번째 탄소에 수산기를 가진 고리형태의 β-포도당으로 구성되어 있으며, 전분과는 다른 배열을 하고 있다. β-포도당 단량체는 모서리부분에서 포도당 단량체가 위 아래로 번갈아 가며(번갈아 가며 포도당이 뒤집어진 모양) α-1,4-배당결합을 통해 연결되어 있다(그림 4.10). 셀룰로스 분자는 가지가 없으며, 나선형태인 전분과는 달리 일직선 형태이다. 이러한 직선배열로 인해 평행으로 놓인 셀룰로스 분자의 수산기들이 서로 수소결합을 형성할 수 있다. 식물세포벽에서 수천개의 평행한 셀룰로스분자가 서로 결합하여 강한 방어와 지지 작용을 하고 있다.

독특한 배당결합 때문에 인간을 포함한 동물은 셀룰로스를 소화시키지 못한다. 그러나 이것은 우리들의 음식물 섭취와 소화를 돕는다. 또한, 소화관의 점액(mucus) 분비를 촉진하며, 점액은 음식물이 소화관을 부드럽게 통과하는 것을 돕는다. 셀룰로스를 소화할 수 있는 유일한 생물은 일부 세균과 균류이다. 소나 양과 같은 일부 동물은 그들의 위 속에 셀룰로스를 소화시키는 미생물을 가지고 있다. 이러한 미생물은 건초와 풀의 셀룰로스를 가수분해하여 영양분이 되는 포도당이나 다른 영양소로 전환한다. 셀룰로스를 소화시키는 미생물 없이는 우리의 지구는 셀룰로스에 묻히게 될 것이다. 따라서 이러한 미생물은 지구의 생태계내 화학원소의 생물학적 순환(biological recycling)에 매우 중요하다.

4.3 지질

탄수화물과 같이 지질 역시 C, H, O의 3가지 주원소로 구성된다. 그러나 지질은 O에 대한 H의 비율이 2배 더 높다. 지질은 주로 수소와 탄소원자 사이의 공유결합으로 이루어져 있다. 모든 지질은 하나의 중요한 특징을 공유하고 있다. 그들은 물이나 극성 용매에 대한 친화성이 거의 없거나 완전히 없지만 비극성(nonpolar) 용매에는 녹을 수 있다. 예를 들면, 새의 깃털 표면의 지질은 물방울이 깃털을 투과하거나 퍼져나지기 못하도록 하며 작은방울을 형성하게 한다(그림 4.11). 이러한 특징은 새가 빗속에서도 날 수 있고, 물에서도 쉽게 헤엄칠 수 있도록 한다.

지질은 큰 생체분자를 형성하지만 중합체는 아니다. 이는 구조와 기능면에서 아주 다양하다. 어떤 지방은 지방분자의 다양성에 기여하는 인과 질소를 포함하고 있다. 지질은 동물의 피부와 깃털, 식물의 왁스(waxy)층에 있어 개체의 보호막을 형성한다. 동물에서 피하지방(subcutaneous fat)은 체온을 유지하는 단열재의 역할을 한다. 비타민(비타민 A와 D), 호르몬(스테로이드 steroid와 코르티코이드 corticoid)과 같은 생물학적 활성화합물 또한 지질이다. 일반적인 지질에는 왁스, 색소(pigment), 지방(fat), 인지질(phospholipid)과 스테로이드(steroid)가 있다. 우리는 3가지 특별한 지질인 지방, 인지질, 스테로이드를 소개하고자 한다.

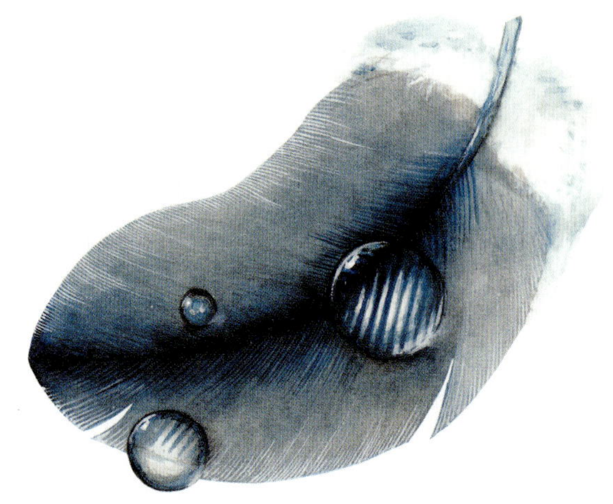

그림 4.11 지질은 소수성이다

지방

지방(fat)은 글리세롤(glycerol)과 지방산(fatty acid)으로 구성되어 있다(그림 4.12). 글리세롤은 3개의 탄소원자를 가진 알코올의 하나로, 각각의 탄소원자는 하나의 수산기(hyroxyl group)를 가지고 있다. 지방산은 끝에 하나의 카르복실기(carboxyl functional group)를 가지며 16 또는 18개의 탄소원자로 이루어진 긴 소수성 탄화수소(hydrocarbon) 골격으로 구성되어 있다. 탈수반응을 통해 3개의 지방산은 글리세롤의 각각의 수산기와 에테르결합(ester bond)을 형성한다. 이것을 트리아실글리세롤(triacylglycerol) 혹은 트리글리

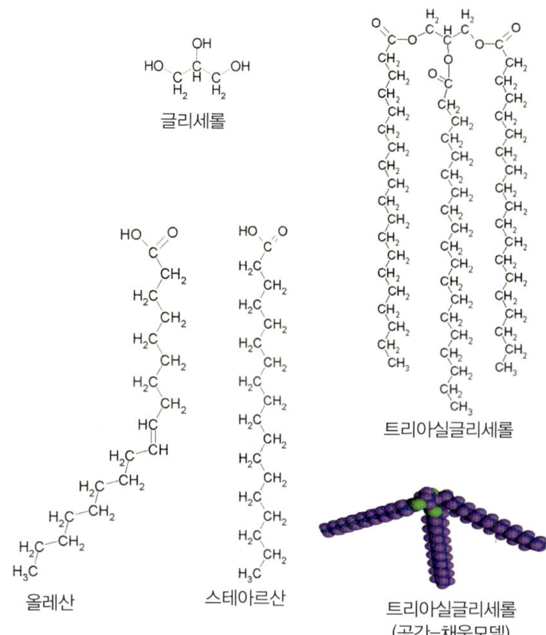

그림 4.12 글리세롤, 지방산과 트리아실글리세롤의 구조

세리드(triglyceride)라고 하며 흔히 알려진 일반적인 지방(fat)이다.

결합된 지방산에 따라 다양한 지방이 형성된다. 하나의 지방분자에서 3개의 지방산은 서로 같거나 혹은 다를 수 있다. 지방산의 길이와 수 그리고 탄소이중결합(C=C)의 위치에 따라 다양한 지방산이 형성된다. C=C결합을 가진 지방산을 불포화지방산(unsaturated fatty acid)이라 한다. 지방산에서 이중결합이 있는 탄화수소 사슬부분은 구부러진다. 하나, 둘, 혹은 세 개의 불포화지방산을 가지고 있는 지방을 불포화지방(unsaturated fat)이라고 한다. 불포화지방은 고체화가 될 정도로 서로 가까이 모이기 어렵다. 따라서 불포화지방의 녹는점은 낮아 실온에서 액체상태가 된다. 이를 흔히 기름(oil)이라고 부른다. 대부분의 식물과 어류의 지방은 불포화지방이다. 액체상태의 식물성 지방을 보관하기 위해 수소를 첨가하여 포화지방으로 전환시킬 수 있는데, 이러한 과정을 수소화(hydrogenation)라고 한다. 마가린은 식물성 기름을 수소화하여 만들어지며 이는 동물성 지방으로부터 만들어지는 버터의 대용품이다.

C–C(단일결합)결합만을 가진 지방산을 포화지방산(saturated fatty acid)이라고 하며, 포화지방산만을 가진 지방을 포화지방(saturated fat)이라 한다. 포화지방의 탄소골격은 구부러짐 없이 곧기 때문에 포화지방산 분자는 서로 가깝게 모일 수 있다. 이러한 지방은 불포화지방 보다 더 높은 녹는 점을 가지고 있어, 상온에서 고체상태이다. 식품의 풍부한 포화지방은 동맥경화(arteriosclerosis)와 같은 심혈관질환(cardiovascular disease)을 유발할 수 있다. 동맥경화는 혈관에 과도한 지방이 축적됨으로써 플라그(plaque)를 형성하게 되어 혈액의 흐름을 느리게 한다.

지방은 세포막의 중요한 구성성분이며 주된 저장에너지 형태이다. 지방 1 g이 연소되면 1 g의 다당류보다 2배 많은 에너지(ATP)를 생산한다. 따라서 지방은 장기 저장에너지 원료가 된다. 이러한 에너지 저장은 식물의 종자와 동물의 지방조직에서 가장 흔히 발견된다. 게다가 지방조직(adipose tissue)은 기관(organ)의 단열재와 완충제가 된다. 단열의 기능은 바다표범, 고래, 북극곰, 펭귄과 같은 차가운 환경에서 사는 수상동물의 생존에 필수적이다. 이러한 동물은 그들의 몸의 단열과 기관에 대한 완충작용을 하는 피부 아래의 두꺼운 피하지방층을 가지고 있다. 인간의 비만은 피부와 기관의 주변에 있는 지방세포에 지방의 과도한 축적의 결과이다.

인지질

인지질(Phospholiqid)은 또한 포스포글리세리드(phosphoglyceride)라고도 하다. 인지질은 글리세롤과 지방산을 모두 가진 지방분자의 구조와 유사하다. 인지질의 차이점은 세 개가 아닌 오직 두

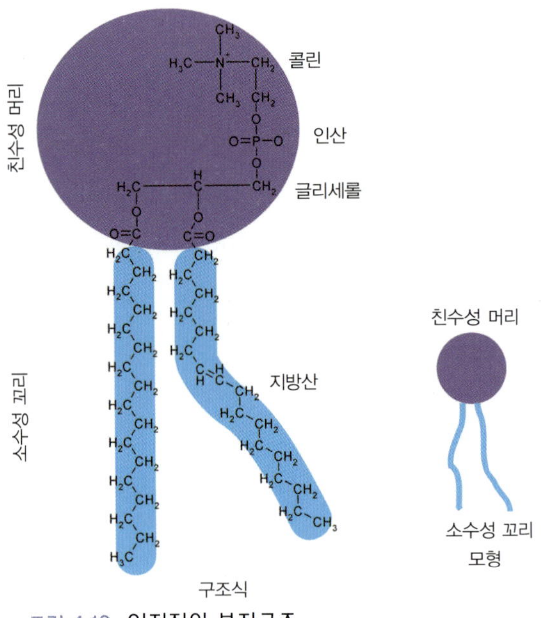

그림 4.13 인지질의 분자구조

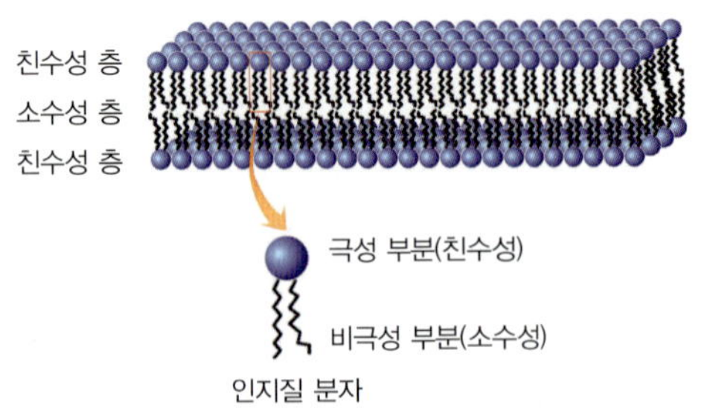

그림 4.14 생체막의 인지질이중층 구조

개의 지방산이 글리세롤에 결합되어 있다. 지방산은 전하를 띠지 않기 때문에 소수성 꼬리를 형성한다. 글리세롤의 세 번째 수산기는 인산기(phosphate group)와 결합되어 있으며, 인산기는 음전하를 띈다. 따라서 글리세롤과 인산기는 친수성 머리가 된다. 다른 전하를 띤 작은 분자가 인산기에 결합하여 다양한 인지질을 형성한다. 예를 들면, 콜린(choline)분자가 인산기에 결합하여 포스파티딜콜린(phosphatidylcholine)이라는 지질을 만든다. 대부분 두 개의 지방산 중 하나는 다양한 위치에 다양한 수의 탄소이중결합을 가진 불포화 지방산이다(그림 4.13). 인지질은 세포막의 주된 구성성분이다(그림 4.14).

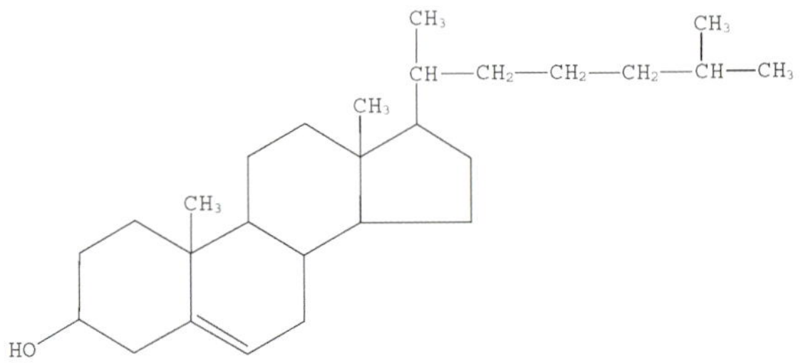

그림 4.15 콜레스테롤의 분자구조

스테로이드

스테로이드(steroid)는 4개의 탄소원자 접합고리(fused ring)를 가진 지질이다. 3개의 고리는 각각 6개의 탄소원자를 가지고 있으며, 4번째 고리는 5개의 탄소원자를 가지고 있다. 가장 잘 알려진 스테로이드는 콜레스테롤(cholesterol)이다(그림 4.15). 콜레스테롤은 동물세포막의 독특한 구성성분으로 식물이나 곰팡이 세포에서는 발견되지 않는다. 동물 혈액의 고농도 콜레스테롤은 동맥경화와 관련이 있다. 콜레스테롤은 척추동물의 성호르몬과 같은 다른 많은 스테로이드의 전구체(precursor)이다. 스테로이드의 구조와 기능의 다양성은 4개의 서로 연결된 탄소고리에 붙어있는 작용기의 다양성에 기인한다.

4.4 단백질

단백질(protein)은 세포의 중요한 구조적 기능적 구성성분이다. 단백질은 일반적인 세포 건중량의 50%가 넘는다. 거대분자 중 단백질은 구조적으로 가장 다양하다. 단백질은 아미노산(amini acid)이라고 하는 단량체로 구성된다. 자연상태에서는 20개의 아미노산이 있다. 아미노산의 중합체(polymer)를 폴리펩티드(polypeptide)라고 한다. 단백질은 하나 혹은 그 이상의 폴리펩티드가 꼬이거나 접혀져서 3차구조를 형성한다. 인간은 10만개의 다른 단백질을 가지고 있으며 각각은 독특한 아미노산 구성과 배열순서(sequence arrangement)를 가지고 있으며, 이로 인해 단백질의 3차구조와 기능이 달라진다. 단백질은 대부분의 세포대사 기능을 수행한다.

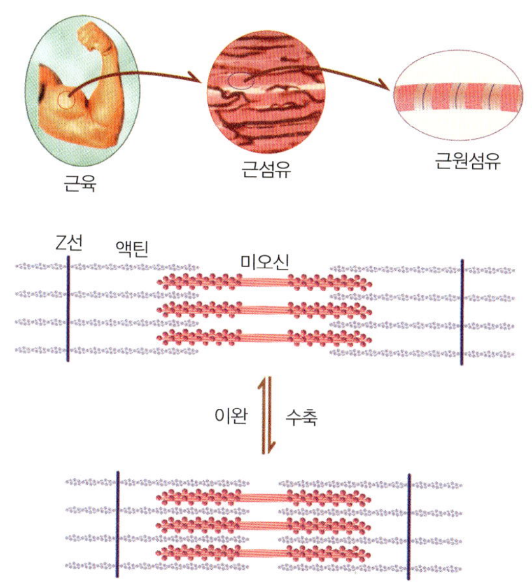

그림 4.17 근의 구조와 움직임

단백질의 종류와 기능

단백질은 기능적 특성에 따라 나뉜다. 단백질의 종류에는 구조단백질(structural protein), 수축단백질(contractile protein), 저장단백질(storage protein), 방어단백질(defensive protein), 수송단백질(transport protein), 수용체단백질(ceceptor protein), 호르몬단백질(hormonal protein)과 효소단백질(enzymatic protein)이 있다. 예를 들면, 거미줄, 인간과 동물의 털(그림 4.16)과 손톱은 모두 구조단백질로 구성되어 있다. 동물의 근육은 움직임에 필수적인 수축단백질로 구성되어 있다(그림 4.17). 난알부민(ovalbumin)은 계란 흰자에 있는 저장단백질로 배 발생시 초기 성장기 동안 생명유지에 필수적인 아미노산을 제공한다. 방어단백질의 한 예는 동물의 혈류에 순환하고 있는 항체(antibody)이다. 항체는 외부 항원(antigen)의 파괴를 위해 항원을 인지하고 결합한다. 헤모글로빈(hemoglobin)은 수송단백질인데, 폐로부터 몸의 다른 부분으로 산소를 전달한다. 수용체단백질은 세포막에 위치한다. 이들은 외부의 화학적 자극을 인식하여 세포가 환경변화에 반응하게 한다. 단백질 호르몬은 개체의 활성조절에 필수적이다. 잘 알려진 예로 인슐린(insulin)은 척추동물에서 혈당량을 조절한다(그림 4.18). 효소단백질은 생화학적

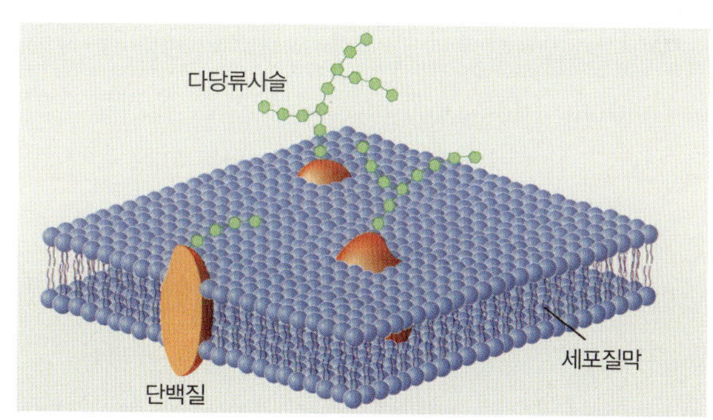

그림 4.18 생체막에 위치한 호르몬단백질

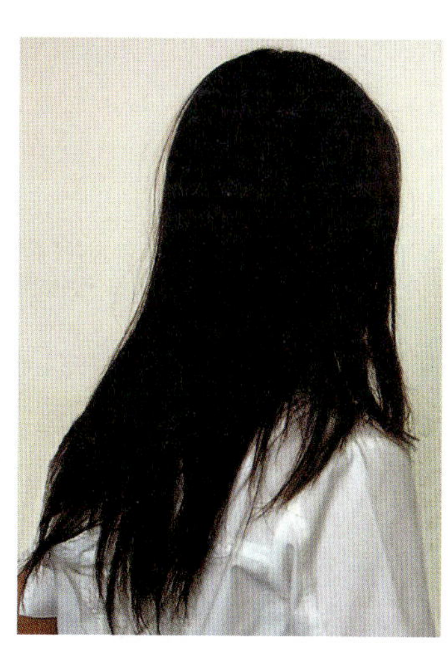

그림 4.16 인간의 머리카락은 단백질로 구성되어 있다.

반응을 촉매하는데, 생화학 반응에 필요한 에너지를 낮춤으로써 반응률을 증가시킨다. 소화단백질(digenstive protein)은 효소단백질 중의 하나이다. 이들의 기능은 중합체를 가수분해하는 것이다. 아밀라제(amylase)는 전분을 가수분해하는 소화단백질의 한 예이다. 우리는 5장에서 효소의 구조와 기능에 대해 토의할 것이다.

단백질의 구성단위: 아미노산

20개의 아미노산(amino acid)이 거의 헤아릴 수 없이 무수히 많은 방법으로 조합되고 배열되어 생물권(biosphere)에 있는 방대한 수의 단백질을 형성한다. 예를 들면, 30개의 아미노산으로 된 폴리펩티드를 형성하기 위해 20^{30}가지의 배열이 가능하다.

아미노산은 카르복실기(carboxyl group)와 아미노기(amino functional group)를 가진 유기분자이다(그림 4.19). 각 아미노산의 중앙에 있는 탄소원자를 α-탄소(α-carbon)라고 한다. α-탄소는 공유결합에 의해 4개의 서로 다른 작용기인 아미노기(-NH_2), 카르복실기(-COOH), 수소원자(-H), 그리고 -R기로 표현되는 다양한 작용기와 결합되어 있다. 20개의 아미노산들의 차이는 -R기에 의해 결정된다. -R기의 물리적 화학적 특성은 각각의 아미노산의 특성을 결정한다. 가장 단순한 아미노산은 글리신(glycine)으로 -R기가 수소원자 하나로만 구성되어 있다.

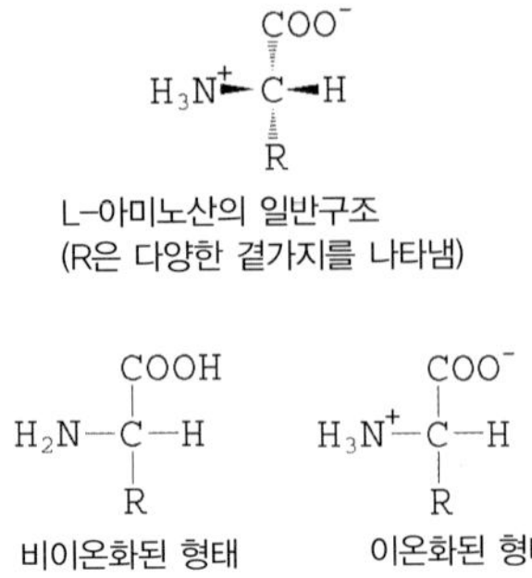

COO^-
H_3N^+—C—H
R

L-아미노산의 일반구조
(R은 다양한 곁가지를 나타냄)

COOH
H_2N—C—H
R
비이온화된 형태

COO^-
H_3N^+—C—H
R
이온화된 형태

그림 4.19 아미노산의 기본구조

-R기의 친수성 여부에 따라 아미노산은 크게 극성(polar)과 비극성(nonpolar)의 두 가지 종류로 나뉜다. 비극성 아미노산은 소수성 곁사슬(side chain)을 가진다. 여기에는 글리신(glycine), 알라닌(alanine), 발린(valine), 류신(leucine), 이소류신(isoleucine), 메티오닌(methionine), 페닐알라닌(phenylalanine), 트립토판(tryptophan)과 프롤린(proline)이 있다. 이와 반대로 극성 아미노산은 친수성 곁사슬을 가지며, 세린(serine), 트레오닌(threonine), 시스테인(cysteine), 티로신(tyrosine), 아스파라긴(asparagine), 글루타민(glutamine), 아스파트산(aspartic acid), 글루탐산(glutamic acid), 리신(lysine), 아르기닌(arginine)과 히스티딘(histidine) 이다. 아스파트산과 글루탐산은 세포내 pH(약 7)에서 음전하를 띠므로 산성 아미노산이라 한다. 리신, 아르기닌과 히스티딘은 일반적으로 세포내 pH에서 양전하를 띠므로 염기성 아미노산이다. 일반적으로 세포안에서 아미노산은 이온화된 형태로 존재한다. 그림 4.20은 20개 아미노산의 이온화 형태를 보여준다.

아미노산 단량체로부터 폴리펩티드(polypeptide)의 합성은 다른 중합체의 형성과 같이 탈수반응을 통해 이루어진다. 하나의 아미노산의 카르복실기가 다른 아미노기에 근접할 때 탈수반응이 일어난다. 각각의 탈수반응에서 물 한 분자가 떨어지면서 펩티드결합(peptide bond)을 형성한다. 두 개의 아미노산은 펩티드결합을 통해 디펩티드(dipeptide)를 형성한다. 한 개의 폴리펩티드는 폴리펩티드결합으로 연결된 몇 천개의 아미노산으로 이루어져 있다(그림 4.21). 폴리펩티드의 한쪽에는 자유아미노기(free amino group)가 있으며, 이 끝을 N-말단(N-terminus)이라고 한다. 자

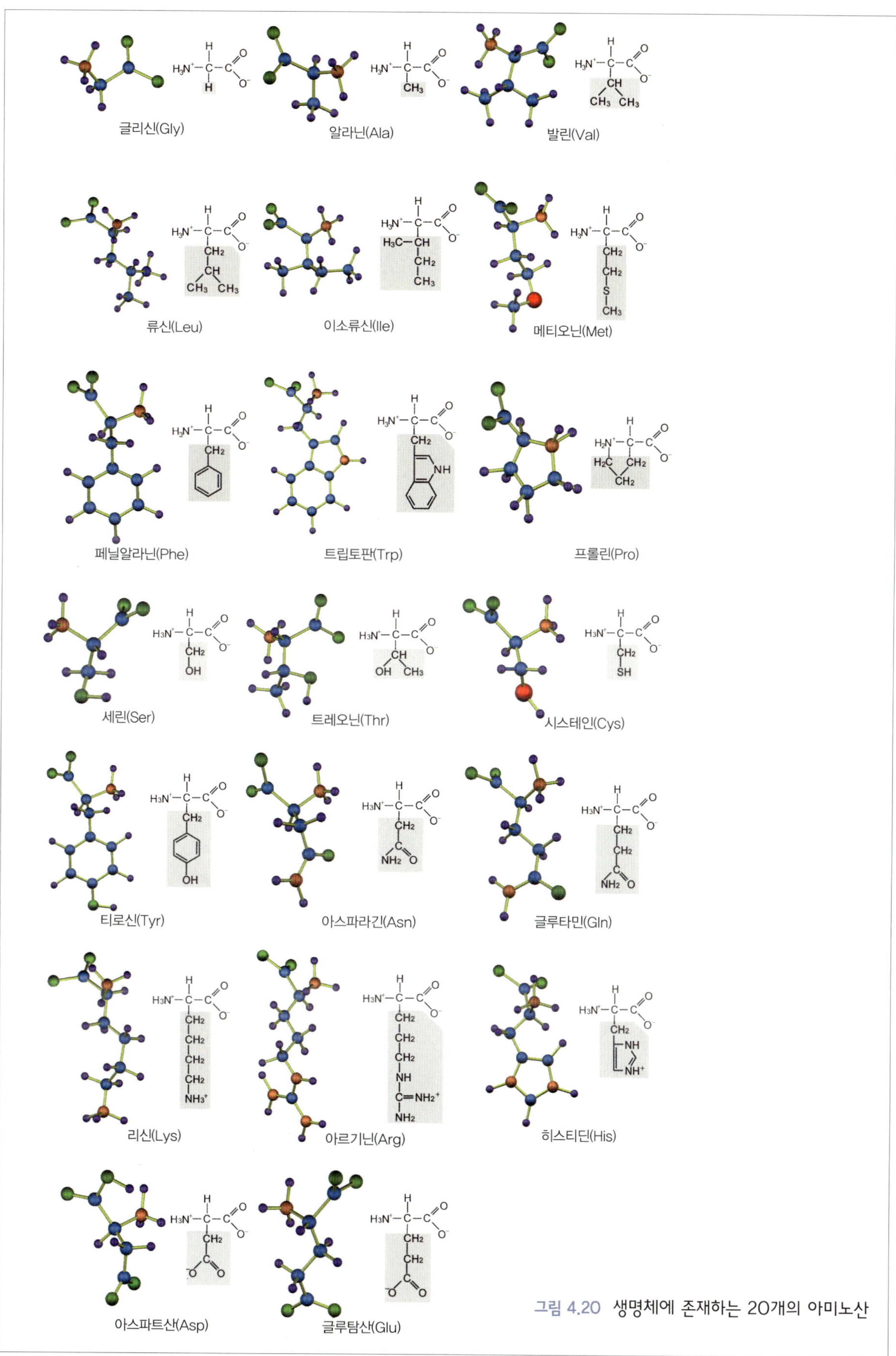

그림 4.20 생명체에 존재하는 20개의 아미노산

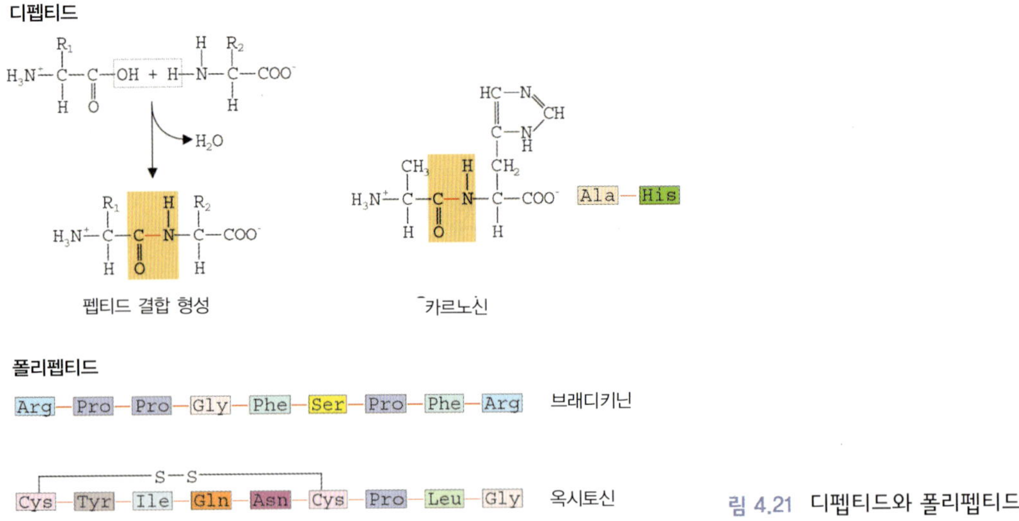

림 4.21 디펩티드와 폴리펩티드

유 카르복실기가 있는 다른 쪽 끝을 C-말단(C-terminus)이라고 한다. 단백질은 하나 혹은 몇 개의 폴리펩티드로 구성되어져 있다.

단백질 구조와 기능의 관계

단백질 3차 구조는 그 단백질의 기능적 특성을 결정한다. 단백질은 구형(globular)에서부터 섬유성(fibrous)까지 그 모양이 매우 다양하다. 효소인 라이소자임(lysozyme)은 눈물, 땀과 침에 풍부한 129개의 아미노산으로 구성된 하나의 폴리펩티드이다. 이것의 3차 구조는 구형이며 리본모델(ribbon model, 그림 4.22) 혹은 공간-채움 모델(space-filling model, 그림 4.23)로 나타낼 수 있다. 라이소자임은 외부분자, 특히 세균표면에 있는 외부분자에 결합하여 그것을 파괴한다. 라이소자임 분자의 홈(groove)에 위치한 인지부위가 세

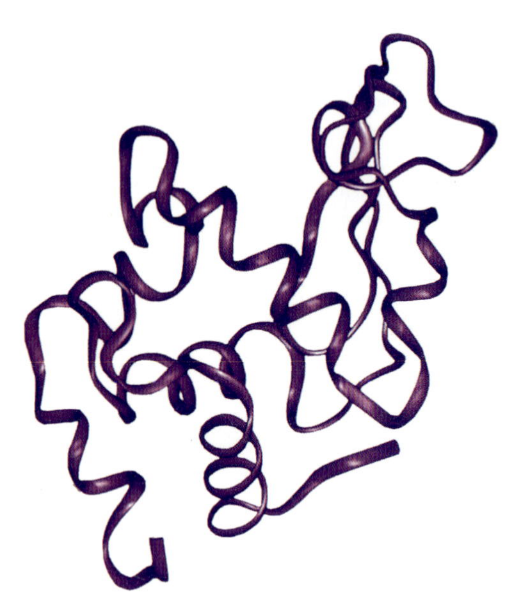

그림 4.22 라이소자임의 3차구조 : 리본모델

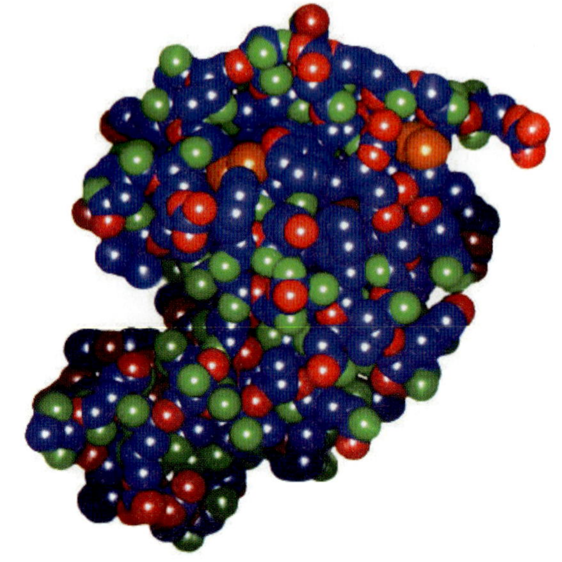

그림 4.23 라이소자임의 3차구조 : 공간-채움모델

균표면의 표적분자(target molecule)에 결합하게 되면 세균이 분해되면서 죽는다.

간단한 실험으로 단백질의 3차구조와 기능이 서로 밀접하게 연관되어 있다는 것을 증명할 수 있다. 단백질의 3차구조는 온도를 증가시키거나, 염(salt)의 농도를 높이거나 혹은 pH조건과 다른 화학물질의 처리에 의해 풀어지거나 변화되어질 수 있다. 이러한 과정을 변성(denaturation)이라고 한다. 일단 변성이 되면 단백질 자신의 기능을 잃어버린다. 단백질의 구조가 어떻게 결정되는지 더 잘 이해하기 위해 과학자들은 4가지 수준의 단백질 구조를 조사하였다.

4가지 단백질 구조

폴리펩티드는 합성된 후 다양한 부가적인 결합을 통해, 자발적으로(spontaneous) 기능적인 형태로 접혀진다. 이러한 자발적 접힘의 과정은 단백질의 고차원적 구조의 특징을 결정하는 1차 아미노산 서열(sequence)에 의해 결정된다(그림 4.24).

단백질 1차구조(primary structure)는 독특한 아미노산 서열이다. 아미노산 서열로 인해 우리는 단백질 내의 모든 아미노산의 순서와 수, 종류에 대한 정보를 알 수 있다. 독특한 아미노산 서열은 DNA 혹은 RNA에 저장되어 있는 유전정보에 의해 결정된다. 단백질 1차 구조의 작은 변화는 고차원

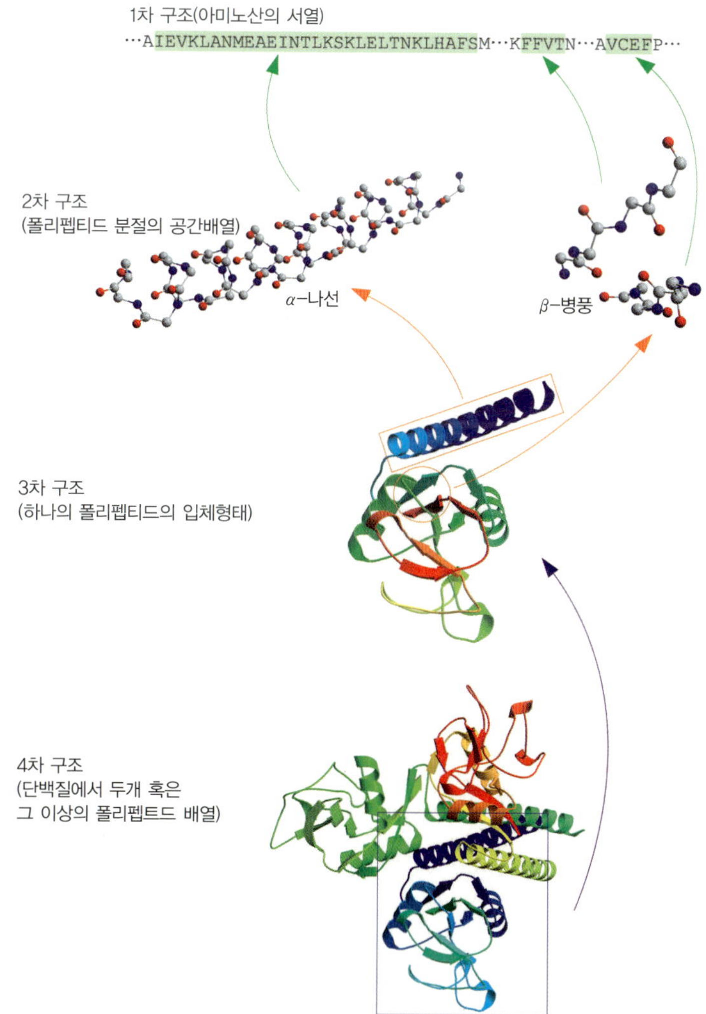

그림 4.24 4가지 단백질 구조

적 구조와 기능에 극심한 영향을 줄 수 있다. 예를 들면, 인간의 헤모글로빈(혈색소, hemoglobin) 단백질에서 하나의 아미노산이 바뀌면 단백질 3차 구조의 형태가 바뀌어 일반적인 원반형의 적혈구가 낫형 적혈구로 바뀌게 된다. 이러한 변화는 낫형 적혈구로 인해 혈관장해를 일으키는 낫적혈구빈혈(sickle-cell anemia)이라는 유전적 질환을 일으킨다.

단백질의 2차 구조(secondary structure)는 폴리펩티드의 한 부분이 꼬여있거나 접혀있는 것을 말한다. 이러한 꼬임과 접힘은 폴리펩티드 골격을 따라 일정한 위치에 생성되는 수소결합(hydrogen bond) 때문이다. -R 곁사슬(side chain)은 2차 구조에 관여하지 않고 오직 탄소골격의 원자만이 2차 구조 형성에 관여한다. 단백질 2차 구조는 하나 혹은 몇 개의 아미노산이 긴 펩티드사슬에서 여러 번 반복적으로 나타나는 결과이다. 두 개의 가장 흔한 단백질 2차 구조는 α-나선(α-helix)과 β-병풍(β-pleated sheet) 구조이다. α-나선은 매번 4번째 아미노산간의 수소결합에 의해 꼬임이 유지된다. 동물 체모의 케라틴(keratin) 단백질은 그 길이의 대부분이 α-나선으로 이루어져 있다. β-병풍은 폴리펩티드 사슬의 두 개 혹은 그 이상의 지역이 서로 평행한 두 가닥 사이의 수소결합에 의해 서로 접혀져 있는 구조이다. 곤충과 거미의 비단실단백질(silk protein)은 많은 β-병풍구조를 가지고 있다.

단백질 3차 구조(tertiary structure)는 -R 곁사슬 간의 상호작용에 의해 일정하지 않은 비틀림이 형성되는 것을 말한다. 이러한 상호작용의 힘에는 소수성 상호작용, 이온결합, 수소결합, 반 데르 발스 힘과 이황화물다리(disulfide bridge) 등이 포함된다. 단백질 2차 구조에 이러한 상호작용이 부가되면 자발적으로 폴리펩티드의 3차 구조가 형성되고 유지된다.

두 개 혹은 그 이상의 폴리펩티드가 모여 단백질 4차 구조(quaternary structure)를 형성한다. 이때 단백질 각각의 폴리펩티드가 소단위(subunit)가 된다. 예를 들면, 적혈구의 산소운반 단백질인 헤모글로빈은 α-소단위와 β-소단위라는 두 종류의 폴리펩티드로 구성되어 있다. 하나의 헤모글로빈 분자는 이러한 각각의 소단위를 두 개씩 가지고 있다. 이러한 소단위가 서로 결합하여 기능적인 4차 구조를 형성한다. 하나의 폴리펩티드만으로 된 단백질은 4차 구조를 형성할 수 없다.

4.5 핵산

핵산(nucleic acid)은 세포에서 가장 중요한 거대분자로 간주된다. 이들은 유전정보를 저장하며 단백질의 1차 구조를 결정한다. 핵산에는 데옥시리보핵산(deoxyribonucleic acid, DNA)과 리보핵산(ribonucleic acid, RNA)의 두 종류가 있다. 일부 바이러스를 제외한 모든 생명체는 DNA에 그들의 유전자 청사진을 저장하고 있다. 특정한 폴리펩티드 혹은 RNA 서열을 암호화하는 DNA 단편을 유전자(gene)라 한다. 모든 세포의 생활사에서 먼저 DNA가 RNA를 합성하고 그 다음 RNA가 단백질을 합성한다. DNA, RNA와 단백질 합성은 9, 10장에서 기술할 것이다.

뉴클레오티드

핵산은 뉴클레오티드(nucleotide)라고 하는 단량체가 공유결합으로 연결되어 형성된다. 각 뉴클레오티드는 오탄당(DNA 성분인 데옥시리보스와 RNA성분인 리보스), 질소염기(nitrogenous base) 그리고 인산기(phosphate; 그림 4.25)의 세 부분

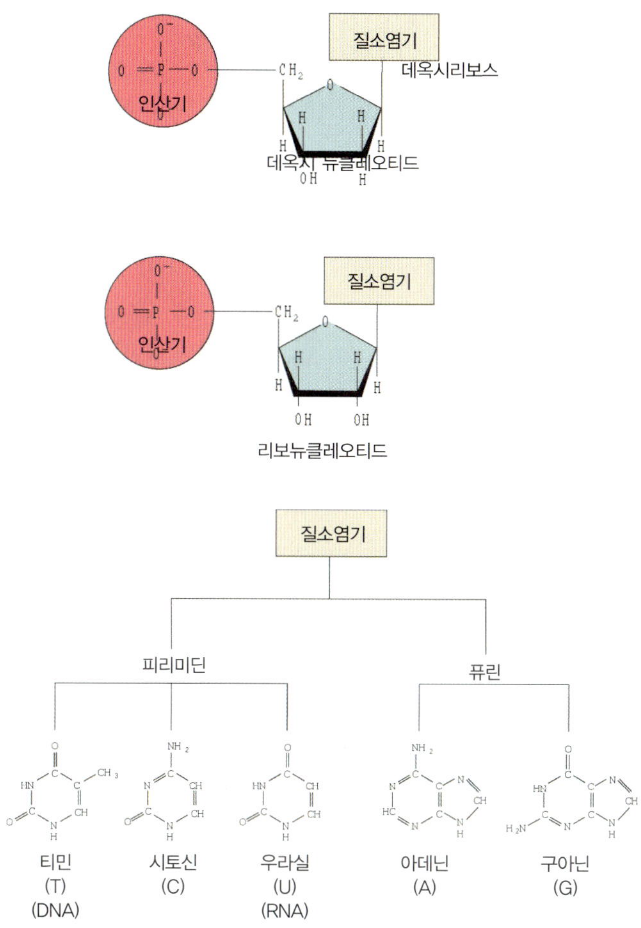

그림 4.25 뉴클레오티드의 분자구조

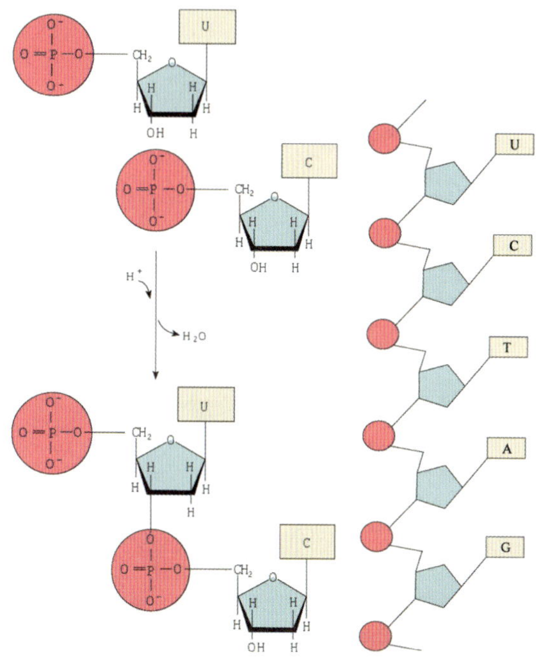

그림 4.26 탈수반응을 통해 모노뉴클레오티드가 폴리뉴클레오티드로 조합된다

으로 구성된다. 리보스(ribose)와 데옥시리보스(deoxyribose)의 차이점은 데옥시리보스는 두 번째 탄소에 산소원자가 없는 것이다. 두 종류의 질소염기는 피리미딘(pyrimidine)과 퓨린(purine)이다. 퓨린은 6-원자고리가 5-원자고리에 결합되어 있는 반면, 피리미딘은 6-원자고리 하나만을 가지고 있다. 세 개의 피리미딘과 두 개의 퓨린은 고리에 결합된 작용기가 다르다. DNA에 있는 질소염기는 티민(thymine, T), 시토신(cytosine, C), 아데닌(adenine, A)과 구아닌(guanine, G)인 반면, RNA에 있는 질소 염기는 우라실(uracil, U), 시토신, 아데닌과 구아닌이다. 오탄당(pentose)의 첫 번째 탄소에 염기가 결합되어 뉴클레오시드(nucleoside)를 형성한다. 오탄당의 5번 탄소에 인산기 하나가 첨가되면 뉴클레오시드일인산(nucleoside monophosphate)을 형성하게 되는데, 이것을 뉴클레오티드(nucleotide)라 한다.

DNA와 RNA

DNA와 RNA는 오탄당의 5번째 탄소에 결합된 인산기와 다음 뉴클레오티드의 오탄당의 3번째 탄소사이 인산이에스테르결합(phosphodiester bond)으로 연결된 뉴클레오티드의 중합체이다(그림 4.26). 이 결합이 5탄당-인산 단위의 반복으로 이루어진 골격구조를 이룬다. 이 골격의 오탄당의 첫 번째 탄소에 질소염기가 공유결합으로 연결되어 있다. 폴리펩티드 합성과 같이 탈수반응을 통해 핵산 중합체가 형성된다.

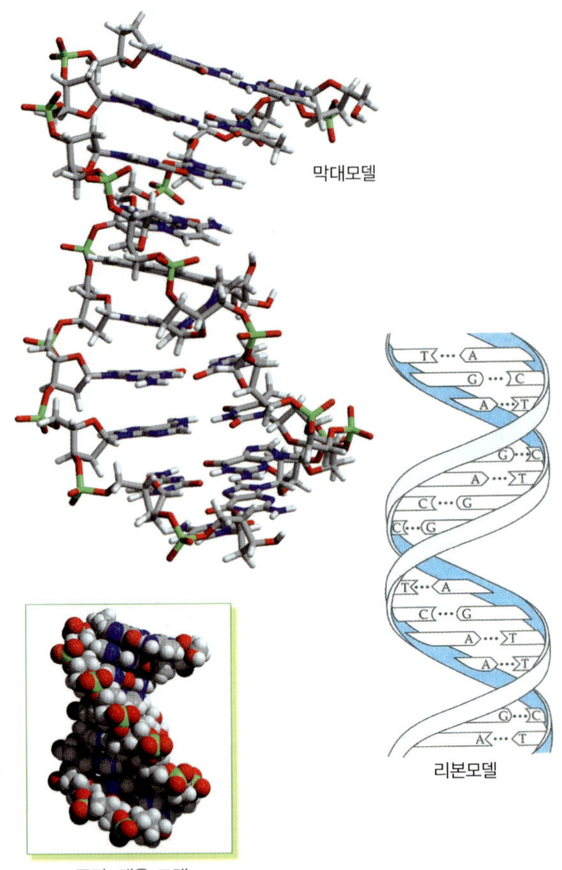

그림 4.27 DNA 이중나선 구조

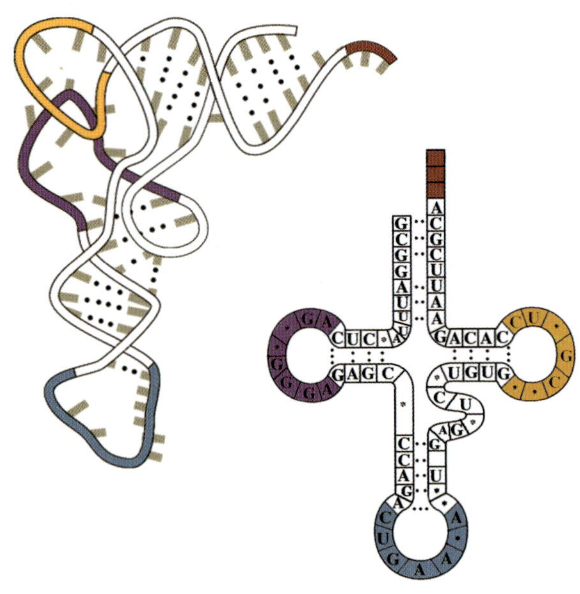
그림 4.28 tRNA의 분자 구조

DNA의 이중나선 구조

DNA는 전형적으로 매우 긴 분자이다. 이것은 지름이 약 2 nm의 이중나선(double helix)을 형성하기 위해 서로 나선모양으로 꼬여있는 두 개의 폴리펩티드 사슬로 이루어져 있다. 이 두 가닥은 상보적인 염기(complementary base)를 가지고 있으며, 서로 반대방향이다. 두 가닥의 오탄당-인산 골격(peutoge-phosphate backbone)은 나선의 바깥쪽에, 질소염기는 나선의 안쪽을 향하고 있다. 염기쌍 사이의 수소결합과 층을 이룬 염기들 간의 반 데르 발스 상호작용이 나선구조를 안정하게 한다. 퓨린계인 아데닌은 항상 피리미딘계의 티민과 2개의 수소결합으로 쌍을 이루고 있으며, 퓨린계의 구아닌은 피리미딘계의 시토신과 3개의 수소결합으로 연결되어 있다(그림 4.27). DNA의 상보적인 구조는 한 세대에서 다음 세대로 유전자를 정확하게 복사하기 위한 것이다. 진핵세포 생물에서 핵 유전체(genome) 이외에 미토콘드리아와 엽록체에 유전물질이 또한 DNA의 형태로 존재한다.

DNA는 우선성 나선(right handed helix)으로 나선 가닥이 세로축을 기준으로 반시계방향으로 회전한다. DNA는 일반적으로 B형이다. 두 가닥이 서로 비틀리면서 넓은 홈(major groove)과 좁은 홈(minor groove)을 번갈아가며 형성한다. 완전히 1회 회전할 때, 하나의 염기는 인접한 염기쌍에 대해 36° 회전함으로 1회의 회전 공간 안에 10개의 염기쌍이 존재하게 된다. 이중나선이 1회 완전히 회전시의 길이는 수직으로 3.4 nm이다.

RNA 구조

DNA의 화학적 구성성분에 더하여, 이중가닥인 DNA와는 달리 RNA 분자는 단일가닥이다. 그러나 일부 RNA분자는 운반RNA(transfer RNA 혹은

tRNA, 그림 4.28)를 형성하기 위해 상보적인 염기쌍을 이룬 짧은 가닥과 나선의 구조로 접힌다. 진핵세포의 RNA는 핵에서 합성된 후 세포질로 이동되고 세포질에서 단백질을 합성한다. 보편적인 세포는 3가지 주된 RNA인 전령RNA(messenger RNA, mRNA), 리보솜RNA(rRNA), tRNA를 가지고 있다. 이러한 3가지 RNA 종류는 그들의 합성, 구조와 기능이 다르다.

DNA 이중나선 구조의 발견

1953년 4월, 제임스 왓슨(James D. Watson)과 프란시스 크릭(Francis Crick)은 DNA의 이중나선 구조를 발표하였다. 그들의 모델은 현대 분자생물학의 토대가 되었으며, 그들에게 노벨상을 안겨주었다. 그들의 DNA구조의 해석은 20세기 가장 중요한 생물학적 발견이라고 간주되어진다. 이중 나선구조와 함께 있는 왓슨과 크릭의 사진은 가장 잘 알아볼 수 있는 과학 사진 중의 하나이다(그림 4.29).

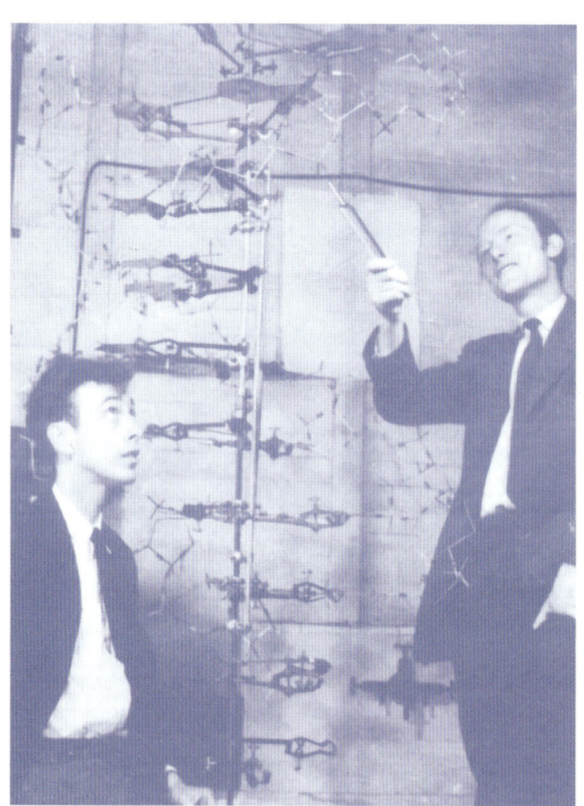

그림 4.29 이중 나선구조와 함께 있는 왓슨과 크릭

1951년, 세균과 박테리오파지(bacteriophage) 유전학을 연구하던 23살의 왓슨은 덴마크 수도 코펜하겐에서 핵산화학에 대한 연구를 시작하였다. 우연하게 이탈리아 나폴리의 학회에서 그는 마우리스 윌킨스(Maurice Wilkins)의 X선 결정학(X-ray crystallography)에 대한 발표를 듣게 되었다. 윌킨스는 X선 기법이 핵산의 구조해석을 도울 수 있을 것이라고 제안했다. 왓슨은 핵산의 구조를 밝히는 것은 아마도 노벨상의 가치가 있는, 현대 과학에 있어 중요한 기여를 할 것이라는 것을 깨달았다. 바로 그때, 그의 꿈은 노벨상을 수상하는 것이 되었다. 그는 그의 연구 방향을 재빨리 바꾸어서 DNA구조 연구에 중점을 두고 있는 캠브리지 대학의 카벤디쉬(Cavendish) 연구실로 옮겼다. 곧, 왓슨은 크릭을 만났고 이들은 X선 회절법(X-ray diffraction)에 의한 가설과 기술에 중점을 두기 시작했다. 두 사람은 마음이 잘 맞았지만 때로는 X-선과 DNA구조에 대한 긴 토의와 논쟁을 하기도 했다.

이와 유사한 시기에, X-선 결정학 연구자로 잘 알려진 로잘린 프랭클린(Risalind Franklin)이 프랑

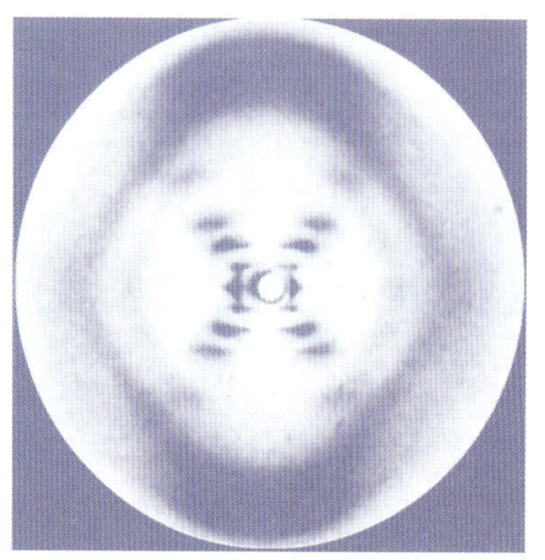

그림 4.30 DNA 결정의 X-선 회절 모형

스로부터 런던 왕립학교로 오게 되었다. 곧 그녀는 뛰어난 X-선 회절 자료와 DNA사진을 얻었다(그림 4.30). 그녀의 선형 DNA 사진은 짙은 반점이 교차되는 형태로, 이것은 DNA가 나선 분자라는 것을 암시하는 것이었다. 사진의 맨위와 아래 어두운 부분은 퓨린과 피리미딘 염기가 서로 각각의 위쪽에 쌓여 있는 것이다. 이 짙은 반점들의 간격은 0.34 nm였다. 프랭클린은 인산기가 나선의 바깥에 놓여 있고, DNA의 밀도로 보아 나선은 세 개 혹은 네 개가 아닌 두 가닥이라고 제안하였다. 캠브리지에서 런던으로 온 왓슨은 프랭클린의 가장 최근의 새로운 X-선 사진에 대한 세미나에 참석하였다.

왓슨과 크릭은 사실상 그들 스스로 어떤 실험도 하지 않고 프랭클린의 X-선 자료와 염기 조성(DNA분획에서는 항상 동일한 농도의 A와 T, 그리고 G와 C가 있음)에 따른 샤가프 법칙(Chargaff's rule)을 조합하여 곧 그들의 모델을 만들었다. 그들은 확장된 모델 구조물을 통해 아데닌은 티민과, 구아닌은 시토신과 나선의 중심에서 수소결합을 할 때만이 평편하고, 일정한 지름을 가진 이중가닥 나선이 만들어진다는 것을 발견하였다. 그들은 즉각 두 가닥의 나선구조가 서로 역평행하다는 것을 깨달았으며, 이로 인해 DNA가 복제되는 기전을 추측할 수 있었다. 이러한 이중가닥은 풀어져서 상보적 가닥의 합성을 위한 주형(templet)의 역할을 함으로써 두 개의 동일한 새로운 DNA분자가 생성되는 것이었다.

왕립학교는 논리적으로 첫 번째로 DNA 구조를 밝히는 장소가 되었다. 윌킨스는 X-선 회절법의 선두주자이었고, 바로 그 시기에 프랭클린은 가장 훌륭한 DNA X-선 자료와 사진을 얻었었다. 이 두 사람은 DNA구조에 동일한 흥미를 가지고 있었고, 왓슨과 크릭 보다 더 많은 중요한 실험자료와 경험이 있었다. 그러나 프랭클린과 윌킨스는 같은 학회에서 동일한 주제에 대한 유사한 흥미를 가지고 연구를 하고 있었음에도 불구하고 그들은 자신들의 자료를 공유하거나 결과에 대해 거의 토의하지 않았다. 그때 과학계에서는 여성차별이 있었다. 예를 들면, 런던의 대학 내에서(왕립학교를 포함), 여성은 남성과 차를 마시거나 일상적인 잡담을 나눌 수 없었다. 윌킨스는 프랭클린을 동등한 협력자로 간주하지 않고, 기술자로 취급하였다. 그로 인해 프랭클린은 침울해지기도 하였다. 그들에 의해 이루어질 수 있었던 그 발견이 실현되지 않은 것이다.

1962년 왓슨, 크릭, 윌킨스는 DNA 연구로 공동으로 노벨상을 수상하였다. 프랭클린은 1958년 37세의 젊은 나이에 애석하게도 암으로 이미 사망했기 때문에 노벨상에 고려되지 않았다(노벨상은 사후에는 수여되지 않는다).

단원요약

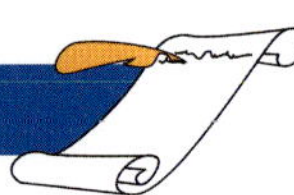

살아있는 생명체에서 가장 풍부한 화학원소는 C, H, O와 N이다. 이러한 4개의 원소가 모든 생물량의 96%를 차지한다. 많은 원소와 공유결합할 수 있는 탄소는 모든 생물학적 거대분자에서 필수적인 원소이다. 살아있는 세포에서 중요한 거대분자는 단백질(15%), 핵산(7%), 지질(2%)과 탄수화물(3%)이다. 무기염류는 생물량의 약 1%를 차지한다. 물은 가장 풍부하며 약 70%의 생물량이다. 생체분자의 기본적 특성은 탄소골격의 길이와 구조, 그리고 골격에 결합된 다양한 작용기에 의해 결정되어진다.

단백질, 핵산, 다당류는 각각 아미노산, 뉴클레오티드와 단당류인 단량체의 탈수반응을 통해 합성된 중합체이다. 모든 탈수반응은 단량체의 작용기에 의한다. 단량체가 에너지를 생산하려 할 때나 혹은 다른 생체분자의 전구체로서 작용할 때, 중합체는 가수분해(탈수반응의 반대)를 통해 단량체가 된다.

탄수화물에는 단당류, 이당류, 삼당류, 올리고당과 다당류가 있다 이들은 중요한 대사중간산물이며 세포구조의 구성성분이다. 이는 또한 핵산과 같은 다른 생체분자의 구성성분이기도 하다. 세포안에서 탄수화물은 주된 저장된 에너지 형태이다. 중요한 단당류에는 포도당과 과당이 있다. 모든 단당류는 C, H, O가 1 : 2 : 1의 비율로 구성된다. 2개의 단당류는 탈수반응과 배당결합을 통해 하나의 이당류를 형성한다. 중요한 이당류는 맥아당, 젖당, 수크로스이다. 다당류는 수백개 혹은 수천개의 단당류 단위체로 구성되어 있다. 중요한 다당류에는 전분, 글리코겐, 셀룰로스가 있다.

다당류, 폴리펩티드, 핵산과는 달리, 제4의 중요한 생체 거대분자인 지질은 중합체가 아니다. 다른 원소도 있지만, 지질의 주요 원소는 탄수화물에서와 같이 역시 C, H와 O이다. 그러나 지질에서 H와 O의 비는 2 : 1 보다 더 크다. 탄수화물과는 달리 지질은 대부분 탄소-탄소와 탄소-수소 공유결합을 가지고 있는 소수성이다. 지방 혹은 기름은 각각 글리세롤 한 분자와 수산기를 통해 이들과 결합하고 있는 세 개의 지방산 분자로 이루어져 있다. 세포막의 주요 구성성분인 인지질은 하나의 인산기와 글리세롤에 결합된 두 개의 지방산 분자로 구성된다. 지질은 또한 성호르몬과 같은 중요한 호르몬의 구성성분이다.

단백질은 펩티드결합을 통해 연결된 아미노산으로 구성된다. 이들은 세포의 구조, 생화학반응, 에너지저장, 호르몬 조절 등의 중요한 역할을 한다. 단백질은 크기와 모양이 매우 다양하다. 자연에서는 20종의 아미노산이 존재한다. 각각의 아미노산은 중심에 α-탄소를 가진다. α-탄소에는 아미노기, 카르복실기, 수소원자와 다양한 -R기가 결합한다. 일반적으로 자유 아미노산은 이온화된 상태로 존재하며 이때 카르복실기는 음전하를, 아미노기는 양전하를 띠고 있다. 폴리펩티드는 아미노산의 긴 사슬이며 N-말단과 C-말단을 가진다. 단백질은 4가지 구조가 있다. 1차 구조는 아미노산의 독특한 서열이다. 2차 구조는 α-나선과 β-병풍구조이며, α-탄소에 결합된 카르복실기와 아미노기 사이의 수소결합에 의해 유지된다. 3차 구조는 -R기 사이의 상호작용에 의한 접힘구조이다. 4차 구조는 두 개 혹은 그 이상의 폴리펩티드가 단위체가 되어 단백질을 이룬다. 폴리펩티드의 1차 구조는 단백질의 상위구조를 결정한다. 단백질구조는 그 단백질의 특성을 결정한다.

핵산은 DNA, RNA이다. 이는 뉴클레오티드의 중합체이다. 각각의 뉴클레오티드는 오탄당(RNA의 리보스와 DNA의 데옥시리보스), 인산기와 질소염기로 이루어진다. DNA에는 4개의 다른 염기인 아데닌, 구아닌, 티민, 시토신이 있다. RNA에는 아데닌, 구아닌, 우라실, 시토신이 있다. 뉴클레오시드는 오탄당의 첫 번째 탄소에 하나의 염기가 공유결합된 것이다. 뉴클레오시드의 오탄당의 5번 탄소에 인산기가 결합하여 뉴클레오티드가 된다. DNA는 보편적으로 상보적 이중가닥의 형태이며, 결합된 염기는 A와 T, 그리고 G와 C가 서로 짝을 이룬다. 두 가닥은 서로 반대방향으로 나선형태를 이루고 있다.

핵 이외에 미토콘드리아와 엽록체와 같은 세포소기관 역시 그들 자신만의 유전물질을 DNA의 형태로 가지고 있다. 특이적인 폴리펩티드를 암호화하고 있는 DNA 단편 혹은 RNA를 유전자라고 한다. 단백질의 아미노산 서열은 DNA의 뉴클레오티드 서열에 의해 결정된다. DNA가 유전적 정보를 저장하는 반면, 단백질의 실질적 합성에는 rRNA, mRNA, tRNA의 세 가지 유형의 RNA 분자가 필요하다. RNA 분자는 단일가닥이다. 그러나 어느 부분에서는 상보적인 염기쌍을 가지는데 이것은 이중가닥을 형성할 수 있다. 바이러스의 유전체인 RNA를 제외하면 모든 RNA는 DNA에 의해 암호화된다. 1953년 왓슨과 크릭은 DNA의 이중가닥 모델을 제안하였는데, 이것은 현대 분자생물학의 토대가 되었다.

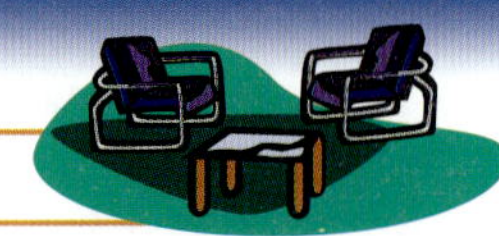

토의를 위한 질문

1. 폴리펩티드는 9개의 아미노산 잔기를 가지고 있다. 3개의 다른 단백질분해효소를 사용하여 폴리펩티드를 분해하여 더 짧은 올리고펩티드를 얻는다. 5개의 올리고펩티드의 서열은(N-말단에서 C-말단까지) Ala-Leu-Asp-Tyr-Val-Leu, Tyr-Val-Leu, Gly-Pro-Leu, Gly-Pro-Leu-Ala-Leu와 Asp-Tyr-Val-Leu이다. 원래의 폴리펩티드의 서열은 무엇인가?
2. 세포를 위한 일반적인 음식원료는 무엇인가? 세포내에서의 보편적인 음식과 에너지저장 분자는 무엇인가? 그들의 기능을 기술하라.
3. 단백질의 3차 구조의 중요성을 두 가지의 특이한 예를 들어 설명하라.
4. 세포막의 독특한 구조를 만드는 인지질의 특성은 무엇인가?
5. 유전정보를 저장하는 분자로써의 특성을 갖게 하는 DNA의 특성은 무엇인가?

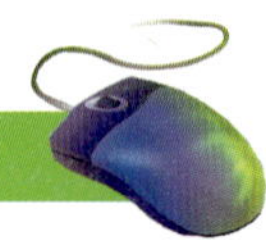

관련된 인터넷 사이트

http://www.nyu.edu/pages/mathmol/library/
http://web.mit.edu/esgbio/www/lm/lmdir.html
http://www.bgsu.edu/departments/chem/midden/MITBCT/lm/sched.html

CHAPTER 5

에너지와 대사

ENERGY AND METABOLISM

5.1 생물학적 활성과 에너지 전환

에너지(energy)는 일을 할 수 있는 능력이다. 살아있는 생명체는 에너지를 전환할 수 있지만 생성할 수는 없다. 에너지 전환효율은 결코 100%가 될 수 없기 때문에 생명유지와 여러 가지 생물활동에 외부 에너지원이 필요하다. 지구상의 거의 모든 에너지는 태양으로부터 온다. 생물계에서 식물과 그 밖의 다른 광합성생물(photosynthetic organism, 조류와 남세균)은 광합성(photosynthesis)을 통해 빛에너지를 화학에너지로 전환한다. 초식동물(herbivore)은 식물을 섭취하여 그들 자신의 생명활동을 위해 식물에 저장된 에너지를 사용한다. 상위의 먹이사슬인 육식동물(carnivore)은 에너지를 얻기 위해 초식동물과 그밖의 다른 동물들을 섭취한다. 광합성생물을 1차 생산자(primary producer) 혹은 독립영양생물(autotroph)이라 하고, 동물은 소비자(consumer) 혹은 종속영양생물(heterotroph)이라고 한다. 대부분의 미생물(microbe) 또한 종속영양생물이다. 미생물들은 식물과 동물의 잔해를 분해하고, 그들의 유기화합물(organic compound)을 대사하여 에너지를 얻는데, 이 과정을 통해 복잡한 분자가 단순한 분자로 되돌아간다. 따라서 미생물을 분해자(decomposer) 혹은 환원자(reducer)라고 한다. 미량원소(efficient element)의 재순환(recycling)과 에너지 흐름을 위해서 다양한 생물형태와 생물학적 공정이 필요하다.

정상 환경에서 살아있는 생명체의 에너지 전환(energy transformation)은 지속적으로 일어난다. 생명체 내에서의 모든 활동은 에너지를 요구한다. 이러한 활동에는 성장(growth), 생식(reproduction), 소통(communication)과 다른 많은 것들이 포함된다. 필요에너지는 대사를 통해 생성된다.

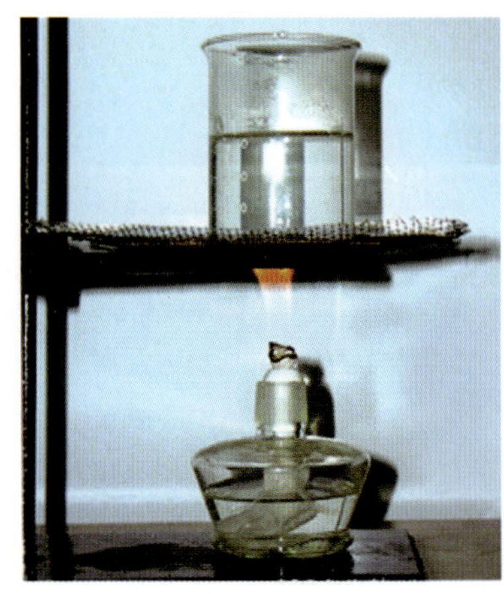

그림 5.2 화학에너지의 빛과 열에너지로의 전환

5.2 열역학의 두 가지 법칙

계(system)에서의 에너지전환을 열역학(thermodynamics)이라 한다. 우리는 생명체의 대사와 효소반응에 대해 논의하기 전에, 열역학의 기본적인 두 가지 법칙에 대해 이해하는 것이 필요하다. 생물계(biological system)에서 에너지는 보편적으로 킬로주울(kJ) 혹은 칼로리(calory)로 측정된다.

열역학 제 1 법칙

열역학 제 1법칙을 에너지 전환의 법칙이라고도 한다. 이것은 우주에 존재하는 에너지는 항상 일정하다 라는 것이다. 에너지는 이동되고 전환되지만 창조되거나 소멸되지 않는다(그림 5.1). 유기체(organism)는 외부 에너지원에서 에너지를 받아, 이것을 대사를 통해 전환하여 궁극적으로 환경으로 에너지를 방출한다. 생명체와 그들의 주변환경으로 구성되는 생태계(ecosystem)는 주어진 기간 동안 일정한 에너지를 보유한다. 그러나 생태계의 구성요소들 간의, 즉 생명체들 간의, 또한 생명체와 환경 사이의 에너지 분포는 끊임없이 변화한다.

열역학 제 2 법칙

열역학 제 2법칙이란 모든 에너지는 이동 혹은 전환되는 동안 계(system)의 질서가 없는 상태, 즉 무질서(disorder)가 증가한다 라는 것이다. 무질서는 엔트로피(entropy)로 측정된다. 무질서가 증가할수록 엔트로피가 높아진다. 에너지의 전환과 이동 동안 모든 에너지는 결코 완전하게 전환되지 않는다. 많은 부분이 가장 낮은 에너지 단계인 열(heat)의 형태로 손실된다. 예를 들면, 자동차 연료 에너지의 약 25%만이 차를 움직이는데 사용되고, 나머지 75%는 열로써 엔진으로부터 소실된다. 생물계에서 에너지 전환효율은 약 55%이며 이것은 비생물계(nonliving system)의 대부분의 에너지 전환효율보다 훨씬 높은 것이다.

다음은 질서(order), 엔트로피와 에너지의 개념을 설명하기 위한 간단한 예이다. 하나의 병에 빨간색과 초록색의 공이 들어 있다. 이 계는 매우 질서가 높은 상태이다(그림 5.2). 하지만 약간의 흔들림만으로 두 종류의 공은 섞일 수 있기 때문에 또한 불안정한 상태이다. 그러나 당신이 아무리 병을 흔들어도 공은 원래의 질서정연한 상태로 전환될 수 없다. 원래의 상태를 회복하기 위해 부가적인 노력(에너지)을 가하여 각각의 공을 꺼내어

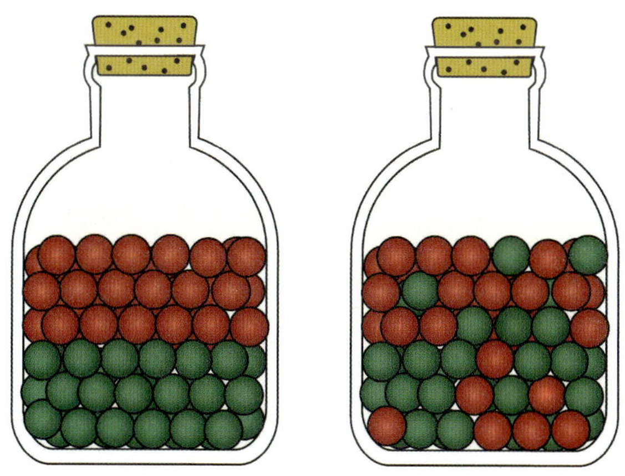

그림 5.2 질서정연한 상태는 매우 불안정하다

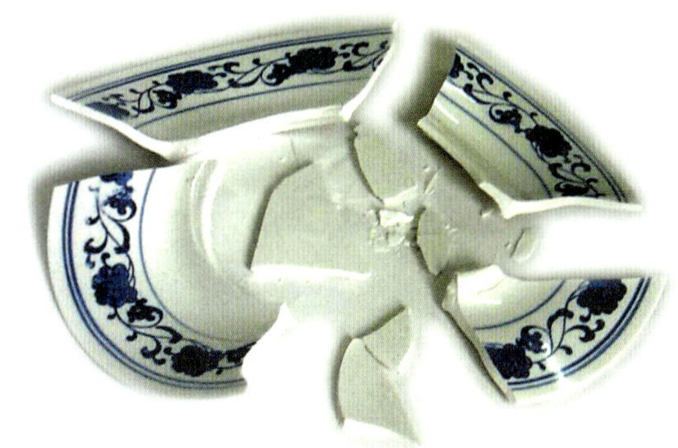

그림 5.3 특별한 외부에너지의 유입없이는 깨어진 접시는 원래의 상태로 되돌아갈 수 없다

색깔대로 재배열해야 한다. 더욱 무질서한 공들을 분류하기 위해서는 더 많은 에너지가 필요하다. 또 다른 예는 유리접시와 같이 쉽게 깨어지는 것이다. 손상되지 않은 접시는 많은 에너지를 사용하여 만든 아주 질서정연한 것이다. 깨어진 접시는 무질서하며, 일단 깨어지면 그들은 원래의 깨어지지 않은 상태로 되돌아 갈 수 없다(그림 5.3).

생명체는 고도의 질서정연한 상태로 존재한다. 거대분자의 위치결정, 세포소기관과 세포구성 요소의 구획화(compartmentalization), 세포의 조직화(organization), 조직의 기관화, 기관의 개체화는 모두 고도의 질서정연한 계들이다. 열역학 제 2 법칙-막을 수 없는 우주의 무질서와 엔트로피의 증가-을 어떻게 고도로 질서정연한 생명체에 적용할 수 있을까? 생명체가 열린계(open system)라는 것이 답의 핵심이다. 그들은 에너지와 물질을 그들의 주위환경과 교환한다. 태양으로부터의 에너지 유입없이 광합성생물은 살아갈 수 없다. 그리고 독립영양생물로부터의 에너지와 물질 없이 종속영양생물은 살아갈 수 없다. 정말로 장기간 동안 에너지 유입 없이는 모든 세포와 유기체들은 심각한 무질서와 엔트로피의 증가를 경험할 것이며, 이로 인해 결국 죽음과 그들 세포와 생태계 전체의 무질서에 이르게 될 것이다. 살아간다는 것,

즉 생명이란 열역학 제 2 법칙에 대항하여 끊임없이 싸우는 것이라고 말 할 수 있다.

일정한 온도하에서 일을 할 수 있는 에너지를 자유에너지(free energy)라고 하며 G로 표기한다. 계(system) 안에서 자유에너지의 양은 계의 전체 에너지(혹은 엔탈피, enthalpy, H로 표기)와 엔트로피(S로 표기)의 두 가지 양에 의해 결정된다. 이들은 다음과 같은 식으로 서로 정량적으로 나타낼 수 있다.

$$\Delta G = \Delta H - T\Delta S$$

T가 일정할 때, 켈빈단위(Kelvin unit)에서 절대온도는 +273 ℃ 이다.

위의 식에서 ΔG는 반응계의 자유에너지의 변화를 나타낸다. 계에서 반응이 자발적으로 일어나기 위해서 ΔG ($G_{종결상태} - G_{초기상태}$)는 음의 값(−), 즉 < 0 이어야 한다. 이것은 전체계(total system)의 에너지가 감소할 때나 엔트로피가 증가할 때, 혹은 두 가지 경우가 함께 일어날 때 일어 날 수 있다.

발열반응과 흡열반응

자발적으로(spontaneous) 일어나는 물리 혹은 화학반응은 자유에너지가 최소화되거나 혹은 엔트로피가 최대일 때 평형(equilibrium)에 도달하게 된다(그림 5.4). 계의 자유에너지의 변화에 따라 화학반응은 발열 혹은 흡열반응으로 구분할 수 있다. 발열반응(exergonic reaction)은 자유에너지를 방출한다. 따라서 계의 ΔG는 음의 값이다. 발열반응은 자발적으로 일어난다. 그 하나의 예가 이화작용(catabolism)이다. 이화작용의 과정은 복잡한 분자가 더 단순한 분자로 분해되면서 에너지가 방출된다. 따라서 전체적으로 이화작용의 과정은 발열반응이다. 이와 반대로 흡열반응(endergonic reaction)은 외부환경의 에너지가 필요하다. 따라서 계의 ΔG는 양의 값이며 에너지는 흡수된다. 동화작용(anabolism)의 과정은 흡열반응이다. 이들은 단순한 분자로부터 복잡한 분자를 만들기 위해 에너지를 소비한다.

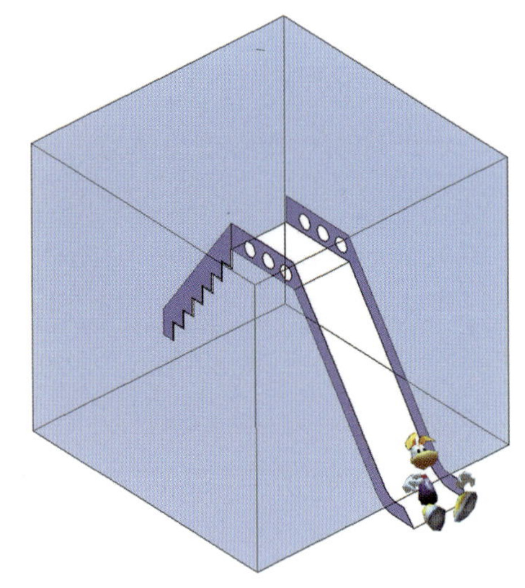

그림 5.4 균형상태는 최소의 자유에너지와 최대의 엔트로피를 가진다

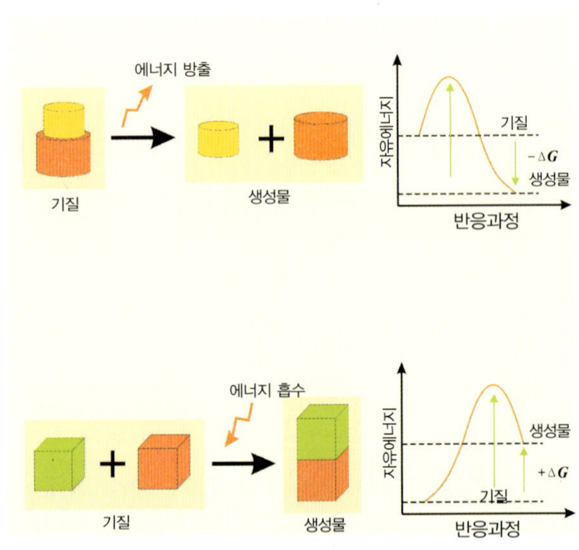

그림 5.5 발열반응(위)과 흡열반응(아래)

5.3 보편적 세포에너지 화폐: ATP

대부분의 살아있는 세포의 즉각적이고 보편적인 에너지원은 아데노신삼인산(adenosine triphosphate, ATP)이다(그림 5.6). ATP의 인산결합(phosphate bond)은 매우 불안정하다. 그들은 가수분해를 통해 쉽게 분리되며, 이 과정에서 에너지가 방출된다. ATP 말단의 인산결합이 분해되어 하나의 무기인산기와 하나의 아데노신이인산(ADP)이 방출된다(그림 5.7). 시험관내의 표준상태에서 이 반응은 APT 1 mol 당 30.5 킬로주울(kilogoule)이 방출된다.

$$ATP + H_2O \rightarrow ADP + P_i \quad \Delta G = -30.5\ kJ/mol$$

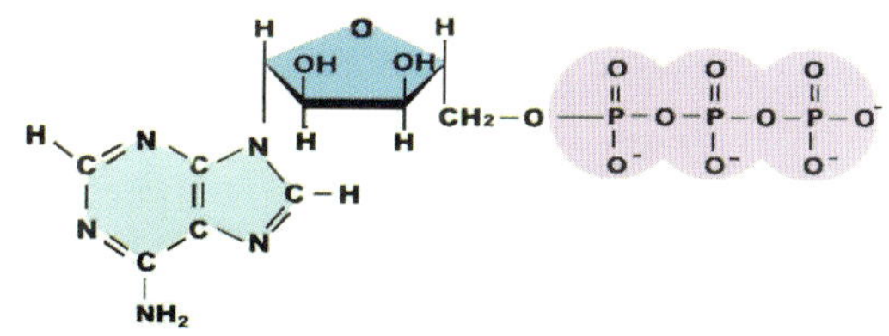

그림 5.6 APT 구조

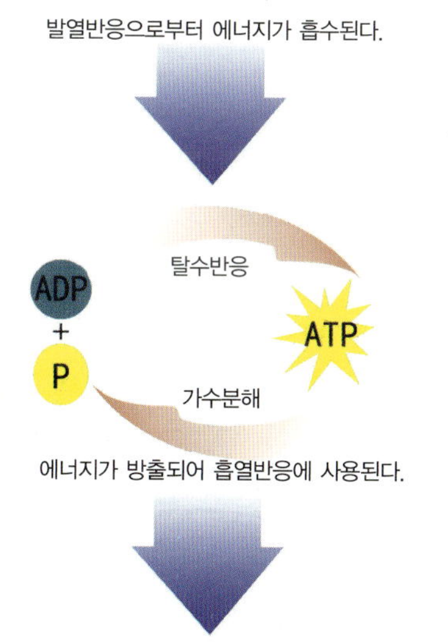

그림 5.7 발열반응은 ADT와 인산기로부터 ATP합성을 위해 에너지를 방출한다.

그러나 세포내의 환경에서 ΔG는 −54.3 kJ/mol이고, 이것은 시험관 내의 ΔG 보다 78% 더 많은 것이다. 3개의 인산기 모두는 세포내 환경에서 음전하를 띠기 때문에 ATP는 세포 안에서 더 많은 에너지를 함유한다. 이들이 서로 모이면 곧 튀어오를 용수철과 같이 아주 불안정하다.

ATP에서 하나의 인산기가 떨어져 나오면 ADP가 된다. ADP는 더욱 가수분해 되어 아데노신일인산(adenosine monophosphate, AMP)이 되고 인산기가 떨어져 나올 때 부가적인 에너지를 방출한다.

어떻게 ATP가 세포의 기능을 유도할까? ATP의 가수분해는 에너지를 방출하는 발열반응이므로 세포는 방출된 에너지를 생화학반응을 촉매하는데 사용한다. 일반적으로 ATP의 가수분해 에너지는 흡열반응과 짝을 이루어 행해지며, ATP의 인산기를 표적분자(target molecule)에 전달한다. 이러한 과정을 인산화(phosphorylation)라고 한다. 인산화된 분자는 인산화되지 않은 형태보다 더 활성화되어 있다. 그림 5.8은 글루탐산(glutamic acid)과 암모니아로부터 글루타민(glutamine)의 합성을 보여준다. 인산화된 글루탐산은 매우 활성화되어 있어 글루타민을 재빨리 합성할 수 있다.

ADP에 하나의 인산기 혹은 AMP에 두 개의 인산기가 첨가되어 ATP가 합성된다. 그러나 세포가 ATP를 재합성(resynthesis)하기 위해서는 외부에너지가 필요하다. 재생과 가수분해를 통해 ATP는 세포의 에너지 생산과정(발열반응)과 에너지 소비과정(흡열반응)을 짝을 이루어 수행한다. 기능적으로 ATP는 화학에너지 화폐(chemical energy currency)로, 인간사회에서 상품과 서비스를 사고팔 때 사용하는 통화 화폐와 같다.

화학적 전환을 유도하는 ATP는 역시 빛에너지의 방출을 유도한다. 하나의 예는 반딧불이(firefly,

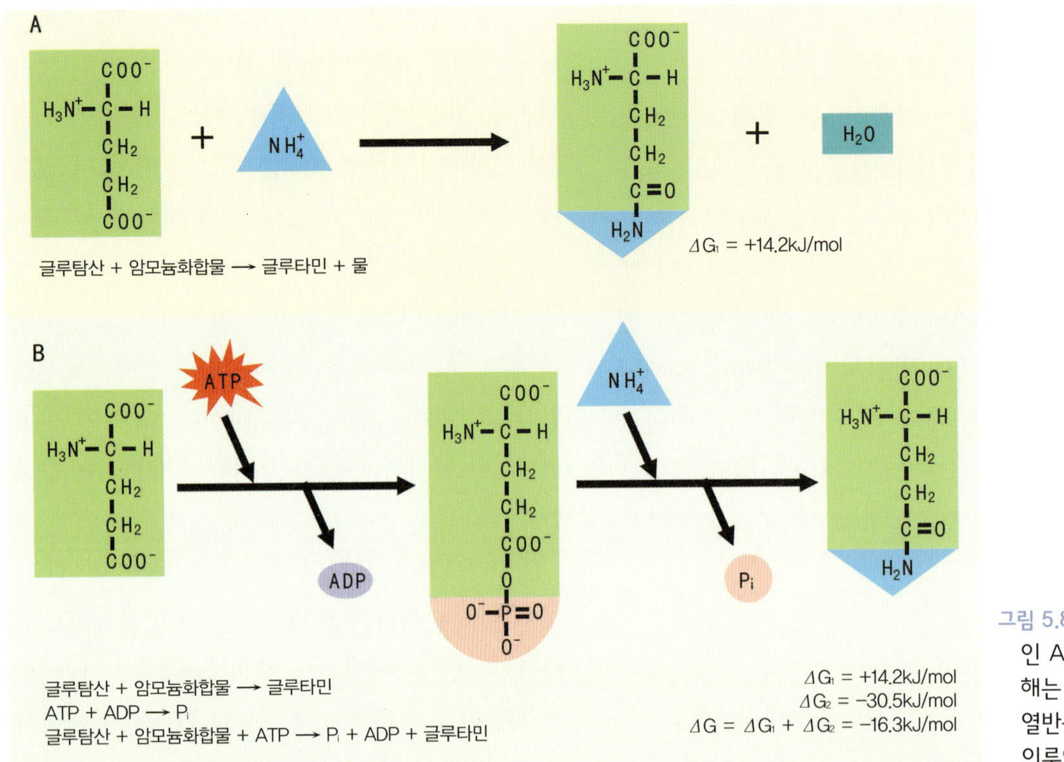

그림 5.8 발열반응인 ATP가수분해는 때때로 흡열반응과 짝을 이루어 일어난다

개똥벌레)의 뒤쪽 배에 위치한 형광단백질(fluorescent protein) E–LH이다. ATP는 E–LH와 먼저 결합하여 두 개의 인산기를 방출한다. 활성화된 중간산물 E~LH_2–AMP는 형광 빛의 형태로 에너지를 방출한다.

$$ATP + E\text{–}LH \rightarrow E\text{~}LH_2\text{–}AMP + 2P_i$$

$$E\text{~}LH_2\text{–}AMP + O_2 \rightarrow E\text{–}P + CO_2 + h\nu \text{ (형광 빛)}$$

발광된 빛은 짝짓기를 위해 상대를 유인하는데 이용된다(그림 5.9).

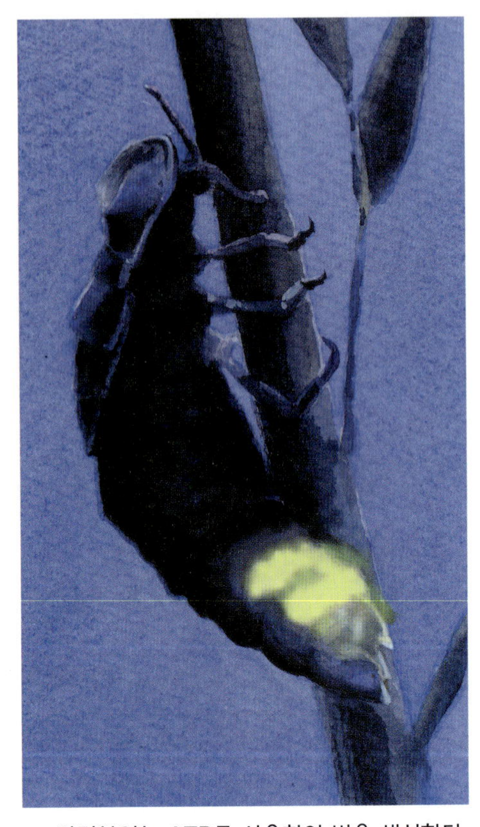

그림 5.9 반딧불이는 ATP를 사용하여 빛을 생성한다

5.4 효소반응

효소는 촉매단백질이다

열역학 법칙은 우리가 어떤 반응이 자발적으로

일어날 수 있는지 아닌지를 예측할 수 있게 한다. 그러나 이것으로 우리는 반응률을 예상할 수는 없다. 무균상태와 어떤 외부에너지의 유입도 없는 상태에서 포도당(glucose) 용액은 CO_2와 H_2O로 분해되지도 않고 어떠한 에너지도 방출하지 않으며, 이론적으로 영원히 존재한다. 고온, 혹은 강산이나 강염기를 첨가하면 포도당분자는 분해될 것이다. 보편적으로 살아있는 세포는 중성 pH와 상대적으로 낮은 온도를 가지고 있지만 세포는 쉽게 포도당을 분해하여 에너지를 방출할 수 있다. 이것은 소화효소가 존재하기 때문이다. 효소(enzyme)는 촉매단백질(catalytic protein)로 생화학 반응을 가속화한다. 예를 들면, 실온에서 하이드로젠 퍼옥사이드(hydrogen peroxidase) 혹은 카탈라아제(catalase)분자는 매 분당 약 오백만개의 과산화수소(hydrogen peroxide)분자가 H_2O와 O_2로 전환되는 것을 촉매한다. 다른 예는 CO_2와 H_2O로부터 탄산(carbonic acid)의 합성이다. 탄산탈수효소(carbonic anhydrase)가 있을 때 이러한 반응은 효소가 존재하지 않을 때 보다 약 1,000배 더 빨리 반응이 일어난다.

최근의 연구는 핵산(nucleic acid) 역시 촉매작용을 하는 것을 보여준다. 이러한 핵산을 핵산효소(nucleic acid enzyme) 혹은 리보자임(ribozyme)이라고 한다.

효소반응 기전

어떻게 효소가 생화학 반응을 촉매할까? 이들은 반응에 요구되는 에너지를 낮춤으로써 촉매의 역할을 한다(그림 5.10). 모든 화학반응은 화학결합을 분해하고 형성하는 것을 포함한다. 화학결합을 분해하기 위해 외부에너지가 요구되는 반면 결합이 형성될 때 에너지는 방출된다. 새로운 결합의 형성을 위해서는 일반적으로 결합의 분해가 선행되어야 한다. 결합분해시 초기에 요구되는 에너지를 활성화에너지(activation energy, 에너지장벽)라고 한다. 심지어 발열반응에도 에너지방벽이 존재하며 활성화에너지가 요구된다. 충분한 에너지가 흡수될 때 결합은 불안정하여 쉽게 분해될 수 있다. 효소반응은 용문(dragon gate)을 넘어가는 물고기를 묘사하는 중국 민담에 비유할 수 있다. 문의 높이는 물고기에게 필요한 에너지를 결정한다. 이 문의 장벽 높이는 문의 다른 쪽의 물의 높이와 상관없다. 잘 먹은 물고기는 활성화된 분자

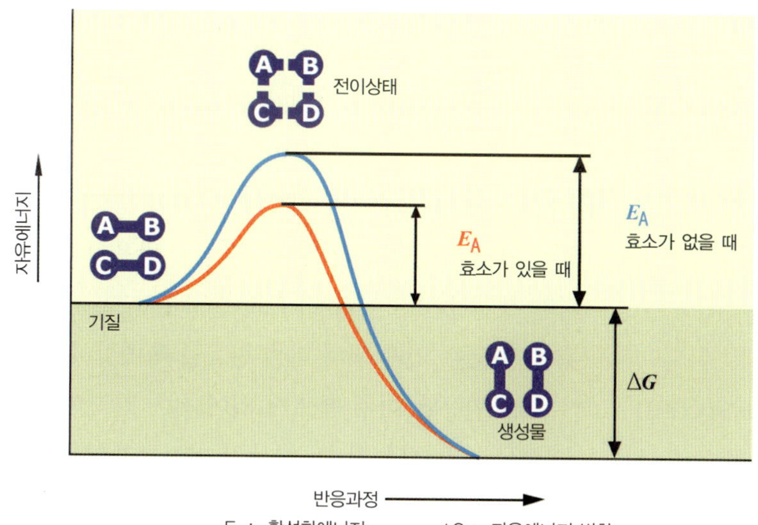

그림 5.10 효소는 생화학 반응에 요구되는 활성화에너지를 낮춘다.

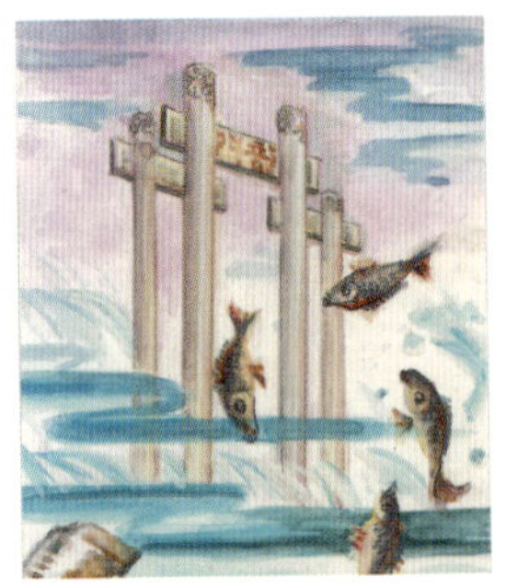
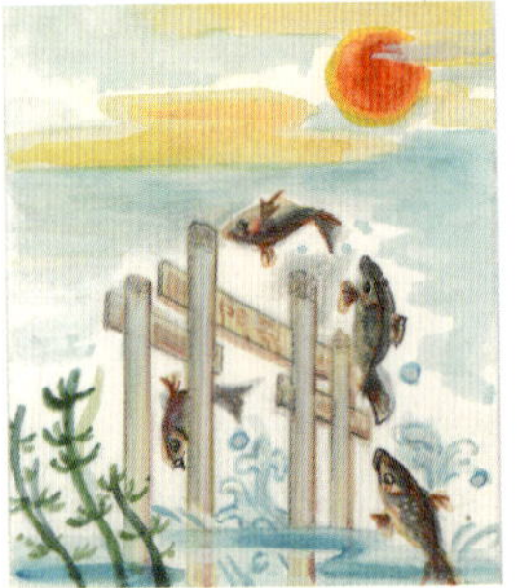

그림 5.11 용문을 넘는 물고기

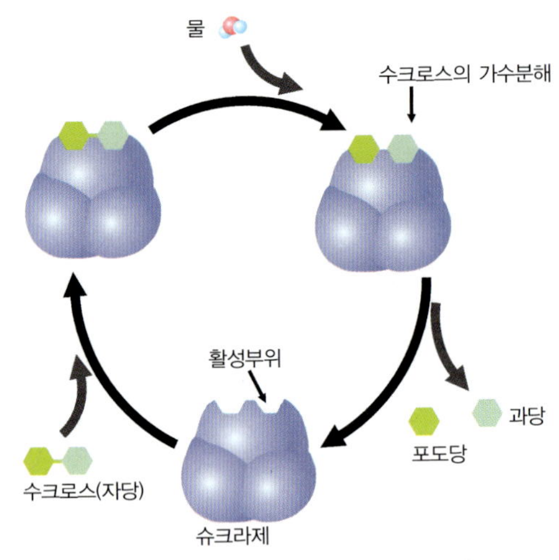

그림 5.12 효소와 효소반응 동안 생성되는 중간화합물

와 같이 굶은 물고기보다 더 높이 뛸 수 있어 더 쉽게 문을 넘어갈 수 있을 것이다(그림 5.11). 반응에 요구되는 에너지를 낮추기 위해 효소가 하는 일은 잘 먹은 물고기나 낮아진 문과 유사하며, 물고기가 더 쉽게 문을 뛰어 넘게 하는 것이다.

일반적인 효소반응은 아래와 같다

$$S + E \rightarrow S\text{–}E \rightarrow E + P$$

S는 기질(substrate)을 나타내며, E 는 효소, P는 생성물(product)을 나타낸다. 결합형 중간산물 S–E는 S보다 덜 안정한다. 이러한 반응은 효소 E가 없는 반응보다 훨씬 더 적은 활성화에너지가 요구된다. 그림 5.12는 이당류인 수크로스(sucrose)가 가수분해(dydrolysis) 되어 두 개의 단당류인 포도당과 과당(fructose)으로 분해되는 것을 도식화하였다. 수크레이스(sucrase, 설탕분해효소)가 이 반응을 촉매한다.

$$\text{수크로스}_{(sucrose)} + H_2O \xrightarrow{\text{수크레이스 (sucrase)}} \text{포도당}_{(glucose)} + \text{과당}_{(fructose)}$$

효소는 보편적으로 기질특이적(substrate specific)이다. 효소는 이성질체(isomer)와 같은 아주 유사한 화합물들을 구분할 수 있다. 예를 들면, 수크레이스는 수크로스의 가수분해만을 촉매하고 젖당(lactose)이나 맥아당(maltose)과 같은 다른 이당류는 촉매하지 않는다. 이러한 특이성(specificity)은 각각의 효소와 기질의 독특한 3차 구조에 기인한다. 반응을 촉매하기 위해 효소의 특이적 부위가 먼저 기질에 결합해야 한다. 이 결합부위를 활성부위(active site)라 한다. 대부분의 활성부위들은 효소분자에 있는 몇 개의 아미노산만으로 이루어져 있고 나머지 아미노산은 활성부위의 입체구조(configuration)를 유지하기 위한 지지구조이다(그림 5.13). 활성부위는 일반적으로 효소분자의 표면에 존재하며, 주머니 혹은 홈(groove)의 모양이다. 기질과 효소간의 특이성은 열쇠와 자물쇠의 관계로 비유된다. 그러나 형태가 변하지 않는 열쇠와 자물쇠와는 달리, 효소와 기질이 결합 후 그들의 입체구조와 결합구조가 변한다. 이러한 변화는 결합이 쉽게 분리될 수 있게 한다. 일단 반응이 완료되면 생성물은 떨어져 나오고, 효소는 다른 분자에 결합할 수 있게 되며 다른 반응을 촉매할 수 있다. 효소반응은 아주 빠르게 일어난다. 각각의 효소분자는 일 초당 천 개 이상의 기질분자의 반응을 촉매할 수 있다. 대부분의 효소반응은 가역적

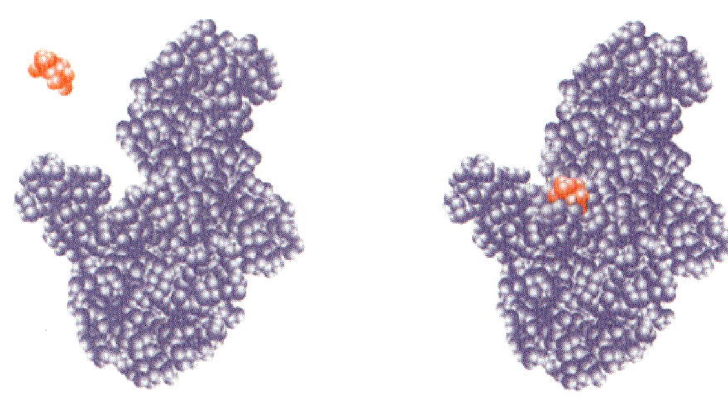

그림 5.13 효소의 3차 구조는 효소의 결합 특이성을 결정한다

(reversible)이며 방향은 주로 기질과 생성물의 상대적 농도에 의존한다.

5.5 효소활성에 영향을 미치는 인자

효소가 기질을 생성물로 전환하는 속도는 여러 가지 인자들에 의해 결정되는데, 그 중의 하나는 기질의 농도이다. 일정한 양의 효소가 주어졌을 때, 기질 농도가 높아지면 높아질수록 전환율(rate of conversion)은 더 높아질 것이다. 이러한 반응률은 모든 효소분자의 활성부위에 기질이 채워질 만큼 기질농도가 높아질 때까지 지속적으로 올라간다. 효소는 단백질이기 때문에 단백질구조와 입체구조에 영향을 미치는 많은 인자들은 효소활성에 영향을 미칠 수 있다. 우리는 몇 가지 외부인자들에 대해 논의할 것이다.

온도

일정한 온도 범위 내에서 효소활성은 온도가 올라갈수록 증가한다. 더 높은 온도에서 기질은 더 빨리 이동하기 때문에 더 빈번히 효소의 활성부위와 마주친다. 각각의 효소는 효소활성이 가장 높은 최적온도(optimal temperature)를 가지고 있다. 최적온도 이상의 온도에서 효소는 활성부위와 효소 전체의 입체구조를 유지하는 결합을 불안정하게 함으로써 효소활성을 감소시킨다. 대부분의 인간의 효소는 35℃–40℃의 최적온도를 가지고 있다. 깊은 바다의 화산 분화구에서 사는 세균은 70℃ 혹은 그 이상의 최적온도를 가진 효소가 있다. 이러한 생물체는 고온에서 살 수 있는 능력이 있기 때문에 호열균(thermophile)이라고 한다(그림 5.14).

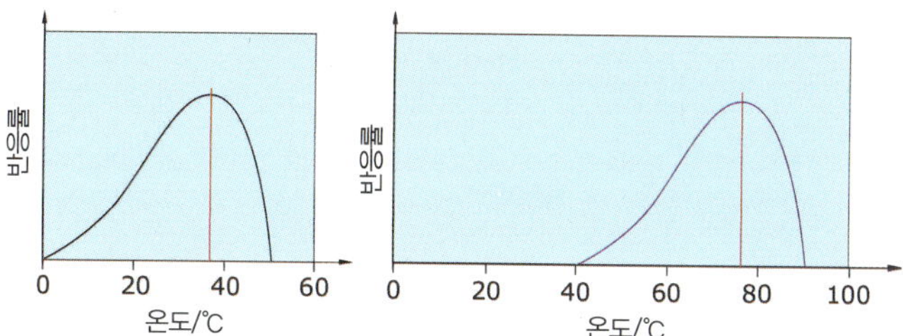

인간의 효소활성(왼쪽)과 호열균(오른쪽)의 효소활성에 대한 온도의 영향

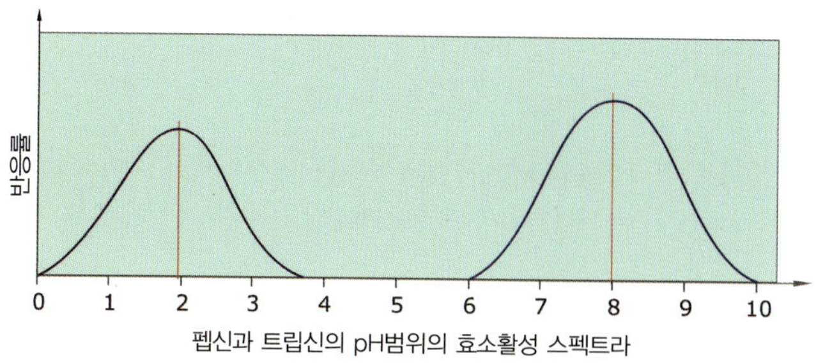

펩신과 트립신의 pH범위의 효소활성 스펙트라

그림 5.14 효소활성에 대한 온도와 pH의 영향

pH

다른 단백질과 같이 효소는 pH의 변화에 매우 민감하다. 각각의 효소는 활성을 나타낼 수 있는 pH의 범위와, 최대 활성을 위한 최적 pH를 가지고 있다. 대부분 동물효소의 최적 pH는 6–8이다. 그러나 예외가 있다. 예를 들면, 인간의 위에 있는 소화효소인 펩신(pepsin)은 pH 2에서 가장 잘 작용하는 반면, 소장의 소화효소인 트립신(trypsin)은 pH 8에서 가장 잘 작용한다. 그들의 최적 pH는 그들이 각각의 환경에 적응한다는 것을 반영한다. 위는 pH 2의 산성 환경이고, 소장은 pH 8의 염기성 환경이다(그림 5.14).

보조인자

많은 효소들은 촉매활성을 위한 비단백질을 필요로 한다. 이러한 비단백질을 보조인자(cofactor)라 한다. 보조인자는 이온화된 형태의 아연, 철, 마그네슘, 구리와 같은 금속원자이다. 이러한 보조인자가 유기화합물일 경우 이들을 조효소(coenzyme)라고 한다. 보조인자는 느슨하거나 단단하게 활성부위와 결합하거나 혹은 활성부위의 일부가 된다. 일반적으로 이들은 가역적이며 약하게 기질과 결합한다. 조효소의 예로는 니코틴아미드 아데닌 이뉴클레오티드(nicotinamide adenine dinucleotide, NAD^+), 니코틴아미드 아데닌 이뉴클레오티드 인산(nicotinamide adenine dinucleotide phosphate, $NADP^+$), 플라빈 아데닌 이뉴클레오티드(flavin adenine dinucleotide, FAD)이다. 이러한 조효소는 양성자(proton, H^+)와 전자(electron)의 이동에 중요한 역할을 한다(그림 5.15).

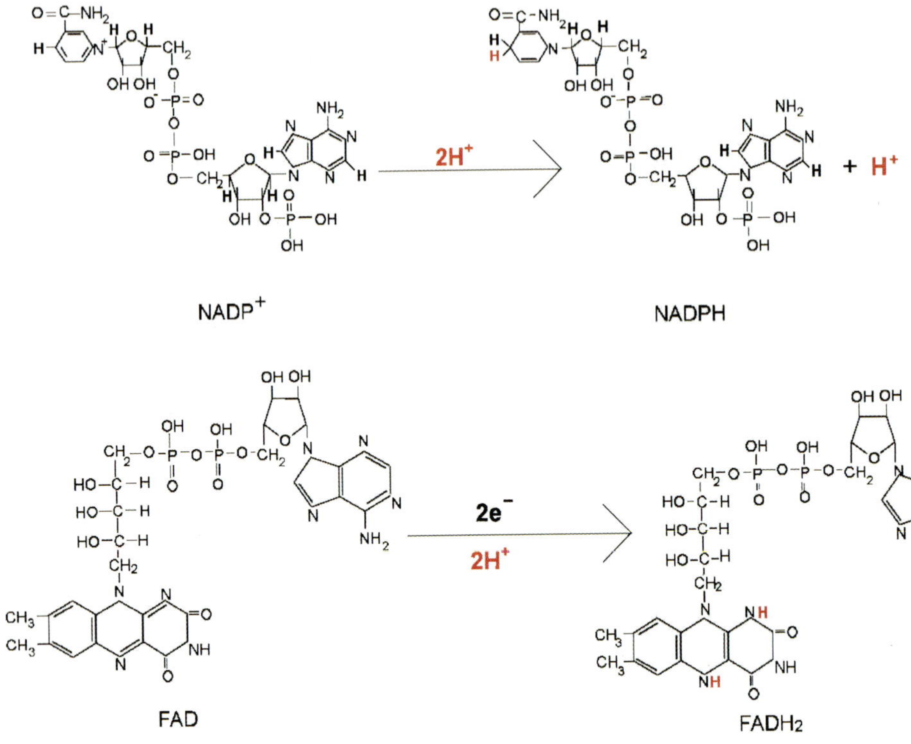

그림 5.15 $NADP^+$와 FAD^+에 있어서의 양성자와 전자의 이동

효소 억제제

일부 화합물과 원소들은 특정 효소의 활성을 선택적으로 억제한다. 만약 억제제(inhibitor)가 효소에 느슨하고 약하게 결합한다면, 억제제는 가역적이다. 그러나 만약 억제제가 공유결합을 통해 단단하게 효소에 결합되어 있다면, 이 억제제는 비가역적(irreversible)이다.

정상적인 기질과 유사한 구조를 가진 억제제는 효소활성 부위에 결합하기 위해 경쟁한다. 이러한 억제제를 경쟁적 억제제(competitive inhibitor)라고 한다. 이들은 정상의 기질이 사용할 수 있는 활성부위의 수를 감소시키는 작용을 한다. 기질농도를 증가시키면 이러한 억제제에 의한 효소활성의 차단을 극복하여 효소의 효율성을 높일 수 있다. 다른 종류의 억제제는 기질과 활성부위를 놓고 직접 경쟁하지 않는데, 이를 비경쟁적 억제제(non-competitive inhibitor)라고 한다. 이러한 억제제는 효소의 다른 부위에 결합하여 효소의 입체구조를 변화시킴으로써 활성부위가 기질에 결합하지 못하도록 하거나 작용하지 못하게 한다(그림 5.16).

어떤 효소 억제제는 아주 치명적이어서 생명체를 죽게 할 수도 있다. 예를 들면, 많은 항생제(antibiotics)는 세균에 있는 특정 효소의 억제제이다. 상품화된 항생제인 페니실린(penicillin)은 세균의 세포벽 합성에 필수적인 효소의 활성부위를 차단한다. 악명 높은 살충제인 DDT는 곤충의 신경계에 있는 중요한 효소 억제제이다. 세포와 생물의 적절한 기능을 위해 효소의 선택적인 억제와 선택적인 활성화는 대사조절에 필수적이다.

되먹임 억제

세포내 효소반응은 아주 밀접하게 서로 연관되어 있다. 각 반응은 대사경로(metabolic pathway)의 한 부분으로, 세포는 서로 연결된 대사경로의 네트워크를 가지고 있다. 대부분의 경로에는 여러 가지 효소가 관련하며, 각각의 효소는 경로에 있는 하나의 특이적 반응을 촉매한다. 한 반응의 생성물은 종종 다른 반응의 기질이 되기도 한다. 엄격하게 조절되지 않으면 세포대사는 정상을 벗어나 버린다.

경로의 최종생성물(end product)이 과도하게 만들어지면, 이것은 경로의 첫 번째 효소의 억제제가 된다. 이 과정을 되먹임 억제(feedback inhibition)라고 하는데 이것은 대사조절의 가장 보편적인 방법 중의 하나이다. 예를 들면, 포도당 대사과정에서 포도당활성효소(glucose kinase)는 포도당을 인

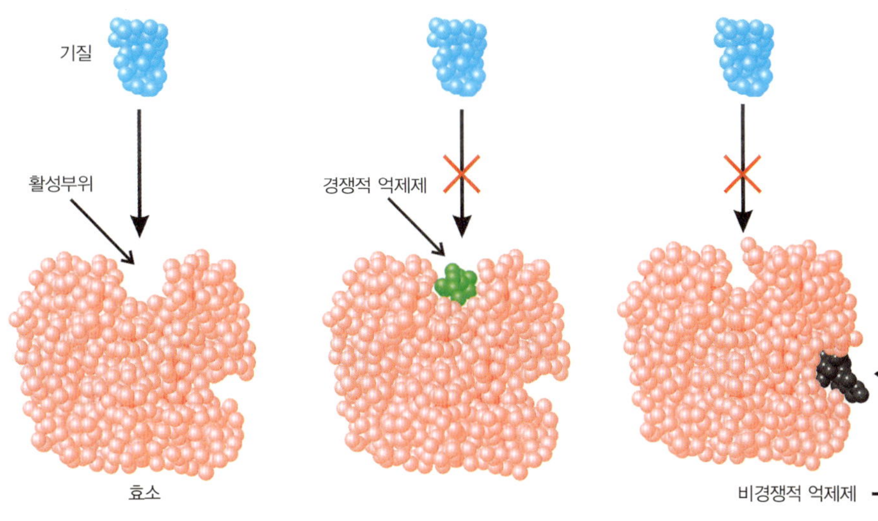

그림 5.16 효소의 경쟁적 억제와 비경쟁적 억제기능

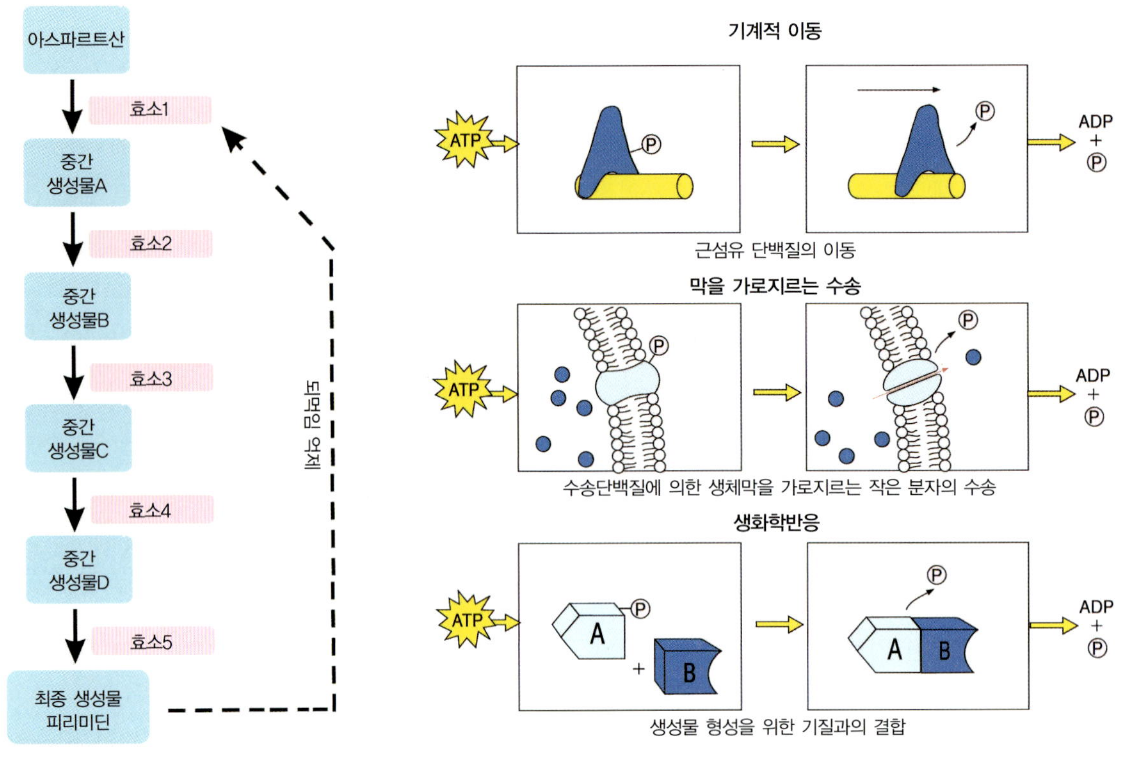

그림 5.17 되먹임 억제

그림 5.18 세포는 ATP를 사용하여 다양하는 기능을 수행한다

산화하여 포도당-6-인산(glucose-6-phosphate)을 만든다. 과도하게 생성된 포도당-6-인산은 포도당 활성효소에 결합하여 효소작용을 억제한다. 이와 유사하게, ATP는 ATP-생성경로(ATP-generating pathway)에 있는 효소에 결합하여 세포 안의 자유 ATP(free ATP)의 양을 조절한다. 이러한 조절기전(regulatory mechanism)은 세포가 적절한 기능을 수행하여 세포 항상성(homeostasis)을 유지하는데 필수적이다(그림 5.17).

5.6 생물대사

살아있는 세포는 화학공장이다

하나의 살아있는 세포는 수 천개 혹은 수 만개의 화학반응을 수행할 수 있다. 이들 물질대사과정에는 당(sugar)이 아미노산(amino acid)으로 전환되며, 단량체(monomer)가 탈수반응을 통해 중합체(polymer)를 형성한다. 이 중합체는 가수분해되어 단량체가 된다. 당이 호흡을 통해 산화되어 화학에너지인 ATP를 생산하며, ATP는 막을 가로지르는 분자의 수송이나 이동과 같은 많은 것들의 활동을 촉진한다(그림 5.18). 식물세포는 이산화탄소와 물로 단당류를 합성하는 광합성을 통해 빛에너지를 화학에너지로 전환할 수 있다. 많은 세포는 물질을 합성하고 분비한다.

이러한 매우 다양한 생화학 반응들의 조절은 체계적인 조절과 세밀한 균형을 요구한다. 이러한 균형을 이루기 위한 하나의 방법은 세포가 서로 연관된 다양한 검문소(checkpoint)를 가지는 것이다. 이것은 도시의 교차로와 정지신호등을 통해 교통을 조절하는 것과 다소 유사하다(그림 5.19). 세포는 다양한 방법으로 대사의 교통조절을 한다. 예를 들

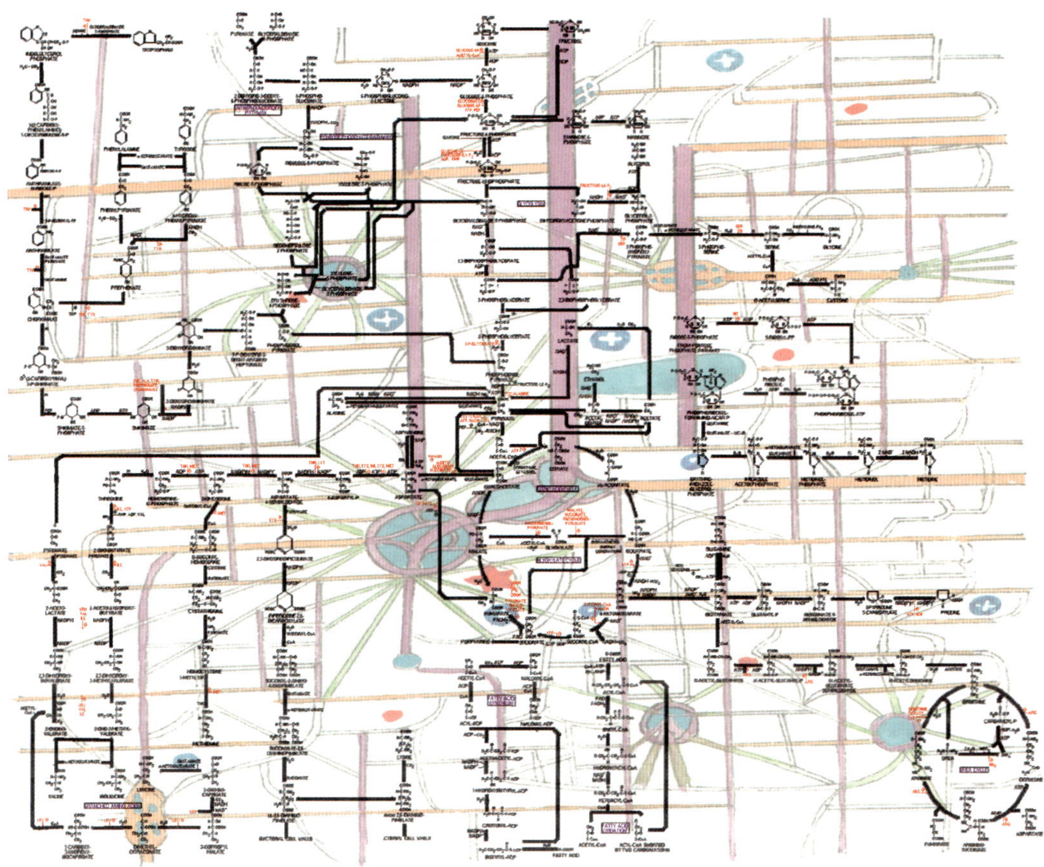

그림 5.19 대사경로는 복잡한 도로지도와 유사하다

면, 동일한 대사경로에 있는 효소는 세포의 특정 지역에 모여 다효소복합체(multienzyme complex)를 형성한다. 많은 특수한 대사경로는 일정한 세포소기관 내에 있어 그 과정이 다른 대사경로로부터 방해받지 않고 효과적으로 실행되도록 한다. 미토콘드리아는 이러한 세포소기관 중의 하나인데 산화적호흡(oxidative respiration)을 통해 ATP를 형성하도록 특수화되어 있다. 복잡한 생물체에서 세포는 특수한 조직(tissue)으로, 조직은 기관(organ)으로 분화된다. 이러한 조직화는 대사경로간의 방해나 간섭을 감소시킨다. 세포소기관, 세포, 조직, 기관에서의 대사는 호르몬조절, 신경조절과 그 밖의 다른 조절을 통해 조화를 이룬다.

루이 파스퇴르와 생물학적 발효

1853년, 프랑스 과학자 찰스(Charles Cagniard de la Tour)는 많은 단세포 생물체가 들어 있는 발효조(fermenter)를 고안했다(그림 5.20). 동일한 시기에 독일의 과학자 시어도 슈만(Theodor Schwann)도 유사한 발견을 하였다. 슈만은 다른 포도주로부터 얻은 발효침전물(fermentation sediment)을 첨가하지 않으면, 포도쥬스(grape juice)에 열을 가해도 포도주로 발효되지 않는다는 것을 증명했다. 이러한 관찰에 입각하여 슈만은 이러한 단세포 생물체가 포도주를 만드는데 중요한 역할을 한다고 제안하였다.

그때의 포도주 발효에 대한 주된 해석은 간단한 화학반응이었다.

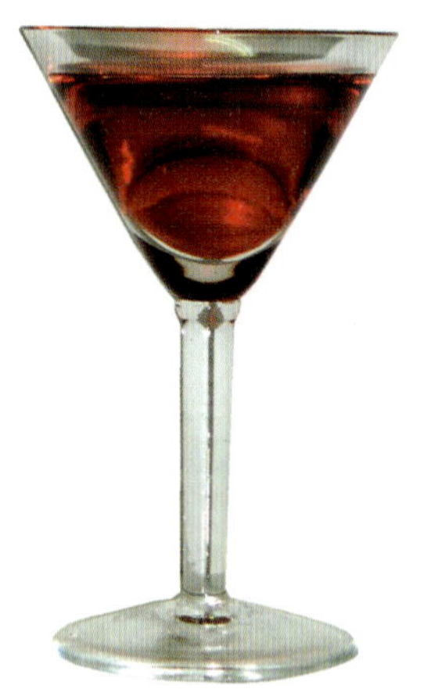

그림 5.20 포도주는 생물학적 발효에 의해 만들어진다.

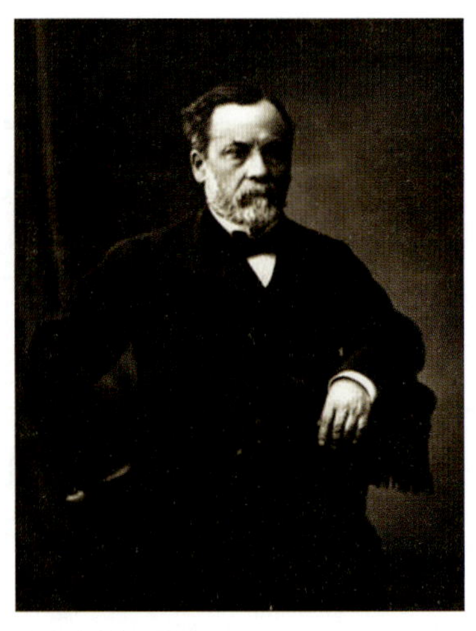

그림 5.21 루이 파스퇴르

$$C_6H_{12}O_6 \rightarrow 2C_2H_5OH + 2CO_2$$

포도당 에탄올 이산화탄소

이 반응은 안토인 라우렌 라보이스(Antoine Laurent Lavoisier, 1743-1794)가 제안했는데, 그 당시 거의 모든 과학자는 포도주 발효에 생물체가 필요 없다고 생각했다. 따라서 슈만의 제안은 조롱거리였으며 과학적 규칙으로 받아들여지지 않았다.

18세기 생명과학(life science)은 여전히 과학적 유년기였다. 반대로 물리학과 화학은 훨씬 더 발달해 있었다. 화학자가 이렇게 간단한 반응에 왜 생물체가 필요한지를 알기는 어려운 것이었다. 사실 대부분의 화학자들은 모든 생물학적 과정은 단순한 화학반응의 집합체로 구성되어 있다고 생각했다. 슈만의 제안은 그 당시의 주류(mainstream)와의 급진적인 결별이었고 이로 인해 그는 직장을 잃었다. 그의 가설은 그 후 20년이 지날 때까지 인정받지 못했다.

다행이도 프랑스 과학자 루이 파스퇴르(Louis Pasteur, 그림 5.21)는 슈만의 발견에 주의를 기울였다. 그는 잘 고안된 실험들을 통하여 슈만의 가설을 검증하였다. 그는 먼저 포도주의 산패(wine spoilage)를 막기 위한 기술을 개발하였는데, 오늘날 저온살균(pasteurization)이라고 알려진 기술이다. 그는 순수배양에서 얻은 효모세포(yeast cell)를 분리하고 이 세포를 멸균된 포도쥬스에 넣었다. 효모가 들어 있는 쥬스만이 발효되어 에탄올(ethanol)이 생성되었다. 에탄올 생산량은 효모세포의 수에 비례하였다. 이러한 발견은 효모가 포도주 생산과 발효에 필수적이라는 것을 증명하는 것이었다.

우리는 지금 다양한 방법으로 조절되는 화학반응의 네트워크가 생명의 모든 기능을 가능하게 한다는 것을 안다. 화학적 관점에서 생명이란 극히 단순한 반면, 장점이 있다. 생명체의 화학적 과정에 대한 이해는 제약, 식품, 화학제품의 개발에 이르렀다. 만약 적당한 효소의 충분한 양이 포도쥬스의 발효과정에 첨가되었다면, 심지어 포도주의 제조에서 조차 효모는 관심에서 벗어났을 것이다. 다음 장에서 생명체의 에너지생성에 있어 생화학적, 세포적 공정에 대해 다룰 것이다.

단원요약

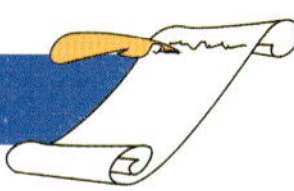

생명체는 에너지를 필요로 한다. 세포대사는 화학화합물과 화학에너지의 전환을 의미한다. 생물활성은 두 가지 열역학법칙을 따른다. 세포내에서의 에너지전환 효율은 약 55%로 대부분의 기계적 혹은 다른 비생물의 에너지 전환보다 훨씬 더 크다. 살아있는 생명체는 고도로 질서정연하다. 열역학 제2 법칙에 따르면, 고도의 질서계는 안정하지 않으며 질서의 상태를 유지하기 위해 외부 에너지의 유입이 필요하다. 지구 생물권에 있어 일차 에너지원은 태양이다. 태양에너지는 광학성식물과 미생물에 의해 화학에너지를 전환한다. 화학에너지는 그 다음 종속영양생물(동물과 대부분의 미생물)에 전한다. 세포내의 공통 에너지 화폐는 ATP이다. ATP는 발열반응과 흡열반응이 짝을 짓게 함으로서 생물활성의 작동을 보증한다.

효소는 촉매단백질이다. 이들은 에너지장벽을 낮춤으로써 반응을 촉진하며, 정상의 온도와 pH 조건하에서 빠르게 회복된다. 효소는 기질특이성이 있다. 특이성은 보편적으로 기질의 형태와 효소 활성부위의 형태에 의해 결정된다. 효소활성에 영향을 미치는 주요 인자는 온도, pH와 보조인자와 억제제의 유무이다. 대사경로의 공통적인 기전은 최종생성물에 의한 되먹임 저해에 의해 조절된다.

각각의 생물체는 수 천개 혹은 그 이상의 화학반응을 수행한다. 그러한 다양한 반응을 조절하기 위해 생물체는 발달된 다양한 기전을 가지고 있으며, 이러한 기전에는 효소와 효소복합체의 특이적 입체구조와, 세포소기관과 세포와의 구획화가 포함된다. 루이 파스퇴르는 살아있는 생명체가 에너지의 화학적 전환반응을 수행한다는 것을 그럴듯하게 증명한 최초의 사람이다.

토의를 위한 질문

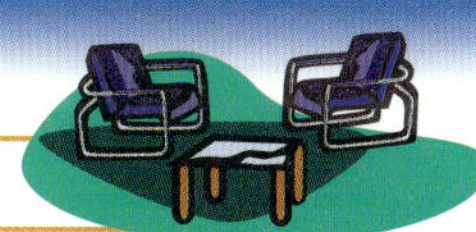

1. 생물대사의 중요한 특징은 무엇인가?
2. 왜 살아있는 생명체는 일정한 에너지 유입이 필요한가?
3. 발열반응과 흡열반응을 비교하라. 어떤 것이 자발적으로 일어나는가?
4. 활성화에너지란 무엇인가? 어떻게 효소는 화학반응을 가속화 하는가?
5. 효소의 특이성과 촉매의 특성에 입각하여 효소의 기능에 대한 구조의 중요성을 설명하기 위한 예를 들어라.

관련된 인터넷 사이트

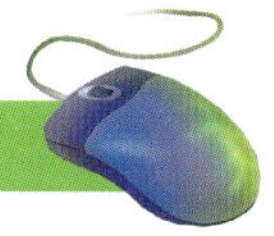

http://www.bioenergysystems.com/
http://web.mit.edu/esgbio/www/eb/ebdir.html
http://www.bgsu.edu/departments/chem/midden/MITBCT/eb/sched.html

CHAPTER 6

세포호흡: 화학에너지의 생성

CELLULAR RESPIRATION: HARVESTING CHEMICAL ENERGY

6.1 세포호흡과 발효에 의해 생성되는 에너지

- 발효와 호흡
- 산화 · 환원 반응
- ATP 합성과 사용

6.2 세포호흡의 분자과정

- 해당과정
- 크렙스회로
- 전자전달계와 산화적인산화

6.3 ATP 합성기전과 에너지 수지

- 기질수준 인산화
- 산화적인산화와 화학삼투작용
- 에너지 수지

6.4 그밖의 영양소와 생물 거대분자의 전환

- 소화
- 단백질과 지질의 산화
- 대사중간산물

6.1 세포호흡과 발효에 의해 생성되는 에너지

자동차가 움직이기 위해서는 에너지가 필요하다. 이러한 에너지는 일반적으로 엔진에서 휘발유와 산소가 혼합될 때 휘발유가 연소되어 생성된다. 상업적으로 판매되는 휘발유는 에너지가 풍부한 가연성 탄화수소(combustible hydrocarbon)로 이루어져 있다. 방출된 에너지는 자동차를 움직이는 추진력이 된다. 이러한 반응은 많은 양의 CO_2를 방출하는데 이것은 주된 온난화가스(greenhouse gas) 중의 하나이다(그림 6.1).

생명체는 끊임없이 움직이는 자동차와 같다. 단량체(monomer)로 중합체(polymer)를 만드는 것(아미노산으로 폴리펩티드를 합성하는 것), 세포막을 통과하는 물질의 이동, 동물의 움직임과 성장, 그리고 생식과 같은 생물의 모든 활동에는 에너지가 요구된다. 생체에서 대부분의 화학에너지는 세포호흡(cellular respiration)을 통해 얻는다.

세포호흡은 자동차 엔진에서 휘발유 연료가 연소될 때와 마찬가지로 산소가 필요하다. 세포에서의 연료는 유기화합물(organic compound)이다. 따라서 세포호흡과 휘발유 연소는 모두 다음과 같이 나타낼 수 있다.

$$\text{유기화합물} + O_2 \rightarrow CO_2 + H_2O + \text{에너지}$$

세포에서 유기연료는 탄수화물, 지질과 단백질이다. 포도당이 기질로 사용되는 세포호흡의 기본적 과정은 다음과 같다.

$$C_6H_{12}O_6 + 6O_2 \rightarrow 6CO_2 + 6H_2O + \text{에너지 (ATP + 열)}$$

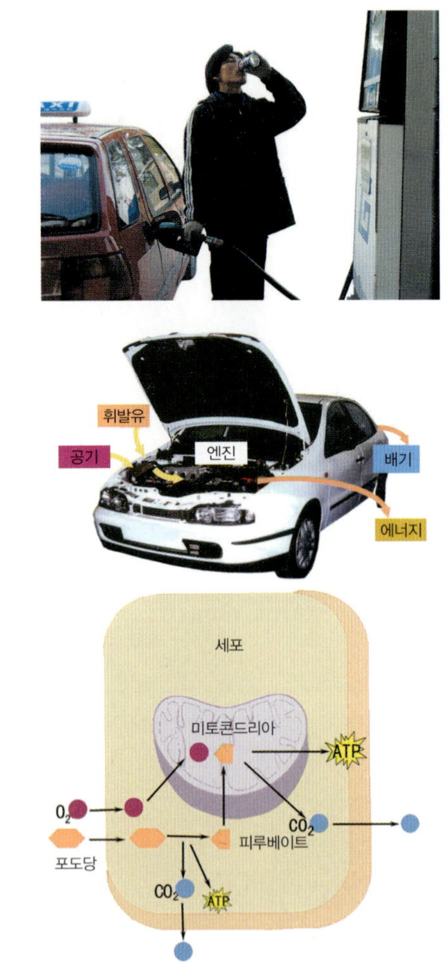

그림 6.1 자동차를 움직이는 것 같이 생명체는 일정한 에너지 공급을 필요로 한다.

휘발유의 연소는 오로지 열만을 생산하고 ATP는 생산하지 않는 반면, 세포호흡은 열의 생산은 최소한 적게 하고 ATP 생산을 최대화한다. 열에너지가 주 생성물인 무생물계에서의 에너지 전환에 비해, 세포호흡 동안은 상대적으로 적은 양의 에너지가 열로 소실된다. 생물계는 무생물계보다 에너지 전환에 있어서 훨씬 더 효율적이다.

발효와 호흡

세포는 탄수화물, 지질, 단백질과 같은 유기화합물을 연료원으로 저장한다. 에너지는 이러한 화합물의 원자간의 배열과 상호작용내에 저장되어

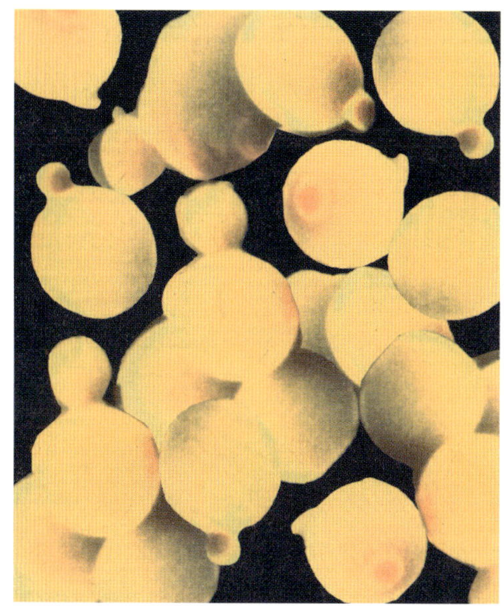

그림 6.2 일반적인 빵의 효모인 *Saccharomyces cerevisiae*

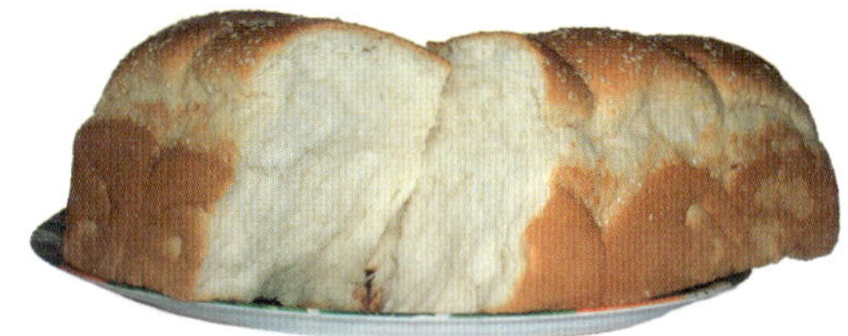

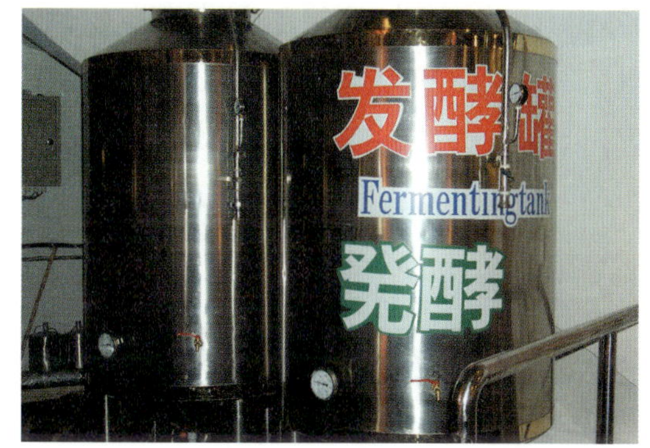

그림 6.3 효모 *Saccharomyces cerevisiae*에 의한 호흡과 발효는 빵, 맥주와 포도주를 만드는데 필수적이다.

있다. 효소에 의해 이러한 에너지가 풍부한 화합물이 에너지가 적은 더 간단한 분자로 분해될 때 에너지가 방출된다. 복잡한 분자가 분해되므로서 에너지가 방출되는 대사경로를 이화경로(catabolic pathway)라 한다. 이러한 분해반응에 산소가 포함되느냐 포함되지 않느냐에 따라 이화과정은 두 가지 유형으로 나눌 수 있다. 하나는 산소가 필요 없는 발효(fermentation)이며, 다른 하나는 산소를 소비하는 호흡(respiration)이다.

앞장에서 우리는 포도주(혹은 빵)의 효모(*Saccharomyces cerevisiae*)가 포도주의 발효에 중요한 역할을 한다는 것을 배웠다. 파스퇴르는 최초로 이러한 포도주 제조과정에 있어서의 효모의 생물학적 활동에 대해 설득력 있게 증명하였다. 이러한 효모(yeast)는 출아(budding)에 의한 생식을 하는 단세포의 진핵생물(eukaryote)이다(그림 6.2). 효모는 호기적(aerobic), 혐기적(anaerobic) 환경 모두에서 살 수 있다.

빵을 만들 때 효모는 전분과 포도당을 분해하기 위해 산소를 사용한다. 이 과정에서 생성되는 CO_2는 빵반죽을 부풀게 한다. 빵반죽의 가스거품은 전분과 단백질의 혼합인 빵의 맛을 더한다(그림 6.3). 따라서 제빵은 효모호흡의 한 예이다. 호흡은 포도당을 물과 CO_2로 완전히 분해하는 것이다.

포도주와 맥주 제조과정에서 일어나는 화학반응은 제빵에서의 화학반응과 다르다. 맥주와 포도주를 제조하기 위해 고농도의 탄수화물이 들어 있는 기질 혼합물에 효모가 첨가되어진다. 그 다음 이러한 혼합물이 들어 있는 용기는 공기의 유입을 막기 위해 밀봉되어지는데(그러나 생성되는 가스는 유출될 수 있다), 이로써 혐기적 환경이 만들어진다. 산소가 없을 때 포도당은 에탄올(ethanol)과 CO_2로 분해되며 CO_2는 방출된다. 포도주 제조에서 발효는 혼합물에서 에탄올이 12%~16%에 이를 때까지 계속된다. 이 에탄올 농도에서 효모세포는 죽는다. 맥주제조에서는 최종 에탄올 농도가 약 4%~5%로 훨씬 더 낮다. 맥주와 포도주 간의 에탄올 농도의 차이는 주로 초기 기질혼합물(initial substrate mixture)의 탄수화물의 농도 차이에 기인한다. 호흡과는 달리 발효는 포도당이 물과 CO_2

로 완전히 분해되지 않는다. 따라서 호흡은 발효에서 보다 더 많은 에너지가 방출된다.

효모세포와 같이 인간의 세포는 산소를 소비하여 포도당과 다른 유기화합물을 산화시켜 에너지를 생성한다. 걷기와 조깅과 같은 일상의 활동을 위해 우리들의 혈액세포(blood cell)는 신체의 기관, 조직과 세포에 충분한 산소를 운반하여 세포활동에 필요한 충분한 에너지를 생성하게 한다. 그러나 격렬한 운동을 하는 동안에는 에너지 생성을 위한 호흡에 필요한 충분한 산소가 공급되지 않을 것이다. 이 상태에서의 우리 몸은 에너지 결핍에 대한 보상을 위한 기전을 가지고 있다. 포도당이 물과 CO_2가 아닌 젖산(lactic acid)으로 분해되는 경로가 있다. 이 에너지 생성과정은 빠르지만 기질(포도당)의 단위당 생성되는 에너지의 양은 낮다. 격렬한 운동 후에 우리가 느끼는 근육 피로감의 원인은 근육에 젖산이 축적되기 때문이다(그림 6.4).

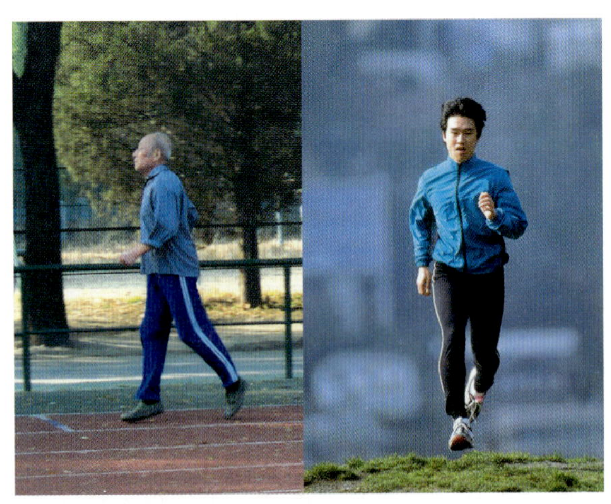

그림 6.4 천천히 걷기와 빨리 달리기

일상적으로 흔히 말하는 호흡이란, 우리의 폐를 들고 나는 공기를 입과 코를 통해 숨쉬는 것(숨쉬기, breathing)이라고 할 수 있다. 생물학적 호흡이란, 세포내에서의 복잡한 유기화합물의 산화적 분해(oxygenated degradation)라고 정의할 수 있다. 이러한 두 과정은 연결되어 있다. 우리가 폐로 호흡한 공기 중의 산소는 혈류(blood stream)로 운반된다. 세포는 호흡한 산소를 사용하여 유기화합물을 물과 CO_2로 분해하는데, 이러한 과정에서 에너지(ATP)가 생성되며 이 에너지는 세포가 일을 하는데 사용된다. CO_2는 혈액에 의해 폐로 운반되어 입과 코를 통해 방출된다(그림 6.5).

산화 · 환원반응

이화경로(catabolic pathway)에서 한 분자로부

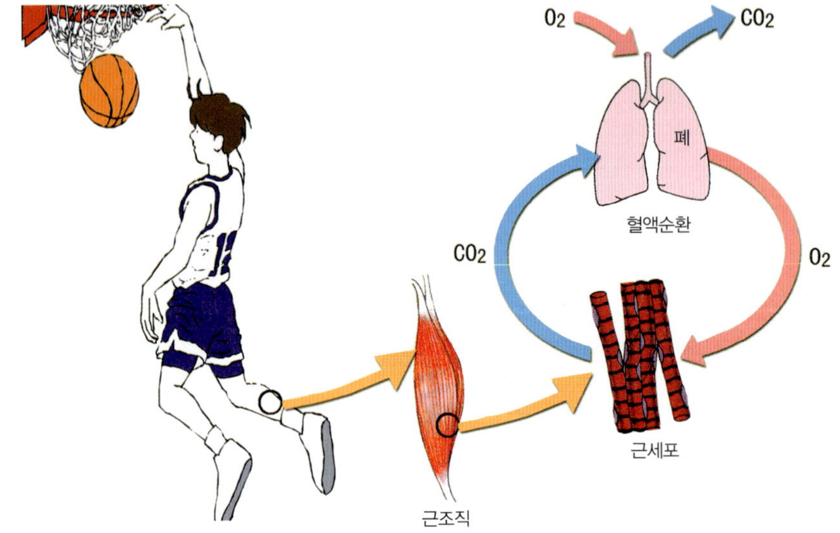

그림 6.5 숨쉬기와 호흡

터 다른 분자로 전자(electron)와 양성자(proton)를 전달함으로써 에너지를 생성한다. 이러한 전자전달을 산화·환원반응(oxidation-reduction reaction 혹은 redox reaction)이라고 한다. 산화·환원반응에서 전자공여체(electron donor)를 환원제(reducing agent)라고 하며, 전자수용체(electron acceptor)를 산화제(oxidizing agent)라고 한다. 환원제로부터 하나 혹은 그 이상의 전자를 잃어버리는 것을 산화(oxidation), 그리고 산화제에 의해 전자를 얻는 것을 환원(reduction)이라고 한다. 산화·환원반응을 통해 전자가 재배치되면서 음식의 연료분자로부터 에너지가 방출된다. 다음 이러한 에너지는 ATP 합성을 위해 사용되어진다. 다음은 산화·환원반응의 한 예이다.

XH_2 (환원제) + NAD^+ (산화제) → X (산화된 상태) + NADH (환원된 상태) + H^+

XH_2 (환원제) + $NADP^+$ (산화제) → X (산화된 상태) + NADPH (환원된 상태) + H^+

XH_2 (환원제) + FAD (산화제) → X (산화된 상태) + $FADH_2$ (환원된 상태)

환원제로부터 NAD^+, $NADP^+$, 혹은 FAD로 양성자와 전자가 전달되면 이러한 산화제를 환원상태인 NADH, NADPH와 $FADH_2$로 각각 환원시킨다. 이러한 환원된 화합물의 전자와 양성자는 다른 수용체(acceptor)로 더욱 전달되어 ATP 합성에 필요한 에너지를 방출한다. 산화·환원반응은 호흡과 광합성의 기본반응이다.

포도당이 물과 CO_2로 분해되는 것은 하나의 복잡한 산화·환원반응이다(그림 6.6). 이 반응에서 포도당은 수소원자(hydrogen atom)를 산소분자에 전달하는 전자공여체이다. 따라서 포도당은 환원제이고 산소는 산화제이다. 전자와 양성자의 전달은 탈수소효소(dehydrogenase)라고 불리는 효소에 의해 이루어지는데, 이것은 NAD^+ 혹은 FAD라는 조효소(coenzyme)가 포함되어 있다. 각각의 NAD^+는 환원제로부터 두 개의 전자와 하나의 양성자를 얻는 반면, 또 다른 하나의 양성자는 세포질로 방출된다.

$$NAD^+ + 2H^+ + 2e^- \rightarrow NADH + H^+$$

호흡과정에서 포도당과 다른 유기화합물은 전자공여체로 작용한다. 탈수소효소는 다른 분자로부터 전자를 빼앗아 NADH, NADPH와 $FADH_2$에 전자를 저장한다. 그 다음 전자는 연쇄적으로 전자전달계(electron transport chain)를 따라 이동된다. 전자전달계를 따라 방출된 에너지는 ATP 합성에 사용되며, 양성자는 산소에 의해 산화되어 물이 된다. 세포호흡의 전자전달계와 ATP 합성 기전은 다음 장에서 토의될 것이다.

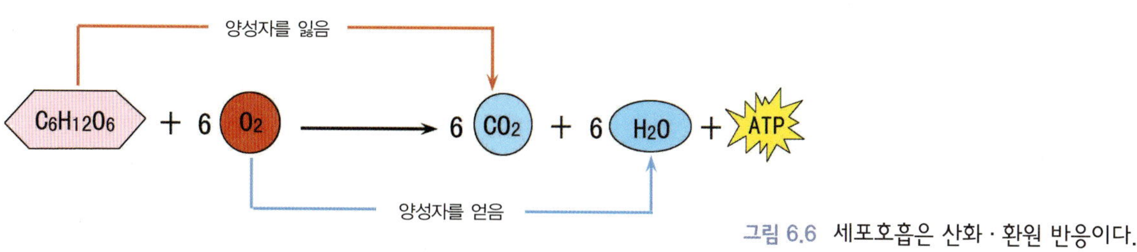

그림 6.6 세포호흡은 산화·환원 반응이다.

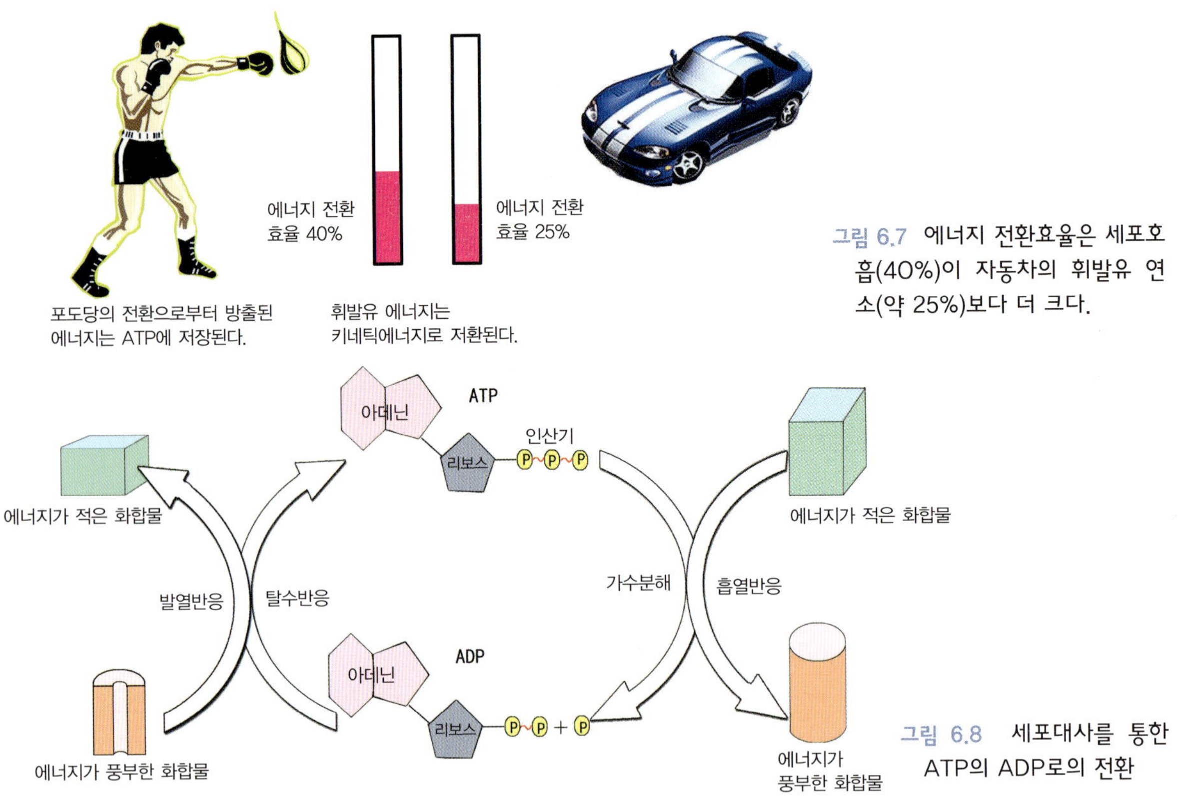

그림 6.7 에너지 전환효율은 세포호흡(40%)이 자동차의 휘발유 연소(약 25%)보다 더 크다.

그림 6.8 세포대사를 통한 ATP의 ADP로의 전환

ATP 합성과 사용

세포호흡의 궁극적인 목적은 에너지를 얻는 것이다. 이러한 에너지는 포도당과 같은 에너지 저장화합물로부터 방출되며 ATP의 고에너지인산결합(high-energy phosphat bone)에 저장된다. ATP의 3개의 인산기는 음전하를 띠므로 삼인산꼬리(triphosphate tail)는 튀어 오르기 직전의 용수철과 같이 매우 불안정하다. 이러한 화학적 용수철(chemical spring)은 말단의 인산(terminal phosphate)을 잃어버림으로써 긴장을 풀려는 경향이 있으므로 효소는 이 에너지를 이용하여 다른 화합물을 인산화(phosphorylation)한다. 따라서 인산화된 화합물은 여러 가지 세포기능을 수행할 수 있는 에너지를 얻게 된다.

포도당은 많은 양의 에너지를 함유하고 있다. 포도당 1몰(약 180 g)에는 2870 kJ의 에너지가 있다. 포도당 한 분자가 완전히 분해되면 약 38개의 ATP가 생산된다. 그러나 이것은 포도당에 보관되어 있는 에너지의 약 55% 만을 나타낸다. 나머지 45%는 호흡과정에서 열로 소실된다. 앞에서 언급하였듯이 이 전환효율은 대부분의 기계적 에너지계(mechanical energy system)의 효율보다 아주 높은 것이다(그림 6.7). 이론적으로 포도당 10 g은 보통 성인이 14분간 달릴 수 있게 한다.

일반적으로 평균 성인은 하루에 9200 kJ의 에너지가 필요하다. 이것은 45 kg의 ATP와 같다. 그러나 대부분의 사람들은 매순간 몸 안에 1 g 이하의 ATP만을 가진다. 살아있는 세포의 ATP 공급을 유지하기 위해서 ATP는 계속적으로 ADP와 인산으로부터 재생산된다. 일하는 근육세포에서 ATP는 일 초당 약 천만개정도가 재생된다. 이러한 재순환에 의해 이화작용과 세포기능이 이루어진다(그림 6.8).

생체의 거의 모든 에너지는 태양에서 비롯된다

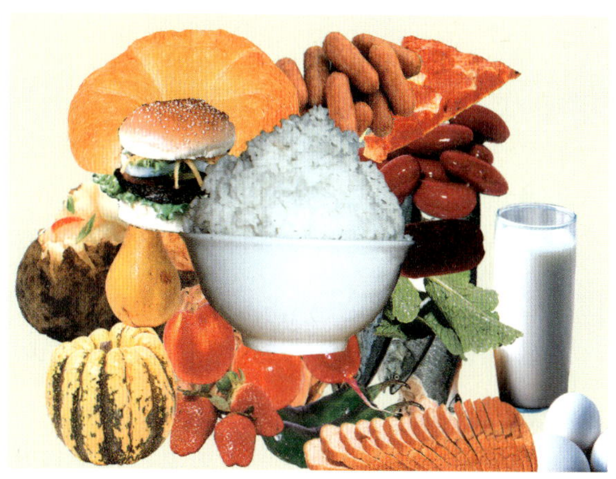

그림 6.9 식품에 있는 거대분자는 인간에게 필요한 연료(세포호흡의 기질)이다.

고 할 수 있다. 식물은 빛에너지를 이용한 광합성을 통해 에너지가 풍부한 복잡한 화합물을 생산한다. 동물은 음식으로 이러한 화합물을 섭취하여 이들을 ATP와 세포성장과 발달을 위한 구조화합물로 전환한다(그림 6.9). 태양으로부터의 외부에너지 유입이 지구상의 생명체를 유지하고, 지구 생태계(ecosystem)의 생물다양성(biodiversity)의 발달과 진화(evolution)를 유지한다.

다음 절에서 우리는 포도당이 물과 CO_2로 대사되는 방법과 이 과정에서 생성되는 ATP에 대해 설명할 것이다.

6.2 세포호흡의 분자과정

세포호흡은 서로 연결된 일련의 생화학반응이다. 각 반응에는 특이적인 효소가 필요하다. 한 반응의 생성물이 다음 반응의 기질이 되기도 한다. 그림 6.7은 포도당이 CO_2와 물로 분해되는 과정을 보

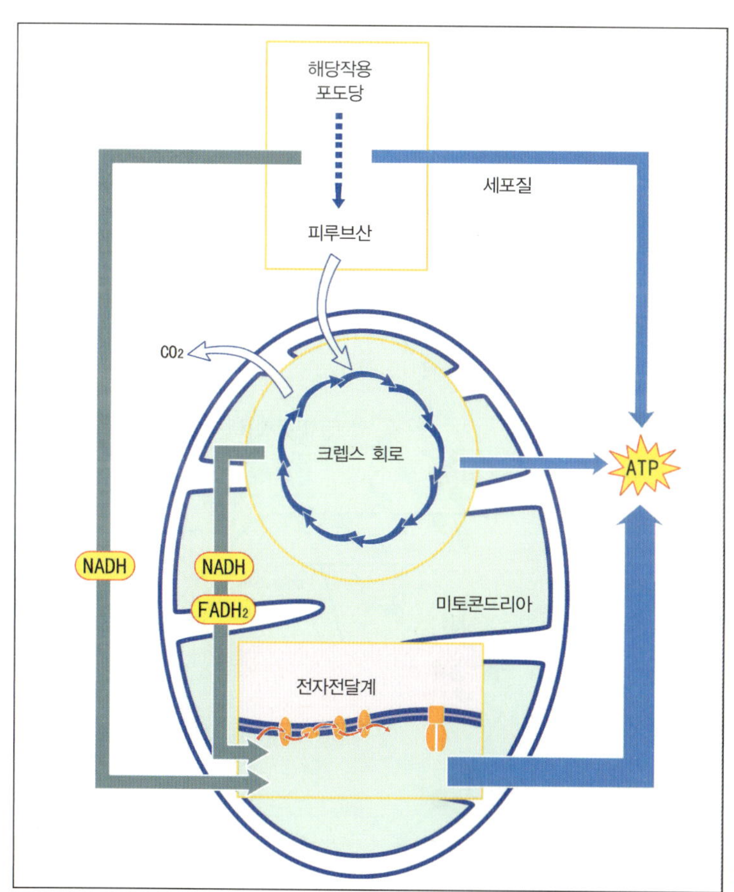

그림 6.10 세포호흡의 3단계

여 준다. 이 과정은 보편적으로 세 단계로 나뉜다.

첫 번째 단계는 해당과정(glycolysis)이다. 이것은 진핵세포의 미토콘드리아 밖의 세포질에서 일어난다. 해당과정에서 한 분자의 포도당은 두 분자의 피루브산(pyruvate)으로 전환된다. 이 반응은 발열반응으로 한 분자의 포도당에서 두 분자의 ATP와 NADH가 합성된다.

두 번째 단계는 흔히 크렙스회로(Krebs cycle 혹은 citric acid cycle, 시트르산회로)라고 부른다. 진핵세포에서 이 단계는 미토콘드리아의 기질(matrix)내에서 일어 난다 이때 피루브산은 분해되어 CO_2와 물이 되고 ATP와 NADH 그리고 $FADH_2$가 생성된다.

세 번째 단계는 전자전달계와 산화적인산화(oxidative phosphorylation)이다. 해당과정과 크렙스회로에서 전자와 양성자가 기질로부터 NAD^+ 혹은 FAD로 전달되어 각각 NADH와 $FADH_2$가 생성된다. 세 번째 단계에서 전자와 양성자는 이러한 NADH와 $FADH_2$분자로부터 미토콘드리아 내의 전자전달계를 따라 한 분자에서 다른 분자로 이동된다. 전자전달계의 마지막 과정에서 전자와 양성자가 산소와 결합하여 물이 형성된다. 전자전달계를 따라 에너지가 방출되어 ATP가 합성된다. 이러한 전자전달계를 따라 일어나는 반응을 산화적인산화라 한다. 이제부터 이러한 세 가지 단계를 상세히 토의할 것이다.

해당과정

그림 6.11에서 요약한 것처럼 해당과정은 열 개의 반응으로 이루어져 있는데, 각 단계는 특이적인 효소가 촉매한다. 해당과정의 기질은 (1) 포도당(혹은 다른 유기화합물), (2) ADP와 인산 그리고 (3) NAD^+(전자와 양성자 운반체)이다. 포도당 분해의 첫 번째와 두 번째 반응에서 각각 1분자의

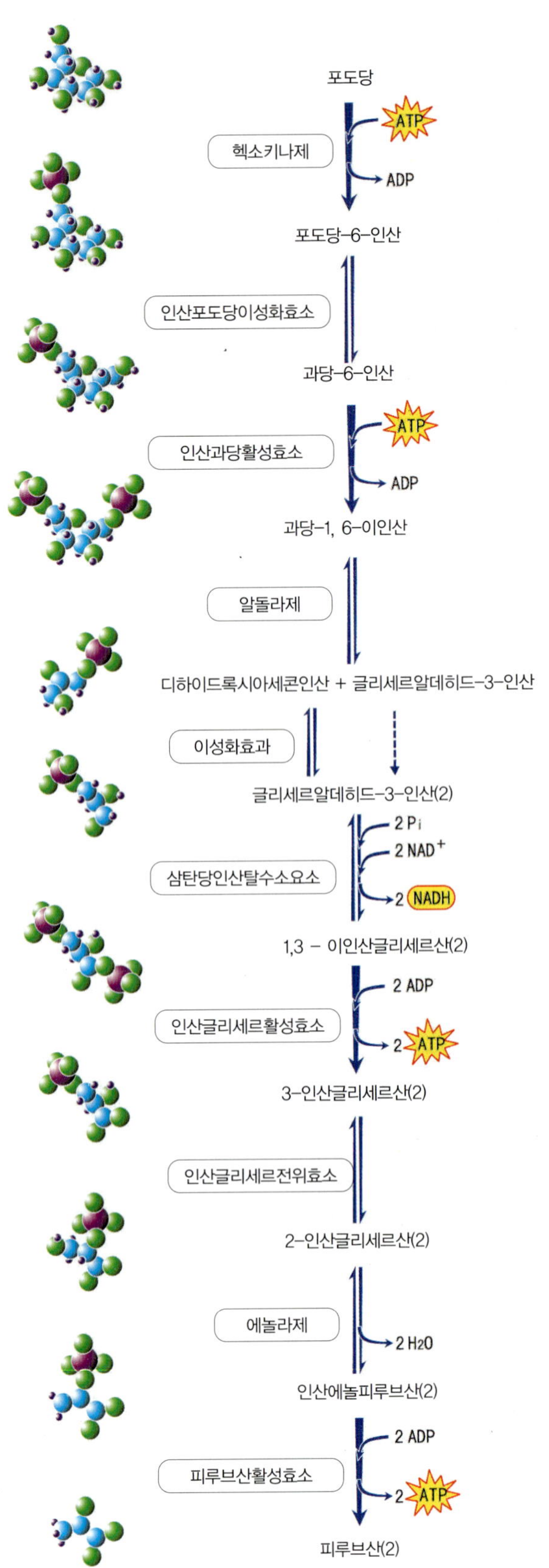

그림 6.11 해당과정

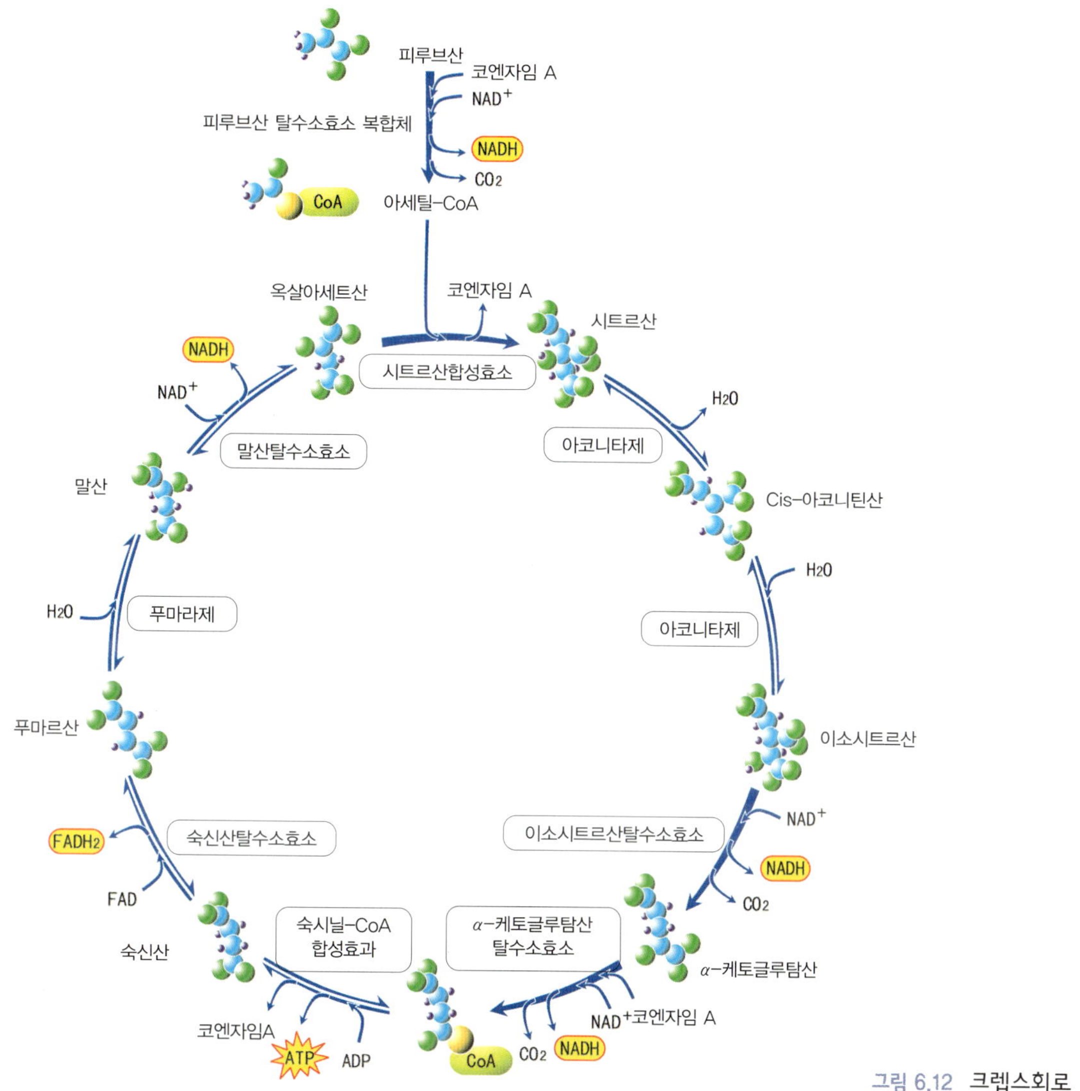

그림 6.12 크렙스회로

ATP를 소비한다. 해당과정이 끝나면 2분자의 피루브산이 생성된다. 여기에 더하여 4분자의 ATP와 2분자의 ANDH가 생성된다. 따라서 해당과정에서는 1분자의 포도당에서 각각 2분자의 ATP와 NADH가 생성된다.

산소가 존재하지 않을 때, 맥주 효모와 같은 종(species)에서는 해당과정에서 그들이 요구하는 충분한 에너지를 얻을 수 있다. 그러나 대부분의 종은 장기간의 혐기적 환경에서는 살 수 없다. 이는 세포활동을 유지하기 위한 충분한 에너지를 얻기 위해 피루브산의 부가적인 분해에 산소가 필요하기 때문이다. 그림 6.11에서 보듯이, 해당과정은 산소의 참여 없이 일어나며 CO_2의 방출도 없다.

크랩스회로

시트르산회로의 구성성분을 동정한 생화학자 한스 크렙스(Hans Krebs)의 중요한 공헌을 인정하여 크렙스회로라는 이름이 붙여졌다. 크렙스회로는 미토콘드리아의 기질(matrix)에서 수행된다. 이 회로는 9 개의 반응이 있고 각각은 특이적인 효소가 촉매한다(그림 6.12).

먼저, 해당과정의 최종생성물인 피루브산이 미토콘드리아로 유입되어 아세틸CoA(acetyl-CoA)로 전환된다. 이 반응을 촉매하는 효소복합체에 의해 해당과정과 크렙스회로가 연결되며, 이 과정에서 CO_2 1분자가 방출된다. 크렙스회로를 시작하기 위해 각각의(해당과정에서 2분자의 피루브산이 생성되므로 2분자의 아세틸 CoA가 각각 크렙스회로를 시작한다) 아세틸 CoA분자가 하나의 아세트산(acetate)분자를 옥살아세트산(oxaloacetate)에 제공하여 시트르산(citrate)을 생성한다. 그 후, 시트르산은 옥살아세트산으로 되돌아간다. 이러한 과정에서 2분자의 CO_2가 방출된다. 전체적으로 각각의 회로에서 1분자의 아세트산과 2분자의 CO_2, 8개의 양성자, 3분자의 NADH, 1분자의 $FADH_2$, 그리고 1분자의 ATP를 생성한다. NADH와 $FADH_2$에 저장된 전자와 양성자는 그 다음 전자전달계로 전달되어 부가적으로 ATP를 더 생성한다.

전자전달계와 산화적인산화

해당과정과 크렙스회로를 통해 각각의 포도당 분자는 완전히 산화되어 6개의 CO_2와 6개의 물 분자로 분해된다. 방출된 에너지의 일부는 포도당 1분자당 생성된 4개의 ATP에 저장된다. 방출된 에너지의 나머지는 NADH와 $FADH_2$에 저장되는데, 이 고에너지 저장 분자는 부가적으로 ATP를 더 생성하기 위해 전자전달계(electron transport chain)로 유입된다(그림 6.13).

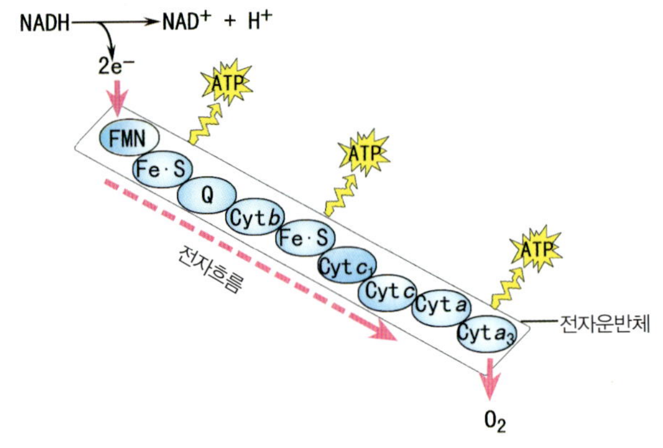

그림 6.13 전자전달계 : 전자의 잠재에너지가 인산화를 통해 ATP의 화학 에너지로 전환

전자전달계를 또한 호흡연쇄(respiratory chain)라고 하는데, 이것은 미토콘드리아의 내막에 삽입되어 있는 일련의 분자들로 구성되어 있다. 이것은 전형적인 다효소복합물(multenzyme complex)로 대부분 내재된 보조인자(cofactor)를 가지고 있는 단백질이다. 이 보조인자는 호흡연쇄를 따라 일어나는 전자전달에 필수적인 요소이다. 호흡연쇄의 구성물은 (1) 플라빈 일뉴클레오티드(flavin mononucleotide, FMN)가 함유된 플라빈단백질(flavoprotein), (2) 철-유황단백질(iron-sulfur protein), (3) 호흡연쇄에서 유일하게 지질과 비단백성분(nonprotinaceous component)으로 구성된 유비퀴논(ubiquinone), (4) 보조인자 헴(heme)을 가진 단백질인 시토크롬(cytochrome)이다. 각 헴기(heme group)는 한 개의 철원자(iron atom) 주위에 4개의 포르피린 고리(porphyrin ring)를 가지고 있다. 전자가 호흡연쇄를 따라 전달될 때, 호흡연쇄의 분자들은 전자를 얻거나 공여함으로써 산화상태가 되기도 하고 환원상태가 되기도 한다. 최종 전자수용체는 산소이다. 최종단계에서 전자와 자유양성자는 산소와 결합하여 물이 생성된다. 전자에너지는 각각의 전달반응 단계를 거침으로서 감소되며 방출된 화학에너지는 ATP합성에 사용된다(그림 6.14). 각 1 mol의 NADH의 전자가 호흡연쇄를 따라 산소에 전달될 때, 222 kJ의 에너지가 방출된다. 하나의 NADH분자는 3분자의 ATP를 합성한다. $FADH_2$가 시작 물질인 경우, 전

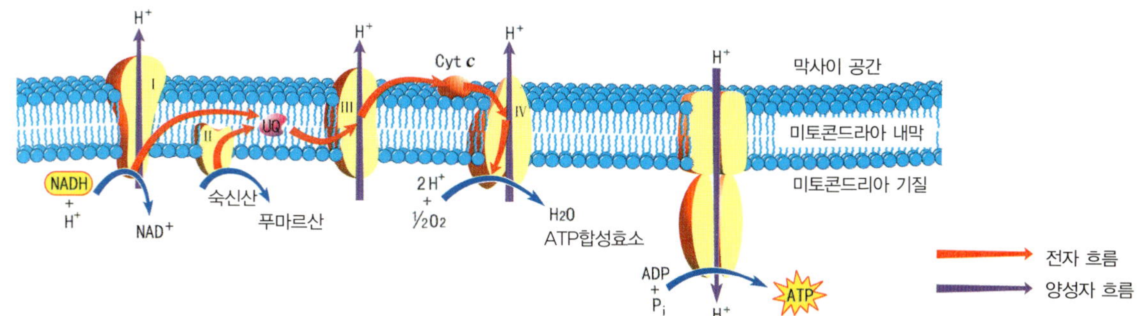

그림 6.14 전자전달계 : 미토콘드리아 내막을 가로질러 형성된 양성자 기울기 복합체 I : NADH 탈수효소(FMN–철–황화단백질 복합체) ; 복합체 II : 숙신산 탈수소효소 ; 복합체 III : 유비퀴논의 다단백질 복합체(UQ), 사이토크롬 *b*, 철–황화단백질 그리고 사이토크롬 c_1 ; 복합체 IV: 사이토크롬산화효소

자는 플라빈단백질을 거치지 않고 그 아래단계의 철–유황단백질로 직접 전달된다. 따라서 그 결과, 하나의 $FADH_2$ 분자 당 2개의 ATP가 생성된다.

6.3 ATP 합성기전과 에너지 수지

모든 생물학적 반응은 ATP의 에너지가 필요하다. 세포내에서 ATP는 ADP와 인산으로부터 합성된다. ATP 합성에는 기질수준 인산화(substrate-level phosphorylation)와 산화적 인산화의 두 과정이 있다.

기질수준 인산화

ATP 합성기전은 상대적으로 간단하다. 이것은 효소를 통해 기질(substrate)의 인산기(phosphorylation group)가 ADP에 전달되는 것이다. 인산기가 함유된 이 기질은 위에서 언급하였듯이 포도당의 분해과정의 중간산물(inter-mediate)이다. 이 인산결합(phosphate bond)은 많은 양의 에너지를 가지고 있으며 ATP의 인산결합보다 더 많은 에너지(불안정하기 때문에)를 가지고 있다. 해당과정과 크렙스

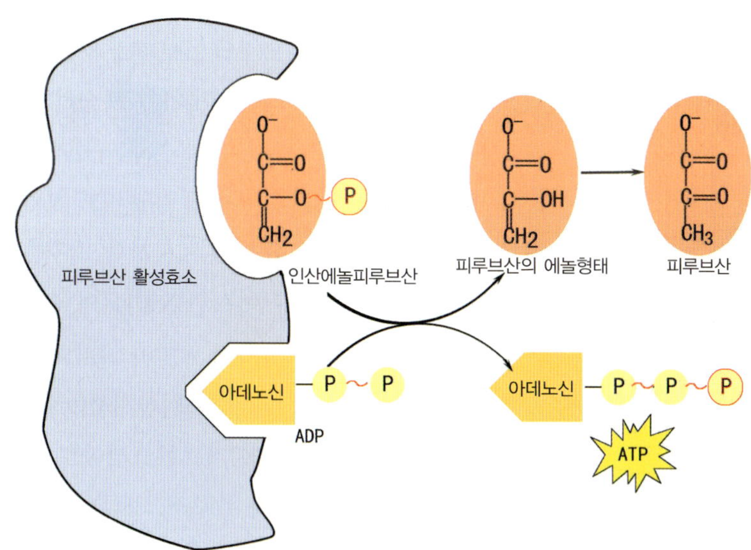

그림 6.15 기질수준의 인산화의 예

회로에서의 ATP합성은 기질수준 인산화이다. 그림 6.15는 인산에놀피루브산(phosphoenolpyruvate)의 인산기가 ADP로 전달되어 피루브산과 ATP가 생성되는 것을 보여준다.

산화적인산화와 화학삼투작용

기질수준의 인산화에 비해 산화적인산화는 더 복잡한 생물막을 가로지르는 에너지-짝반응(energy-coupling)기전이다.

1961년 영국의 과학자 피터 미첼(Peter Mitchell)이 전자전달계를 통한 산화적인산화 기전인 화학삼투작용(chemiosmosis)의 가설을 세웠다. 이 가설은 그 이후 실험에 의해 증명되었다. 그의 공헌으로 미첼은 1978년 생리학과 의학분야의 노벨상을 수상하였다. 그의 화학삼투작용 이론은 다음과 같이 간단히 기술할 수 있다. 전자가 미토콘드리아의 내막에 있는 전자전달계를 따라 전달될 때 방출된 에너지는 양성자를 미토콘드리아의 기질에서 미토콘드리아의 내막과 외막 사이의 공간으로 막을 가로질러 퍼낸다. 이 양성자는 ATP 합성효소(ATP synthase)인 단백질복합체(protein complex)를 통해 농도기울기를 따라 확산되려 하며, 이 힘에 의해 ATP가 합성된다(그림 6.16). ATP 합성효소 복합체는 원핵세포의 원형질막(plasma membrane)과 진핵세포의 미토콘드리아와 엽록체의 내막에 위치해 있다. 하나의 NADH 분자가 전자전달계에 유입되면 6개의 양성자가 내막을 가로질러 이동한다. 따라서 하나의 NADH 분자는 4개의 ATP 분자를 합성한다. 이와는 달리 $FADH_2$ 분자는 4개의 양성자를 막을 가로질러 퍼내기 때문에 ATP 분자 2개를 합성한다.

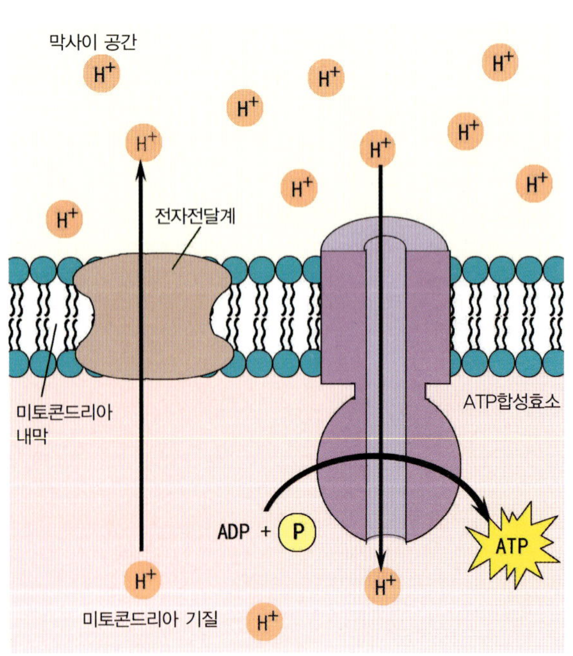

그림 6.16 피터 미첼의 화학삼투설

에너지 수지

세포호흡의 세 가지 단계-해당과정, 크렙스회로와 전자전달계-가 모두 진행된 후 포도당은 물과 CO_2로 분해된다. 그림 6.17은 하나의 포도당분자로부터 시작하여 전체 경로를 따라 생성되는 ATP 분자의 수를 요약한 것이다.

세포질에서 일어나는 해당과정 동안 ATP분자 4개가 기질수준의 인산화를 통해 생성된다. ATP분자 2개는 해당과정의 초기에 소비되기 때문에 결과적으로 2개의 ATP분자를 얻게 된다. 세포질의 해당과정에서 생성되는 2개의 NADH분자는 산화적인산화를 통하여 6개의 ATP분자를 생성하게 된다. 진핵세포의 ATP 합성효소 복합체는 미토콘드리아 내막에 위치하기 때문에 이 세포질의 NADH 분자는 먼저, 세포질에서 미토콘드리아 막사이공간으로 수송되어야 한다. 이러한 NADH의 수송은 사용되는 셔틀(shuttle)에 따라 ATP가 소비되기도 한다. 만약 NADH가 글리세롤-인산셔틀(glycerol phosphate shuttle)을 통해 미토콘드리아로 수송된다면 하나의 NADH분자 수송에 하나의 ATP가 필요하다. 만약, 말산-아스파르트산 셔틀(malate-

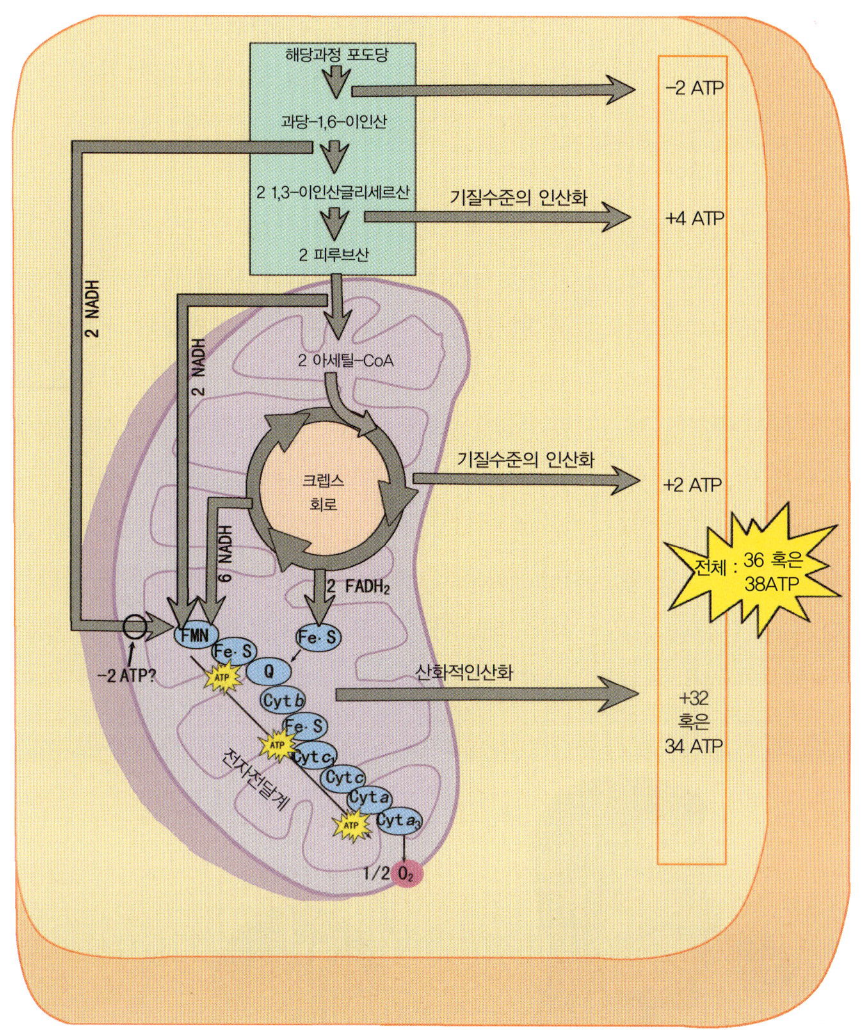

그림 6.17 포도당 한 분자의 산화적 분해동안 생성되는 ATP 분자의 수와 ATP생성 위치

aspartate shuttle)이 사용된다면 에너지가 사용되지 않는다. 결론적으로, 하나의 포도당으로부터 6개에서 8개의 ATP분자가 생성된다.

미토콘드리아 기질에서 일어나는 크렙스회로에서는 기질수준 인산화에 의해 2개의 ATP분자가 생성된다. 이에 더하여 탈수소화(dehydrogenation)를 통해서는 8개의 NADH와 2개의 $FADH_2$ 분자를 생성하는데, 이것에 의해 각각 24개와 4개의 ATP분자가 합성된다. 따라서 크렙스회로와 전자전달계는 전체 30개의 ATP분자를 생성하게 된다. 종합적으로 그림 6.17에서 요약하였듯이 하나의 포도당분자의 분해는 세포호흡을 통하여 전체 36개 혹은 38개의 ATP분자를 생성하는 것이다.

6.4 그밖의 영양소와 생물 거대분자의 전환

소화

설명을 간단히 하기 위해 ATP 합성은 일반적으로 포도당을 기질로하여 설명된다. 그러나 과일을 제외하더라도 인간과 다른 생명체에 의해 소비되는 대부분의 음식에는 보편적으로 소량의 자유 포도당만을 함유한다. 우리의 음식물에 있는 주된 에너지 함유 분자는 전분, 단백질과 지질이다. 이러한 거대분자는 먼저 각각 포도당, 아미노산, 지방산과 같은 단량체로 소화(digestion)되어야 한다. 보편적으로 소화는 세포 바깥에서 일어나는 효소에 의한 가수분해(hydrolysis)이다. 많은 미생물은 프로테아제(protease), 리파아제(lipase)와 아밀라아제(amylase)와 같은 가수분해효소(hydrolase)라고 불리는 소화효소를 분비한다. 이러한 가수분해효소는 복잡한 분자를 단순한 단량체로 전환할 수 있다. 미생물은 이러한 단량체들을 세포질로 흡수하여 더욱 소화시켜 에너지를 생산한다. 인간과 다른 동물들은 음식물을 위(stomach)와 장(intestine)에서 소화시키는데 종종 미생물의 도움을 받기도 한다(그림 6.18). 단량체는 혈류로 흡수되어 더욱 더 소화되기 위해 다양한 세포, 조직과 기관으로 수송된다.

단백질과 지질의 산화

다당류(polysaccharide) 이외의 많은 음식물(콩과 땅콩)에는 적지 않은 양의 단백질과 지질이 포함되어 있다. 단백질과 지질은 큰 에너지원이 될 수 있다. 보통 이들은 먼저 단량체인 아미노산(amino acid)과 지방산(fatty acid)으로 각각 가수분해된다. 이 단량체들은 중간대사산물(intermediate metabolite)을 생성하기 위해 산화된 다음 해당과정과 크렙스회로의 여러 단계로 들어가게 된다(그림 6.19). 예를 들면 아미노산은 탈아

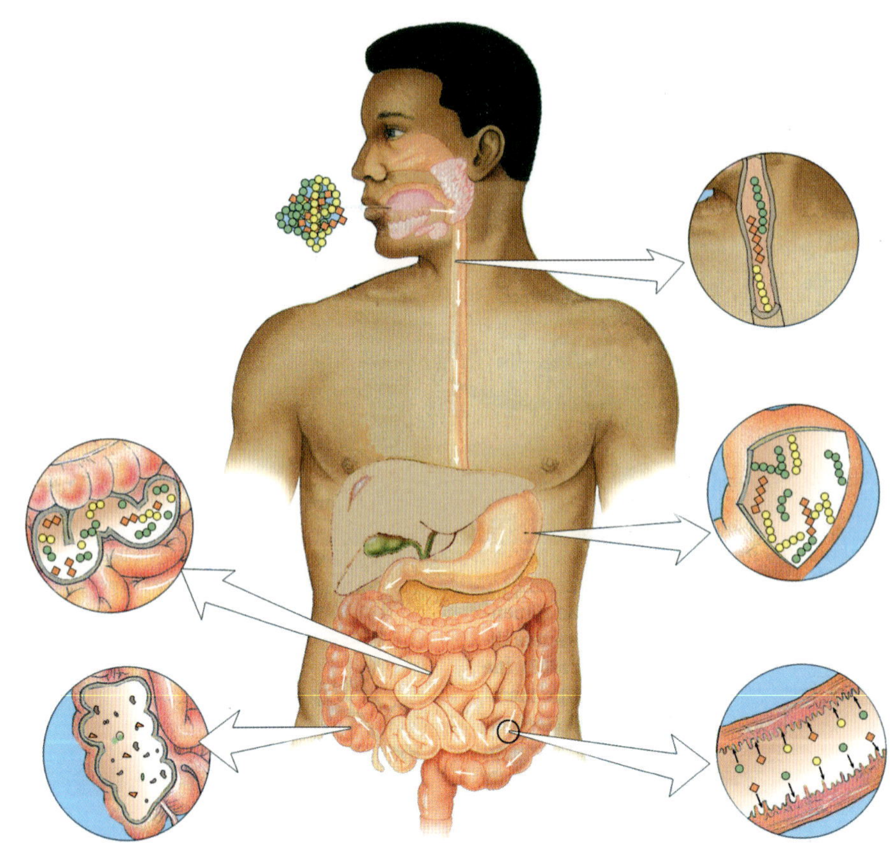

그림 6.18 인간의 위와 장에서의 소화

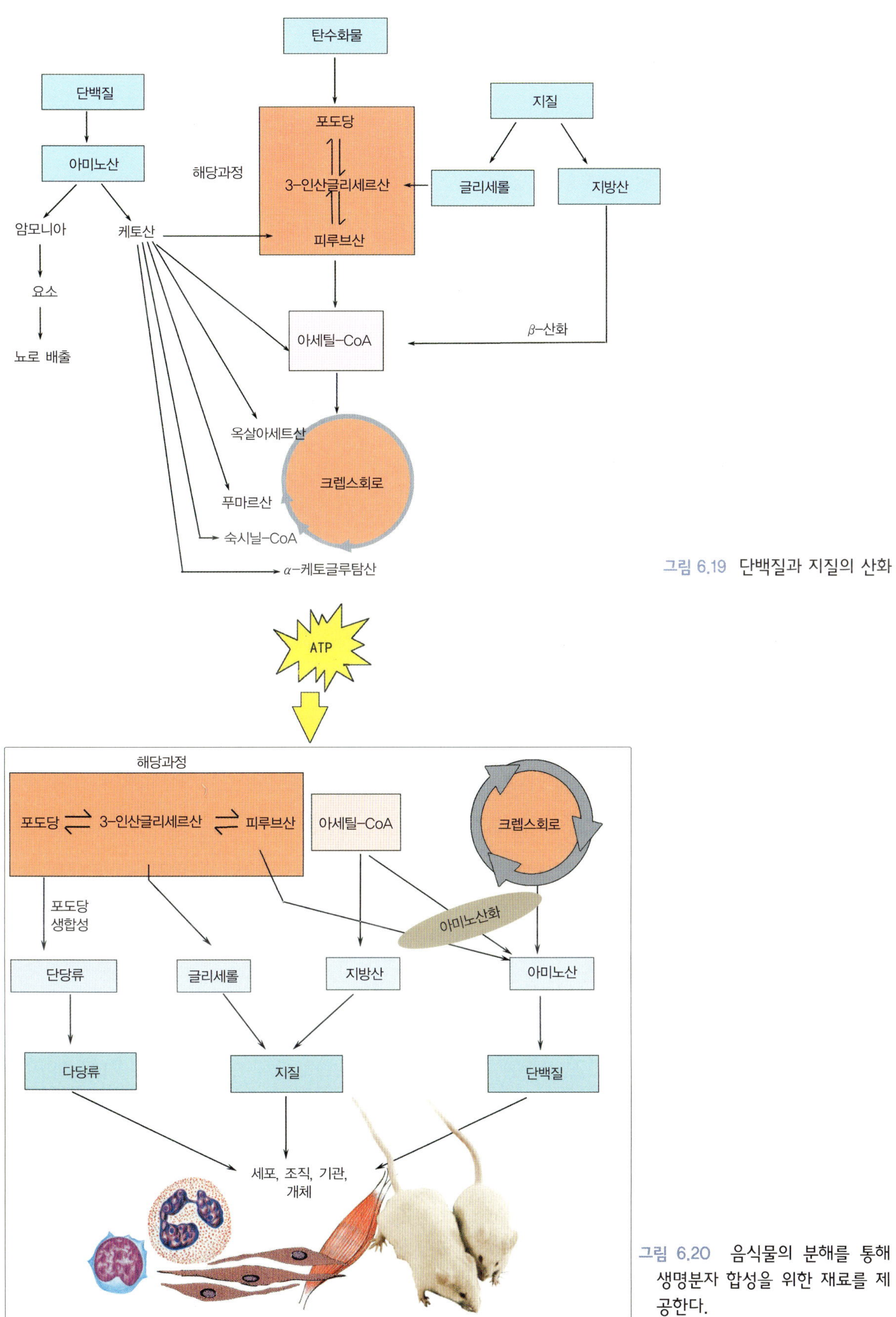

그림 6.19 단백질과 지질의 산화

그림 6.20 음식물의 분해를 통해 생명분자 합성을 위한 재료를 제공한다.

미노화(deamination)된 후 유기산(organic acid)이 되어 크렙스회로로 들어갈 수 있다. 지방산은 포도당의 해당과정에서 생성되는 피루브산과 같이, 코엔자임 A와 결합하여 아세틸-CoA가 되어 크렙스회로로 들어간다. 지질은 일반적으로 다당류보다 더 많은 수소원자를 함유하고 있기 때문에 탄수화물보다 더 많은 에너지를 저장한다. 지질 1 g의 산화적 분해는 전분 1 g에 의해 생성되는 ATP의 거의 두 배를 생성할 수 있다.

대사중간산물

분해와 세포호흡은 에너지 공급 뿐만 아니라 세포성장과 발달에 필요한 원료를 제공한다(그림 6.20). 예를 들면, 음식물내의 단백질의 소화로부터 얻어진 아미노산은 또한 새로운 단백질합성을 위한 개시 원료가 된다. 해당과정과 크렙스회로의 많은 대사중간산물(metabolic intermediate)은 세포, 조직, 기관의 성장과 재생을 위한 핵심 구성성분이다. 따라서 호흡은 에너지 제공 뿐만 아니라 생명체의 구성요소를 제공하기 위해 중요하다. 이러한 두 가지 측면은 생명체의 최적의 성장과 생존을 보장하기 위해 서로 연결되어 있으며 조절되어 진다.

단원요약

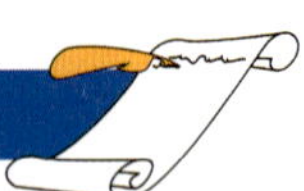

세포호흡은 세포가 에너지를 얻기 위한 주된 경로이며 세포호흡의 핵심적인 특징은 유기화합물의 산화이다. 진핵생물에서 세포호흡은 대부분 미토콘트리아에서 일어나며 일반적인 생리적 조건하에서 행해지며, 일련의 효소와 효소복합체가 관여한다. 효소활성은 매우 적절히 조절되어진다. 방출된 에너지는 ATP의 형태로 저장되며, ATP는 고도로 질서정연한 생명의 구조를 유지하기 위해 지속적으로 분해되고 재생된다.

세포호흡은 보편적으로 해당과정, 크렙스회로와 전자전달계의 세 단계로 나뉜다. 해당과정은 미토콘드리아의 바깥쪽인 세포질에서 일어난다. 해당과정을 통해 포도당 한 분자는 2개의 피루브산 분자로 나뉘어져 각각 2분자의 ATP와 NADH를 생성한다. 크렙스회로는 미토콘드리아 기질에서 일어난다. 이것은 피루브산을 CO_2, ATP, NADH와 $FADH_2$로 전환한다. 전자전달계는 NADH와 $FADH_2$에 저장된 전자를 이용하여 ATP 합성을 위한 양성자(H^+) 기울기를 형성한다. 최종 전자수용체는 산소이다.

ATP는 기질수준 인산화와 산화적인산화의 두 가지 경로를 통해 합성된다. 기질수준 인산화 동안 효소는 에너지가 풍부한 인산기를 기질로부터 ADP로 직접 전달한다. 산화적인산화는 더 복잡한 화학삼투작용이라는 과정을 포함한다. 전자가 미토콘드리아 내막에 있는 전자전달계를 따라 전달될 때 방출된 에너지는 양성자를 미토콘드리아의 기질로부터 막사이공간으로 막을 가로질러 퍼냄으로써 내막을 가로지르는 양성자 기울기를 형성한다. 이 기울기는 안정하지 않기 때문에, 양성자는 ATP 합성효소를 통해 막사이공간으로부터 미토콘드리아 기질로 확산되며, 이 과정에서 ADP와 인산으로부터 ATP가 합성된다. 두 가지 인산화경로를 통해 한 분자의 포도당은 36에서 38개의 ATP 분자를 생산할 수 있다.

다당류 이외에도 단백질의 아미노산과 지질의 지방산 또한 산화되어 에너지를 공급할 수 있다. 이들은 해당과정 혹은 크렙스회로로 들어갈 수 있는 대사물을 생산한다. 그 이후의 에너지생산 과정은 포도당의 산화와 유사하다. 세포호흡은 ATP 형태의 화학에너지를 생산할 뿐만 아니라 세포성장과 발달을 위한 물질을 제공한다.

토의를 위한 질문

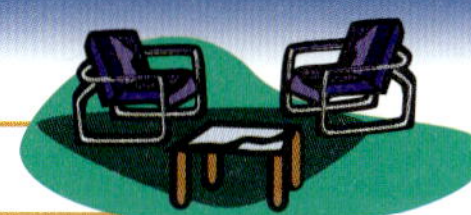

1. 해당과정은 어디에서 일어나는가? 많은 ATP 분자가 포도당 분자의 해당과정 동안 어떻게 생성되는가?
2. 산화적인산화는 어떻게 해서 그 이름을 얻게 되었나? 산화적인산화의 과정을 상세히 기술하라.
3. 세포호흡과 휘발유 연소간의 핵심적인 차이점은 무엇인가?
4. 세포호흡과 동물에서의 숨쉬기 사이의 관계는 무엇인가?
5. 원핵생물과 진핵생물간의 세포호흡의 각 단계를 비교하라.

관련된 인터넷 사이트

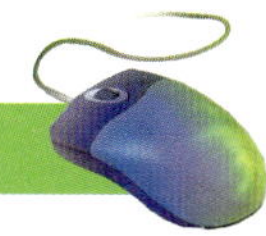

http://web.mit.edu/esgbio/www/glycolysis/dir.html
http://users.rcn.com/jkimball.ma.ultranet/BiologyPages/C/CellularRespiration.html

CHAPTER 7

광합성
PHOTOSYNTHESIS

태양에너지의 힘은 직접 혹은 간접적으로 지구상의 모든 생명체를 의미한다. 햇빛은 태양으로부터 지구를 향해 16억 킬로미터를 여행하여 왔다. 이 빛에너지는 광합성(photosynthesis)을 통해 화학에너지(chemical energy)로 전환되며 이 에너지는 당(sugar)과 다른 유기화합물에 저장된다. 식물(plant), 조류(algae)와 세균(bacteria)이 광합성을 함으로써 지구상의 생물권(biosphere)에서의 에너지 전환이 시작된다. 이 장에서 우리는 먼저 광합성의 초기연구에 대해 소개하고, 다음 광합성의 분자과정에 대한 우리의 현대 지식에 대해 기술할 것이다.

7.1 광합성에 대한 초기실험

반 헬몬트의 실험

1600년대는 식물의 구성물-뿌리, 줄기, 가지, 잎, 꽃 그리고 열매-모두는 그 식물이 자라온 토양으로부터 왔다고 알고 있었다. 1630년, 벨기에의 과학자 반 헬몬트(Van Helmont)는 간단한 한 가지 실험을 하였다. 그는 2.3 kg의 버드나무를 90.8 kg의 건조시킨 흙이 들어 있는 용기에 심었다. 그는 어떤 영양분도 주지 않고 물만 정기적으로 주었다. 5년이 지난 후 그 버드나무의 무게는 76.7 kg이었으며, 건조된 흙은 단지 0.1 kg만이 무게가 감소하였다. 이 버드나무의 무게는 5년 동안 잃어버린 잎의 무게를 포함하지 않은 것이었다. 반 헬몬트는 얻어진 무게(74.4 kg)는 흙으로부터 얻어진 것이 아니고 물에서부터 온 것이라고 결론지었다(그림 7.1). 그의 첫 번째 결론은 옳았지만, 두 번째 결론은 반만 맞았다. 그 당시는 생체분자의 많은 부분이 탄소를 기본으로 한다는 것을 알지 못했다. 공기가 나무의 재료가 될 수 있다는 것을 그는 알지 못했다. 그는 정량적인 분석법을 사용하여 식물의 주된 원료인 토양을 배제하였으며, 물이 식물성장에 주된 공헌자라고 결론지었다.

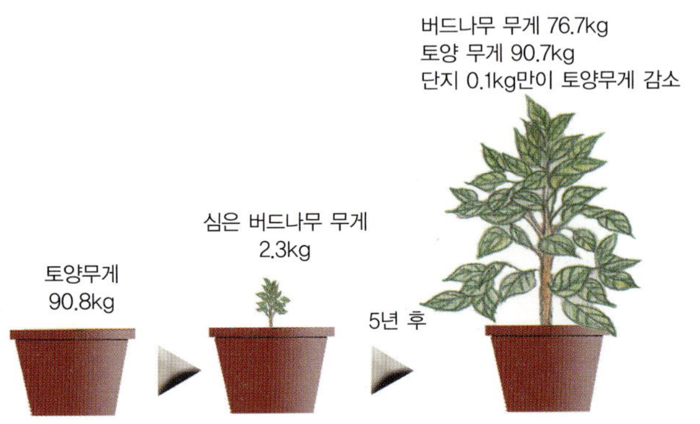

그림 7.1 반 헬몬트의 역사적인 실험

식물성장에 필요한 물, 토양, 공기와 햇빛

식물성장에 있어 공기의 중요성을 인식한 첫 번째 과학자는 화학자나 식물학자가 아닌 현미경 기술자였다. 1600년대 후반, 현미경의 개발로 이탈리아와 영국인은 식물의 잎이 기공(stoma)으로 덮여 있다는 것을 발견하였다(그림 7.2). 그들은 식물이 성장을 위해 공기가 필요하며 기공들을 통해 공기가 순환한다고 추론하였다. 1700년대 중반, 대부분의 과학자들은 식물성장에 공기가 필요하다는 것에 동의하였고 더하여 반 헬몬트에 의해 발견되어진 토양과 물 역시 필요하다고 판단하였다.

1772년, 영국의 목사 조셉 프리스틀리(Joseph Priestley)는 획기적인 실험을 실시하였다. 그는 먼저, 쥐를 밀봉된 유리용기에 넣었다. 그 쥐는 곧 죽었다. 그 다음 그는 다른 쥐를 밀봉된 유리용기에 두었지만 이번에는 그 용기에 식물과 함께 두었다. 이 쥐는 더 오래 살았다. 그는 불붙은 양초와 함께 쥐를 그 용기에 두었다. 식물이 없는 유리용기에서 양초는 재빨리 꺼졌지만, 식물이 있는

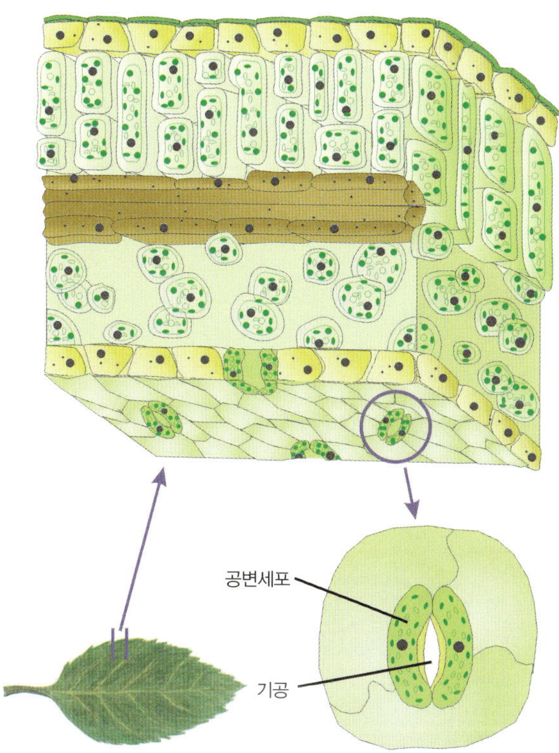

그림 7.2 잎 표면의 기공은 식물성장에 대한 공기의 중요성을 보여준다.

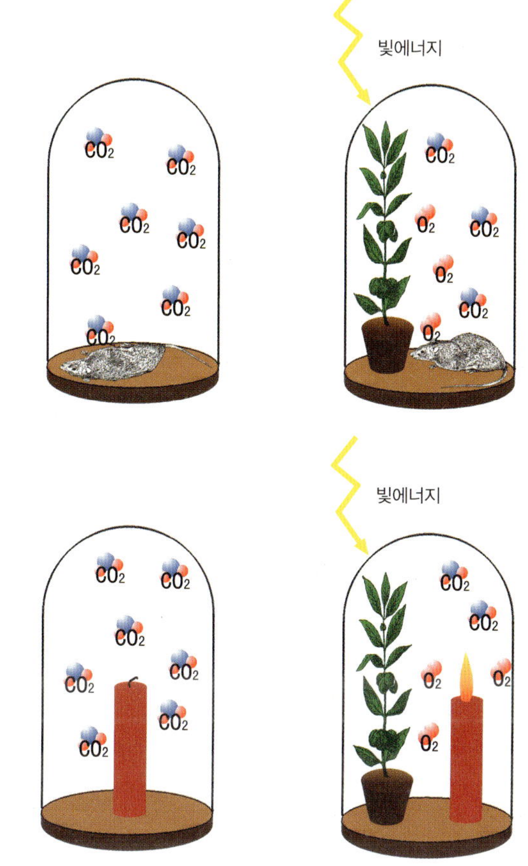

그림 7.3 밀봉된 유리용기에서 식물의 광합성을 통해 방출된 산소에 의해 쥐가 살아남고, 양초가 탈 수 있다는 것을 증명한 실험

용기의 초는 더 오래 탔다. 그의 실험에 입각하여, 프리스틀리는 식물은 쥐가 호흡하고 양초가 타는데 필요한 산소를 방출한다고 생각하였다(그림 7.3). 그는 다양한 조건에서 여러번 실험을 반복하였다. 그는 때로는 위에서 기술한 것과 같은 결과를 얻었지만 때로는 그렇지 못했다. 그는 그 이유를 밝혀내지 못했다.

10년 후 네덜란드의 한 식물생리학자가 프리스틀리의 일관성 없는 실험결과의 이유를 밝혀내었다. 그는 만약 식물이 들어 있는 밀봉된 유리용기가 햇볕아래 있었다면 산소가 방출되었을 것이며, 쥐가 생명을 유지하고 양초가 계속 탈 수 있었을 것이라는 것을 알아내었다. 충분한 빛이 없었다면 그 쥐는 오래 살 수 없었을 것이며, 양초는 빨리 꺼졌을 것이다. 식물은 적당한 빛이 있을 때만 산소를 방출한다는 것이 그가 밝힌 이유이다. 우리는 지금 식물이 성장하는데 물, 토양, 공기, 그리고 햇빛이 필요하다는 것을 안다. 식물은 물과 CO_2를 포도당(glucose)으로 전환하는데 빛에너지를 이용하며, 이 과정에서 산소를 방출한다. 식물은 성장을 위해 단백질(protein), 핵산(nucleic acid), 지질(lipid) 그리고 다른 물질들을 합성해야 하기 때문에, 다양한 무기물(N, P 그리고 S) 또한 필요하다. 이것은 반 헬몬트의 실험에서 줄어든 0.1 kg의 용기속의 토양에 있는 무기물이다.

식물의 광합성은 다음과 같은 간단한 식으로 나타낼 수 있다(그림 7.4):

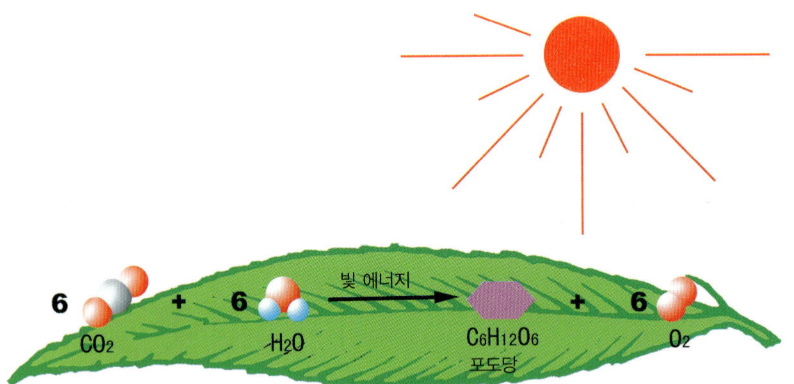

그림 7.4 광합성의 화학반응

$6CO_2 + 6H_2O +$ 빛에너지 $\rightarrow C_6H_{12}O_6 + 6O_2$

혹은 6으로 나눈 더욱 간단한 형태:

$$CO_2 + H_2O \rightarrow CH_2O + O_2$$

산소의 근원

1990년대 초반, 대부분의 과학자는 광합성 동안 방출된 산소(oxygen)는 CO_2로부터 나온다고 생각하였으며, 빛에너지가 CO_2를 탄소(carbon)와 산소로 쪼갠다고 생각하였다. 그 다음 이 탄소는 물에 융합되어 탄수화물(carbohydrate)과 포도당을 형성한다고 생각하였다. 이러한 오류를 어떻게 수정할 수 있을까?

1930년대, 미국 스탠포드대학의 반 닐(van Niel)은 광합성을 위해 물 대신 황화수소(hydrogen sulfide, H_2S)를 이용하는 한 종류의 세균(bacteria)을 발견하였다. 이 반응에서는 산소가 생성되지 않고 황(sulfur)이 생성되는데, 아래와 같이 요약할 수 있다.

$$CO_2 + 2H_2S \rightarrow CH_2O + H_2O + 2S$$

반 닐은 그 세균이 H_2S를 분해하여 수소를 방출하고, 이것을 당(sugar)을 만들기 위해 사용한다고

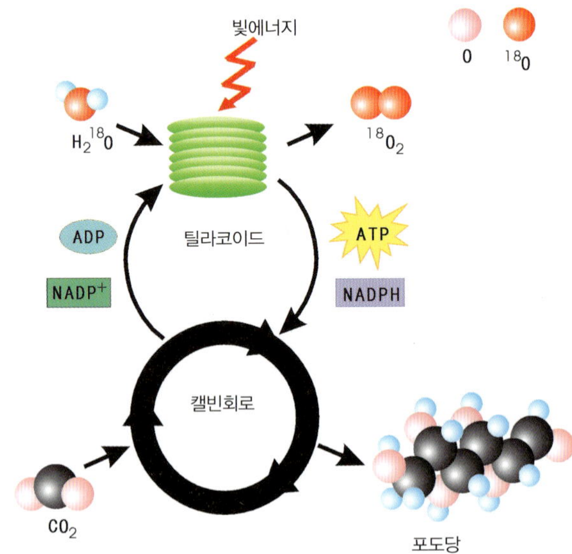

그림 7.5 광합성 동안 방출되는 산소는 CO_2가 아니라 물에서 유래한다는 것을 증명하는 산소의 방사선 동위원소를 이용한 실험

생각했다. 그는 더 나아가 모든 광합성 유기체는 수소가 필요하며, 식물의 광합성에서 방출된 산소는 물에서 비롯된다고 제안하였다.

거의 20년이 지나서야 반 닐의 가설은 방사선동위원소추적법에 의한 직접적인 광합성의 관찰로 확인되었다. 실험에서 사용된 물은 중산소(heavy oxygen) $^{18}O_2$ 로 표시하였다. 반면 CO_2에 포함된 산소는 일반적인 산소 $^{16}O_2$이다. 광합성을 통해 생성되는 모든 자유산소분자는 $^{18}O_2$이었으며, 생성된 탄수화물은 ^{18}O를 포함하지 않았다. 이 반응을 다음과 같이 나타낼 수 있다:

$$6C^{16}O_2 + 12H_2{}^{18}O \rightarrow C_6H_{12}{}^{16}O_6 + 6{}^{18}O_2 + 6H_2{}^{16}O$$

이 반응에서 원자 재배치의 가장 중요한 결과는 물에서 수소가 방출되며 이것이 결국 포도당으로 합쳐진다는 것이다(그림 7.5).

7.2 광독립영양생물: 생물권(biosphere)의 1차 생산자

광독립영양생물

광독립영양생물은 CO_2와 물로부터 유기화합물을 합성하기 위해 빛에너지가 사용된다. 앞서 언급한 바와 같이 때때로 물대신 H_2S가 사용되어 질 수 있다. 광독립영양생물(photoautotroph)이 생산하는 화학에너지(chemical energy)는 그 자신 뿐만 아니라 먹이사슬(food chain)을 따라 다른 살아있는 유기체에 사용되어진다. 따라서 이들을 생물권(biosphere)의 1차 생산자(primary producer)라 한다. 모든 동물(animal), 곰팡이(fungi) 그리고 대부분의 세균(bacteria)은 1차 생산자에 의해 생산된 유기화합물에 의존한다. 게다가 이러한 유기체들은 세포호흡(cellular respiration)을 위해 광독립영양생물(photoautotroph)이 생산한 산소를 이용한다. 따라서 동물, 곰팡이와 많은 세균들은 소비자(consumer) 혹은 종속영양생물(heterotroph)이다(그림 7.6).

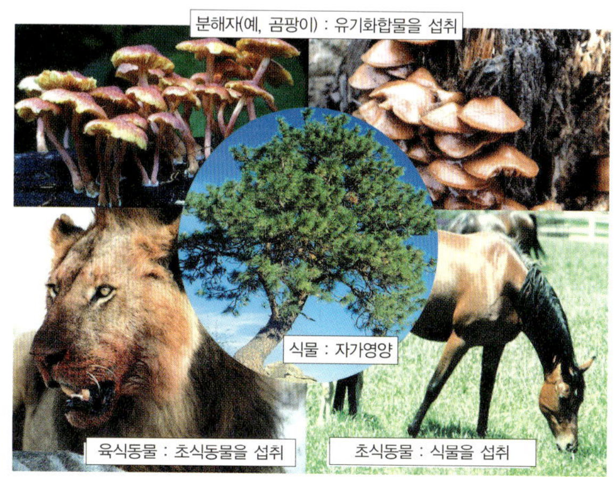

분해자(예, 곰팡이) : 유기화합물을 섭취
식물 : 자가영양
육식동물 : 초식동물을 섭취
초식동물 : 식물을 섭취
그림 7.6 육상 생태계에서 식물은 주된 생산자이다

식물이 1차 생산자이기만 한 것은 아니다. 어떤 종류의 세균과 진핵미생물(eukaryotic microbe)은 빛에너지를 이용하여 CO_2와 물을 유기탄수화물(organic carbohydrate)로 전환할 수 있다. 게다가 몇 가지 종류의 세균과 고대세균(archea)은 무기화합물(inorganic compound)의 에너지와 탄소를 이용할 수 있다. 이러한 미생물을 화학독립영양생물(chemoautotroph)이라고 한다. 화학독립영양생물은 해양이나 호수 바닥과 같은 햇빛이 없는 환경에 아주 중요한 1차 생산자이다.

광독립영양생물의 종류

광독립영양생물은 육상에서 해양, 열대지방에서 극(남극과 북극)지방, 사막에서 늪, 소금기 많은 바다에서 담수가 흐르는 강, 온천에서 빙산에 걸쳐 빛에너지가 도달하는 모든 서식지에 분포되어 있다. 이들은 거대한 미국삼나무(redwood) 만큼 크기도 하고, 단세포세균과 같이 작을 수도 있다. 육안으로 가장 잘 볼 수 있는 광독립영양생물은 식물이며, 많은 다른 종(species)의 광독립영양생물이 여기에 포함된다. 이들은 넓게는 단세포와 다세포성 조류(algae), 단세포성 원생생물(protist), 남세균(cyanobacteria), 녹색 혹은 자색 황세균(sulfur bacteria) 등이 포함된다.

엽록체와 광합성 막

식물의 광합성은 엽록체(chloroplast) 내에서 일어난다. 식물의 모든 녹색 부분은 엽록체를 가지고 있다. 잎은 대부분의 식물에서 광합성이 일어나는 주된 장소인 반면, 녹색의 줄기와 열매에서

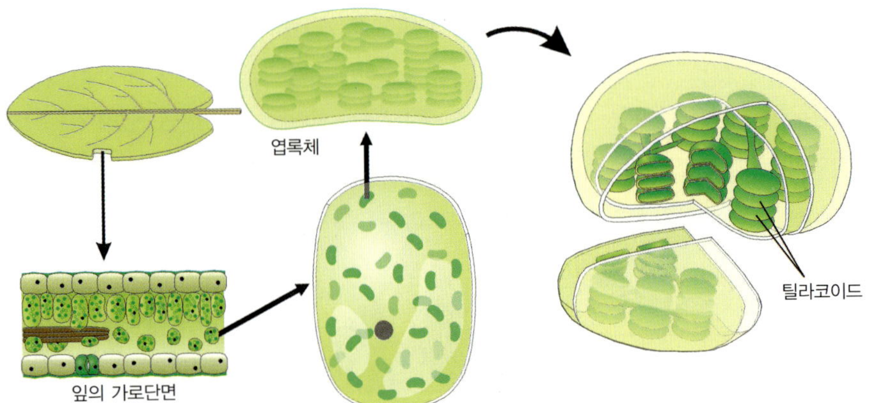

그림 7.7 식물의 잎과 엽록체의 기본적 구조

또한 광합성이 일어날 수 있다. 그림 7.7은 광합성과 관련된 잎 구조를 확대한 것이다.

잎 엽록체의 밀도는 아주 높다. 예를 들면 성숙한 잎은 엽록체가 500,000/mm² 까지 존재한다. 이러한 엽록체는 주로 잎의 내부조직인 잎살조직(mesophyll)의 세포에서 발견되어 진다. 잎의 아랫면에는 기공(stoma)이라고 하는 미세한 구멍이 있다. 기공은 공기로부터 엽록체로의 CO_2 유입과 엽록체로부터 밖으로의 산소 방출을 조절한다. 광합성을 위한 물과 무기염류는 뿌리에서 흡수하여 줄기와 가지를 통해 전달되고, 잎맥(leaf vein)을 통해 잎살세포(mesophyll cell)로 운반된다. 또한 잎맥은 잎에서 줄기, 뿌리, 열매와 식물의 다른 광합성을 하지 않는 부분으로 당을 전달한다.

일반적인 잎살세포는 약 30~40개의 엽록체를 가진다. 엽록체는 2~7μm의 크기를 가진 수박모양의 구조물이다. 각각의 엽록체는 외막(outer membrane)과 내막(inner membrane)의 두 개의 막으로 둘러싸여 있다. 내막 안에는 쌓여 있는 동전 모양의 틸라코이드(thylakoid)가 서로 연결되어 네트워크(network)를 이루고 있는데 이것을 그라나(grana)라고 한다. 이 막성복합물을 광합성막(photosynthetic membrane)이라고 한다(그림 7.8).

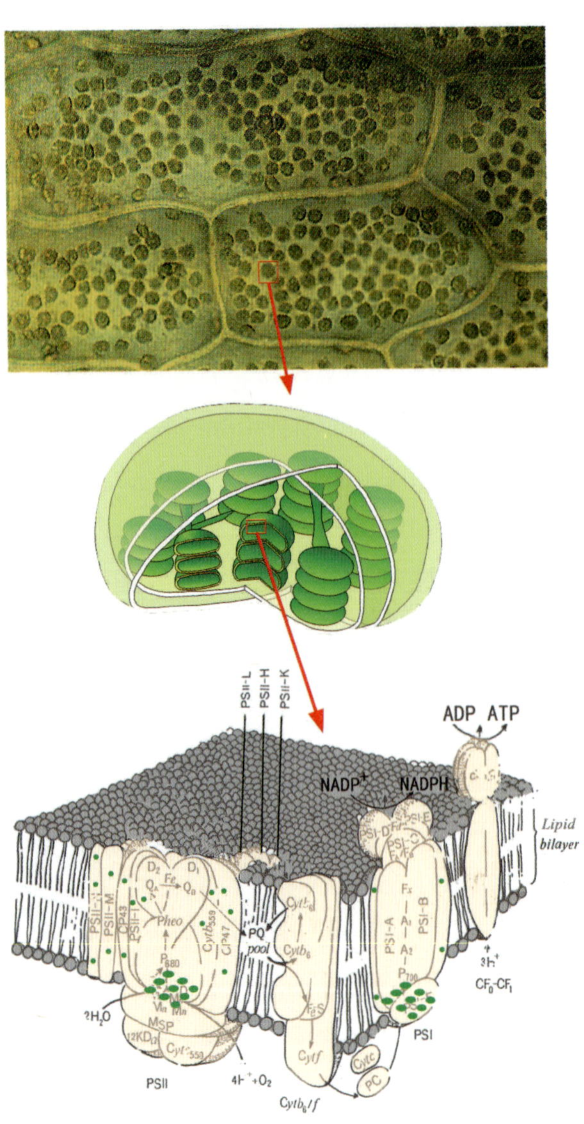

그림 7.8 광합성막

7.3 빛과 엽록소의 특성

빛의 성질

빛은 전자기에너지(electromagnetic energy)의 한 종류이다. 전자기에너지는 주기적인 파동을 따라 이동한다. 파동과 파동 사이의 정점간의 거리를 파장(wavelength)이라 한다. 파장의 범위는 나노미터(nm)이하에서 킬로미터(km)까지이다. 태양은 전자기에너지의 전체 스펙트럼(spectrum)을 발산한다. 생명체에서 가장 중요한 스펙트럼 띠는 가시광선(visible light)이라고 알려진 아주 좁은 범위인 약 380nm에서 750nm의 파장의 범위이다. 이 스펙트럼 내의 보라색 빛은 가장 짧은 파장이고, 붉은색은 가장 긴 파장이다(그림 7.9).

빛은 파동(wave)과 입자(particle)의 두 가지 성질을 가지고 있다. 빛 입자를 광자(photon)라고 한다. 광자는 각각 자신이 가지고 있는 에너지의 양이 다르다. 에너지의 양은 빛의 파장과 반대이다. 광자의 에너지가 적을수록 파장은 더 길다.

광자가 생체분자를 때리면 분자내의 전자(electron)는 더 높은 에너지수준이 되어 더욱 활성화 된다. 이때의 분자를 들뜬상태(excited state)라고 한다. 들뜬상태의 분자는 안정하지 않으며, 다음 두 가지 경로 중의 하나를 선택할 것이다. (1) 들뜬전자는 낮은 에너지수준으로 되돌아 갈 것이며, 이 과정에서 에너지는 열(heat) 혹은 빛(light)으로 손실될 것이다. 혹은 (2) 전자는 다른 분자에 전달되어 환원상태가 될 것이다(그림 7. 10).

엽록소(chlorophyll)는 가시광선에 의해서 흥분

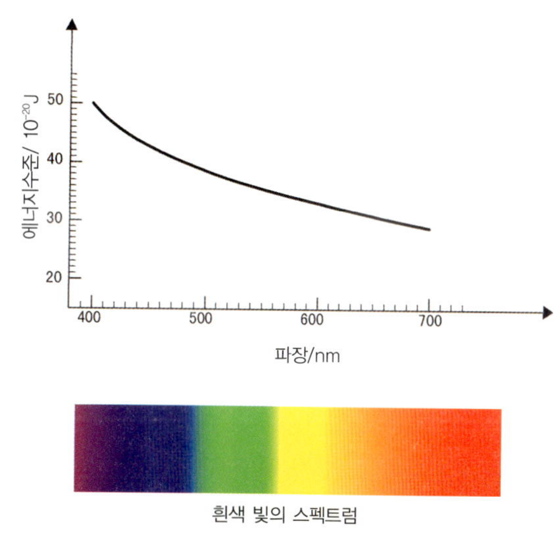

그림 7.9 가시광선의 스펙트럼

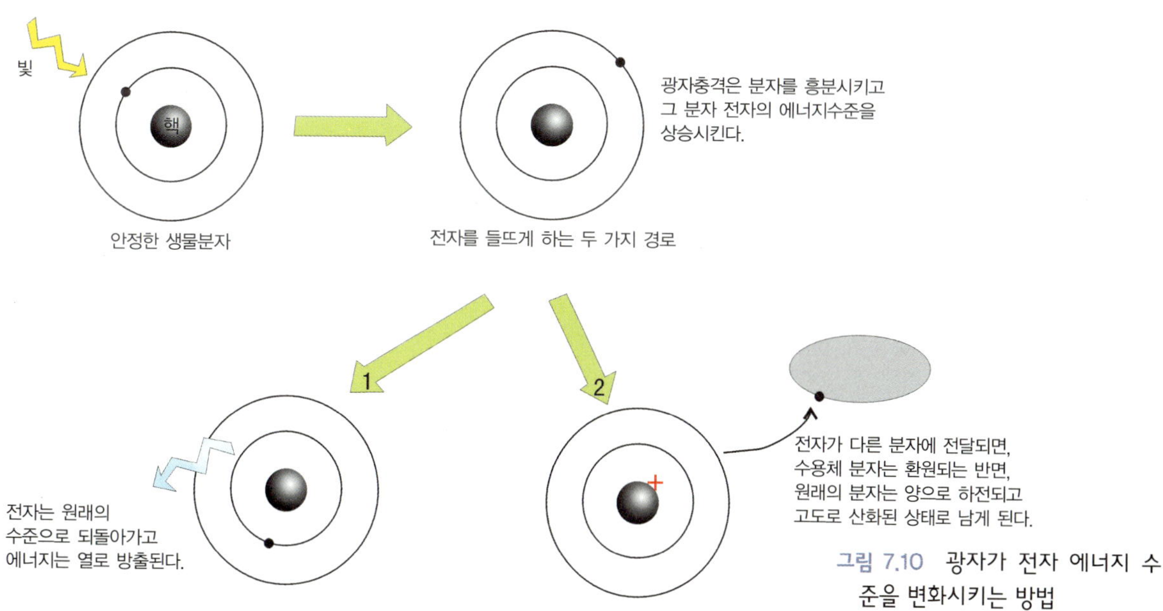

그림 7.10 광자가 전자 에너지 수준을 변화시키는 방법

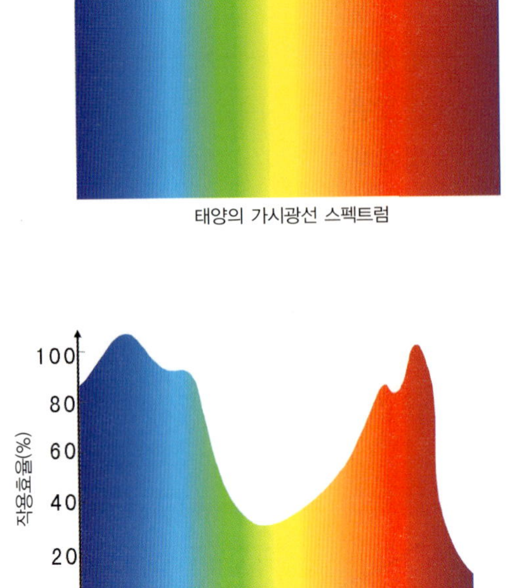

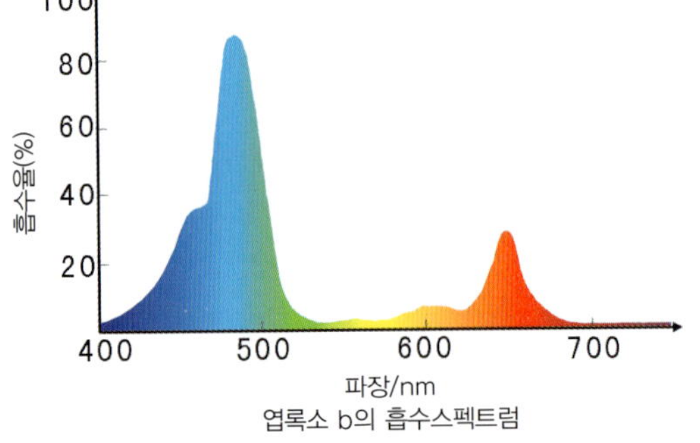

그림 7.11 **엽록소의 흡수스펙트럼과 작용스펙트럼**

되는 색소(pigment)이다. 엽록소에 의한 전자의 소실이나 획득이 광합성 반응의 개시를 의미한다.

엽록소

왜 식물은 녹색일까?

색소는 가시광선을 흡수하는 능력을 가진다. 각각 다른 색소는 다른 파장의 빛을 흡수하며 흡수된 파장은 사라지거나 감소된다. 엽록소는 식물에서 가장 중요한 색소이다. 이것은 붉은색과 푸른색을 흡수하는 반면 녹색빛을 통과시키거나 반사한다. 그 결과 잎은 우리의 눈에 녹색으로 나타난다. 색소가 흡수한 각 파장의 빛을 분석한 그래프를 흡수스펙트럼(absorption spectrum)이라 한다. 그림 7.11은 엽록소 a와 엽록소 b의 두 개의 다른 엽록소 분자의 흡수스펙트럼을 나타낸다.

각각의 엽록소 분자는 탄소와 포르피린 고리(porphyrin ring)-빛을 흡수하는 머리부분(light absorption head)-를 연결하는 질소 그리고 긴 탄화수소 꼬리(hydrocarbon tail, 피톨이라고도 함)로 구성되어 있다(그림 7.12). 피톨꼬리(phytol tail)는 소수성(hydrophobic)이므로 안정하게 틸라코이드 막(thylakoid membrane)에 묻혀 있고 반면 포르

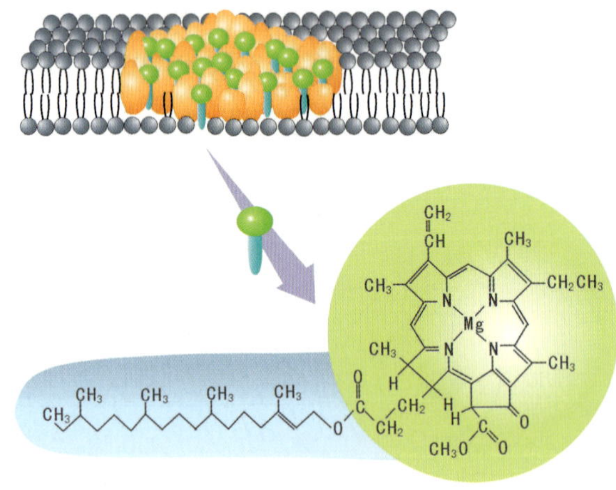

그림 7.12 **엽록소a의 화학구조**

피린 고리는 막의 바깥 표면에 노출되어 있다. 엽록소의 포르피린 고리는 적혈구 헤모글로빈(hemoglobin) 속의 보조인자(cofactor)인 헴(heme)과 유사하다. 그러나 고리내의 4개의 질소 원자와 연결된 중심원자는 헤모글로빈에서의 철(iron)이 아니라 마그네슘(magnesium)이다. 광합성 색소에는 엽록소 a, 엽록소 b, 그리고 피코빌린(phycobilin)이 있다. 엽록소 a만이 명반응(light reaction)에 직접 참여한다. 다른 색소는 보조인자(helper)들로, 이들은 빛에너지를 흡수하여 엽록소 a에 전달함으로써 명반응을 개시한다.

엽록소의 흡수스펙트럼과 작용스펙트럼

색소의 빛스펙트럼에 대한 상대적 흡광도를 측정하는 기구를 분광광도계(spectrophotometer)라고 한다(그림 7.13). 분광광도법(spectrophotometry)으로 측정한 흡수스펙트럼은 작용스펙트럼과 차이가 있다. 광합성의 작용스펙트럼은 빛의 파장과 광합성 파장간의 효율성의 관계를 설명한다. 1883년, 독일 식물학자 토마스 엔젤만(Thomas Engelmann)이 처음 이 작용스펙트럼을 관찰하였다. 엔젤만은 광합성 과정에서 사상조류(filamentous algae)가 산소를 생산하고, 생성된 산소의 양은 광합성효율과 비례적인 관계가 있다

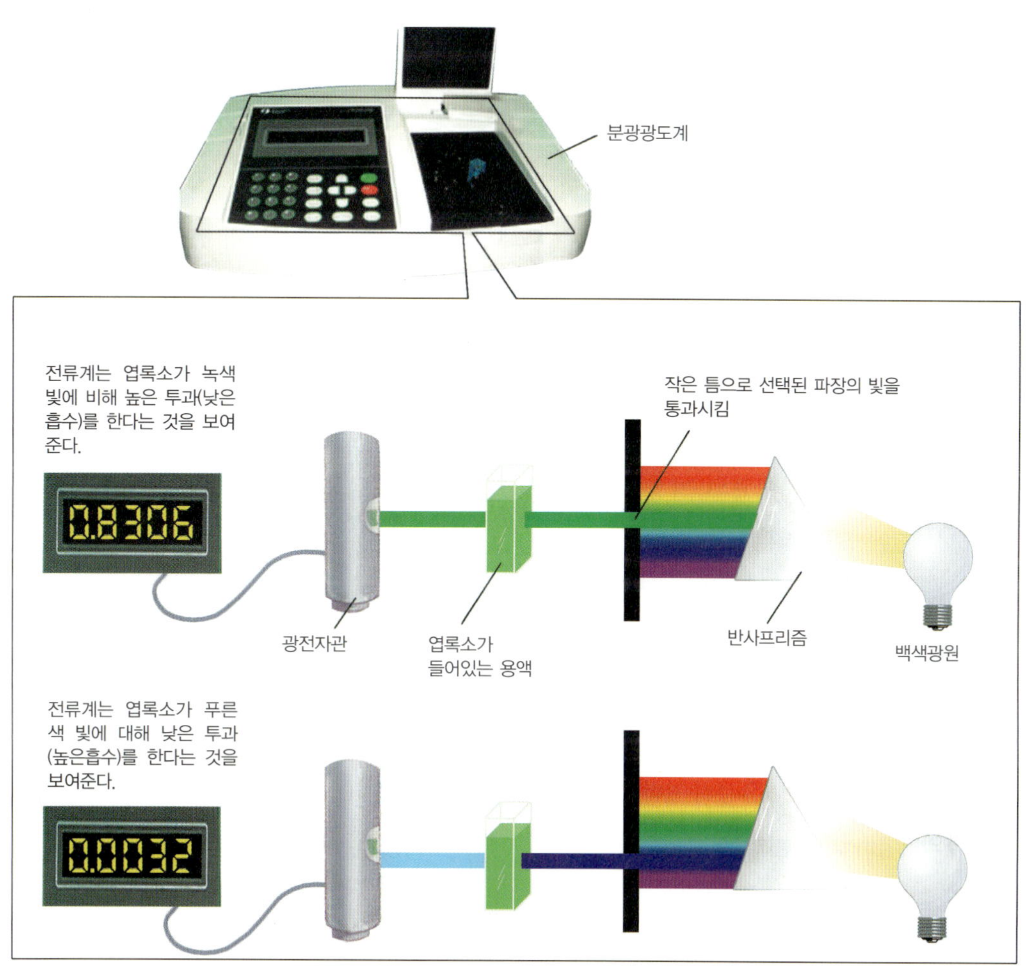

그림 7.13 분광광도계와 흡수스펙트럼의 측정

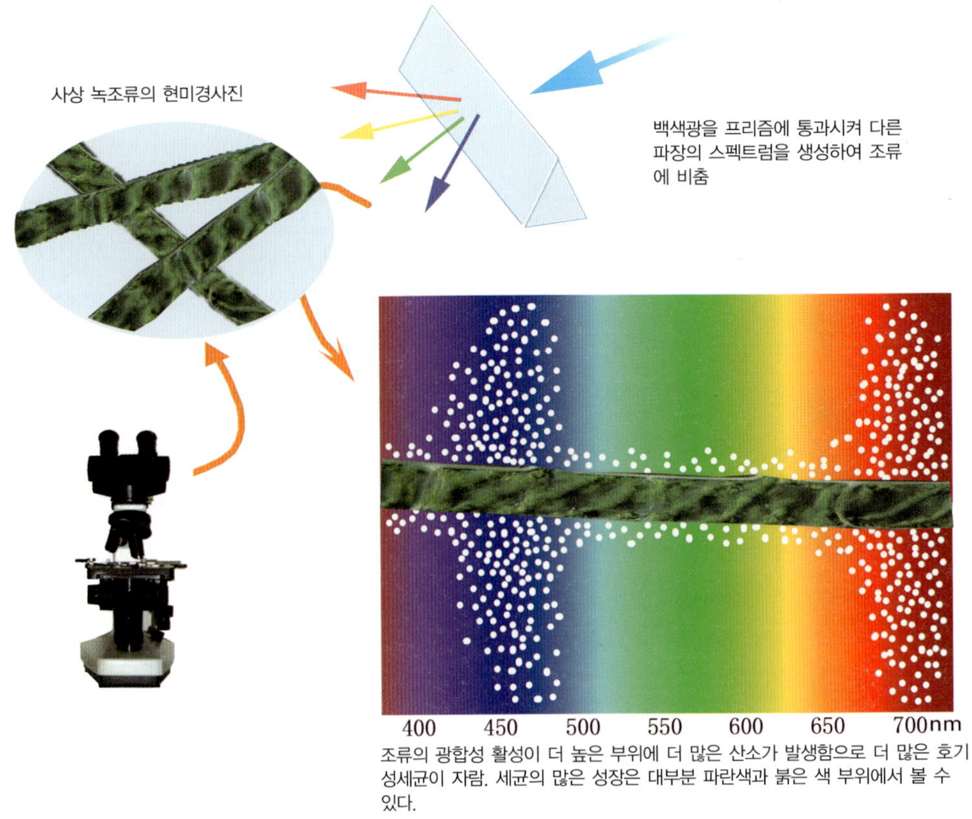

그림 7.14 엽록소의 작용스펙트럼에 대한 실험적 증명

는 것을 깨달았다. 그는 사상조류를 시험관에 넣고 호기성세균(aerobic bacteria)과 섞었다. 그 다음 프리즘(prism)을 통과시킨 빛을 사상조류에 조사하여 조류의 다른 분절이 각각 다른 파장의 빛에 노출되게 하였다. 호기성세균은 가장 많은 양의 산소를 생산하는 조류의 분절 주변에 가장 많이 모이기 때문에, 이 실험에서 광합성의 작용스펙트럼을 확인할 수 있었다. 그의 결과는 붉은 색과 푸른 색이 가장 광합성에 효율적임을 증명하게 되었다(그림 7.14). 그가 얻은 작용스펙트럼은 엽록소의 흡수스펙트럼과 매우 유사하였다. 그러나 작용스펙트럼의 골(trough)은 엽록소 a와 b의 흡수스펙트럼의 골보다 더 좁고 더 얕다(그림 7.11). 이것은 다른 색소 때문인데, 식물, 조류, 세균에서 약간 다른 파장의 빛(카로티노이드, carotenoid)을 포획한다. 따라서 이것이 살아있는 유기체의 광합성이 일어나는 작용스펙트럼의 차이를 나타낸다.

7.4 광합성과 명반응

광합성의 전 과정은 두 가지인데, 명반응(light reaction)과 암반응(dark reaction)이다. 암반응을 캘빈회로(Calvin cycle)라고도 한다. 두 반응에 많은 효소와 대사과정이 포함된다. 명반응은 틸라코이드막에서 일어나며 태양에너지를 화학에너지로 전환한다. 엽록소와 같이 다른 색소들도 빛을 흡수하여 명반응을 시작한다. 이와 반대로 암반응은 빛을 필요로 하지 않으며 엽록체의 기질(matrix)에서 일어나는데, 명반응 동안 얻은 에너지(ATP와 NADPH)를 사용하여 CO_2와 물을 당으로 전환한

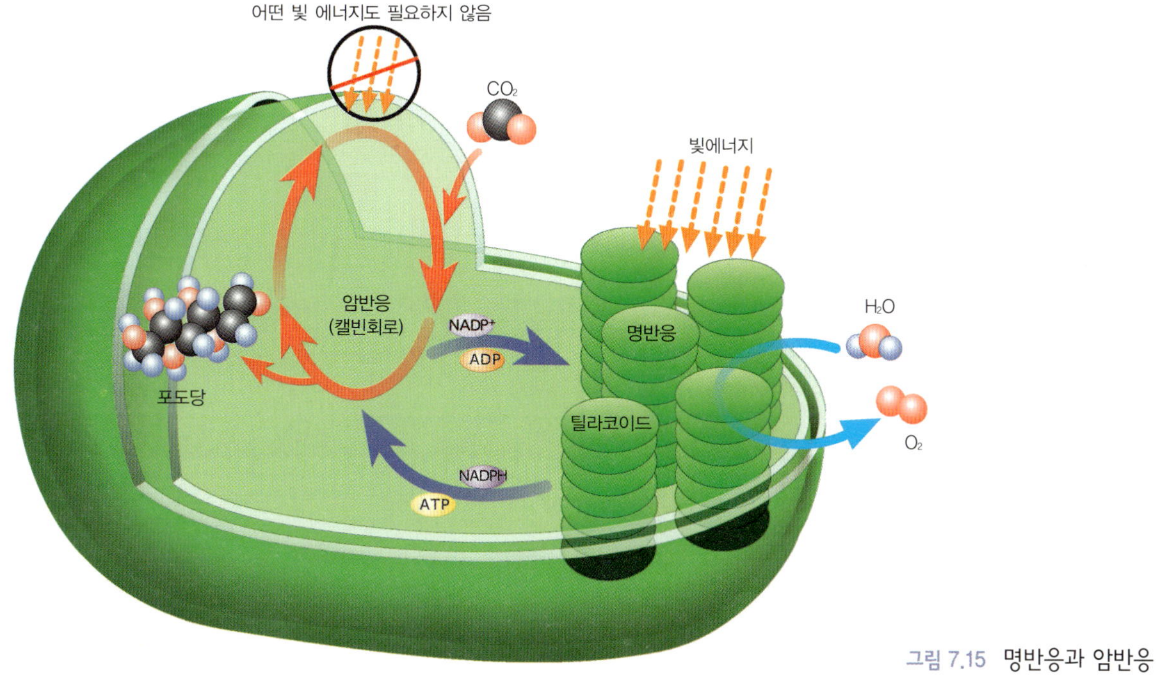

그림 7.15 명반응과 암반응

다. 빛이 암반응에 필요하지는 않지만 빛에 의해 암반응이 억제되는 것은 아니다(그림 7.15).

광합성

명반응은 틸라코이드막에 있는 광계(photosystem)에 의해 수행된다. 광계 I 과 광계 II 가 있는데, 이들은 서로 협력하여 명반응을 수행한다. 각 광계는 특정한 반응중심(reaction center)이 있는데, 이 반응중심은 반응중심 엽록소 a와 그 주변에 있는 1차 전자수용체(primary electron acceptor)로 이루어진다. 각 반응중심은 "안테나복합체(antenna complex)"로 둘러싸여있는데, 안테나복합체는 엽록소 a와 b 그리고 카로티노이드를 포함하는 수 백개의 색소분자 다발로 구성된 집광기이다. 색소분자는 광자에너지(photon energy)를 포획하여 반응중심 엽록소 a로 전달한다. 광계 I 과 광계 II 의 다른 점은 반응중심 엽록소와 관련된 단백질에 있다. 광계 I 의 반응중심 엽록소 a는 700 nm 파장의 빛을 가장 잘 흡수한다고 알려진 P700이다. 이와 반대로 광계 II 의 반응중심 엽록소 a는 680 nm 파장에서 최고의 흡수를 보이며 P680으로 알려져 있다. 광계 I 과 II 의 흡수스펙트럼의 차이는 두 광계가 모두 엽록소 a를 가지므로 엽록소 그 자체 때문은 아니며, 오히려 엽록소 a와 연관된 단백질인데, 이 단백질은 전자분포와 흡수스펙트럼에 영향을 미친다. 두 광계는 전자전달계(electron transport chain)를 통해 연결되어 있다.

전자전달계와 빛에너지의 전달

집광기인 안테나복합체가 광자(photon)를 흡수하여 빛에너지가 반응중심 엽록소 a로 전달될 때, P680 혹은 P700의 자유에너지(free energy)는 증가한다. 그 결과 엽록소는 매우 불안정하게 되며 들뜬상태의 고에너지 전자가 방출된다. 명반응 동안 엽록소로부터의 두 가지 경로의 전자흐름이 가능하다. 하나는 순환적이며 다른 하나는 비순환적이다. 비순환적 전자흐름(noncyclic electron flow)이 우선적인 경로이다(그림 7.16). 이 경로에서 광

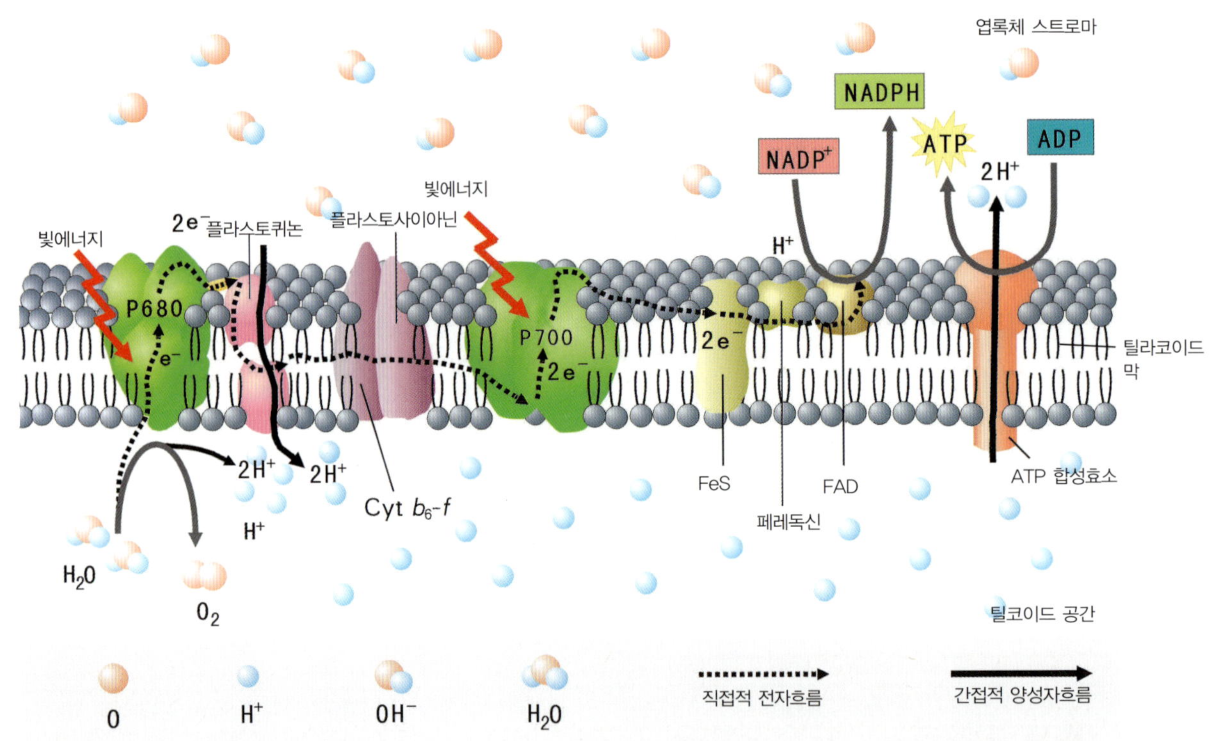

그림 7.16 비순환적 전자흐름과 광인산화

계Ⅰ의 P700이 빛에너지에 의해 흥분되면 전자가 1차 전자수용체로 전달되고 다음 철함유단백질(iron-containing protein)인 페레독신(ferredoxin)으로 전달된다. $NADP^+$의 농도가 충분히 높을 때 전자와 양성자(proton)는 페레독신으로부터 $NADP^+$환원효소($NADP^+$ reductase)의 도움을 받아 $NADP^+$로 전달된다. 이러한 산화 · 환원반응(redox reaction)을 통해 NADPH에 고에너지 전자를 저장함으로써 다음에 일어나는 암반응 동안 CO_2 고정과 당의 합성에 사용되어 질 수 있다. 각각의 경로가 수행되는 동안 P700분자는 2개의 전자를 잃어버리고 산화됨으로써 전자구멍(electron hole)이 생성된다. 광계Ⅱ는 이 전자구멍을 채우는 역할을 한다.

광계Ⅱ에서 빛이 안테나복합체에 의해 흡수될 때 P680이 흥분되고 전자가 방출되어 맨 처음 1차 전자수용체로 전달되고 그 다음 몇 개의 연결된 분자에 전달된다. 그 분자는 플라스토퀴논(plastoquinone), 2개의 사이토크롬 복합체(cytochrome, cyt b_6과 cyt f)와 플라스토시아닌(plasto-cyanin)이라고 불리는 구리함유단백질(copper-containing protein)이다. 그 다음 전자는 플라스토시아닌으로부터 광계Ⅰ의 P700으로 전달된다. 전자의 에너지수준은 광계Ⅱ에서 광계Ⅰ로 전자가 전달되는 동안 지속적으로 감소된다. 방출된 에너지는 틸라코이드막에서 수확되어 막을 가로지르는 양성자기울기(proton gradient)를 형성한다. 이 양성자기울기에 의해 일어나는 화학삼투작용(chemiosmosis)를 통해 ATP가 생성된다. ATP 생성의 과정은 명반응에 의해 유도되기 때문에 이것을 광인산화(photophosphorylation)−이것은 산화적인산화(oxidative phosphorylation) 혹은

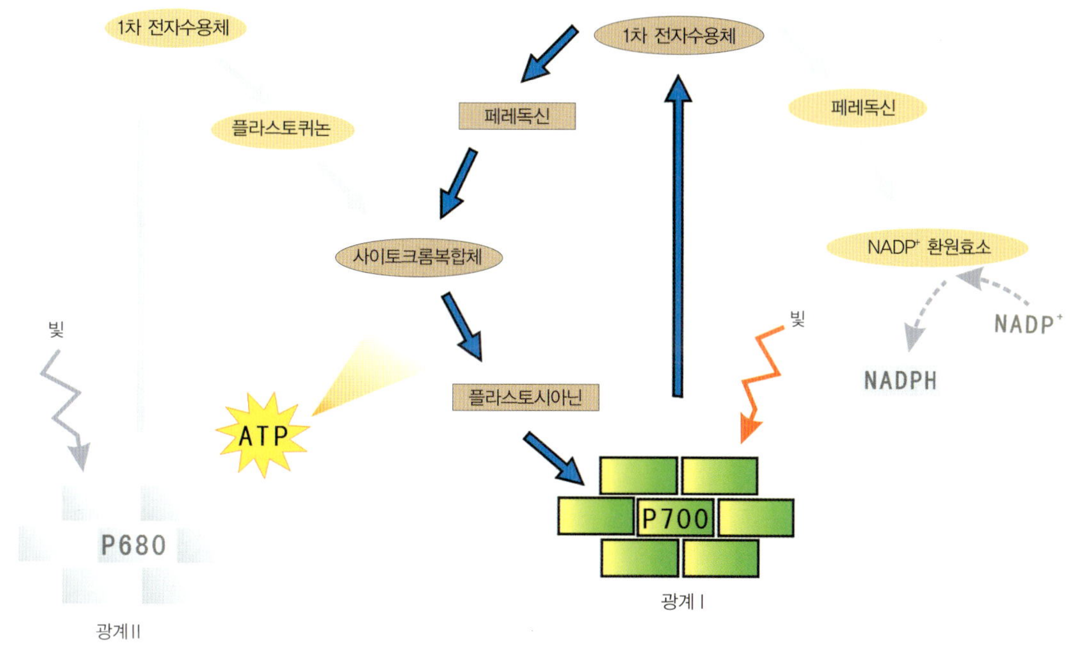

그림 7.17 순환적 전자흐름과 광인산화

세포호흡에서의 기질수준 인산화(substrate-levcel phosphorylation)와는 다름-라고 한다. 더욱 특징적으로 이것은 비순환적 전자흐름을 통해 일어나기 때문에 비순환적광인산화(noncyclic photophosphorylation)라고 한다.

광계 II 에서 P680에 의해 소실된 전자는 다른 과정에 의해 채워진다. P680은 전자를 잃어버리고 산화된다. 효소는 물로부터 전자를 얻어 산화된 P680에 공급한다. 이 반응은 물 분자를 2개의 양성자와 한 개의 산소원자로 쪼개는 것이다. 산소원자는 즉시 서로 결합하여 산소분자, O_2를 형성한다. 방출된 양성자는 후에 $NADP^+$에 포획되어 NADPH를 형성한다.

광계 I 에서 P700의 들뜬전자(excited electron)는 어떤 조건하에서는 순환적 전자흐름(cyclic electron flow)의 경로를 이용한다. 순환적 흐름에서 전자는 페레독신(ferredoxin)으로부터 시토크롬복합체(cytochrome complex), 그 다음 플라스토시아닌을 거쳐 P700으로 되돌아오는 짧은 주기를 거친다(그림 7.17). 이 과정의 마지막 단계는 비순환적광인산화와 산화적인산화와 같다. 즉, 이러한 세 종류의 인산화경로 모두는 화학삼투작용과 연결되어 있다. 화학삼투작용은 ATP를 생성하기 위한 산화 · 환원반응과 짝을 이루어 일어나며, ATP생성은 막을 가로질러 형성된 양성자기울기에 의해 유도된다. 이 양성자기울기는 산화적인산화를 위한 미토콘드리아 내막에서 형성되는 것과 같은 것이며, 순환적 그리고 비순환적광인산화를 위한 엽록체의 틸라코이드막에서 형성되는 것이다. 엽록체에서 전자가 전달되는 동안 양성자는 엽록체의 스트로마(stroma)로부터 틸라코이드 공간으로 퍼내어진다. ATP가 합성되는 동안은 이와 반대로 양성자는 ATP 합성효소(ATP synthase)에 의해 틸라코이드 공간에서 스트로마로 이동된다.

명반응의 요약

명반응을 아래와 같이 요약할 수 있다

1. 엽록체는 빛에너지를 흡수하여 전자에너지로 전환함으로써 전자흐름(electron flow)을 개시한다.
2. 전자흐름을 통해 방출된 에너지가 엽록체의 틸라코이드막을 가로지르는 양성자기울기를 형성하며, 이 기울기에 의한 화학삼투작용(chemiosmosis)을 통해 ATP가 합성된다.
3. 고도로 산화된 P680은 물을 전자, 양성자와 산소로 분해한다.
4. 명반응에서 최종 전자수용체는 $NADP^+$인데, 이것은 양성자와 결합되어 NADPH로 전환되며 NADPH에 전자에너지가 저장된다.

7.5 암반응과 포도당의 합성

명반응에서 생성된 고에너지분자인 ATP와 NADPH는 매우 불안정하다. 따라서 그들은 암반응을 통해 포도당과 같은 더 안정한 에너지저장 화합물을 형성한다. 암반응을 다음과 같이 요약할 수 있다.

$$12NADPH + 12H^+ + 18ATP + 6CO_2 \rightarrow C_6H_{12}O_6 + 12NADP^+ + 18ADP + 18P_i$$

암반응은 빛이 있거나 혹은 없을 때에도 일어날 수 있다. 빛은 암반응을 억제하지 않는다. 암반응을 켈빈회로(Calvin cycle)라고도 한다. 이것은 1940년대 후반, 미국의 과학자 멜빈 켈빈(Melvin Calvin)이 광합성 연구를 개척한 이후 명명되어졌다. 켈빈과 그의 동료들은 광합성의 당 합성과정에서 몇 가지 중요한 단계를 밝혔다. 켈빈회로는 엽록체의 스트로마에서 일어난다. 분자가 유입되어 회로가 돌아간 후에 이 회로의 개시물질이 재생되는 점에서 크렙스회로(Krebs cycle)와 유사한 대사경로이다. 켈빈회로에서 탄소는 CO_2로 유입되고, 결국 당에 존재하게 된다. 이 과정에서 ATP가 소비되며, NADPH는 당을 만들기 위한 여러 가지 중간대사물(intermediate)에 고에너지전자를 첨가하는 환원제의 역할을 한다.

켈빈회로는 CO_2분자가 5탄당인 리블로오스-1,5-이인산(ribulose-1,5-bisphosphate, RuBP)으로 유입됨으로써 시작된다. 이 반응은 RuBP 카르복실화효소(RuBP carboxylase)에 의해 촉매된다. 생성물은 불안정한 6탄소 중간대사물이며, 이것은 즉시 2분자의 3-인산글리세르산(3-phosphoglycerate)으로 쪼개어진다. 각각의 3-인산글리세르산분자는 ATP로부터 하나의 인산기(phosphate group)를 받아 1, 3-이인산글리세르산(1, 3-bisphosphoglycerate)이 된다. 그 다음 이 분자는 NADPH로부터 전자를 받아 환원되어 글리세르알데히드-3-인산(glyceraldehyde-3-phosphate, G3P)이 된다. 그 후 ATP가 유입되어 G3P 분자의 일부는 RuBP로 전환되어 다시 지속적으로 회로를 개시하게 되며, 나머지는 포도당 합성에 사용되어진다. 1분자의 포도당을 합성하기 위해 2분자의 G3P가 필요하다. 6개의 CO_2분자로부터 1분자의 포도당이 합성되는 과정이 그림 7.18에 자세히 기술되어 있다. G3P는 켈빈회로의 중간대사물이며 포도당의 전구체(precursor)일 뿐만 아니라 아미노산과 지방산의 합성에도 참여한다(그림 7.19).

대부분의 식물은 켈빈회로에서 3탄소 중간대사물인 G3P만을 이용하여 당을 합성한다. 이러한 식물을 C_3 식물이라고 한다. 건조하거나 뜨거운 환경에서 살아가는 어떤 식물들은 CO_2를 포획하여 G3P가 아닌 옥살아세트산(oxaloacetate)과 말

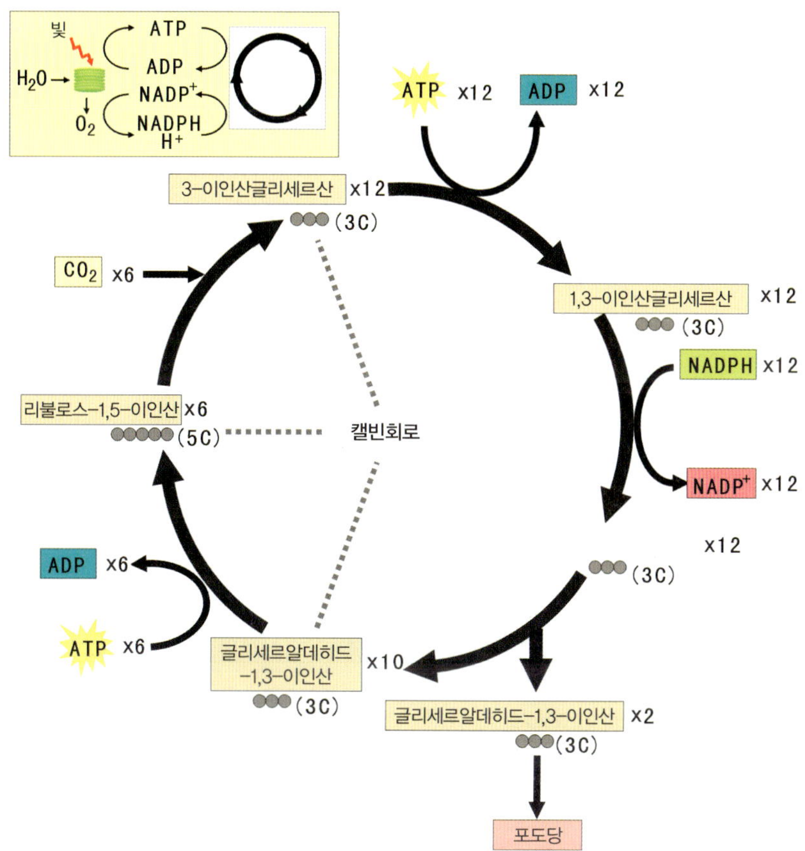

그림 7.18 켈빈회로

산(malate)과 같은 4탄소 중간대사물로 고정한다. 이러한 중간대사물이 켈빈회로에 CO_2를 제공한다. 옥수수와 사탕수수와 같은 수천종의 식물은 그들의 조직에 고농도의 CO_2를 확보하기 위한 CO_2포획기전을 가진다. 이러한 식물을 C_4 식물이라 한다.

명반응은 암반응 동안 소비된 ATP와 NADPH를 재생한다. 엽록체에서 명반응과 암반응의 빈틈없는 이러한 통합은 광합성이 효율적으로 일어나기 위해 필수적인 것이다. 한 해 동안 지구상의 식물은 약 160억 톤의 탄수화물을 합성한다. 정말로, 광합성은 지구상에서 가장 생산적인 화학공장이다. 광합성은 지구상의 생명체에 필수적이므로 광합성의 이해와 강조는 가장 중요한 과학자들의 노력중의 하나라고 여겨져 왔다.

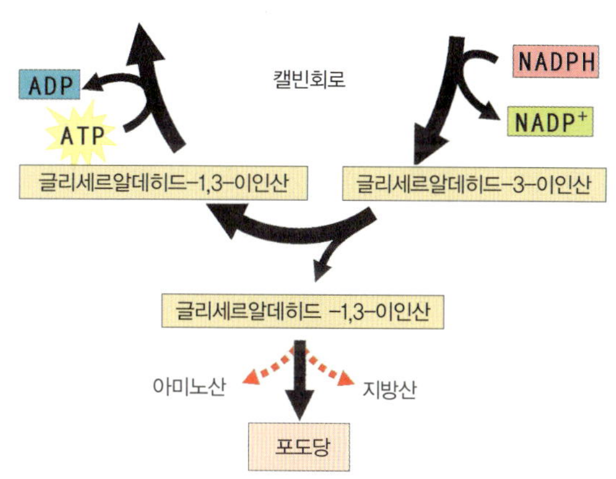

그림 7.19 중간대사물인 글리세르알데히드 -1, 3-이인산

이 장을 끝내기 전에 조금은 별난 과학소설에 빠져 환상의 세계로 들어가 보자. 광합성과 인체 생물학의 분자과정을 이해하고 연구하면, 아마도 어느 날 우리는 광합성 유전자를 인간의 머리카락

세포에 삽입할 수 있을 것이다. 그러면 머리카락에서 광합성이 일어날 것이고 우리는 머리카락에 약간의 물을 주고 태양에 노출시키기만 하면 될 것이다. 합성된 탄수화물은 직접 수송되어, 음식물과 에너지를 제공하게 될 것이므로 인체는 편안히 휴식할 수 있을 것이다. 우리의 머리카락은 모두 길게 뻗어 있을 것이며, 이 세상은 배고픔으로부터 자유롭게 될 것이다.

단원요약

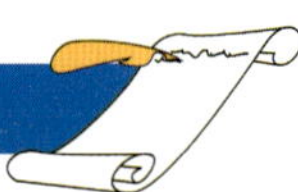

광합성의 초기연구는 식물성장에 물, 토양, 공기와 햇빛이 요구된다는 것을 밝혔다. 광합성이 일어나는 동안 방출된 산소는 CO_2로부터가 아닌 물로부터 유래된 것이다. 광합성이 가능한 유기체를 광독립영양생물이라고 한다. 여기에는 식물, 조류, 남세균과 단세포 원생생물이 포함된다.

엽록소는 식물과 조류의 광합성 장소이다. 틸라코이드막은 이중막이며 틸라코이드 공간을 기질로부터 분리한다. 틸라코이드가 쌓여 있는 구조를 그라나라고 한다. 모든 광합성 색소 뿐만 아니라 모든 광계의 구성물과 전자전달계는 틸라코이드막에 위치해 있다. 이 막은 명반응의 장소이다.

광합성에 관여하는 색소는 엽록소 a, 엽록소 b, 카로티노이드와 피코빌린이다. 엽록소 a는 주 색소인 반면, 다른 색소는 빛에너지를 흡수하여 반응중심의 엽록소 a에게 전달한다. 고에너지전자의 이동은 엽록소 내부의 틸라코이드 막을 가로지르는 양성자기울기의 형성과 짝을 이루어 일어난다. 이 양성자기울기가 ATP의 합성을 유도한다.

광합성은 보편적으로 명반응과 암반응의 두 가지 단계로 나뉜다. 명반응은 틸라코이드막에서 일어난다. 이것은 태양에너지를 화학에너지로 전환하여 ATP와 NADPH를 형성하는 것이다. 엽록소와 다른 색소가 빛에 노출되자마자 명반응은 시작된다. 반대로 암반응(켈빈회로라고도 부름)은 엽록소의 기질에서 일어나며 이것은 CO_2를 당으로 전환하는 반응으로, 명반응에서 얻은 에너지(ATP와 NADPH)를 사용한다.

명반응은 광계에 의해 수행된다. 각 광계는 안테나복합체와 광반응중심을 가지고 있다. 반응중심은 하나의 엽록소 a분자 그리고 몇 개의 관련된 단백질과 1차 전자수용체를 가진다. 광계에는 광계 I 과 II가 있으며, 반응중심의 엽록소 a의 최대 흡수파장이 다르다. 광계 I 에서 빛에너지는 P700 반응중심 엽록소 a를 흥분시키며, 궁극적으로 NADPH의 생성을 위해 고에너지전자를 $NADP^+$에 전달한다. 광계 II 의 반응중심을 P680이라 한다. 광계 II 에서 광계 I 로의 전자에너지 이동은 NADPH의 합성을 유도하며, 또한 ATP합성을 위한 틸라코이드 막을 가로지르는 양성자기울기를 형성한다. P680이 전자를 잃어버리게 되면 고도로 산화된다. 산화된 P680은 효소의 도움을 받아 물을 양성자, 산소와 전자로 분해한다. 방출된 전자는 P680의 전자구멍을 채우고 다음 아래단계인 P700의 전자구멍을 채운다.

토의를 위한 질문

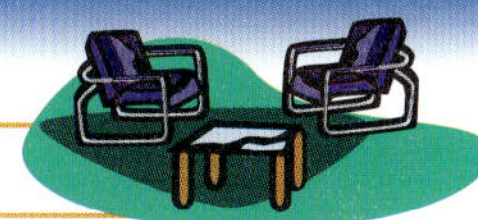

1. 신선한 엽록소를 pH 4의 산성용액에 담근다. 엽록소의 스트로마가 pH 4와 평형이 되었을 때, 엽록체를 pH 8의 알칼리용액으로 이동시킨다. 다음 ATP의 변화를 관찰하라. ATP 합성은 어떻게 일어나는가?
2. 명반응이란 무엇인가? 암반응이란 무엇인가? 그들의 차이점을 상세히 설명하라.
3. 지구상의 모든 생명체를 위한 궁극적인 에너지 원천이 태양광인 이유는 무엇인가?
4. 광합성 동안 생성되는 산소가 CO_2가 아닌 물에서 유래한 것이라는 것을 증명하는 실험을 언급된 것과 다른 방법으로 디자인하라.
5. 광합성과 세포호흡의 유사점은 무엇인가?

관련된 인터넷 사이트

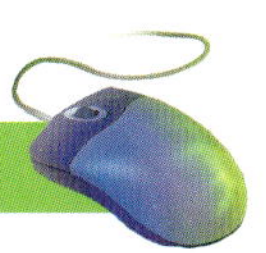

http://web.mit.edu/esgbio/www/ps/psdir.html
http;//photoscience.la.asu.edu/photosyn/education/learn.html

CHAPTER

8 생식과 유전물질의 전달

REPRODUCTION AND THE TRANSMISSION OF GENETIC MATERIALS

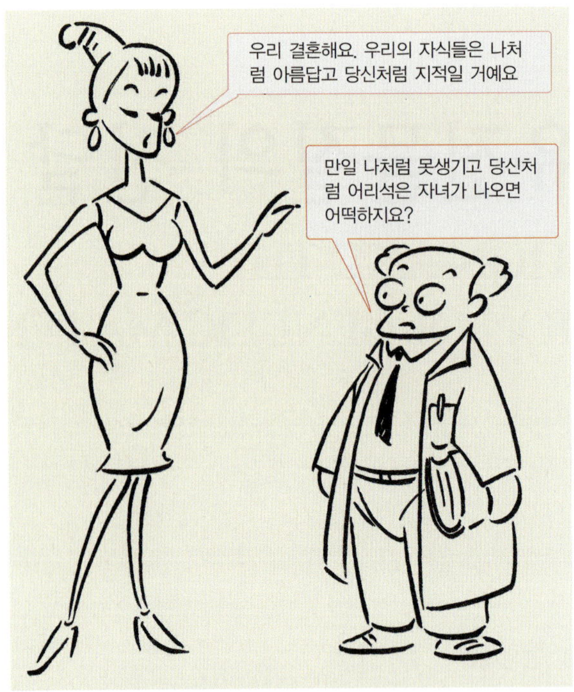

그림 8.1 유전학은 복잡하지만 매력적인 학문이다

아름다운 모델이 한번은 윈스턴 처칠(Winston Churchill)에게 프로포즈를 했다. "우리 결혼해요. 우리의 자식들은 나처럼 아름답고 당신처럼 지적일 거예요." 그러자 처칠이 대답했다. "만일 나처럼 못생기고 당신처럼 어리석은 자녀가 나오면 어떡하지요?" 그 모델은 이러한 처칠의 대답에 아연실색했다고 한다(그림 8.1).

생식능력은 대부분의 살아있는 생명체의 가장 근본적인 특징이다. 생식은 종이 지속되도록 한다. 생식을 통해서 유전물질이 부모에서 자녀로 전달된다. 하나의 유전자(gene)가 유전정보의 기본 단위라면 하나의 유전체(genome)는 한 세포안에서 존재하는 모든 유전 물질을 포함하고 있다. 유전학자들은 유전자와 유전체의 구조, 복제, 전달과 발현에 대해 연구를 한다.

8.1 세포 생식

세포분열

세균, 원생생물과 효모와 같은 단세포 생물은 세포분열을 할 때마다 두 개의 개체가 만들어 진다(그림 8.2). 식물과 동물 같은 다세포 생물은 세포분열이 단세포생물과는 다른 역할을 한다. 다세포 생물은 수정란, 즉 접합체가 세포분열과 분화과정을 거치면서 성숙한 유기체로 발달해 간다(그림8.3). 그러므로 다세포 생물에서의 세포분열의 기능은 단지 생식뿐만 아니라 성장, 발달 및 회복(그림 8.4)의 기능도 한다. 모든 유기체의 세포는

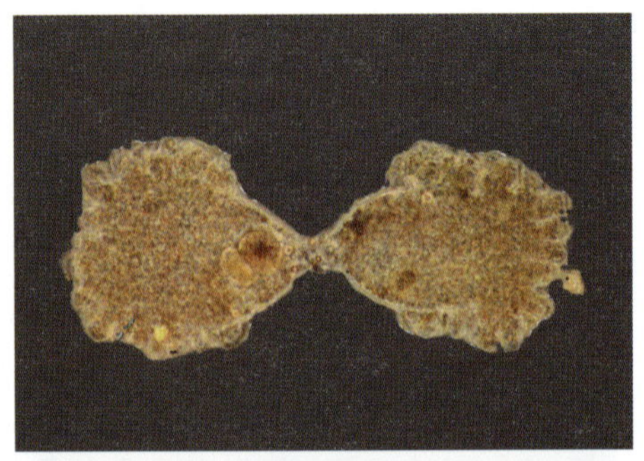

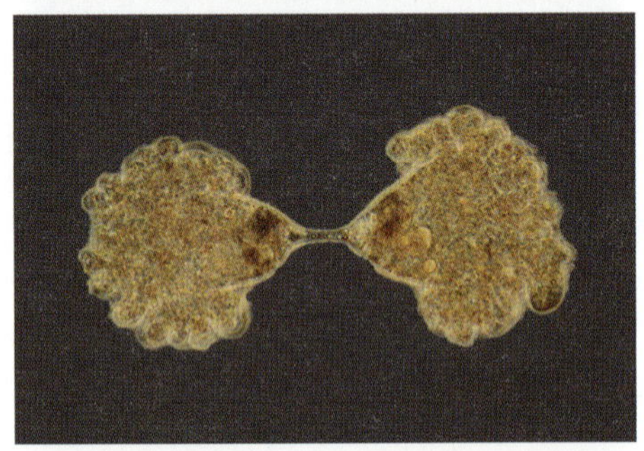

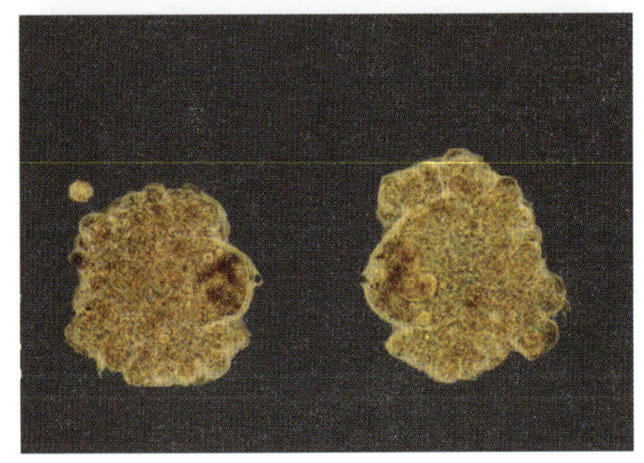

그림 8.2 아메바의 분열(이분법)을 통한 생식

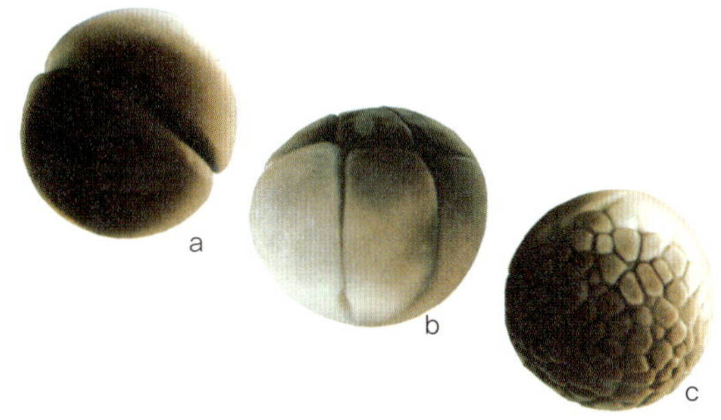

그림 8.3 수정란(접합자)은 분열하면서 다세포 배로 분화한다. (a) 수정 세시간 후, 개구리알이 분열하여 두 개의 세포를 형성한다. (b) 5시간, 두 개의 세포는 각각 2회를 더 분열하여 8개 세포를 형성한다. (c) 세포가 계속 분열하면서 분화하여 배를 형성한다.

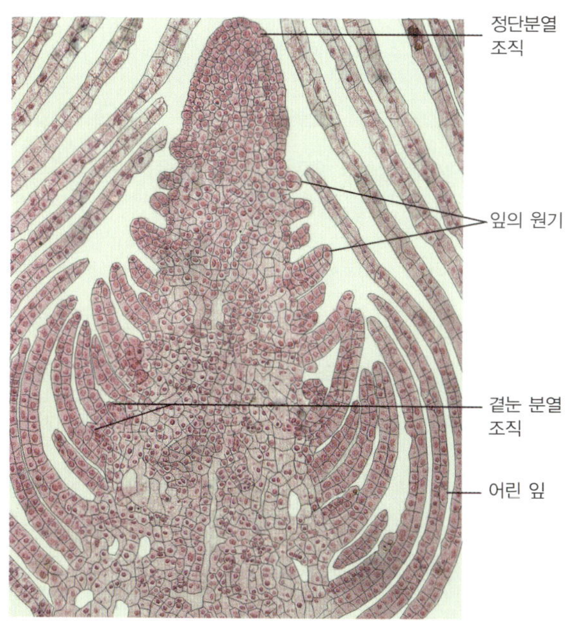

그림 8.4 정단의 씨눈 세포의 분열은 식물의 빠른 생장을 가져온다.

한정된 수명(life span)을 가지고 있다. 세포가 죽는 것은 정상적인 생활사의 일부이다. 예를 들면, 사람의 혈구는 끊임없이 죽고 골수로부터 공급되는 새로운 세포에 의해 치환된다(그림 8.5). 세포가 손상되었을 때도 치환되어야 한다. 예를 들어 피부가 화상을 입었을 경우, 손상된 조직을 회복시키기 위해 세포분열이 일어나 새로운 세포를 공급한다.

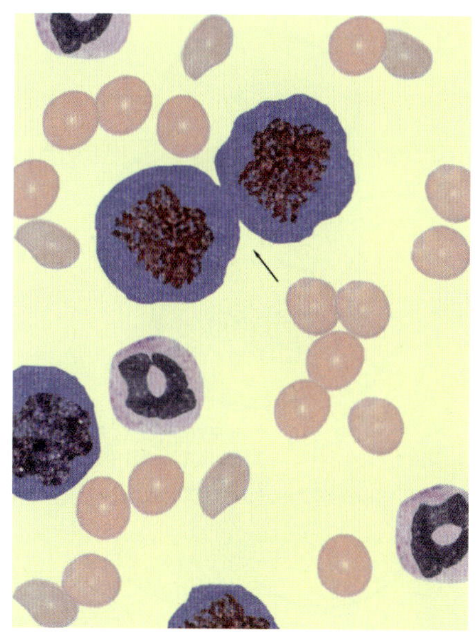

그림 8.5 골수 줄기세포는 분열하고 적혈구 세포로 분화하여 혈액으로 들어간다.

세포분열은 생물학적 생식의 기초이지만, 유기체 수준에서는 다양한 형태로 생식이 일어난다. 생식은 크게 유성생식과 무성생식으로 나눌 수 있다. 유성생식(sexual reproduction)은 특별한 생식세포(gamete)의 생성과 상대 성(sex)의 생식세포 간의 융합, 즉 수정(fertilization)을 포함한다. 반면 무성생식(asexual reproduction)은 분화된 교배 상대, 즉 배우자 또는 생식세포의 생성이 없다. 모든 단세포 생물은 무성생식의 방법을 통해 증식한다. 그림 8.2는 아메바(amoeba)의 무성생식과정을 보여주고 있다. 이 과정을 분열생식(schizogenesis)이라고 한다.

유전자 복제와 염색체

세포는 생명이 있는 복잡한 구조체이다. 세포성 생식은 단순히 하나의 세포가 물리적으로 둘로 갈라지는 것만을 의미하지는 않는다. 그것은 두 딸세포에게 동일한 유전정보를 물려주는 과정이기도 하다. 완전한 한 세트의 유전정보가 부모세대

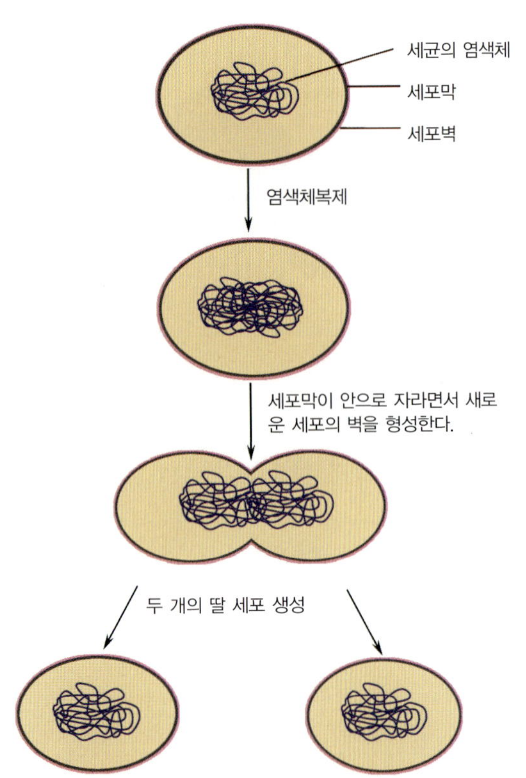

그림 8.6 세균 DNA 복제와 세포분열(이분법)

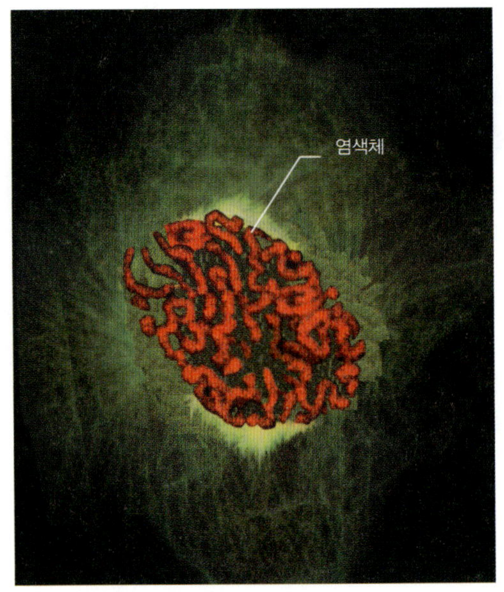

그림 8.7 진핵세포 염색체의 현미경 사진

세포에서 다음세대 세포로 전달되기 위해선 분열하는 세포에서 먼저 DNA의 복제가 일어나고, 이렇게 생긴 두 DNA 사본(copy)이 세포의 양쪽 끝에 정렬한 후 두 개의 세포로 나누어 들어가는 과정이 필요하다. 원핵세포에서는 DNA 복제와 세포분열이 상대적으로 단순하지만(그림 8.6), 진핵세포에서는 이 과정이 훨씬 복잡하다. 진핵세포에서는 DNA가 핵막으로 감싸져 있다. 단백질, 리보솜 RNA와 연관된 단백질들에 의해 결합되어 있는 두 가닥의 DNA가 가늘고 긴 염색질(chromatin)섬유 내에 잘 정렬되어 있다. 세포가 분열을 준비하는 때에 염색질의 섬유들은 접히고 응축되어 길이가 짧아지고 두꺼워진다. 많은 종에서 이렇게 응축된 섬유들을 광학현미경 상에서 관찰할 수 있다. 이것은 특정한 염색약에 의해 염색이 되기 때문에 이를 염색체(chromosome)라고 부른다(그림 8.7).

각각의 염색체는 수 백 개에서 수 천 개에 이르는 유전자를 가지고 있다.

원핵세포는 일반적으로 세포당 단 한 개의 염색체를 가진다. 반면, 진핵세포는 다수의 염색체를 가지고 있으며 하나의 세포가 가지는 염색체의 수는 종마다 다르다. 사람의 경우 한 개의 세포가 46개의 염색체를 가지고 있다. 생식세포, 즉 배우자는 체세포가 가지고 있는 염색체 수의 반수의 염색체를 가진다. 따라서 사람의 정자나 난자는 23개의 염색체를 가지고 있다. 대부분의 동물에서 체세포는 동일하거나 거의 동일한 염색체군 두 세트를 가지고 있으며 이를 이배체(diploid)라고 한다. 배우자는 체세포가 가지는 염색체중 한 세트만을 가지고 있기에 반수체(haploid)라고 한다. 모든 유전정보를 가지는 완전한 한 세트의 염색체를 일컬어 반수성 유전체(haploid genome)이라고 한다.

진핵세포에서 유전자와 유전체의 복제는 세포분열 직전의 염색체 복제(duplication)를 통해 일어난다. 각각의 복제된 염색체는 동원체

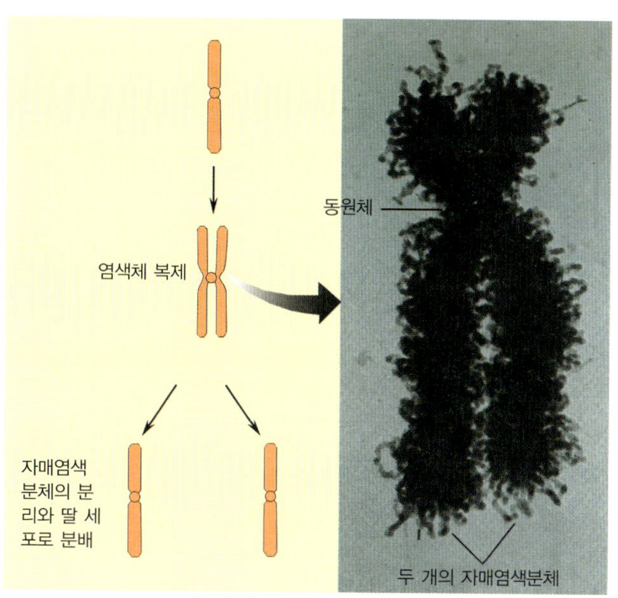

그림 8.8 염색체 복제와 유사분열 동안의 분배

(centromere)에 의해 연결된 두 개의 자매염색분체를 가진다. 두 자매염색분체는 크기, 모양, DNA 서열이 동일하다. 세포분열동안 자매염색분체에는 서로 갈라져서 새로운 딸 세포에 하나씩 나누어 들어간다.

세포주기와 유사분열

새롭게 형성된 세포는 일반적으로 작다. 분열이 끝났거나 다시 새로운 분열이 시작되기 전에 세포의 부피는 어느 정도까지 증가한다. 신경세포, 근육세포, 적혈구 등은 일단 성숙이 되면 다시는 분열을 하지 않는다. 또한 일정 기간 동안 지속적으로 분열할 수 있는 세포도 있다. 하나의 세포가 성장하고 두 개의 세포로 나눠어지는 전체 과정을 세포주기(cell cycle)이라고 한다. 세포주기를 크게 간기(interphase)와 유사분열기(mitotic phase)로 나눌 수 있다(그림 8.9). 간기는 유사분열기보다 훨씬 길어 전체 세포주기의 90%에 이른다. 간기를 다시 G1 기(gap 1), S 기(DNA 합성), G2 기(gap 2)의 세 단계로 구분한다. 이 세 기간동안 세

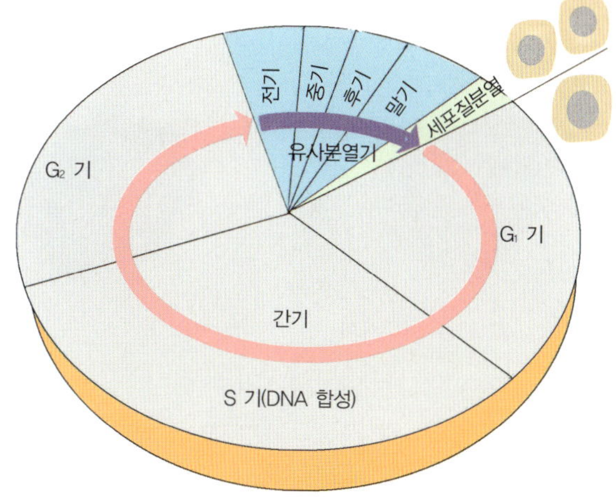

그림 8.9 세포주기

포는 단백질, 지질과 세포 소기관을 합성하면서 성장한다.

유사분열기도 유사분열과 세포질분열로 나눌 수 있다. 유사분열은 매우 역동적이면서도 연속적인 과정이다. 유사분열을 일반적으로 다섯 단계로 나눈다. 전기(prophase), 전중기(prometaphase), 중기(metaphase), 후기(anaphase), 말기(telophase)로 나누지만 간혹 전중기를 전기에 포함시키기도 한다(그림 8.10). 유사분열 동안, 염색체의 수와 DNA 양은 부모세포의 반으로 줄어든다. 두 개의 새로운 딸 세포는 부모세포가 가진 것과 동일한 유전정보를 가지게 된다.

배우자 형성과 감수분열

유성생식과정은 종마다 차이가 크다. 무성생식과는 달리 유성생식은 두 개의 결합 상대, 즉 특수한 생식세포인 배우자(남성의 정자와 여성의 난자)가 필요하다. 남성과 여성 배우자는 결합하여 접합자(zygote)를 형성한다. 배우자는 전형적으로 반수체(1N)이고 접합자는 이배체(2N)이다. 배우자 생성(감수분열)과 융합(수정)과정은 같은 배 자손간 또는 부모와 자손간의 유전적 변이를 낳을 수

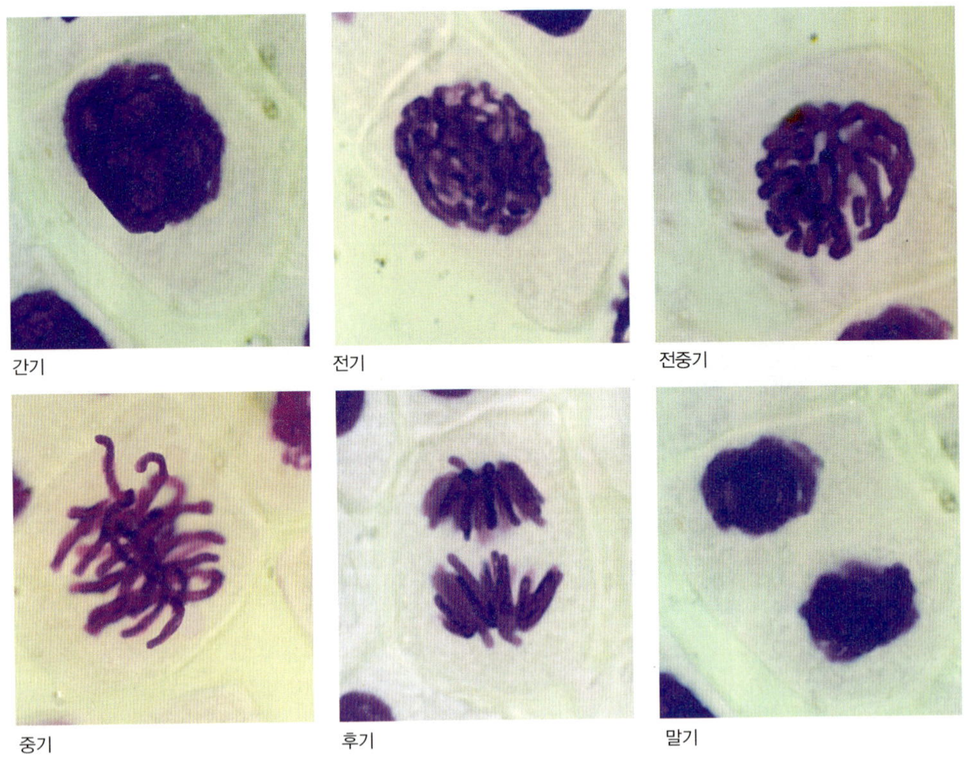

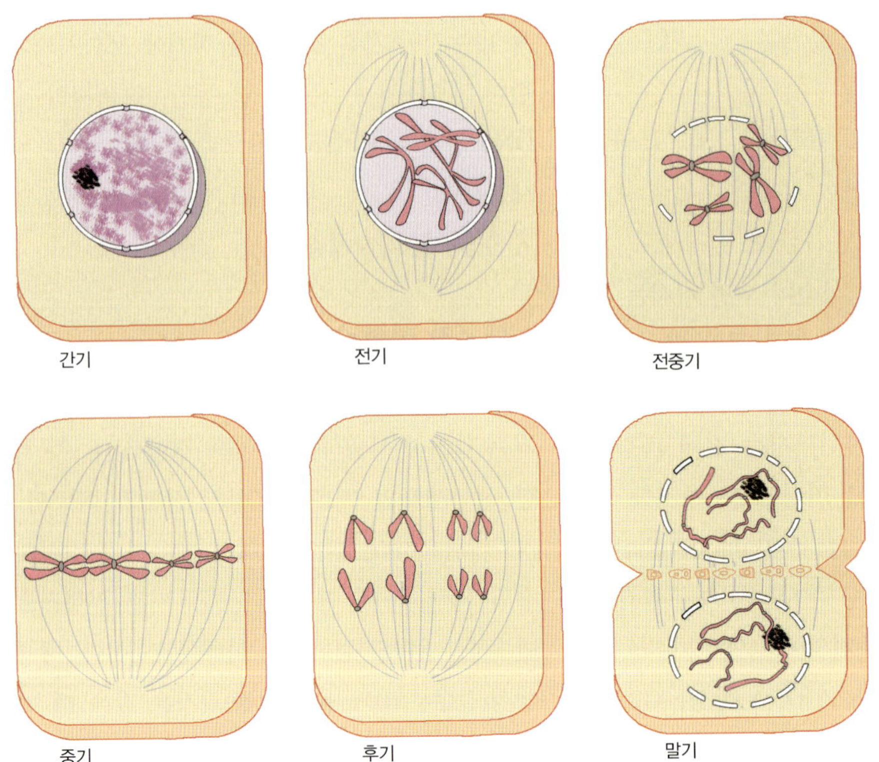

그림 8.10 양파뿌리 끝 세포의 유사분열

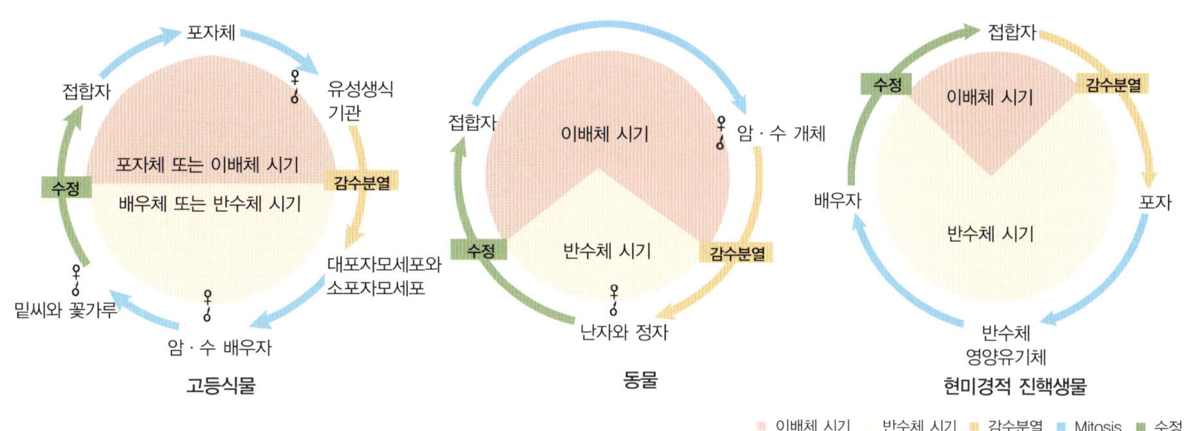

그림 8.11 현미경적 진핵생물, 고등 식물과 동물의 전형적인 유성생식 생활사

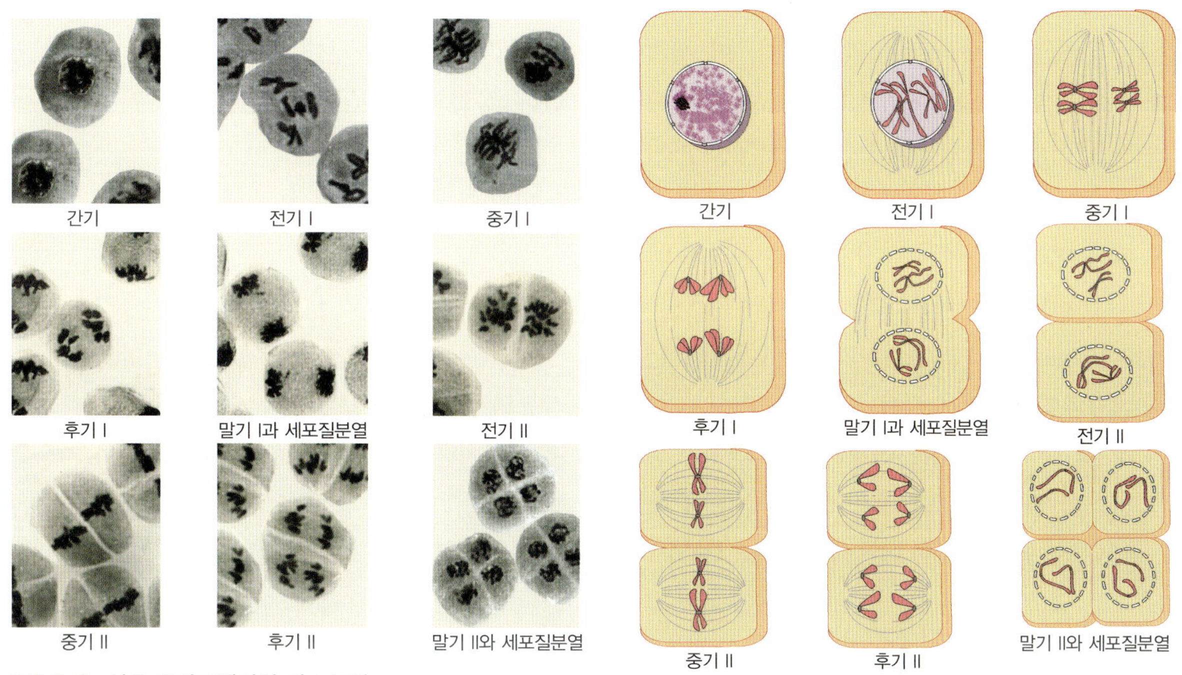

그림 8.12 식물 꽃가루에서의 감수분열

있다. 그러한 변이는 환경의 변화에 적용하는데 있어서 중요한 역할을 한다. 유기체의 임신(즉, 성공적인 수정)으로부터 자손의 임신까지 한 주기의 생식과정 전체를 생활사라고 부른다. 유성생식에서는 유전자 변이가 매 생식주기동안 생길 수 있다(그림 8.11).

유사분열처럼 감수분열(meiosis)도 연속적인 단계를 거쳐 진행된다. 유사분열과 감수분열 모두 유전물질인 DNA의 복제로부터 시작된다. 유사분열에서는 1회의 DNA 복제 후에 부모세포와 동일한 두 개의 딸 세포 형성을 위한 분열이 1회 일어난다. 그러나 감수분열에서는 1 회의 DNA 복제가 일어난 후 연속적인 두 번의 세포분열이 일어난다. 그러므로 감수분열의 결과로 4개의 딸 세포가 만들어지고 각각의 딸세포는 부모세포가 가지는 염색체 수의 반수의 염색체를 가진다. 감수분열의 연속적인 두 번의 세포분열을 제 1 감수분열(meiosis I)과 제 2 감수분열(meiosis II)이라고 부른다. 이 두 기간 동안 염색체에 구조적 변화가 일어난다. 이 두 기간도 전기, 중기, 후기와 말기로 나눌 수 있다.

감수분열 중 특히 중요한 시기는 전기 I이다. 이 시기에 두 상동염색체(homologous chromosome)가 쌍을 이루는데 접합복합체(synaptonemal complex)라고 하는 단백질 구조에 의해 서로의 전체 길이를 따라 단단히 결합한다. 이렇게 쌍을 이루는 것을 접합(synapsis)이라고 한다. 이 시기에 각 염색체는 2 개의 염색분체를 가지고 있기 때문에 쌍을 이룬 염색체는 4개의 염색분체를 가지게 되어 이를 사분체(tetrad)라고 부른다. 염색체 길이를 따라 여러 부위에서 비자매염색분체간에 교차(cross over)가 일어나고 교차가 일어난 지점을 키아즈마(chiasma)라고 한다. 키아즈마에서의 분리는 비자매염색분체간 유전 물질의 교환으로 이어져 재조합 염색체가 만들어진다. 감수분열의 결과로 반수의 염색체 수를 가진 세포가 만들어 지고 수정과정을 통해 부모의 염색체 수로 회복된다.

8.2 유전의 기본법칙

역사를 통해 형질의 유전은 인간에게 매혹적인 문제였다. 고고학적 증거는 인간이 수 천년 동안 식물과 동물의 종간 변이에 대해 탐구해 왔다는 것을 보여주고 있다. 수 백 종의 동물이 가축화되었다는 것도 이를 지지해 주고 있다. 예를 들면, 기원전 8,000~1,000년 사이에, 말, 낙타, 황소와 다양한 품종의 개들이 가축화되어 사람을 위해 여러 역할을 해 왔다. 인위적 동물교배에 대한 증거들은 우리 조상들이 바람직하거나 바람직하지 않은 형질들이 세대를 거치면서 유전된다는 사실을 알고 있다는 것을 추측케 한다. 식물과 동물의 교배는 여전히 농업과 식량산업에서 품종개량을 위한 중요한 방법 중의 하나이다.

유전에 대한 인식이 고대로부터 있어 왔지만, 유전현상을 설명하려는 노력은 거의 이루어지지 않았다. 1850년대 전까지는 유전학이 과학의 영역으로 인정되지 않았다. 1860년대 그레고르 요한 멘델(Gregor Johann Mendel)에 의해 유전의 원리를 보여주고자 수행한 체계적인 실험이 수행되었다. 멘델의 연구는 근대 유전학 발달의 토대가 되었다. 유전과정에 대한 이해는 생명 그 자체를 이해하는데 기본적이기 때문에 유전학은 많은 사람들에 의해 생물학의 중심으로 여겨져왔다.

멘델: 고전 유전학의 설립자

멘델은 1822년 오스트리아의 시골 마을에서 소작농의 아들로 태어났다. 농촌 학교에서 기본 교육을 받았기에 농업과 원예에 대하여 특별한 지식을 쌓게 되었다. 그는 식물의 생장과 발달에 관심을 가졌다. 고등학교 재학시 그는 경제적, 건강상의 어려움을 딛고 공부에 두각을 나타내었다. 고등학교 졸업 후, 그는 올무츠(Olmutz) 연구소에서 몇 년간 철학을 연구했다. 1843년 브루노에 있는 성 토마스 아우구스티누스 수도원(the Augustinian Monastery of St. Thomas)에 들어가 그레고르라는 이름을 받았다. 1849년 그는 사제 서품을 받고 잠시 동안 학교에서 교사로 재직하였다. 그러나 불행히도 정규 교사 자격시험에 낙방하였고 이후 비엔나 대학(the University of Vienna)에 입학하여 물리학과 식물학을 공부하게 되었다. 그는 1851년에서 1853년까지 3년간 비엔나에 머물렀는데 이 3

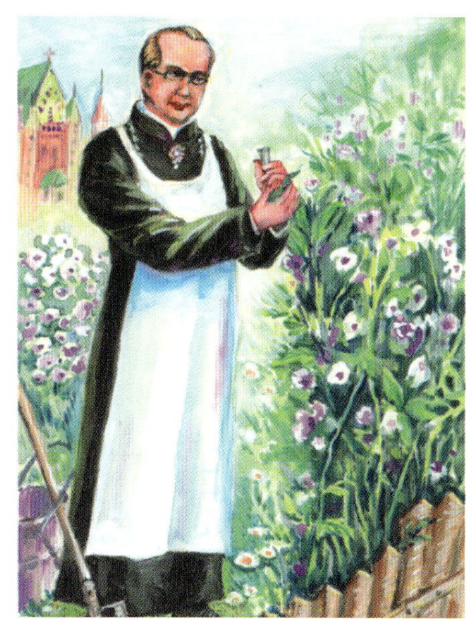

그림 8.13 성 토마스 수도원에서 완두콩으로 유전연구를 하는 그레고르 멘델

년이 멘델이 과학자로 성장하는데 중요한 시기였다. 특별히 두 명의 교수가 멘델에게 깊은 인상을 주었다. 한 사람은 물리학자 도플러(C. Doppler)였는데 멘델로 하여금 실험을 통해 과학을 배울 수 있게 하였고 자연 또는 실험적 현상을 수학적으로 해석하는 훈련을 시켰다. 두 번째 사람은 식물학자 웅거(F. Unger)로 멘델이 식물 변이의 원인에 대해 관심을 갖게 해 주었다. 1854년 대학을 졸업한 후 멘델은 다시 브루노로 돌아가 그 후 16년 동안 브룬 근대 학교(Brunn Modern School)에서 물리학과 자연과학을 가르치면서 수도원에서 수도사의 일을 하였다. 그는 학교와 수도원 모두에서 식물 형질의 유전에 대해 토론을 할 동료들을 많이 만났다.

수도원은 콩을 비롯하여 여러 식물을 교배하는 오랜 전통이 있었다. 식물변이의 유전에 관심을 가지고 있던 터라 멘델은 1856년 수도원 정원에서 완두콩을 교배하기 시작했다(그림 8.13). 그의 연구는 그가 수도원장이 된 1868년까지 계속되었다. 완두콩에 대한 그의 실험은 유전학의 전설이 되었다. 1884년 멘델은 신장 질환으로 죽게 된다.

멘델이 완두콩을 실험 재료로 선택한 몇 가지

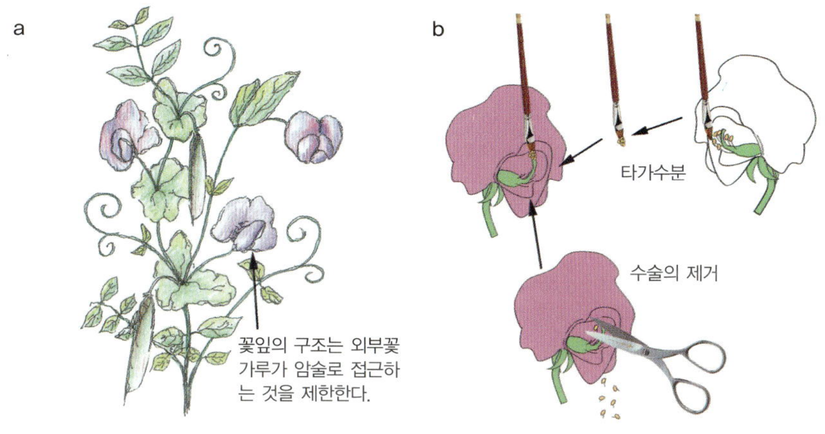

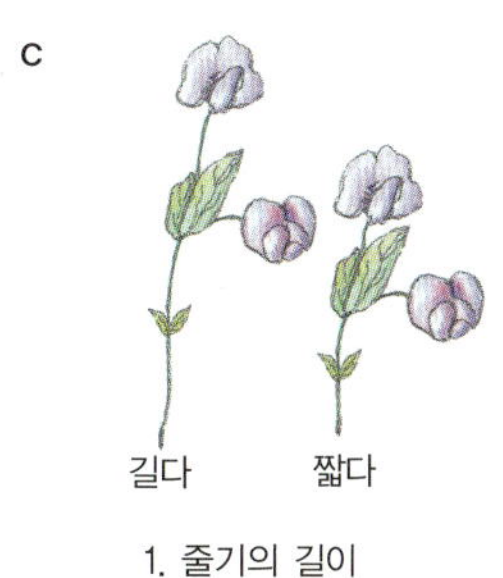

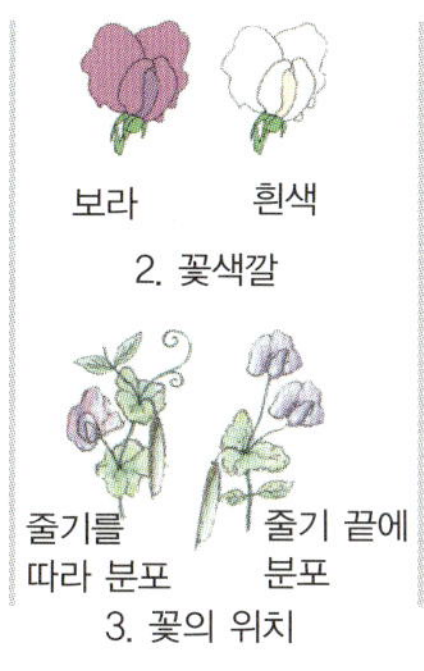

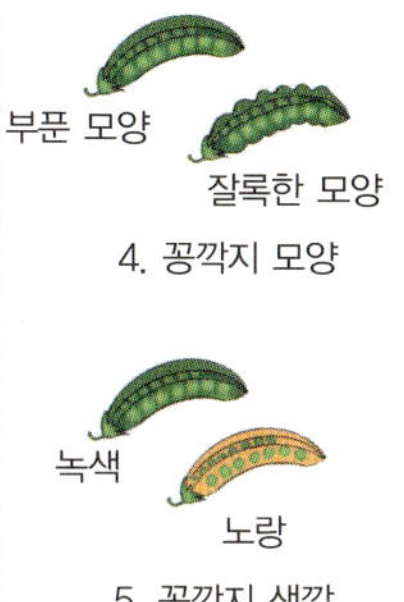

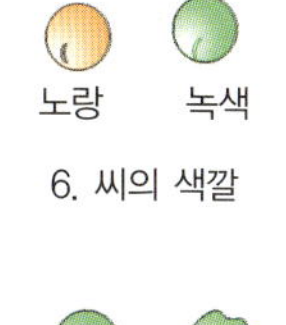

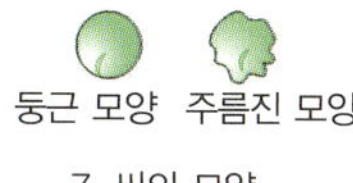

그림 8.14 유전연구 수행에 있어 완두콩 사용의 이점 (a) 완두콩은 자연상태에서 주로 자가수분으로 생식한다 (b) 비교적 큰 꽃으로 인해 인위적 수분과 같은 조작이 용이하다 (c) 구분가능한 형태적인 변이가 많다. 멘델이 사용했던 7가지 특성이 나타나 있다.

이유가 있다(그림8.14). 첫째, 자연상태에서 완두콩은 자가수분된다. 각 완두콩의 꽃은 수 기관인 수술과 암 기관인 암술을 모두 가지고 있다. 꽃가루가 수술에서 나와 같은 꽃의 암술의 밑씨에 수정이 된다. 외부에서 온 꽃가루가 암술에 접근하기가 어려워서 자연상태에서는 타가수분이 제한적으로 일어나기 때문에 잡종(hybridization) 실험을 위해 꽃가루의 원천을 잘 통제할 수 있었다. 둘째, 완두콩은 다양한 변이가 이미 알려져 있었고 대립되는 형질의 차이를 눈으로 확인할 수 있었다. 예를 들면, 하나의 변이체가 보라색 꽃에 둥근 씨를 가지고 있다면 이와 대립되는 변이체는 희고 주름진 씨를 가진 것을 볼 수 있다. 세 번째, 완두콩 꽃은 비교적 크기 때문에 수술을 제거하여 암술에 다른 꽃의 수술에서 온 꽃가루를 인위적으로 수분할 수 있다. 그렇게 함으로써 그의 실험에 사용되는 모든 씨가 어느 부모로부터 왔는지를 확인할 수 있다. 넷째, 자가수분과 타가수분을 한 식물 모두 동일한 생식능력을 가지고 있어서 자손을 낼 수 있다.

멘델의 성공은 두 가지 중요한 요인이 있었다. 첫째, 그는 연구에서 초점이 되는 특성(character)을 선택할 때 매우 신중하였다. 그는 대립이 명확한, 즉 중간 특성이 나타나지 않는 특성만을 택했다. 그래서 자손을 얻었을 때 어느 범주에 넣어야 할지를 명확히 할 수 있었다. 둘째, 멘델은 자가수분을 하였을 때 동일한 자손만을 생산할 수 있는 순종(pure-bred) 완두콩으로 실험을 시작하였다.

그의 실험과 발견에 대해 살펴보기 전에 먼저 멘델의 성공에 영향을 끼친 요인을 정리해 보자.

1. 과학적 도전정신
2. 적합한 연구 대상과 특성의 선택
3. 신중한 실험 디자인: 단일요인 실험(single-factor experiment)인 단성잡종 교배실험으로 분리의 법칙(law of segregation)을 발견하였고 두 요인(two-factor) 실험인 양성잡종 교배실험으로 독립의 법칙(law of independent assortment)을 발견하였다.
4. 얻어진 결과들에 대한 정량적 기록과 수학 및 통계학을 이용한 분석

멘델의 제 1 법칙: 분리의 법칙

완두콩(*Pisum sativum*)은 많은 변이 특성을 가지고 있다. 줄기의 높이, 꽃의 색, 씨의 모양 등의 특성 변이를 눈으로 쉽게 확인할 수 있다. 이러한 차이는 한 세대에서 다음 세대로 전달된다. 그림 8.14c에서 보는 바와 같이 멘델은 7 가지 특성의 대립 쌍에 주목하였다.

멘델은 우선 간단한 교배 실험으로 한 번에 한 쌍의 대립 형질(trait)에만 주목하여 실험하였다. 이러한 실험을 단성잡종 교배(monohybrid cross)라고 한다. 부모세대를 P(parental generation)라고 부른다. P의 교배에서 나온 자손을 F_1(first filial generation)이라고 한다. 멘델이 7가지 특성 쌍에 대하여 단성잡종 교배실험을 하였을 때 모든 F_1이 한 쪽 부모의 형질만을 나타내었다. 예를 들면, 보라색 꽃과 흰색 꽃을 교배시키면 F_1에서 보라색 꽃 자손만이 나온다. 멘델은 F_1에서 나타나는 형질을 우성(dominant)이라고 불렀고, 나타나지 않는 형질을 열성(recessive)이라고 불렀다. 앞의 예에서 보라색 꽃 색깔은 우성이고 흰색 꽃 색깔은 열성이다. 멘델은 이어 F_1 식물들을 자가수분하여 얻어진 F_2의 꽃 색깔을 관찰하였을 때 보라색과 흰색이 3:1의 비율로 나타났다(그림 8.15). 같은 방법으로 다른 6개의 특성 쌍에 대하여 수행하였을 때 유사한 결과를 얻었다(그림 8.16). 모든 경우 F_2 세대에서 약 3:1의 비율로 우성과 열성 형질이 나타났다.

이러한 결과를 토대로 멘델은 아래 세 가지 가

설을 세웠다. 이를 현대 유전학의 개념을 사용하여 기술하면 다음과 같다.

1. 유전되는 형질은 개체 내에 쌍으로 존재하는 유전자에 의해 조절된다. 하나의 특성에 대해 다른 형질을 지정하는 유전자를 대립유전자(allele)라고 한다.
2. 각각의 특성에 대해 유기체는 부모로부터 하나씩 물려받은 두 개의 대립유전자를 가진다. 만일 두 개의 대립유전자가 동일하다면 이 유기체를 동형접합(homozygous)이라고 한다. 두 대립유전자가 서로 다르다면, 하나는 우성형질을 지정하고 다른 하나는 열성형질을 지정하게 되는데 이 경우 열성형질은 나타나지 않게 된다. 멘델은 우성형질은 대문자로 열성

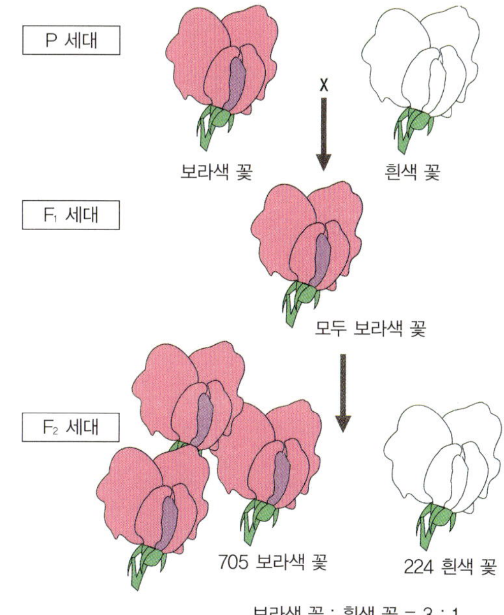

그림 8.15 분리의 법칙을 설명하는 단성잡종 교배실험

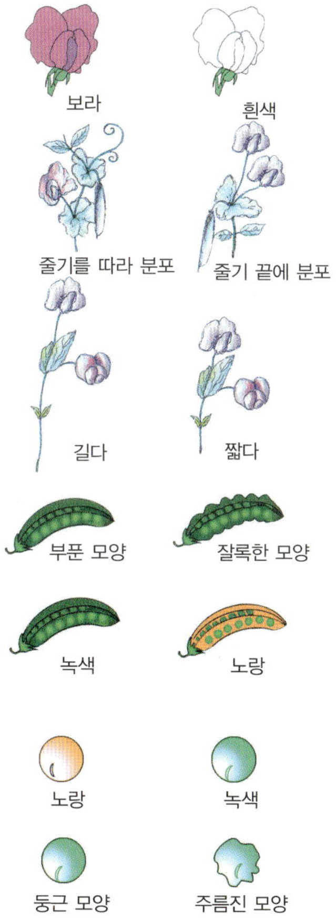

특성	우성형질×열성형질		F_2 세대 (우성: 열성)	비율
꽃색깔	보라	흰색	705 : 224	3.15 : 1
꽃의 위치	줄기를 따라 분포	줄기 끝에 분포	651 : 207	3.14 : 1
줄기의 길이	길다	짧다	787 : 277	2.84 : 1
꼬깍지 모양	부푼 모양	잘록한 모양	882 : 299	2.95 : 1
꼬깍지 색깔	녹색	노랑	428 : 152	2.82 : 1
씨의 색깔	노랑	녹색	6022 : 2001	3.01 : 1
씨의 모양	둥근 모양	주름진 모양	5474 : 1850	2.96 : 1

그림 8.16 완두콩의 7가지 특성에 대한 F_1 교배의 결과

형질은 소문자로 표현을 하였다.

3. 배우자가 생성되는 과정에 쌍을 이룬 대립유전자는 무작위로 분리되고 배우자는 이중 하나의 대립유전자만을 수용한다. 각각의 대립유전자가 어떠한 배우자에 의해 수용되든지 그 확률은 동일하다.

멘델의 첫 번째 법칙인 분리의 법칙(law of segregation)의 이름은 이 세 번째 아이디어에서 유래한 것이다. 그림 8.17은 이 분리의 법칙이 단성잡종 교배실험의 결과를 어떻게 설명하는 지를 보여준다. 보라색 꽃을 가진 부모세대는 두 개의 우성 대립유전자 AA를 꽃 색깔 유전자 자리(locus)에 가지고 있다. 흰색 꽃의 부모는 두 개의 열성 대립유전자 aa를 해당 유전자 자리에 가진다. 모든 F_1 잡종 자손은 두 개의 다른 대립유전자인 Aa를 가진다. 보라색(A)이 흰색(a)에 대해 우성이므로 모든 F_1 자손은 보라색 꽃을 피게 된다. F_1 식물(Aa)에서는 A와 a 두 종류의 꽃가루와 두 종류의 밑씨를 가지며 두 대립유전자는 거의 동일한 비율로 존재한다. 자가수분이 될 때 두 종류의 꽃가루와 두 종류의 난자는 무작위로 조합을 이루는데 다음의 4 종류의 조합, 즉 AA, Aa, aA, aa가 약 1:1:1:1 비율로 만들어진다. A가 a에 대해 우성이므로 AA, Aa, aA 조합을 가지는 식물은 모두 보라색 꽃을 피게 된다. 단지 aa 조합을 가진 식물만이 흰색 꽃은 생산한다. 그러므로, 보라색과 흰색 꽃의 비율이 약 3:1이 된다.

이 가설을 검증하기 위해 멘델은 검정교배(test cross)법을 개발하였다. 그는 F_1 자손(Aa)을 동형접합 열성식물(aa)과 교배를 하였다. 그 결과 절반이 보라색 꽃(Aa)이였고 절반은 흰색 꽃(aa)을 얻었다. 이 결과는 분리된 대립유전자가 꽃 색깔을 조절한다는 멘델의 결론을 지지해 주었다.

그의 가설에 기초하여, 멘델은 F_2에서 보라색 꽃을 가진 식물은 두 개의 다른 유전형(genotype) AA와 Aa가 1:2의 비율로 존재해야 한다고 생각하였다. 그는 이것을 다음 두 가지 실험으로 증명하였다. (1) F_2의 자가수분에 의해 F_3를 만들었고, (2) F_2와 흰색 꽃의 부모세대 식물(aa)간의 타가수분을 수행하였다. F_2의 보라색 꽃 식물을 자가수분하였을 때 3분의 1만이 F_3에서 보라색 꽃의 자손을 내었고, 나머지 3분의 2는 보라색 꽃과 흰색 꽃을 3:1의 비율로 생산해 내었다. 보라색 꽃의 F_2를 열성 부모와의 검정교배를 통해서도 F_2 보라색 꽃 식물에는 AA와 Aa가 1:2의 비율로 존재함을 확인할 수 있었다.

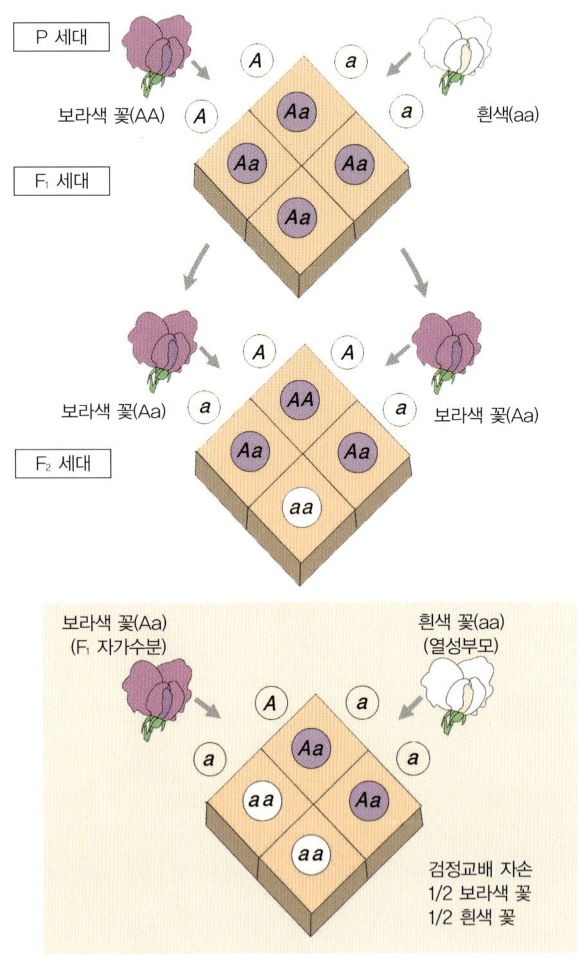

그림 8.17 멘델의 분리의 법칙

멘델의 제 2 법칙: 독립의 법칙

멘델은 단성잡종 교배실험을 확장해서 두 가지 특성을 동시에 고려하는 실험을 수행하였다. 두 형질을 포함한 교배를 양성잡종 교배(dihybrid cross) 또는 두 요인 교배(two-factor cross)라고 한다. 멘델은 두 종류의 순종 부모 식물을 선택하였다. 하나는 두 가지 우성형질인 씨가 둥글고 노란(RRYY) 것과 다른 하나는 두 가지 열성형질인 주름지고 녹색인 (rryy) 씨를 내는 것이다.

이 두 순종 부모의 교배로부터 얻어진 F_1 자손은 모두 둥글고 노란 씨를 내었다. 멘델은 이 F_1을 자가수분하여 556개의 F_2 자손을 얻었다. 이들은 4가지 종류의 씨를 냈다: (1) 315개의 둥글고 노란 씨, (2) 101개의 주름지고 노란 씨, (3) 108개의 둥글고 녹색 씨, (4) 32개의 주름지고 녹색 씨. 이 네 종류의 비율은 약 9:3:3:1이다(그림 8.18).

멘델은 먼저 각각의 특성에 대해서 분석을 하였다. 이 분석은 역시 분리의 법칙을 지지하는 결과를 가져왔다. F_2식물의 씨 가운데, 3/4는 노란색이거나 둥글었고 1/4는 녹색이거나 주름진 것이었다. 두 대립형질 쌍이 독립적으로 유전되기 때문에 우리는 가능한 F_2 표현형(phenotype)의 발생빈도를 확률의 법칙을 적용하여 구할 수 있다.

- 노랗고 둥근 씨 = 노란 씨 (3/4) X 둥근 씨 (3/4) = 9/16
- 노랗고 주름진 씨 = 노란 씨 (3/4) X 주름진 씨 (1/4) = 3/16
- 녹색의 둥근 씨 = 녹색 씨 (1/4) X 둥근 씨 (3/4) = 3/16
- 녹색의 주름진 씨 = 녹색 씨 (1/4) X 주름진 씨 (1/4) = 1/16

이 결과를 토대로 멘델은 유전의 두 번째 법칙을 제안하였다: 배우자가 형성되는 과정에서 분리된 대립유전자의 쌍은 서로에 대해 독립적으로 분배된다. 두 개의 독립적인 사건이 동시에 일어날 경우, 결과로 일어날 사건의 조합확률은 각각이 일어날 확률의 곱이다.

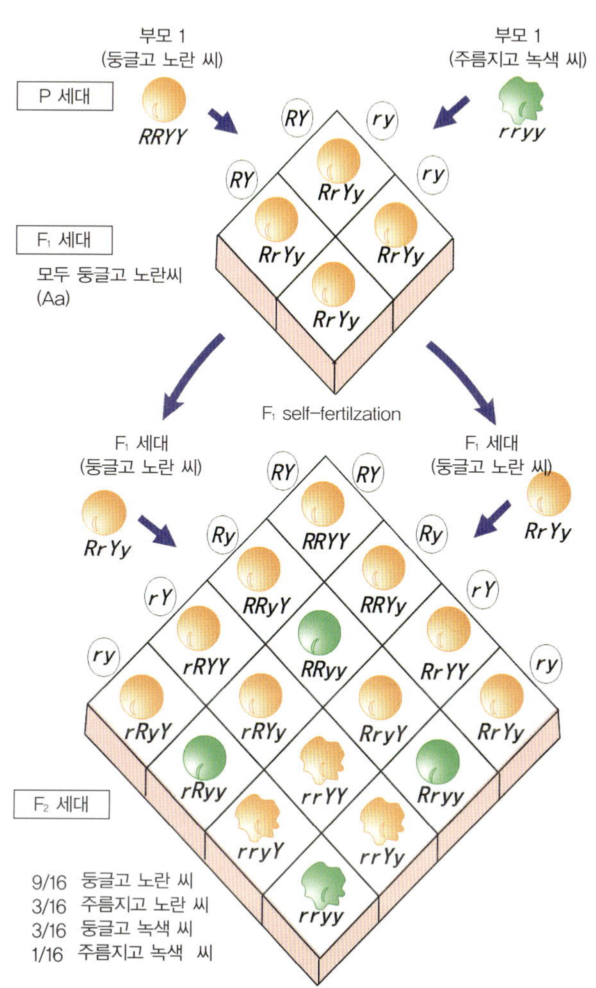

그림 8.18 분리와 독립의 법칙을 설명하는 양성잡종 교배실험

이 두 번째 법칙을 확인하기 위하여, 멘델은 양성잡종에 대해 검정교배를 수행하였다. F_1 자손(RrYr)을 양성 열성동형접합자(double homozygous recessive) 부모(rryy)와 교배를 시켰다. 두 형질이 독립적으로 분리되기 때문에 멘델은 F_1 식물이 RY, rY, Ry, ry의 네 종류의 배우자(난자와 정자)를 동일한 빈도로 생산할 것으로 생각했다. 이중 열성 부모와 교배를 했을 때, 네 가지 표현형이 약 1:1:1:1의 비율로 얻어졌다(그림 8.19). 따라서 그

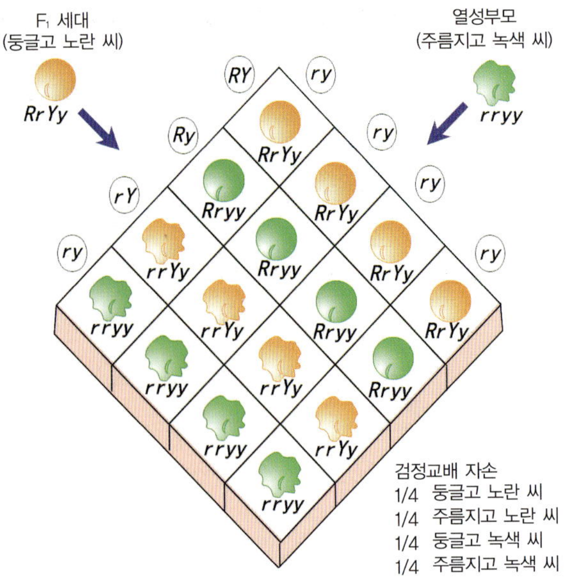

그림 8.19 양성잡종에 대한 검정교배

의 실험결과는 예상과 일치했다(표 8.1).

단순한 수학과 확률 이론을 이용하면 멘델의 두 번째 법칙은 세가지 이상의 특성을 분석할 때도 쉽게 적용될 수가 있다.

멘델의 유전법칙은 완두콩을 가지고 한 연구에 의해 얻어졌지만 모든 생물종에 적용될 수 있다. 더욱이 그의 과학적 사고는 많은 과학도에게 시사하는 바가 크다.

멘델 유전학의 변형과 확장

멘델의 법칙은 유성생식을 하는 생물에서 단순한 형질의 유전을 잘 설명해 준다. 그러나 실제로는 유전형과 표현형과의 관계가 멘델 이용한 완두콩의 7쌍의 형질과 같이 높은 상관성을 나타내지 않는 경우가 많다. 멘델이 사용했던 것보다 더 복잡한 형질의 유전을 설명하기 위해 멘델의 법칙은 수년에 걸쳐 보완되었다. 보완된 몇 가지 경우를 살펴보자.

첫째, 어떤 특징에 대한 우성 형질이 완전하게 발현되지 않을 수도 있다. 예를 들면, 금어초(snapdragon)의 경우 빨간색 꽃과 흰색 꽃을 교배하여 F_1을 얻으면 모두 분홍색 꽃을 피운다. F_1을 다시 자가수분하여 F_2를 생산하면 표현형이 빨강, 분홍, 흰색이 1:2:1의 비율로 나타난다. 이 식물에서처럼 빨강색과 흰색의 꽃색깔을 불완전 또는 부분 우성(incomplete or partial dominance)이라고 한다.

둘째, 개별유전자에 대하여 두 개 이상의 대립유전자가 존재하는 경우가 있다. 예를 들면, ABO형 혈액형은 A, B와 O 세 가지 대립유전자가 하나의 유전자 자리에 위치한다. 대립유전자 A와 B가 O에 대해 우성이지만 A와 B는 서로에 대해 공우

표 8.1 검정교배 결과

F_1 세대(노랗고 둥근 씨) X 열성부모(녹색의 주름진 씨)				
	YyRr		x	yyrr
F_1 배우자	YR	Yr	yR	yr
P의 배우자(yr)와 교배후 나올 유전형	*YyRr*	*Yyrr*	*yyRr*	*yyrr*
표현형	노랗고 둥금	노랗고 주름짐	녹색이고 둥금	녹색이고 주름짐
검정교배1	31	27	26	26
검정교배2	24	22	25	26
전체	55	49	51	52
비율	1	1	1	1

성(codominant)이다. 세 개의 대립유전자는 6개의 유전형 조합이 가능하다: AA, AO, BB, BO, AB, OO. 그리고 4 가지의 표현형, 즉 혈액형이 관찰된다: A형(AA와 AO), B형(BB와 BO), AB형(AB), O형(OO).

셋째, 여러 유전자가 하나의 특성을 조절하기도 하는데 각 유전자 마다 여러 개의 대립유전자를 가질 수 있다. 이런 다유전자 유전(polygenic inheritance)은 종종 연속적인 표현형을 나타내기도 한다. 그러한 특성을 양적 특성(quantitative character)이라고 한다. 피부색이 하나의 예로 여러 유전자에 의해 결정된다. 그림 8.20은 세 개의 유전자(A, B, C)에 의해 피부색이 결정되는 경우를 도식적으로 나타내주고 있다. 이 세 유전자는 독립적으로 분리되어 전달되고 각각 두 개의 대립유전자를 가진다. 우성유전자를 많이 가질수록 피부색이 어두워 진다.

넷째, 하나의 유전자가 다양한 여러 개의 특성에 영향을 미칠 수 있는 데 이를 다면발현(pleiotropy)이라고 한다. 예를 들면, 암억제유전자에 돌연변이가 생기면 다양한 유형의 암이 발생한다. 낫적혈구빈혈(sickle cell anemia)을 유발하는 돌연변이는 심장질환, 무력증, 통증과 발열을 일으킨다.

다섯째, 다른 유전자의 대립유전자가 서로 간섭을 하는 경우이다. 하나의 유전자의 대립유전자가 다른 유전자의 발현에 영향을 미치는 것을 상위(epistasis)라고 한다. 상위는 많은 포유동물의 털 색깔의 유전에서 관찰된다. 어떤 동물에서 하나의 유전자 자리에 존재하는 두 대립유전자중 하나가 검은색을 다른 하나가 갈색을 관장하고 검은색이 갈색에 대해 우성이다. 그런데 어떤 다른 유전자가 동형접합(homozygous) 돌연변이를 가지게 되면 털 색깔을 관장하는 유전자 자리에 어떤 대립유전자(검은색 또는 갈색)가 존재하든지 상관없이 털 색깔이 희게 된다.

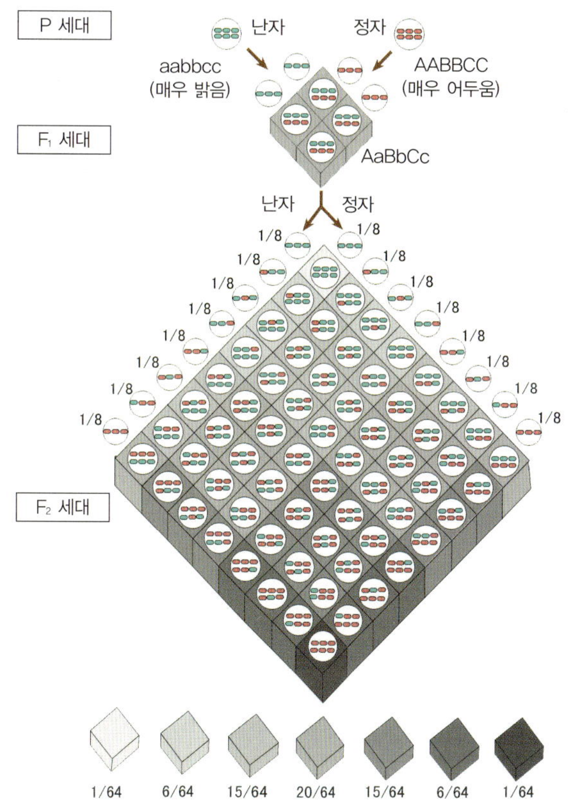

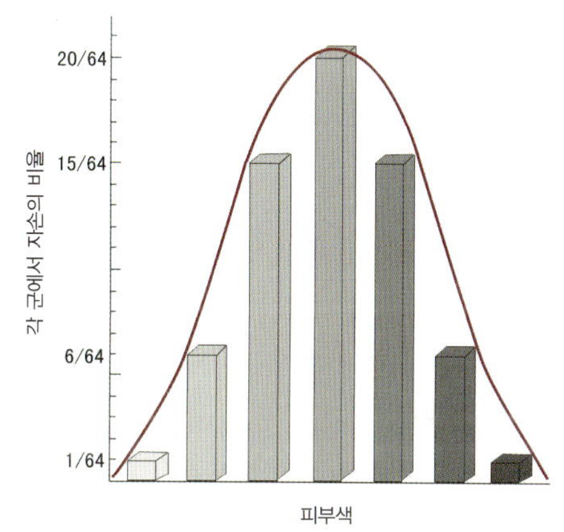

그림 8.20 사람 피부색의 유전. 사람 피부색은 세가지 연관되지 않은 유전자 자리에 의해 결정된다. 각 유전자 자리는 두 개의 대립유전자를 가지는데 하나의 대립유전자가 다른 대립유전자에 대해 불완전 우성이며, 세 개의 유전자 자리는 표현형에 동일하게 영향을 미친다.

8.3 유전의 염색체설

멘델은 자신의 연구결과와 유전법칙을 1860년대에 발표하였다. 그러나 그의 업적은 20세기 초기까지 잘 알려지지 않았다. 19세기 말에 이르러 현미경과 세포학적 기술의 발달로 유사분열과 감수분열동안 염색체의 양상을 잘 기술할 수 있었다. 1900년경, 과학자들은 염색체의 행동과 멘델의 유전자간에 상당한 유사성이 있는 것을 알게 되었다. (1) 염색체와 유전자는 모두 배수체 세포에서 쌍으로 존재한다. (2) 감수분열 과정에서 동형접합 염색체가 나뉘어 지며 대립유전자도 분리되어 배우자를 생성하는데 이 배우자 세포는 염색체와 유전자 모두 한 세트만을 가지게 된다. (3) 수정을 통해 염색체와 유전자 모두 체세포가 가지는 수로 회복된다. 이러한 유사성은 유전의 염색체 이론을 낳게 하였다. 이 이론은 멘델의 유전자가 염색체 상에 존재한다는 것을 기술하고 있다. 그래서 배우자 형성시 나타나는 유전자의 분리와 독립이 감수분열시 염색체의 분리와 제1감수분열 중기의 무작위배열에 기인하는 것으로 해석되었다. 따라서 유전의 염색체 이론으로 말미암아 멘델이 유전학의 창시자로 여겨지게 되었다.

그림 8.21은 어떻게 유전의 염색체 이론이 멘델의 완두콩 실험의 결과를 설명하는지를 보여준다. 이 예는 그림 8.18에서 기술한 씨의 모양(둥근 또는 주름진)과 색깔(노랑 또는 녹색)의 두 쌍의 형질을 사용하였다. 둥근 형질(R)은 주름진 것(r)에 대하여 우성이고 노란색(Y)은 녹색(y)에 대하여 우성이다. 이해를 돕기 위해 완두콩의 7개의 염색체 중에서 두 개만을 표시하였다. 씨의 모양과 색깔은 다른 유전자 상에 존재한다. 각각의 대립유전자는 어두운 선으로 염색체 상에 표현되었다. 감수분열 과정도 중기 I, 후기 I 과 중기 II 세 단계만 표시하였다. 감수분열 전에 F_1 에서 유래된 세포는 RrYy의 유전형을 가지고 있다. 감수분열 전기 동안 각

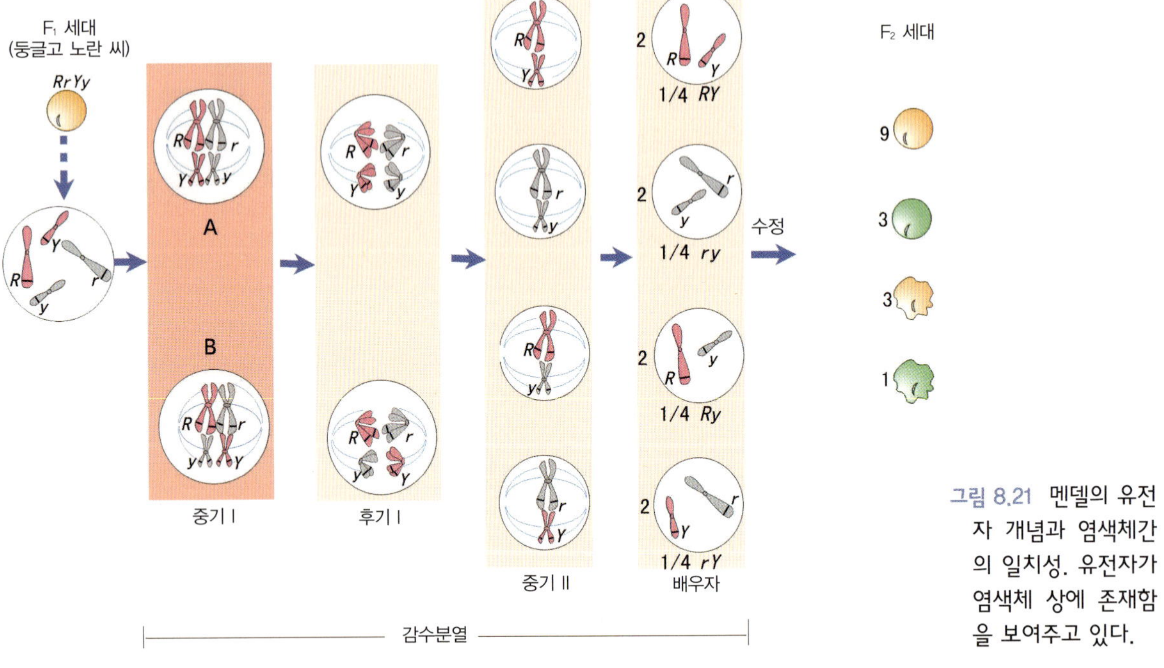

그림 8.21 멘델의 유전자 개념과 염색체간의 일치성. 유전자가 염색체 상에 존재함을 보여주고 있다.

각의 상동염색체는 분리되어 두 개의 딸세포로 나뉘어 들어간다. 감수분열 후기에 각 염색체의 염색분체가 분리되면서 두 개의 배우자세포로 나뉘어 들어간다. 감수분열이 끝나면 하나의 전구세포(progenitor)는 4개의 배우자를 만든다. 이 네 배우자는 각각 네 개의 다른 유전자형, 즉 RY, Ry, rY, ry를 가진다. 모든 배우자를 다 고려하면 네 개의 유전자형의 비율은 1:1:1:1가 된다. F_1의 암배우자와 수배우자가 무작위로 수정을 한다고 가정하면 F_2에서는 둥글고 노란색, 주름지고 노란색, 둥글고 녹색, 주름지고 녹색의 네 가지 표현형이 약 9:3:3:1로 나타나게 된다.

8.4 유전적 연관과 교차

20세기가 시작될 무렵, 미국의 발생학자 토마스 훈트 모건(Thomas Hunt Morgan)과 그 동료들은 초파리(*Drosophila melanogaster*)를 가지고 일련의 실험을 수행하였다. 그들의 실험은 각 염색체가 많은 연관된 유전자를 가지고 있고 이 연관(linkage)이 교차(cross over)에 의해 깨진다는 사실을 규명하였다. 그들의 발견은 유전의 제 3 법칙이라고 한다.

멘델의 완두콩의 양성잡종 교배실험 설계에 기초하여 모건 연구팀은 초파리에서 두 가지 특성의 유전을 조사하였다. 야생형 초파리는 회색 몸에 긴 날개를 가진다. 초파리의 돌연변이 중에는 검은색 몸에 흔적 날개를 가진 것이 있다. 이들 형질을 다음과 같이 표기하기로 한다: G, 회색; g, 검은색; L, 긴 날개; l, 흔적날개. 모건 연구팀은 회색 몸에 긴날개를 가진 순종 야생형(GGLL)을 검은색 몸에 흔적날개를 가지는 돌연변이(ggll)와 교배시켜 야생형의 표현형을 가지는 F_1 양성잡종(GgLl)을 만들었다. 암컷 F_1와 돌연변이 수컷을 검정교배하였을 때 야생형, 회색 몸의 흔적날개, 검은색 몸의 흔적날개, 검은색 몸의 긴 날개를 가진 네 종류의 표현형을 얻을 수 있었다. 그러나 이 네 표현형의 빈도는 멘델의 독립의 법칙에서 기대되는 것처럼 1:1:1:1이 아니었다. 두 부모의 표현형이 나타나는

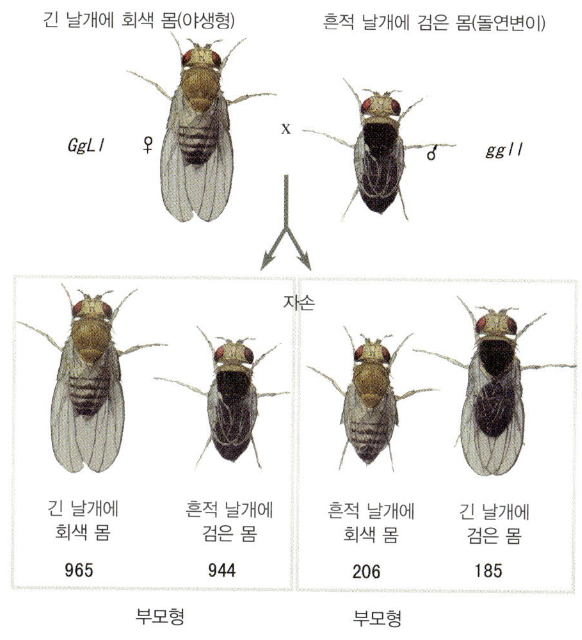

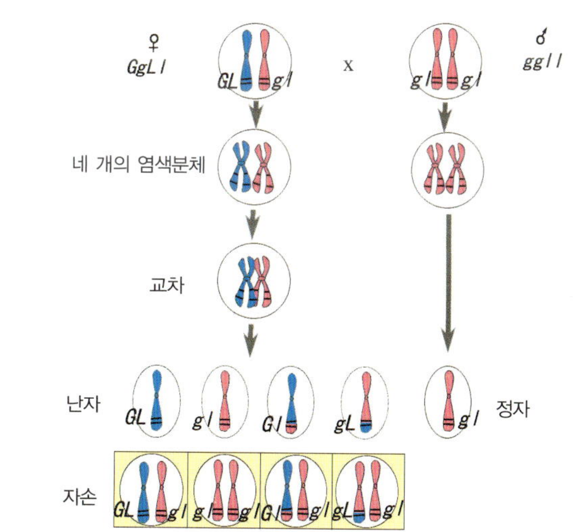

그림 8.22 유전자 연관과 교차

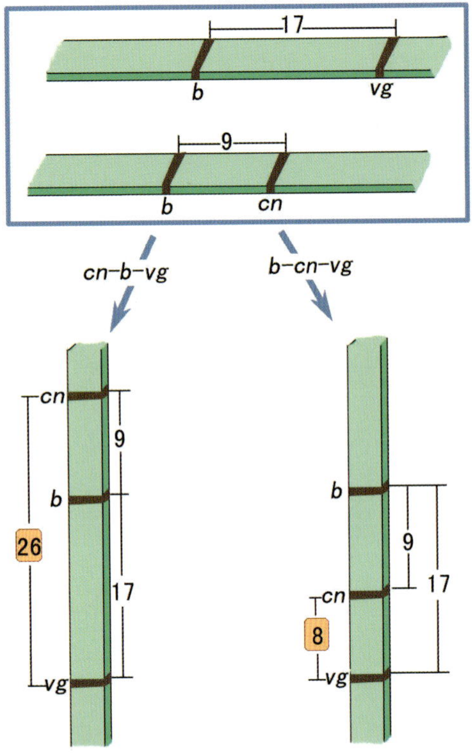

그림 8.23 재조합 빈도에 기초한 염색체 상의 유전자 지도 작성 연관지도를 작성하는 방법은 두 유전자 자리 사이에 교차가 일어날 확률이 두 자리의 거리에 비례한다는 가정에 기초를 두고 있다. 초파리 염색체의 세 개의 유전자 자리 b, vg, cn을 예로 들어보자. b와 vg간의 재조합 빈도는 17%, b와 cn사이의 재조합 빈도는 9%이다. 세 개의 유전자 자리의 가능한 배열은 두 가지이다. 이들의 상대적인 위치를 결정하기 위해 다른 교차가 vg와 cn의 재조합 빈도를 결정해야 한다. 이 빈도가 9.5%이기 때문에 이들 세 유전자의 순서는 b–cn–vg가 된다.

경우의 수(약 41.4%)가 다른 두 재조합 표현형의 수(약 8.5%)보다 훨씬 컸다(그림 8.22). 모건은 녹색 몸과 긴 날개에 대한 대립 유전자가 한쪽 부모의 같은 염색체상에서 서로 연관되어 있을 것이고 검은색 몸과 흔적 날개에 대한 대립 유전자는 다른 쪽 부모의 상동염색체에 서로 연관되어 있을 것이라고 생각했다. 따라서 F_1 양성잡종의 배우자 생성과정에서 두 쌍의 대립유전자가 서로에 대해 무작위로 분리되어 전달되지 않는다. 그는 몸 색깔과 날개모양을 결정하는 유전자가 같은 염색체 상에 존재할 것으로 생각했다.

그러나 두 개의 특징이 완전히 연관되어 있다면 검정교배를 했을 때 오직 두 가지 표현형만 나타났어야 했다. 그래서 모건은 재조합 형태가 나타나기 위해선 상동염색체간의 일부가 교환되어야 한다고 제안하였다. 후속 연구를 통해 그러한 교환이 상동염색체가 짝을 이루는 감수분열의 전기I 동안에 일어난다는 것을 확인하였다. 짝을 이루는 동안 일어난 교차가 연관된 대립유전자의 새로운 조합을 만들어 재조합 표현형을 나타나게 한다.

모건과 동료들은 다른 형질에 대해서도 검사를 하였다. 연관된 유전자와 교차에 의한 재조합의 발견은 재조합 빈도가 같은 염색체 상에 존재하는 유전자의 배열 순서와 유전자 간의 거리를 추정할 수 있게 한다. 멀리 떨어져 있을수록 재조합빈도가 높게 나타난다. 모건 팀은 유전자 연관 지도를 만들 수 있는 3점 검정법(three–point test cross)을 개발하였다. 유전자 간의 거리는 유전자 지도의 단위(unit)로 표현된다. 1 단위는 1%의 재조합 빈도에 해당한다(그림 8.23). 오늘날, 이 연관 단위를 모건의 업적을 기려 유전자 연관 지도의 표준단위로 센티모건(centimorgan, cM)이라고 한다.

8.5 성염색체와 성–연관

성(sex)은 유성생식을 하는 모든 진핵생물의 독특한 특징이다. 1905년 세포학자 스티븐스(N. Stevens)와 윌슨(E. B. Wilson)은 최초로 곤충의 수컷과 암컷이 다른 염색체를 가진다는 사실을 발견했다. 이후 연구들에 의해 동물에서 염색체에 의한 다양한 성 결정 기전이 알려지게 되었다. 네 가지 일반적인 기전이 그림 8.24에 나타나 있다. 염색체에 의한 성 결정 네 가지 체계로 XY 체계,

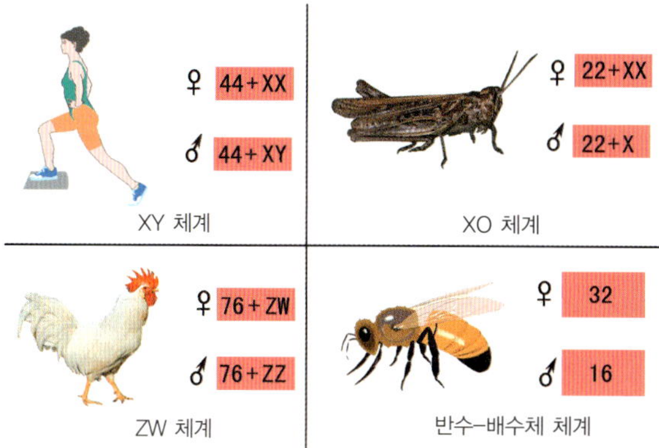

인간의 성 결정 (XY 체계)

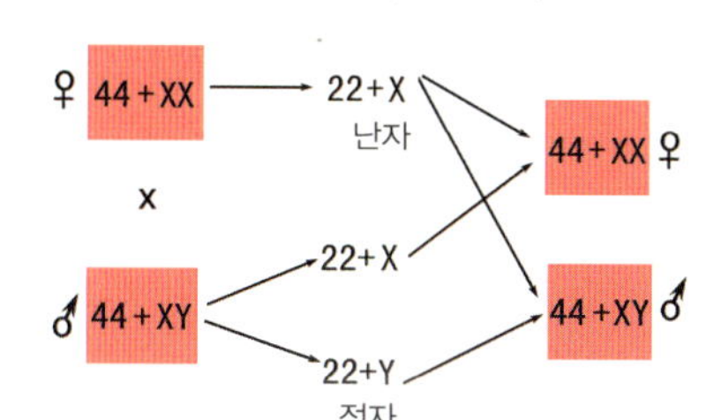

그림 8.24 동물의 성을 결정하는 네 가지 염색체 체계

XO 체계, ZW 체계와 반수–배수체 체계가 있다. XY 체계는 가장 잘 알려진 것으로 모든 포유동물에서 일반적이다. 이 체계에서는 수컷 또는 남성(male)에서는 XY 염색체를 갖고, 암컷 또는 여성(female)에서는 XX염색체를 갖는다. 인간의 체세포는 23쌍의 염색체를 갖는다(그림 8.25). 여성은 22쌍의 상염색체와 한 쌍의 X 염색체를 가진다. 감수분열 후 암 배우자(난자)는 하나의 X 염색체를 가지고 있다. 남성은 22쌍의 상염색체와 X, Y 염색체 하나씩을 가진다. 고환(testis)에서 감수분열이 일어날 때, X와 Y 염색체는 상동염색체처럼 행동하지만 서로간에 교차는 매우 제한적으로 일어난다. 그렇기 때문에 두 종류의 정자세포는 동일한 비율로 생성된다. 즉, 반수는 X 염색체를 가지며 반수는 Y 염색체를 가진다. X 염색체를 가지는 정자가 난자와 수정을 하면, 접합체는 XX가 되며 여성이 되고, Y 염색체를 포함한 정자가 수정을 하면 XY 접합체가 발생하여 남성이 된다. 그러므로 인간에서 성은 발생 초기에 결정이 된다. 두 종류의 수 배우자가 동일한 수로 존재하기 때문에 남아와 여아가 생길 확률은 1:1로 동일하다.

그림 8.24 인간 체세포의 핵형

메뚜기목의 곤충에서는 XO 체계에 의해 성이 결정된다. 암컷은 두 개의 X 염색체를 가지는 반면 수컷은 X 염색체를 하나만 가진다. 메뚜기, 귀뚜라미, 바퀴벌레가 이 체계의 예이다.

ZW 체계는 새와 나비목의 곤충, 일부 어류와 양서류에서 흔히 볼 수 있다. 이 종들은 암컷이 Z와 W 성 염색체를 가지며, 수컷은 두 개의 Z 성 염색체를 가진다. 즉 이 체계는 XY 체계와 반대이다.

네 번째 기전은 반수–배수체 체계이다. 이 체계는 개미나 벌 같은 사회성 곤충에서 나타난다. 별도의 성 염색체가 없고 염색체의 배수성에 의해 결정된다. 암컷은 수정난의 발생에 의해 생기는 반면, 수컷은 무수중란으로부터 발생하여 생긴다.

성을 결정하는 유전자 외에도 성 염색체는 성과 관련이 없는 다른 특징들을 결정하는 유전자를 포함한다. 이들 유전자를 성연관 유전자(sex–linked gene)이라고 하며 이들에 의한 형질의 유전을 성연관 유전(sex–linked inheritance)이라고 한다. 인간에서는, Y 염색체상에 위치한 성연관 유전자는

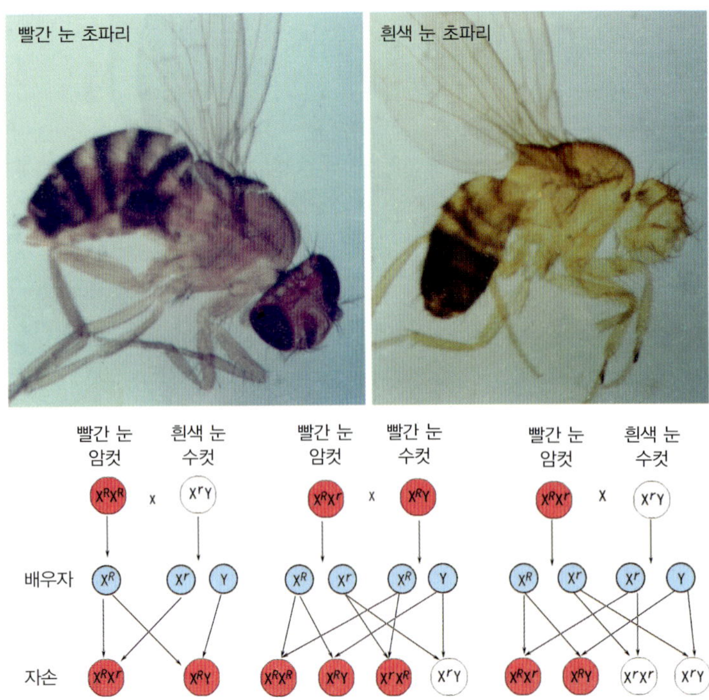

그림 8.25 초파리에서의 눈 색깔에 대한 성연관. R: 빨간 눈; r: 흰색 눈

소수에 불과하다. 한 예로 귓볼의 털을 지배하는 유전자를 들 수 있다. 이 형질은 수컷만 가진다. XY 체계에서 대부분의 성연관 유전자는 X 염색체에 위치한다. 초파리 눈의 색깔이 좋은 예이다. 야생형의 초파리는 빨간 눈을 가지는 반면 어떤 돌연변이는 흰색 눈을 갖는다. 여기서 빨간 눈(R)이 흰색 눈(r)에 대하여 우성이다. 동형접합으로 빨간 눈을 가진 암컷 파리를 흰색 눈을 가진 수컷 파리와 교배를 했을 때, 모든 자손은 빨간 눈을 갖는다. 반대로 빨간 눈을 가진 수컷과 흰색 눈을 가진 암컷을 교배하면 다른 결과를 얻는다. 즉, 모든 암컷 자손은 빨간 눈을 가지고 모든 수컷 자손은 흰색 눈을 가진다. 이형접합 암컷(Rr)을 빨간 눈을 가진 수컷과 교배시키면 모든 암컷 자손은 빨간 눈을 갖지만 수컷의 경우 반 수는 빨간 눈을, 반 수는 흰색 눈을 갖는다. 이형접합 암컷이 흰색 눈을 가진 수컷과 교배하면 자손은 암수 모두 반 수는 빨간 눈을, 반 수는 흰색 눈을 갖는다. 이러한 결과는 이 특성의 X-연관(X-linkage)으로 잘 설명할 수 있다(그림 8.26).

토마스 모건은 X-연관 유전자의 존재를 처음으로 밝혔다. X-연관 유전자를 기호로 표시할 때 일반적으로 X 자에 위첨자를 사용하여 나타낸다. 예를 들면, 빨간 눈 수컷은 X^RY로 흰색 수컷은 X^rY으로 표현한다. 동형접합 빨간 눈 암컷은 유전자형 X^RX^R로, 이형접합 암컷을 X^RX^r로, 동형접합 흰색 눈의 암컷은 X^rX^r로 나타내어 진다.

인간에서 색맹(color blindness), 혈우병(hemophilia), 구루병(rachitis) 등과 같은 X-연관 질환이 많이 있다. 색맹이나 혈우병을 일으키는 돌연변이는 야생형에 대해 열성이지만 구루병의 경우는 우성이다. 몇 가지 이유로 인해 성연관 열성 유전질환은 남성에게 훨씬 잘 발생한다. 첫째, 열성 돌연변이 유전자는 야생형 대립유전자에 비해 매우 드물다. 그 결과로 돌연변이 대립유전자는 여성에서 이형접합 상태로 야생형 대립유전자와 함께 존재함으로써 소멸되지 않고 존재하게 된다. 둘째, 열성 돌연변이 대립유전자는 야생형 대립유전자의 존재하에서는 발현되지 않는다. 수컷은 X 염색체를 하나만 가지고 있기 때문에 하나의 돌연변이 유전자를 가지는 남성에서 질병의 증상이 나타나게 된다. 우성 대립유전자에 의해 생기는 질환들은 이와 같은 남성 편향을 보이지 않는다.

모건의 실험은 멘델의 분리의 법칙과 독립의 법칙을 연관의 개념을 포함시켜 확장한 것이다. 그러므로 멘델의 두 가지 유전법칙은 여전히 유전학의 근간임에 틀림이 없다.

단원요약

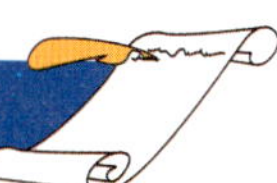

단세포 생물에서 세포분열은 곧 생식을 의미한다. 다세포 생물에서 생식은 전형적으로 특별한 유성생식 배우자의 발생과 융합 그리고 그 결과인 새로운 개체의 생성을 포함한다. 다세포 생물에서 세포분열은 성장, 분화, 발달, 회복과 생식 기능을 제공한다.

하나의 세포가 성장하고 두 개의 세포로 분열되기까지의 전 과정을 세포 주기라고 한다. 세포 주기는 간기와 유사분열기로 구성된다. 각 염색체는 간기 동안에 복제된다. 유사분열과정에서 두 개의 사본은 나눠져 각각 새로운 세포로 들어간다. 두 개의 새로 생긴 세포는 부모와 같은 유전물질을 가지게 된다.

유성생식 배우자는 감수분열을 통해 생성된다. 감수분열동안 전구세포는 염색체를 복제시키고 네 개의 배우자를 생성하기 위해 두 번의 분열을 수행한다. 그 결과 배우자가 가지는 염색체 수는 전구세포의 반이다.

두 명의 과학자 그레고르 멘델과 토마스 모건은 유전학의 이론적 기틀을 마련했다. 멘델은 유전에 대해 실험적이고 정량적인 방법으로 연구를 수행하였다. 조심스러운 실험과 정량적인 사고를 통해 부모로부터 자녀로 유전자가 전달된다는 것을 확립했다. 그의 업적은 유전에 대한 두 개의 법칙으로 요약된다.

유전에 대한 멘델의 첫 번째 법칙은 분리의 법칙이다. 배수성 생물에서 하나의 특성에 대한 두 개의 대립유전자가 감수분열동안 다른 배우자에 나눠 들어간다. 수정, 즉 배우자의 융합으로 배수성을 회복하여 두 개의 대립유전자가 같은 세포 내로 들어간다. 멘델의 두 번째 법칙은 독립의 법칙으로 다른 특성들을 지배하는 대립유전자 쌍들이 배우자 내로 독립적으로 들어간다. 첫 번째 법칙은 단성잡종 교배를 통해 얻어졌고 두 번째 법칙은 양성잡종 교배를 통해 얻어졌다. 완두콩의 7 쌍의 다른 형질들이 연구의 성공에 중요하게 작용하였다.

멘델의 실험에서 대립유전자의 분리 패턴은 19세기 말에 세포학자에 의해 관찰된 감수분열동안 염색체의 행동과 유사성이 있었다. 이 관찰은 유전자가 염색체 상에 존재한다는 유전자의 염색체 이론을 발달시켰다. 이 이론은 멘델의 유전학을 재조명하게 만들었다. 1900년대 초부터 유전 연구에 대한 과학적 관심이 증가되면서 멘델의 법칙이 확장되고 수정되었다. 토마스 모건과 그의 연구팀은 이런 발달에 큰 공헌을 하였다. 그들은 연관, 교차와 재조합, 연관지도 구축의 원리와 성연관 및 성연관 유전 등의 개념을 정립하였다. 그들의 발견은 후에 유전학의 제 3 법칙이라고 불렸다. 이 법칙은 같은 염색체상에 존재하는 유전자가 종종 함께 전달된다는 것을 전제로 하고 있다. 감수분열의 전기 I 동안 짝을 이룬 염색체 간에 일어난 교차가 유전자 연관을 깰 수 있고 그 결과 재조합 자손이 만들어 진다. 재조합 빈도를 기초로 염색체 상의 유전자 연관지도가 만들어 질 수 있다.

토의를 위한 질문

1. 세포분열의 기능은 무엇인가? 유사분열과 감수분열의 유사성과 차이점은?
2. 멘델 연구의 성공에 기여한 것은 무엇인가? 운이 따랐었는가?
3. 갈색 털의 수탉이 회색 털의 암탉과 교배를 하였다. 15마리의 자손이 회색 털이었고, 6마리는 검은색, 8마리는 흰색 털이었다. 이 정보에 기초하여 털색깔이 유전되는 기전을 제안해 보시오. 회색 털의 수탉과 검은색 털의 암컷이 교배하였을 때 자손에서 나올 털색깔의 비율을 예측해 보시오.
4. 몇몇 종은 유성생식과 무성생식 두 방식 모두에 의해 생식한다. 이 경우 유성생식은 환경변화와 스트레스의 결과로 일어나기도 한다. 유성생식이 무성생식보다 환경변화에 적응하는데 어떠한 장점이 있는가?
5. 성-연관 유전의 특징은 무엇인가? 유전의 염색체 이론을 적용하여 구체적 예를 들어 설명하시오.

관련된 인터넷 사이트

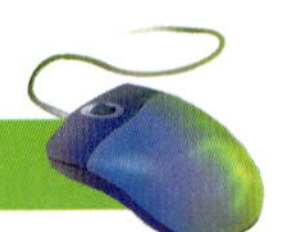

http://www.utexas.edu/courses/bio325/
http://www.genetics.utah.edu
http://www.kumc.edu/gec/

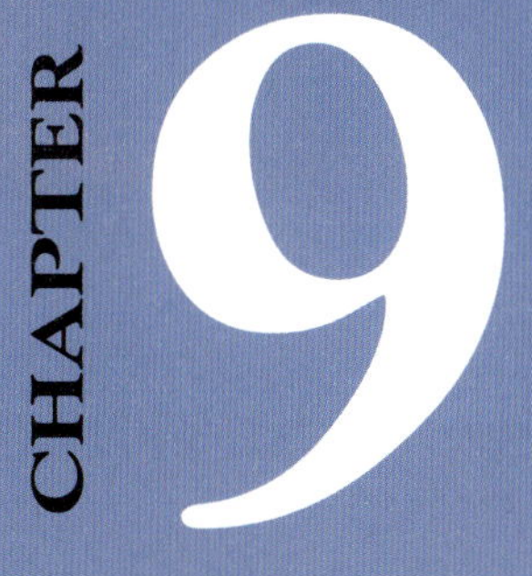

DNA : 생명의 분자 청사진

DNA : THE MOLECULAR BLUEPRINT FOR LIFE

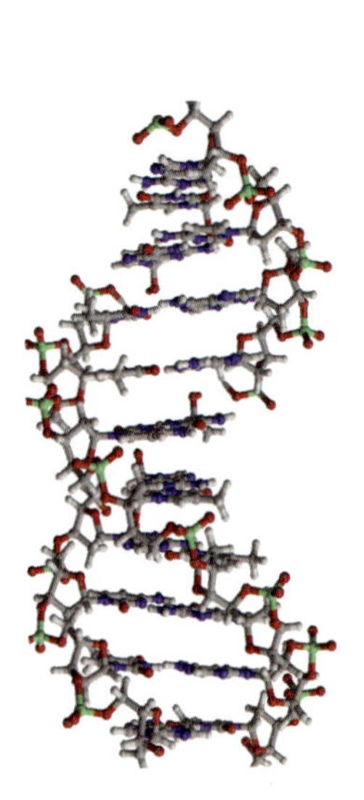

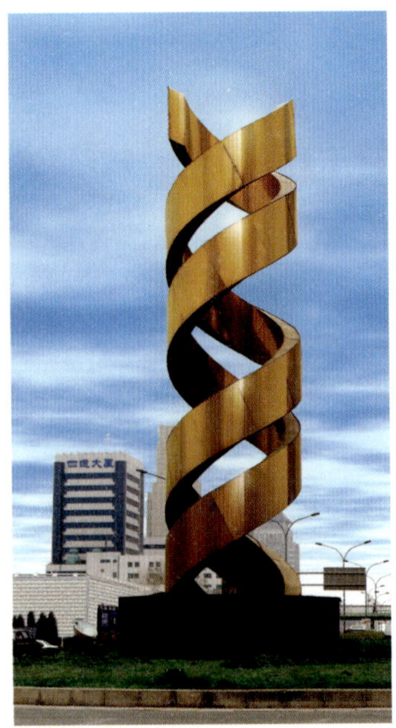

그림 9.1 DNA의 이중나선 구조

이미 4장에서 언급하였듯이 1953년 제임스 왓슨(James Watson)과 프랜시스 크릭(Francis Crick)은 생명체의 유전물질인 DNA가 "이중나선구조"라고 발표하였다(그림 9.1). 그들의 공로는 생물학 역사의 한 획을 긋는 대단한 업적으로 칭송받고 있다. 수 많은 생물 분자들 중에서 아마도 DNA가 가장 유명한 분자일 것이다. 또한 DNA는 가장 우리의 호기심을 자극하는 분자이기도 하다. DNA는 단지 4가지 종류의 뉴클레오티드(nucleotide)라는 단량체로 이루어져 있다. 그러나 이러한 4가지 뉴클레오티드가 셀 수 없이 많은 조합으로 배열됨으로써 하나의 생명체를 만드는 수 만개의 유전자를 암호화한다. DNA에 저장되어 있는 화학적 정보는 구조, 발달, 생리, 생식 그리고 행동까지 생명체의 모든 부분을 조절할 수 있다. DNA 분자는 자기 복제 능력을 가지고 있다 (RNA 바이러스의 경우는 RNA, 프리온의 경우는 단백질도 복제 능력이 있다). 사실, 부모와 자식이 닮은 이유는 분자적 관점으로 보면 DNA가 자기 복제를 충실히 하기 때문이다. 이 장에서는 DNA가 유전물질이라는 사실이 어떤 실험적인 증거들에 의해 밝혀졌는지에 관하여 살펴볼 것이다. 그리고 DNA가 어떻게 복제되고 특정 단백질을 합성하기 위해 암호화되었는지를 살펴볼 것이다. 마지막으로 인간 유전체 프로젝트(Human genome project)를 간단히 설명하고자 한다.

9.1 유전자란 무엇인가?

그레고르 멘델(Gregor Mendel)은 완두콩을 이용한 교배실험을 통해서 유전형질(trait)은 "분리될 수 있는 단위 인자(segregating unit factors, 나중에 유전자[gene]라 이름 지워짐)"에 의해 조절되고, 서로 다른 특성을 나타내는 유전형질은 생식 배우자가 형성될 때 독립적으로 배열할 수 있다는 것을 발견하였다. 1900년대 초, 토마스 모건(Thomas Morgan)과 동료들은 초파리를 이용하여 여러 가지 세포학적 관찰과 교배를 통한 유전적 실험을 수행하였다. 실험 결과 얻은 여러 가지 증거를 토대로 그들은 유전자는 염색체(chromosome)에 존재하고, 동일한 염색체에 존재하는 대립유전자(allele)는 한 세대에서 다음 세대로 같이 전달된다고 주장하였다. 그러나 당시의 과학자들은 두 가지의 핵심적인 문제를 풀지 못하였는데 그것은 1) 유전자가 어떠한 물질로 구성되어 있는지, 2) 유전자가 어떻게 작동하는지에 관한 것이었다.

오늘날, 분자생물학자들은 쉽게 DNA를 합성하고, 변형시킬 수 있으며, DNA 조각을 세포내에 집어넣어 세포의 유전자 조성과 생물학적 특성을 변형시킬 수 있다. 그러나 1900년대 초에는 비록 과학자들이 염색체가 DNA와 단백질로 이루어졌다는 사실은 알고 있었으나, DNA가 유전 물질이라

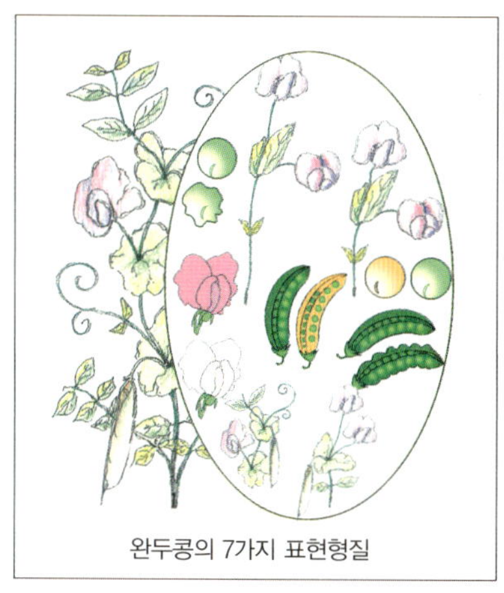
완두콩의 7가지 표현형질

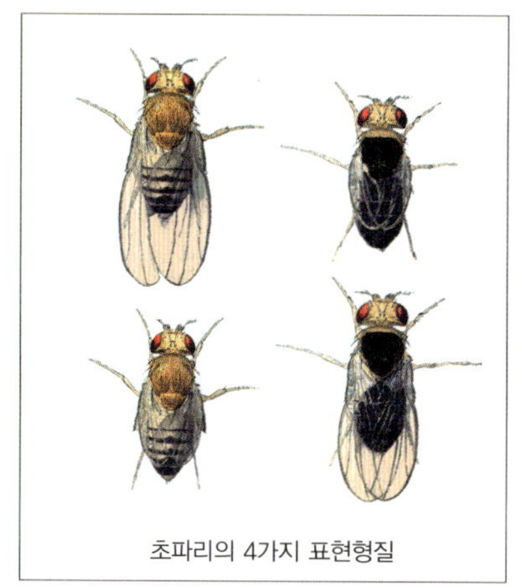
초파리의 4가지 표현형질

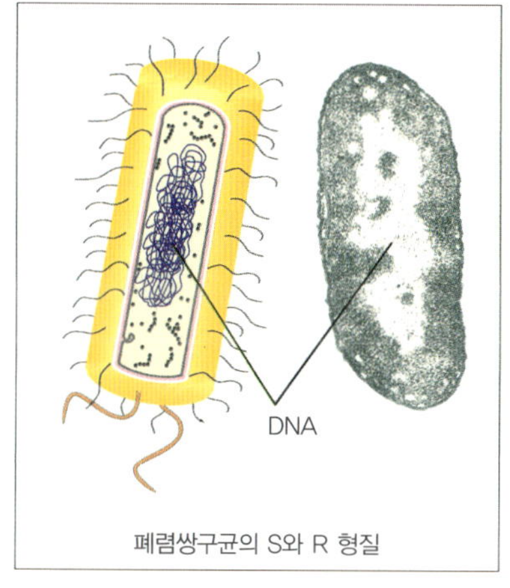

폐렴쌍구균의 S와 R 형질

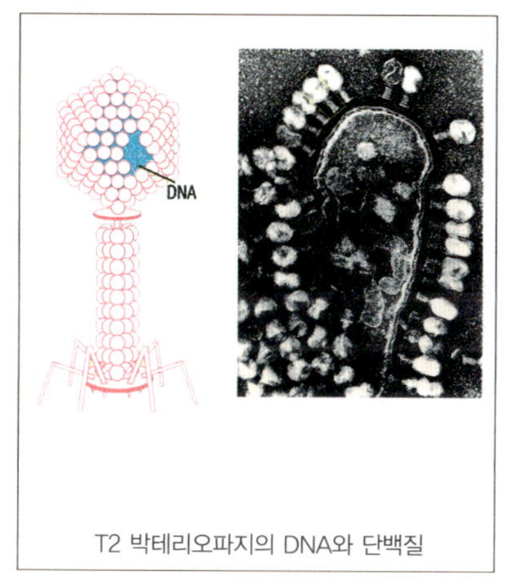

T2 박테리오파지의 DNA와 단백질

그림 9.2 생명의 비밀을 밝히는데 도움을 준 네 종의 유기체의 특징

고 생각하지는 못했다. 오히려 단백질이 유전물질이라는 생각이 더 강했다. 왜냐하면 DNA는 단지 4종류의 뉴클레오티드로 이루어져 있지만 단백질은 20가지 종류의 아미노산으로 이루어져 있기 때문이었다. 그 당시에는 단지 4 종류의 뉴클레오티드를 이용해서 지구상에 존재하는 다양한 생물들을 만들 수 있는 모든 정보를 암호화할 수 있다는 것을 상상하기는 쉬운 일이 아니었다. 대부분의 과학자들은 단백질이 더 다양하기 때문에 생명체의 구조적, 생화학적 다양성을 규정하기에 더욱 적합하다고 추론하였다. 그 당시의 유전자에 관한 대부분의 실험 결과들은 완두콩이나 초파리와 같은 복잡한 생명체에서 유래된 것이었다. 이러한 복잡한 생명체의 염색체에서 DNA와 단백질의 역할을 구별해내는 것은 매우 어려웠다. 미생물을 이용한 실험이 의외의 결과들을 보여주기 시작한 1920년대 후반부터 이러한 생각은 서서히 변하기 시작했다. 멘델과 모건의 실험 결과를 바탕으로, 주의 깊게 유전형질과 실험 대상 생명체를 선택하고, 꼼꼼하게 실험 계획을 세우고, 결과를 관찰함으로써, 미생물을 이용한 실험이 성공을 거둘 수 있었다(그림 9.2).

폐렴쌍구균을 이용한 초기의 증거

1928년 영국의 미생물학자인 프레데릭 그리피스(Frederick Griffith)는 최초로 유전자가 특별한 종류의 생물 분자라는 것을 증명하였다. 그는 폐렴을 일으키는 박테리아인 폐렴 쌍구균(*Streptococcus pneumoniae*)을 이용하였다. 그는 두 종류의 균주를 이용하였는데, S형 균주는 피막에 쌓여있는 병

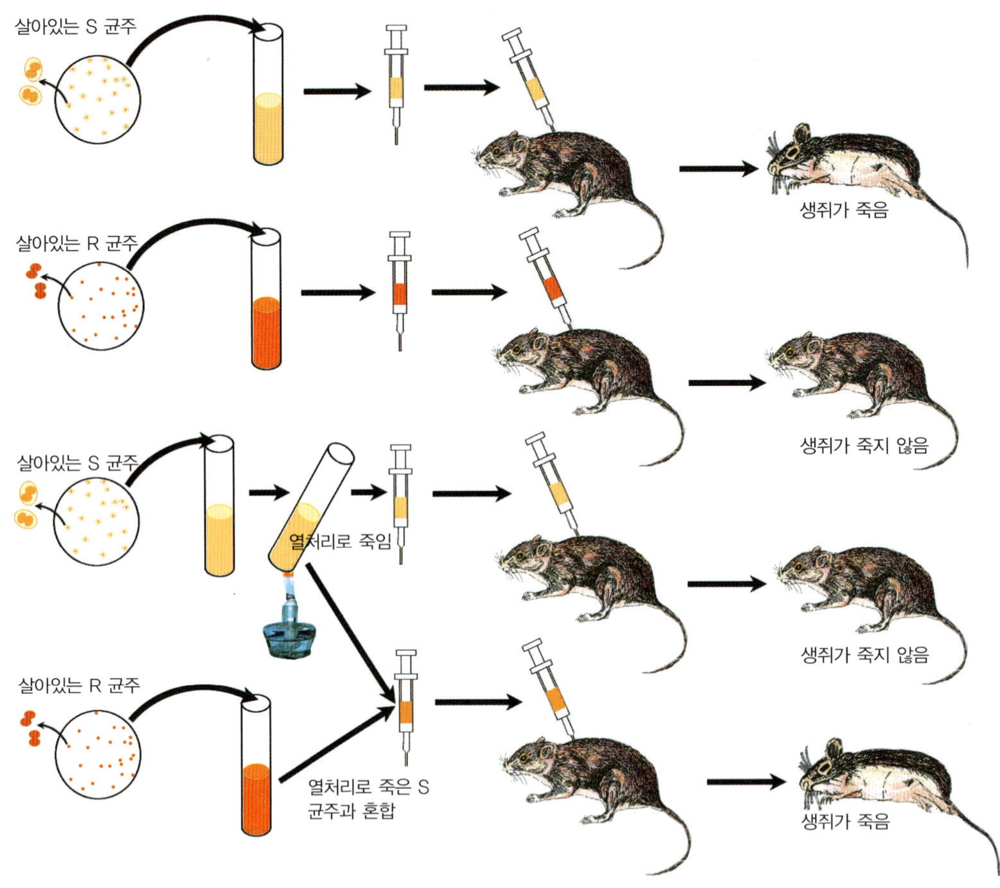

그림 9.3 폐렴쌍구균의 형질전환

원성 박테리아로, 배지에서 매끄러운(Smooth) 표면을 갖는다. 다른 한 종류인 R형은 폐렴을 일으키지 않는 비병원성으로 피막에 쌓여있지 않아서 거친(Rough) 표면을 형성한다. 그리피스는 병원성인 S형의 박테리아를 열처리를 하여 죽이고, 죽은 병원성 박테리아를 살아있는 비병원성인 R형의 박테리아와 섞어서 쥐에 주사하였는데, 놀랍게도 쥐가 폐렴으로 죽는다는 것을 관찰할 수 있었다(그림 9.3). 죽은 쥐에서는 살아있는 S형의 박테리아를 분리해 낼 수 있었는데 이러한 결과는 병을 일으키는 병원성(pathogenisity)은 매우 안정하고, 다른 균주로 이전될 수 있다는 것을 의미하였다.

그렇다면 R 균주를 S 균주로 변화하게 한 물질은 무엇이었을까? 뉴욕에 있는 록펠러(Rockfeller) 연구소에서 일하고 있던 캐나다 출신의 미생물학자인 오스왈드 에이버리(Oswald Avery)가 그리피스의 연구를 주목하게 되었다. 에이버리와 그의 동료들은 그리피스의 실험을 반복해 보면서, 열처리로 죽은 S 균주에서 단백질, 핵산, 다당류, 지질 등의 여러 가지 물질을 분리해냈다. 그들은 살아있는 R 균주에 분리해낸 각각의 물질들을 첨가하였는데, 오직 핵산을 첨가하였을 경우에만 R 균주가 병원성을 갖게 되는 것을 관찰하였다. 1944년 에이버리와 그의 동료들은 단백질이 아니라 (이전까지는 단백질이 유전물질이라는 주장이 더 강했다) DNA가 유전물질이라고 발표하였다.

박테리오파지를 이용한 더 발전된 증거

DNA가 유전물질이라는 사실은 1952년 박테리아에 감염되는 바이러스를 이용한 알프레드 허쉬(Alfred Hershey)와 마타 체이스(Martha Chase)의 실험으로 다시 한 번 확실히 증명되었다. 바이러스는 박테리아보다 훨씬 단순하다. 바이러스는 단백질 또는 지질단백질(lipoprotein)로 이루어진 외투와 적은 양의 DNA(또는 RNA)로 이루어져 있다. 바이러스는 스스로 증식하지 못하기 때문에, 증식을 위해서는 숙주 세포를 감염시켜 숙주 세포의 세포소기관들을 이용해야만 한다. 박테리아를 감염시키는 바이러스를 박테리오파지(bacteriophage) 또는 간단히 파지(phage)라고 부른다. 허쉬와 체이스는 가장 일반적인 박테리아인 대장균(*Escherichia coli*)을 감염시킬 수 있는, 단백질과 DNA만으로 이루어진 T2 파지를 이용하였다.

DNA와 단백질은 모두 탄소(C), 수소(H), 산소(O), 그리고 질소(N) 분자를 포함하고 있지만, 인(P)은 단백질에는 없고 오로지 DNA에만 존재하는 분자이다. 반면 몇몇 단백질은 황(S) 분자를 갖지만(메티오닌, 시스테인 아미노산이 황 분자를 갖는다) DNA에는 황 분자가 존재하지 않는다. 그러므로 단백질과 DNA는 각각 황과 인의 방사성 동위원소를 이용하여 다르게 표지할 수 있다. 허쉬와 체이스는 방사성 동위원소인 ^{35}S(일반적인 황은 ^{32}S이다)가 포함된 배지에서 박테리아와 박테리오파지를 키움으로써 ^{35}S를 포함하는 단백질 외투를 갖는 박테리오파지를 만들었다. 다른 배양 조건에서는 ^{32}P(일반적인 인은 ^{31}P이다)가 함유된 배지를 이용하여 박테리오파지의 DNA를 표지하였다. 이렇게 만들어진 파지는 단백질이 아닌 DNA에만 동위원소 인(^{32}P)이 표지된다. 표지된 각각의 파지를 표지가 되지 않은 대장균에 감염시켰다. 감염이 시작된 바로 직후, 배양액을 믹서에 넣고 돌려서 박테리아에 붙지 않은 파지와 박테리아의 표면에 붙어있는 파지를 제거하였다. 그 후 원심분리를 하여 무거운 박테리아는 가라앉아 침전물을 형성하게 하고, 박테리아에서 떨어진 파지와 파지의 외투는 상층액에 남게 하였다.

허쉬와 체이스는 황 동위원소(^{35}S)로 표지한 파지를 감염시켰을 경우, 방사성 동위원소는 상층액에 존재하고 침전된 대장균에는 방사성 동위원소가 존재하지 않는 것을 확인할 수 있었다. 반면에 인 동위원소(^{32}P)로 표지한 파지를 감염시켰을 경우에는 침전된 대장균에서 방사능이 감지되었다. 또한 그들은 인 동위원소(^{32}P)로 표지된 파지에 의해 감염된 박테리아에서는 인 동위원소가 포함된 새로운 파지가 생성됨을 증명하였다. 그러나 황 동위원소(^{35}S)로 표지된 파지에 의해 감염된 박테리아에서 생성된 파지에는 방사성 동위원소가 존재하지 않았다. 허쉬와 체이스는 파지가 자신의 DNA는 박테리아에 주입하고, 단백질 껍질은 대장균의 바깥에 남겨 놓는다고 결론지었다(그림 9.4). 1944년 에이버리가 DNA가 유전물질이라는 사실을 주장한 후 1952년 모든 생물학자들이 이러한 사실을 받아들이기까지 8년이라는 시간이 걸렸다. DNA의 이중나선구조 모델은 이러한 발견과 다른 여러 발견들을 토대로 이루어졌다. 이 획기적인 발견들로 생물학은 새로운 시대로 접어들게 되었다.

9.2 DNA의 반보전적 복제

DNA는 어떻게 유전물질로 작용할까? 유전물질이 가져야 할 필수적인 특징은 동일한 복제품을 많이 만들 수 있는 능력이다. 왓슨과 크릭은 DNA

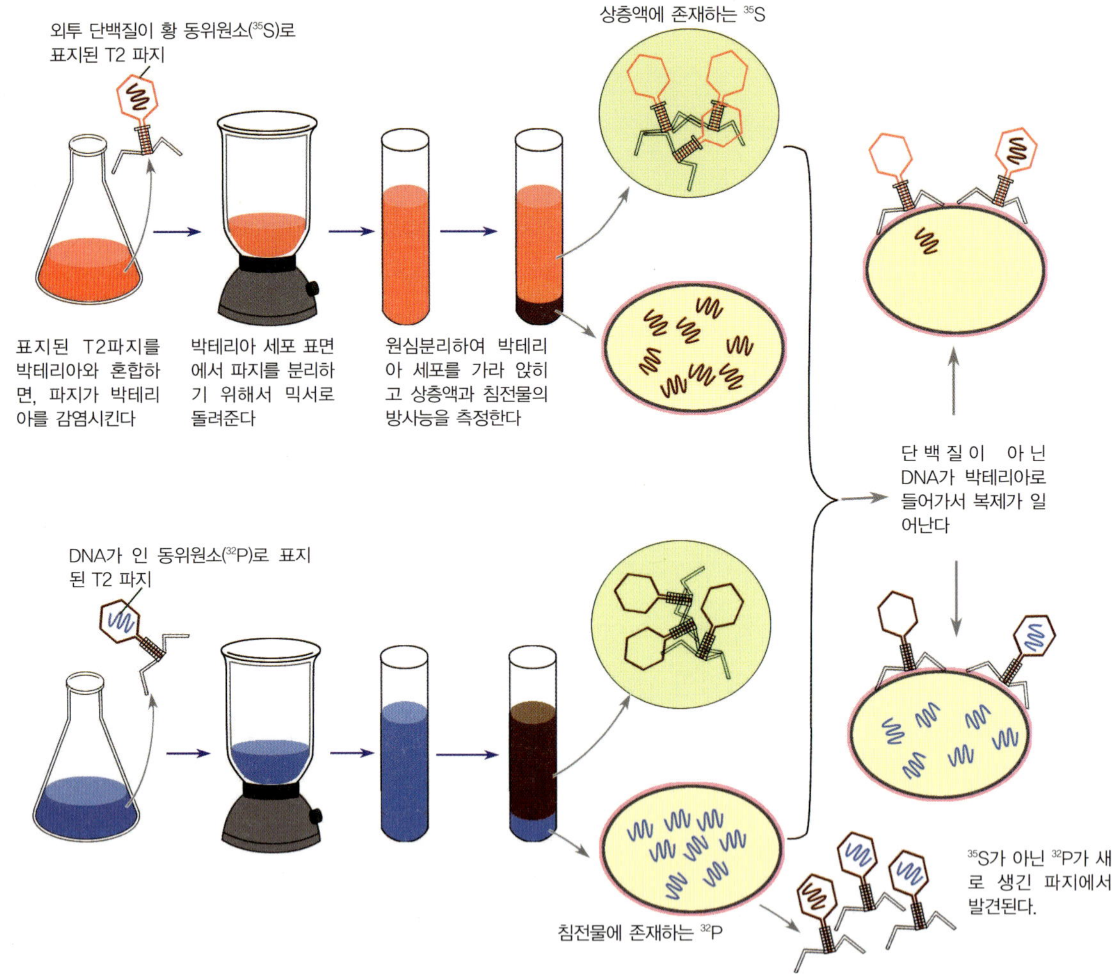

그림 9.4 허쉬와 체이스의 박테리오파지 실험

가 A와 T, G와 C간의 특이적 염기쌍 배열을 갖는 이중나선구조라는 모델을 통해서 다음과 같은 결론을 내렸는데, 이 결론은 다른 논문에 가장 많이 인용된 문장이다. "우리가 제시한 특별한 염기짝지음이 유전물질이 복제되는 가능한 기작을 바로 시사한다는 것을 우리는 쉽게 알아 챘다(It has not escaped our notice that the specific pairing we have postulated immediately suggests a possible copying mechanism for the genetic material)." 이어진 1954년의 논문에서 그들은 DNA가 어떻게 복제되는지에 관한 더욱 발전된 가설을 제기하였다. "우리가 제안한 DNA 모델은 두 개의 서로 상보적인 주형의 결합이다. 우리가 생각하기에는 복제가 일어나기 전에 염기간의 수소결합이 깨지고 두 개의 사슬은 풀리어 분리된다. 각각의 사슬은 부모가닥인 주형의 역할을 하며 이를 바탕으로 새로운 사슬이 만들어진다. 결과적으로 하나의 사슬에서 두 개의 사슬이 만들어지게 되는데, 두 사슬의 염기쌍 서열은 정확하게 동일하게 복제된다."

그들은 이 모델에서 이중나선이 복제되어 두 개의 딸분자가 생성될 때 한 가닥은 부모가닥에서 오고 다른 한 가닥은 새롭게 만들어진다고 예측하였다. 이러한 가정은 1958년 매튜 메셀슨(Matthew Meselson)과 플랭클린 스탈(Franklin Stahl)의 실

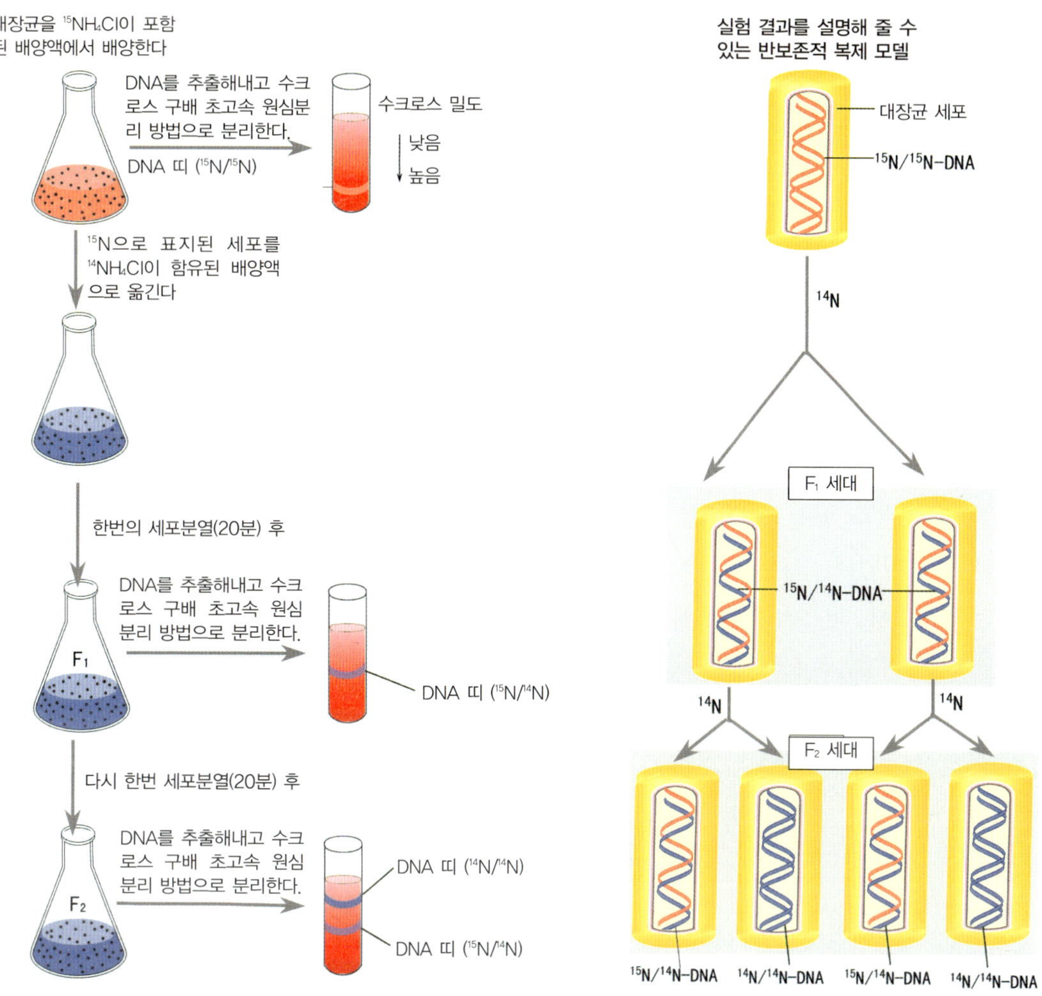

그림 9.5 DNA의 반보존적 복제모델에 관한 실험적 증거

험을 통하여 증명되었다(그림 9.5). 메셀슨과 스탈은 대장균을 배양하면서 방사성 동위원소 질소(^{15}N, 정상은 ^{14}N)를 함유한 염화암모늄($^{15}NH_4Cl$)을 첨가하여 대장균이 이것을 질소원으로 이용하도록 하였다. 몇 세대가 지나자 모든 대장균은 동위원소 질소를 포함한 DNA를 갖게 되었다. 그 후 방사성 동위원소로 표지된 대장균을 정상적인 염화암모늄($^{14}NH_4Cl$)이 함유된 새로운 배양액으로 옮겼다. 대장균이 한 번 또는 두 번 분열한 후에 (대장균이 한 번 분열하는 시간은 대략 20분이다) 대장균에서 DNA를 추출하고 추출한 DNA를 원심분리기를 이용하여 각각의 밀도차에 의해 분리하였다. 방사성 동위원소 ^{15}N은 정상적인 질소인 ^{14}N보다 무겁기 때문에 DNA의 두 개의 나선이 모두 방사성 동위원소 ^{15}N으로 표지된 경우($^{15}N/^{15}N$)에는 가장 무거워서 원심분리 시험관의 가장 아랫부분으로 이동하게 된다. 반면 동위원소를 첨가하지 않은 배양액에서 키운 박테리아에서 분리한 DNA는 두 가닥이 전부 정상적인 질소를 가지고 있으므로 ($^{14}N/^{14}N$) 가장 가볍기 때문에 시험관의 위쪽에 존재할 것이다. DNA가 한 가닥은 동위원소 질소(^{15}N)를 포함하고, 다른 한 가닥은 정상적인 질소(^{14}N)를 포함하고 있다면, 이 DNA는 중간의 밀도를 갖게 되고 시험관의 중간에 위치할 것이다. 메

셀슨과 스탈은 새로운 배지로 옮기고 20분이 지난 (즉, 한 번의 분열을 한) 대장균에서 추출한 DNA가 시험관의 중간에 위치하는 것(중간 밀도, $^{15}N/^{14}N$)을 관찰할 수 있었다. 40분이 지난 후에 (즉, 두 번의 분열을 한 후) 추출한 DNA는 두 개의 띠를 형성하는데 한 개는 시험관의 가장 위쪽에 위치하는 (가장 가벼운 형태, $^{14}N/^{14}N$) 띠이고 다른 하나는 시험관의 중간에 위치하는 띠였다. 계속적으로 여러 세대를 배양한 후 DNA를 추출하여 동일한 실험을 한 결과, 40분을 배양한 것과 비슷한 결과를 얻을 수 있었다. 그러나 두 DNA 띠의 농도가 점점 변하였는데, 더 오랜 시간 배양한 후 추출한 DNA일수록 가장 가벼운 밀도의 DNA($^{14}N/^{14}N$) 농도가 높아졌다. 이러한 실험 결과는 그 당시 논란이 되던 다른 두 가지의 DNA 복제 모델을 제치고 DNA는 "반보전적"으로 복제된다는 가정의 손을 들어주게 되었다. 그 당시 제시되었던 다른 두 가지 DNA 복제 모델은 부모 DNA 가닥은 이중나선구조를 그대로 유지하고 있으며, 새로운 이중나선구조가 만들어진다는 "보전적 복제 모델"과 새롭게 만들어진 이중나선의 각각의 가닥에 새롭게 합성된 DNA와 부모의 DNA가 섞여 있다는 "분산 복제 모델(dispersive model)"이었다. 분산 복제 모델은 복제가 일어난 후에 원래의 DNA와 새로 합성된 DNA의 짧은 가닥들이 서로 섞이고 이어져서 새로운 이중나선 DNA가 만들어진다는 가설이다.

이미 8장에서 언급하였듯이 DNA의 복제는 G_1기와 G_2기 사이의 S기에서 일어난다. DNA 복제에는 많은 효소가 필요하다. 복제는 복제기점(replication origin)이라는 특정 부위에서 시작된다. 이 부위에 DNA 헬리카제(DNA helicase)와 다른 단백질들이 결합하여 이중나선구조를 풀어주게 된다. 풀린 두 가닥의 DNA는 복제방울(replication bubble)이라는 구조를 형성하게 되는데 복제방울 끝 쪽 부위, 즉 풀리기 시작하는 DNA가 있는 부위를 복제분기점(replication fork)이라고 부른다(그림 9.6). DNA 가닥은 인산과 데옥시리보스(deoxyribose)라는 당이 축을 이루고, 질소를 함유하고 있는 염기가 결합된 형태로 이루어져 있다. 복제되는 동안 "DNA 중합효소(DNA polymerase)"라는 효소가 DNA의 주

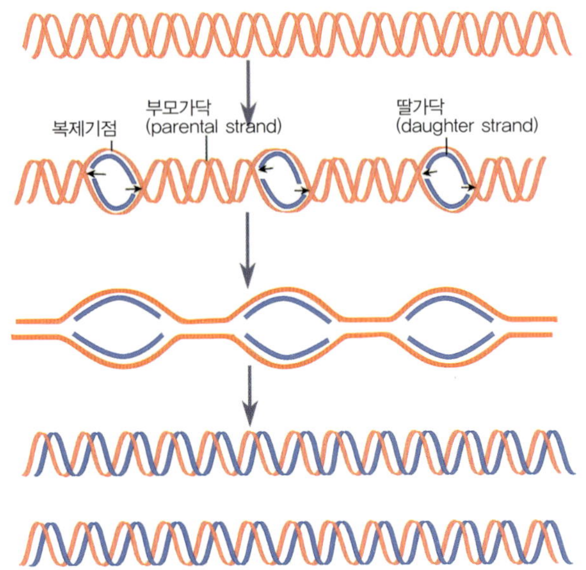

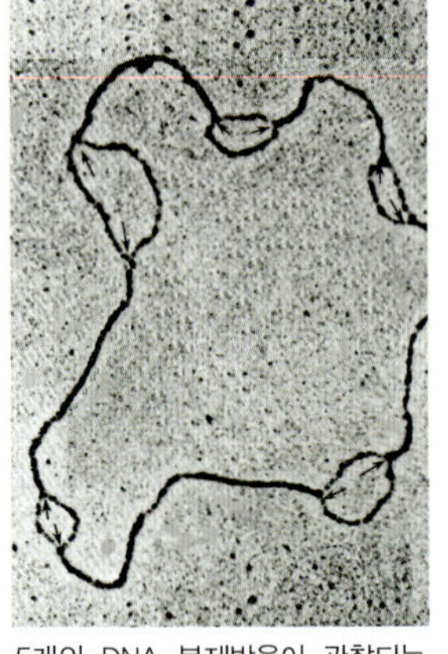
5개의 DNA 복제방울이 관찰되는 현미경 사진. 화살표는 각각의 방울의 끝에서 DNA 복제가 일어나는 방향을 가리킨다.

그림 9.6 DNA 복제방울과 복제분기점

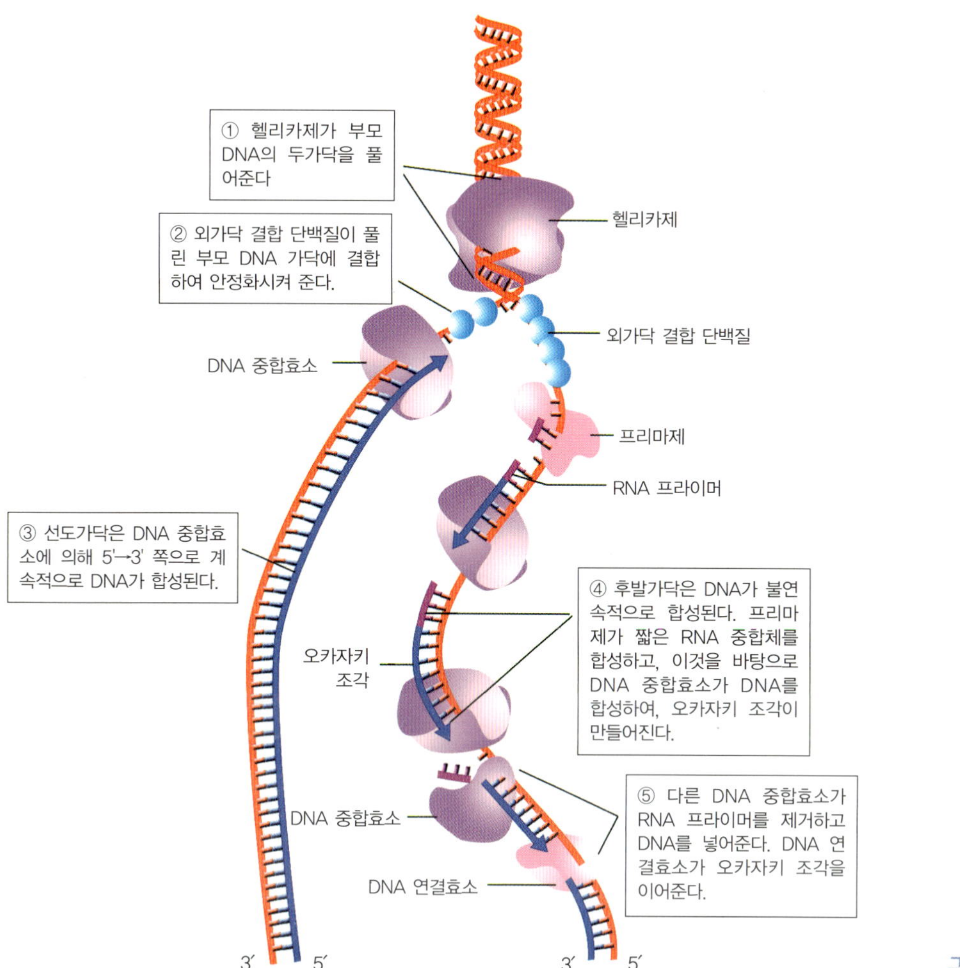

그림 9.7 DNA 복제

형 가닥에 상보적인 염기를 갖는 뉴클레오티드(nucleotide)를 첨가하게 된다. 기질로 이용되는 뉴클레오티드 삼인산(nucleotide triphosphate)인 dATP, dCTP, dGTP, dTTP는 많은 에너지를 가지고 있어서 DNA 합성 과정에 필요한 에너지를 공급하게 된다. 뉴클레오티드 삼인산은 두 개의 인산을 잃어버리면서 에너지를 방출하게 되고, 이 에너지를 이용하여 DNA의 새로운 당-염기축이 만들어진다.

이중나선구조인 DNA의 두 가닥의 끝부분은 서로 다른 구조를 갖는다. 한 가닥은 데옥시리보스 오탄당 고리의 다섯 번째 탄소에 결합된 인산이 밖으로 노출되어 있기 때문에 5′ 말단(5′ end)이라 불린다. 다른 한쪽 가닥의 끝은 데옥시리보스 오탄당의 고리 중 3번째 탄소에 위치한 수산기(hydroxyl group, -OH)가 노출되어 있으므로 3′ 말단(3′end)이라 불린다. DNA 중합효소는 합성되는 DNA 가닥의 3′ 말단 쪽에만 새로운 뉴클레오티드를 결합시킬 수 있다. 결과적으로 새롭게 합성되는 DNA 가닥은 5′에서 3′ 방향으로 늘어나는 것처럼 보인다. 이중나선구조 DNA의 한쪽 가닥에서는 DNA 복제가 5′→ 3′ 방향으로 연속적으로 일어나게 되고, 이렇게 합성된 DNA 가닥을 선도가닥(leading strand)이라고 한다. 다른 한쪽 가닥은 후발가닥(lagging strand)이라고 하는데, 이 가닥을 합성하기 위해서는 DNA 중합효소가 반대방향으로 작용해야 한다. 결과적으로 선도가닥과 달리 후발가닥은 약 100–200개의 뉴클레오티드를 갖는 작은 조각으로 합성되어진다. 일본 과학자가 발견한 이후 오카자키 조각(Okazaki fragment)이라고 불리는 이 조각들은 DNA 연결효소(DNA ligase)에 의해 연결된다. DNA 중합효소는 오직 이미 합성이 시작된 가닥에 뉴클레오티드를 첨가해줄 수 있을 뿐, 새롭게 DNA의 합성을 시작할 수는 없다. RNA 프리마제(RNA primase)가 약 10개의 뉴클레오티드로 이루어진 작은 리보핵산(ribonucleic acid, RNA)조각을 합성하여, DNA 중합효소가 DNA 합성을 시작할 수 있도록 도와준다. DNA 중합효소는 RNA 프리마제에 의해 합성된 RNA 조각을 프라이머(길잡이, 시동체, primer)로 이용하여 DNA 합성을 시작한다. DNA의 합성 과정은 그림 9.7에 간략하게 묘사되어 있다.

DNA가 합성되는 동안 종종 짝이 맞지 않는 뉴클레오티드가 끼워 들어가는 경우가 있다. 이렇게 짝이 맞지 않는 뉴클레오티드는 "뉴클레오티드 절단 복구 기작(nucleotide excision repair pathway)"에 의해 제거되고 교정된다. 그러나 가끔 짝이 맞지 않는 뉴클레오티드가 수리되지 않는 오류가 약 10억 개의 뉴클레오티드를 연결하는 중 한 번 정도 일어난다. 이러한 복제 과정에서의 돌연변이에 의해 우리가 자연계에서 흔히 볼 수 있는 유전적 다양성이 만들어진다. DNA 중합효소는 이미 존재하는 뉴클레오티드 중합체(polynucleotide)의 3′ 말단에만 새로운 뉴클레오티드를 첨가할 수 있기 때문에, 5′ 말단 쪽에서는 어떻게 복제가 일어날까라는 의문이 생긴다. 대부분의 원핵생물(prokaryote)은 끝이 없는 둥근 모양의 염색체를 가지고 있기 때문에 원핵생물의 DNA는 끊어지지 않고 합성될 수 있다. 반면에 진핵생물(eukaryote)의 염색체는 끝 부분에 텔로미어(telomere)라 불리는 반복된 염기 서열을 가지고 있다. 5′ 말단은 텔로머라제(telomerase)라는 효소 복합체에 의해 복제가 된다. 이 효소 복합체는 작은 RNA조각을 포함하고 있어서 이 RNA조각을 프라이머로 이용하여 DNA를 합성할 수 있다. 대부분의 진핵생물의 미토콘드리아(mitochondria)와 엽록체(chloroplast)에 존재하는 유전체도 모두 원형 상태로 존재한다.

반보전적 복제가 세포내의 염색체를 복제하는 일반적인 기작이지만 다른 복제기작도 존재한다. 이러한 변형된 복제기작은 주로 바이러스 유전체의 복제에서 발견된다. 몇몇 바이러스는 외가닥으로 이루어진 원형의 DNA 유전체를 가지고 있다가 이 가닥에 상보적인 새로운 가닥을 합성한다. 새롭게 합성된 가닥은 동그란 주형 DNA로 작용하여, 연속적으로 연결된 바이러스 유전체를 만드는 "회전환 복제 방법(rolling circle replication mechanism)"을 통하여 복제된다. 다른 많은 바이러스들은 RNA 유전체를 가지고 있는 경우도 있다. 이들의 복제는 DNA 유전체의 복제와는 매우 다르고, 몇몇 RNA바이러스는 복제를 위하여 중간체로 DNA를 합성하기도 한다.

9.3 RNA의 구조와 기능

두 가지 핵산 종류인 RNA와 DNA의 가장 큰 차이점은 다음과 같다. (1) DNA는 주로 이중나선으로 존재하지만 RNA는 주로 외가닥으로 존재한다. (2) RNA의 오탄당은 리보스(ribose)지만 DNA의 오탄당은 데옥시리보스(deocyribose)이다. (3) DNA에는 티민(Thymine) 염기가 있는 대신에 RNA에는 우라실(Uracil) 염기가 있다. 세포에는 전령 RNA(messenger RNA, mRNA), 운반

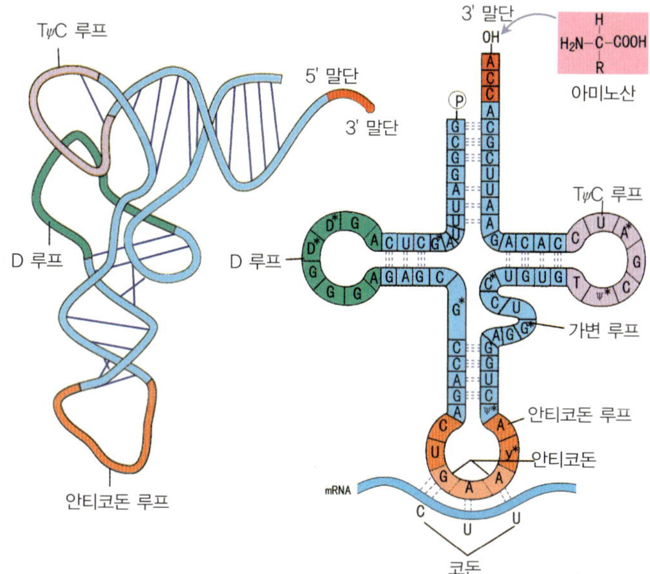

그림 9.8 운반RNA(tRNA)의 구조와 안티코돈

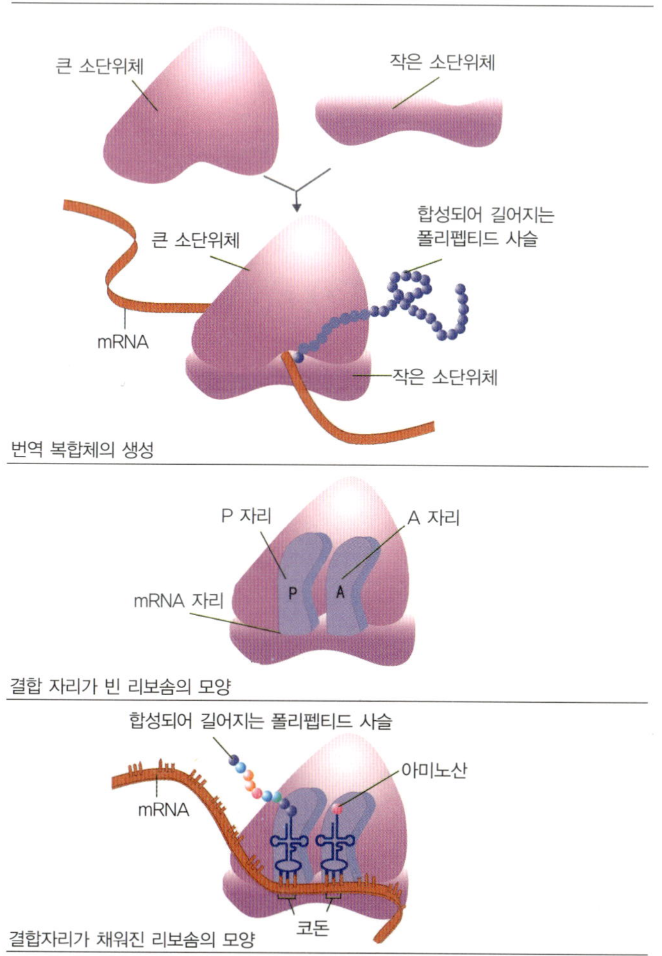

그림 9.9 리보솜 : mRNA에서 폴리펩티드가 합성되는 장소

RNA(transfer RNA, tRNA), 그리고 리보솜 RNA(ribosomal RNA, rRNA) 등 세 가지 종류의 RNA가 존재한다.

mRNA는 유전 정보를 DNA로부터 단백질 합성 기구(protein synthesis machinery)로 전달하는 역할을 하고, tRNA는 아미노산을 합성되고 있는 폴리펩티드로 옮기는 역할을 한다. tRNA는 약 80개의 뉴클레오티드로 이루어진 작은 분자로 중간에 두 가닥으로 접힌 부위를 갖는다. 각 tRNA의 3′ 말단의 수산기(3′-hydroxyl end)에는 특이적인 아미노산이 결합할 수 있다. 또한 tRNA에는 3개의 뉴클레오티드로 이루어진 안티코돈(anticodon)이라는 단일 가닥의 고리 부위가 있어서 mRNA에 존재하는 코돈(codon)이라는 상보적 서열을 인식하여 결합할 수 있다(그림 9.8).

리보솜(ribosome)은 rRNA와 여러 가지 리보솜 단백질들로 이루어져 있다. 리보솜은 크기와 조성이 다른 두 개의 소단위체(subunit)의 결합으로 이루어져 있는데 단백질 합성을 위해서는 두 소단위체가 모두 필요하다. 리보솜은 몇 개의 다른 결합 부위를 가지고 있는데, 하나는 mRNA가 결합하는 곳이고, 3개는 tRNA가 결합하는 곳이다. P(peptidyl-tRNA)자리는 합성되어지는 폴리펩티드를 가지고 있는 tRNA가 결합하는 자리이고, A(aminoacyl-tRNA)자리는 다음에 첨가되어야 할 아미노산을 가진 tRNA가 결합할 수 있는 자리이다. E(exit)자리는 아미노산이 떨어진 tRNA가 방출되는 곳이다(그림 9.9).

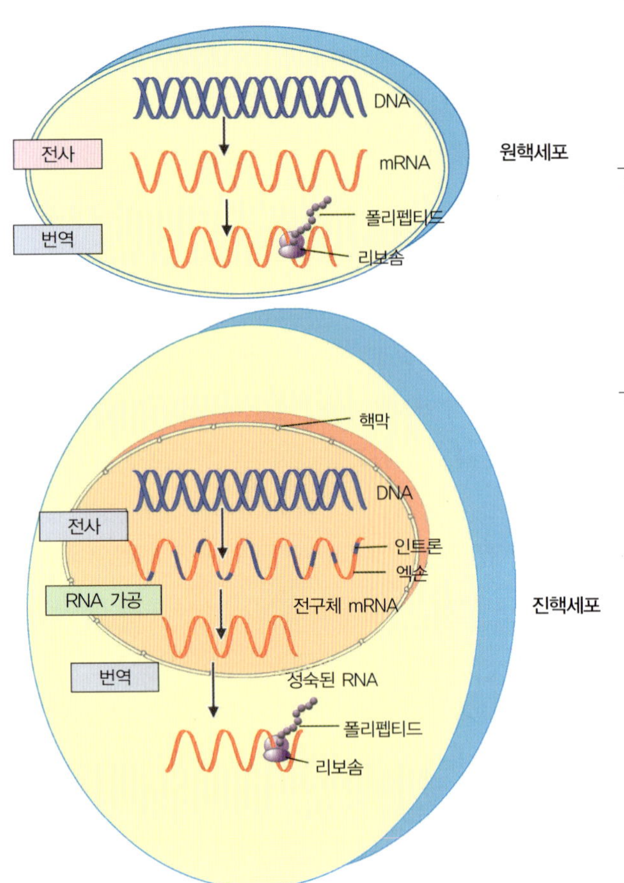

그림 9.10 전사와 번역

DNA에서 단백질이 합성되는 과정은 두 단계로 나눠진다. 첫 번째는 DNA에서 RNA가 합성되는 전사(transcription) 단계이다. 진핵세포에서는 전사 과정이 핵 내에서 일어나고, 합성된 mRNA는 세포질로 이동한다. 두 번째 과정은 mRNA가 폴리펩티드로 번역(translation)되는 과정이다. 진핵세포에서는 이 과정이 세포질에서 일어난다. 원핵세포는 핵이 없기 때문에 전사와 번역 두 단계가 모두 세포질에서 일어난다(그림 9.10). DNA 복제와 전사 그리고 번역을 유전 정보의 흐름을 나타내는 "생물학의 중심 원리(central dogma)"라고 부른다.

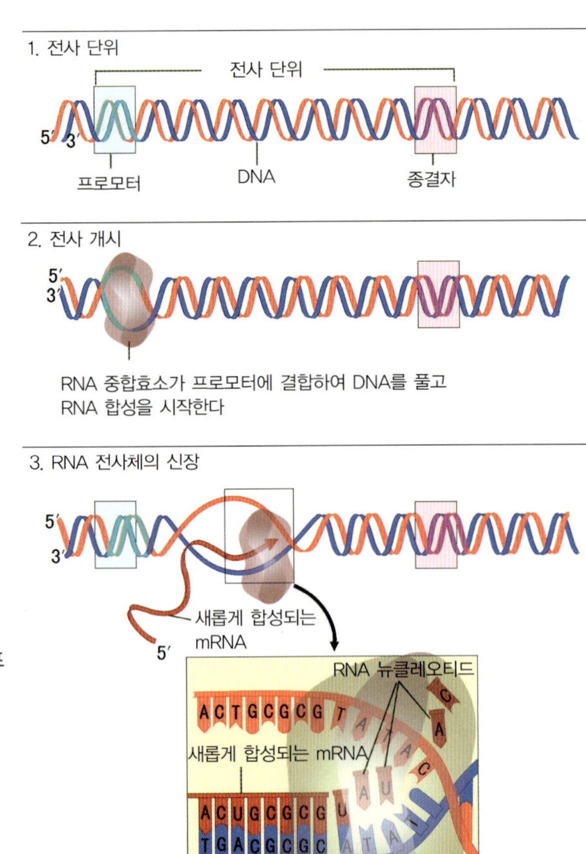

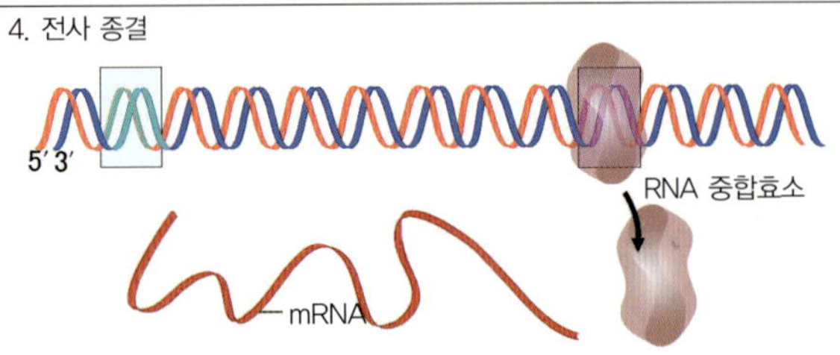

그림 9.11 전사

9.4 전사

DNA를 주형으로 RNA가 합성되는 과정을 *전사(transcription)*라 한다(그림 9.11). DNA 복제와 마찬가지로 전사 과정은 DNA 이중나선구조가 풀리면서 시작된다. RNA 중합효소(RNA polymerase)는 DNA가 복제될 때와 같은 방향(5′→3′)으로 RNA가 합성되도록, RNA의 3′말단에 뉴클레오티

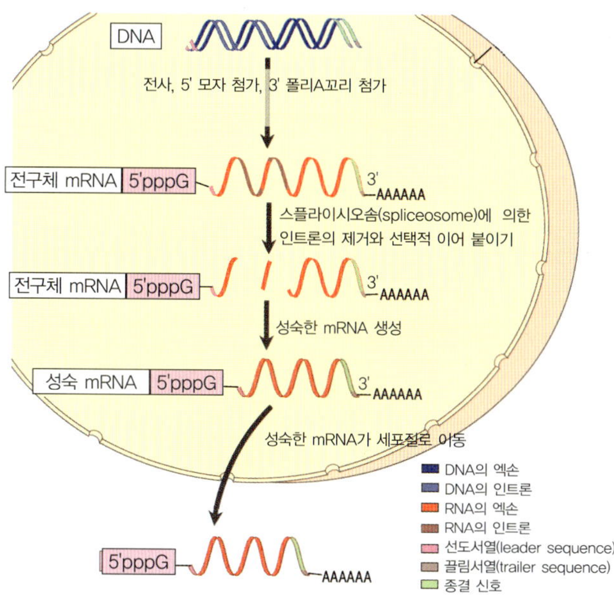

그림 9.12 진핵세포 mRNA의 성숙과정

드(ATP, CTP, GTP, UTP)를 첨가한다. RNA의 서열은 DNA와 마찬가지로 DNA 주형에 상보적인 뉴클레오티드가 결합함으로써 결정된다. 그러나 DNA 주형에 존재하는 아데닌(A)에는 티민(T) 대신 우라실(U)이 결합한다. 전사는 특정한 시작위치인 프로모터(promoter)와 종결위치인 종결자(terminator)에 의해 조절된다. RNA 중합효소는 종종 특이한 전사인자(transcription factor)를 매개로 DNA의 프로모터 부위에 결합하기도 한다. 원핵생물에서는 한 종류의 RNA중합효소가 전사를 담당한다. 그러나 진핵생물에는 RNA 중합효소 I, II, III 세 가지 종류가 존재하여 각각 특정한 종류의 RNA를 합성하는데, mRNA은 RNA 중합효소 II에 의해 합성된다.

원핵생물에서는 RNA 전사가 일어나면서 동시에 단백질이 합성되는 번역 과정이 일어난다. 그러나 진핵생물에서는 번역 과정이 일어나기 전에 전사된 mRNA가 다양하게 가공된다(그림 9.12). 먼저 mRNA의 5′말단에 변형된 구아닌(G)이 결합하는데 이를 "모자(cap)"라고 부른다. 두 번째로 3' 말단에 약 50-200개의 아데닌 뉴클레오티드가 결합하여 폴리A꼬리(poly A tail)를 만든다. 이 두 가지 가공 과정에 의해 mRNA의 안정성이 증가하고, mRNA가 핵 밖으로 나갈 수 있게 된다. 전사된 mRNA는 아미노산을 암호화하지 않는 부위를 포함하고 있는데 이 부위를 인트론(intron)이라고 한다. 반면 아미노산을 암호화하는 부위는 엑손(exon)이라고 한다. 세 번째 가공과정은 스플라이시오솜(spliceosome)이라는 복합체에 의해 인트론 부위가 제거되고 엑손 부위만 서로 이어져서 성숙한 mRNA가 되는 과정이다. 모든 가공 과정을 거친 mRNA는 세포질로 이동하여 단백질 합성을 위한 주형으로 작용한다.

9.5 유전암호의 해독

DNA가 단백질을 합성하기 위한 유전정보를 가지고 있는 물질임이 밝혀진 후 과학자들은 "어떻게 단지 4가지 종류의 뉴클레오티드로 이루어진 DNA가 20종류나 되는 아미노산을 암호화할 수 있을까?"라는 단순하면서도 당연한 의문을 갖게 되었다. DNA를 이루는 뉴클레오티드는 4가지 종류만 있으므로 하나의 뉴클레오티드가 하나의 아미노산을 지정할 수는 없다. 만약 두 개의 뉴클레오티드가 하나의 아미노산을 암호화하면 단지 16(4^2)개의 조합만이 가능하므로 20개의 아미노산을 나타낼 수 없다. 그러나 만약 3개의 뉴클레오티드라면 64(4^3)의 조합이 가능하므로 20개의 아미노산을 암호화하기에 충분하다. 4개나 그 이상의 뉴클레오티드가 하나의 아미노산을 암호화하는 것도 가능하지만 이러한 경우에는 너무 비효율적이고 복잡하기 때문에, 과학자들은 3개의 뉴클레오티드

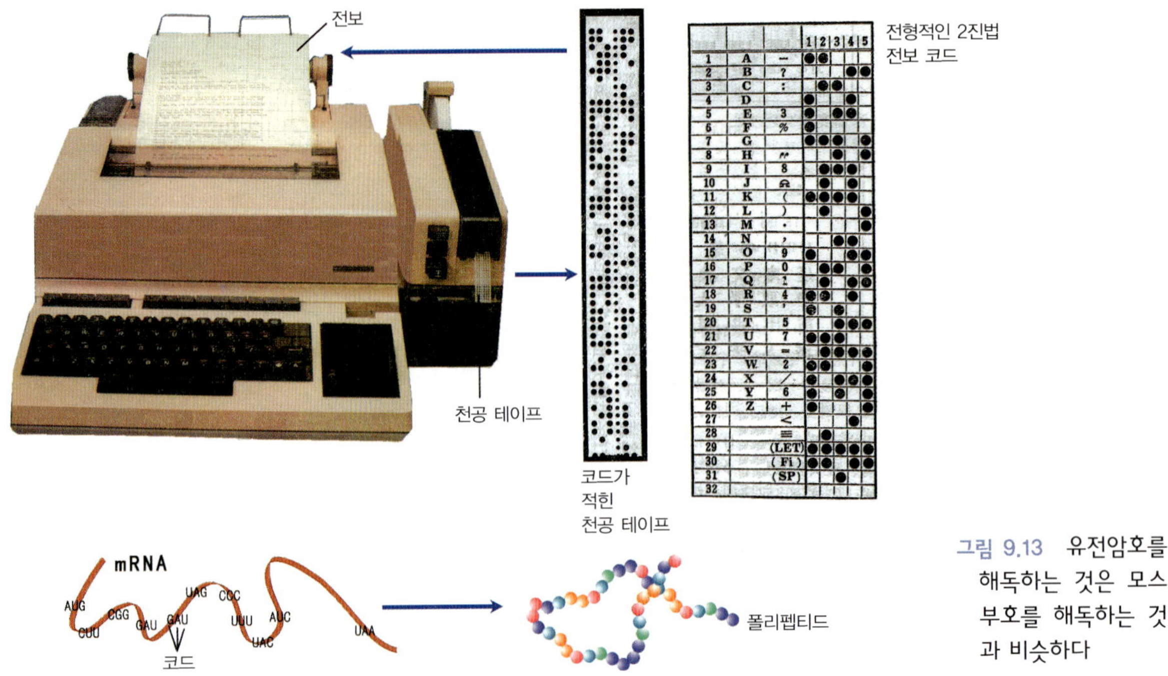

그림 9.13 유전암호를 해독하는 것은 모스 부호를 해독하는 것과 비슷하다

(triplet code, 삼중자코드, 이렇게 한 조가 되는 3개의 뉴클레오티드를 코돈이라 한다)가 한 조가 되어 하나의 아미노산을 지정할 것이라고 생각했다. 문제는 이러한 가정을 어떻게 증명하는가 하는 것이었다. 어떤 3개의 뉴클레오티드의 조합이 어떤 아미노산에 대한 암호일까? 3개의 뉴클레오티드에 의한 암호는 중복되어 있는가? 그렇지 않은가? 많은 수학자와 물리학자들이 수학적 방법과 논리적 방법을 이용하여 이 문제를 풀고자 하였다(그림 9.13). 많은 제안들이 나왔지만 몇 년 동안 별다른 진전이 없었다.

1955년 뉴욕대학(New York University)의 과학자인 그룬버그-마나고(Grunberg-Manago)와 세베로 오초아(Severo Ochoa)가 폴리뉴클레오티드 포스포릴라제(polynucleotide phosphorylase)라는 효소를 발견했는데, 이 효소는 높은 농도의 리보뉴클레오시드 이인산(ribonucleoside diphosphate, ADP, GDP, CDP, UDP)이 존재하면 RNA를 합성할 수 있는 효소였다. RNA 중합효소와 달리 폴리뉴클레오티드 포스포릴라제는 DNA 주형이 없이 RNA를 합성할 수 있다. 주형이 없기 때문에 결과적으로 뉴클레오티드는 네 종류의 리보뉴클레오시드 이인산의 상대적 농도에 의해 무작위적으로 첨가된다. 즉, 하나의 특이적인 리보뉴클레오티드가 첨가될 확률은 반응액에서 그 리보뉴클레오티드가 차지하는 상대적 농도에 비례한다. 이것을 이용하면 시험관에서 다양한 폴리뉴클레오티드(폴리A, 폴리U, 폴리C, 폴리G, 그리고 4개 뉴클레오티드의 다양한 조합)를 합성할 수 있다. 그 당시에는 아무도 어떠한 뉴클레오티드 조합이 어떠한 아미노산을 암호화하는지 몰랐기 때문에, 그들의 발견은 이후에 이루어진 실험에 매우 중요하게 이용되었다.

1960년 31살의 하인리히 마태이(Heinrich Matthaei)가 독일에서 미국의 국립의료원(National Institutes of Health)으로 왔다. 그는 단백질 합성에 관한 연구에 매우 흥미를 느꼈으며, 연구 결과가 획기적인 발견이 될 가능성이 있다고 생각했다. 그 당시 3명의 과학자가 시험관(*in vitro*)에서 단백질을 합성하는 실험을 수행하고 있었다. 마태이는 33살의 마셜 니렌버그(Marshall Nirenberg)의 실험에 큰 흥미를 느꼈다. 그리고 니렌버그 또한 마태이의 성격과 사고방식이 자신과 비슷하다는 것을 깨달았다. 이미 다른 사람들에 의해 리보솜과 핵산, 그리고 여러 효소들을 포함하는 세포추출액에 ATP와 아미노산을 혼합하여 폴리펩티드를 합성하는 실험이 수행되었었는데, 그들은 이 실험을 반복해 보았다. 이 실험은 성공적으로 수행되었지만 어떠한 RNA가 어떠한 폴리펩티드를 합성하게 하는지를 알려주지는 못했다. 그들은 이 문제를 해결해 보고자 했다.

그들은 시험관에서 폴리펩티드의 합성을 조절할 수 있는 실험을 구상하였다. 그들은 rRNA 이외에 다른 RNA가 폴리펩티드의 합성을 위해 꼭 필요하다는 것을 알았다. 그들은 일단 실험해볼 수 있는 약 200가지의 RNA를 선별했다. 아주 단순한 RNA 유전체를 갖는 담배 모자이크 바이러스(tobacco mosaic virus)의 RNA를 주형으로 이용해서 그들은 많은 양의 단백질을 합성할 수 있었다. 그래서 그들은 그룬버그-마나고와 오초아가 발명한 방법을 이용하여 폴리뉴클레오티드를 인공적으로 합성했다. 그들은 효소와 리보솜 그리고 그

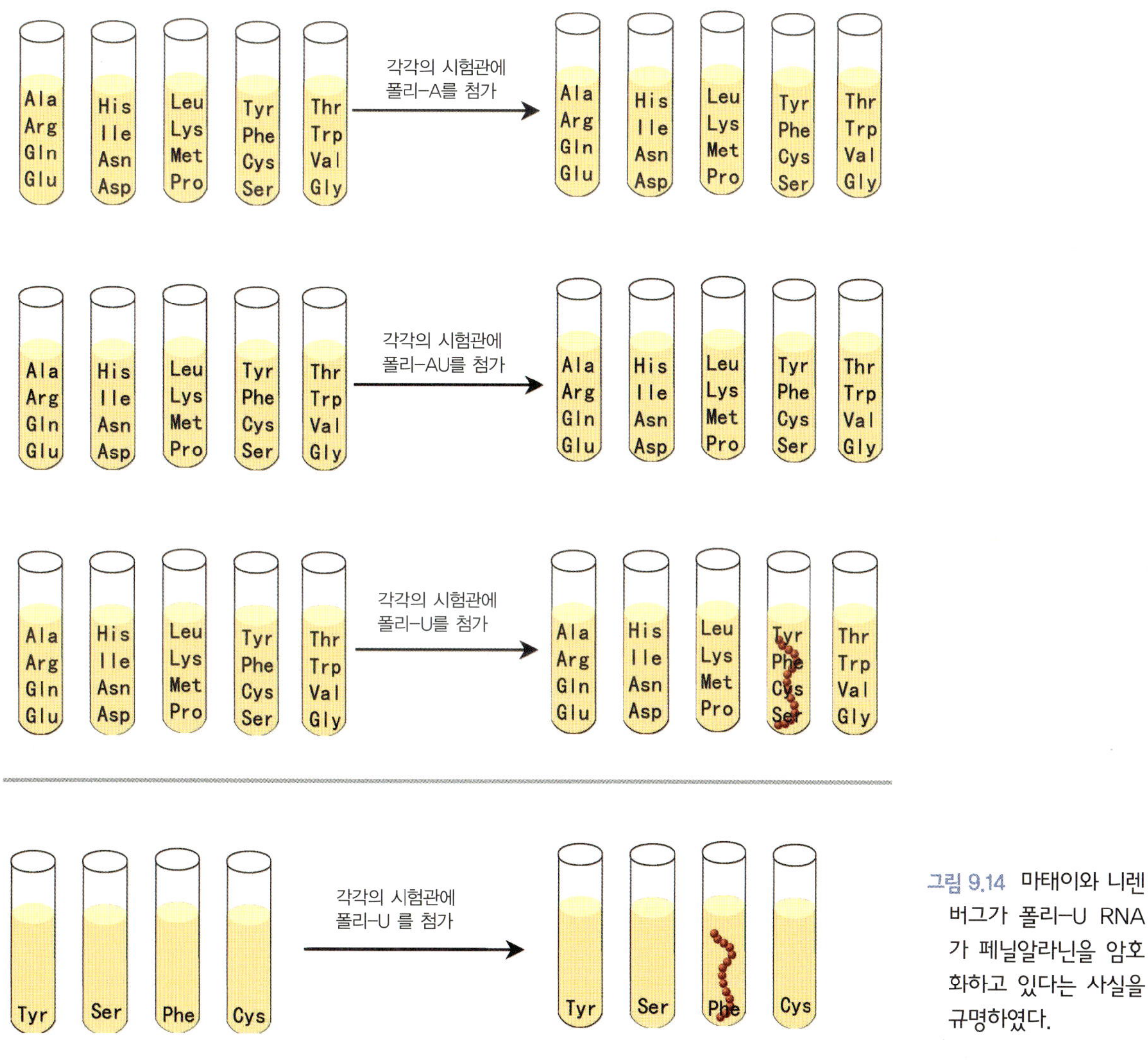

그림 9.14 마태이와 니렌버그가 폴리-U RNA가 페닐알라닌을 암호화하고 있다는 사실을 규명하였다.

당시에 구할 수 있었던 16가지의 아미노산과 그들이 인공적으로 합성한 폴리A, 폴리U, 폴리AU 등의 폴리뉴클레오티드를 혼합하여 반응시켰다. 놀랍게도 폴리U를 이용한 실험에서 많은 양의 폴리펩티드가 합성되었다. 마태이는 폴리U에 의해 암호화되는 아미노산이 무엇인지 알아보고자 하였다. 그는 폴리U가 들어있는 시험관에 아미노산을 하나씩 하나씩 넣어보면서 실험을 반복하였다. 5일 동안 실험을 반복한 후에 그는 마침내 폴리U가 페닐알라닌을 사용하여 폴리펩티드를 합성한다는 것을 밝혀냈다(그림 9.14). 그 당시 비록 그가 "세 개의 우라실이 하나의 페닐알라닌을 지정한다"든지, "각각의 우라실은 암호로 단 한번만 이용된다(중복되어 사용되지 않는다)"라는 지금은 잘 알려져 있는 사실에 관한 실험적 증거를 가지고 있지는 않았지만, 그는 최초로 DNA 암호를 해독하였다.

그들은 곧 결과를 논문으로 발표하기 위해 준비하였고, 니렌버그는 모스크바에서 열린 제5회 국제 생화학회에 참석했다. 당시에는 마태이나 니렌버그가 그리 유명한 학자가 아니었으므로, 적은 사람들만이 그의 발표를 들으러 왔다. 다행히도 DNA의 반보전적 복제를 증명하였던 메셀슨이 그 강의를 듣게 되었고, 그는 마태이와 니렌버그의 실험 결과가 매우 중요하다는 것을 깨달았다. 그는 니렌버그를 프랜시스 크릭에게 소개시켜 주었고, 크릭의 추천으로 니렌버그는 실험 결과를 모든 학회 참가자들 앞에서 발표할 수 있었다.

모스코바에서 돌아온 후 니렌버그는 그의 실험실 동료들에게 유전암호를 전부 해독하도록 지시했다. 그러나 불행히도 마태이와의 관계가 악화되어 마태이는 자기 자신의 실험을 하기 위해 독일로 돌아갔다. 그럼에도 불구하고 니렌버그는 계속 실험을 수행하였다. 그와 그의 동료들은 3개의 뉴클레오티드가 1개의 아미노산을 지정하고, 각각의 뉴클레오티드는 여러 번 이용되지 않고 1개의 아미노산을 위해서 한번만 이용된다고 결론지었다(즉 모든 암호는 서로 겹쳐서 사용되지 않는다).

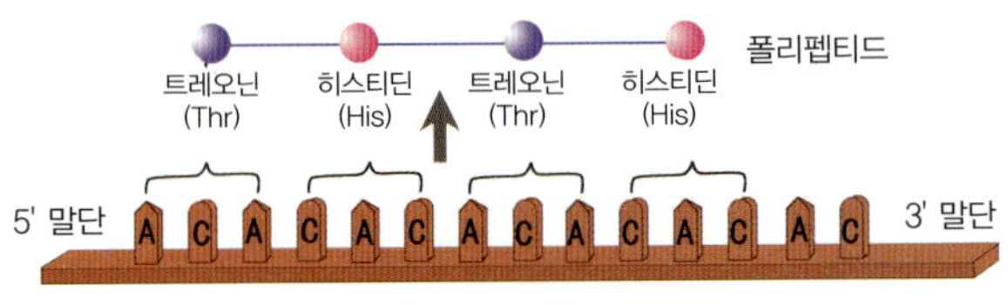

그림 9.15 유전암호가 세 개의 뉴클레오티드로 이루어졌다는 사실의 규명과 유전암호의 해독. ACACACACACACACAC 폴리뉴클레오티드 mRNA는 Thr-His-Thr-His-Thr-His 폴리펩티드를 암호화한다. 그러므로 ACA는 트레오닌을 CAC는 히시티딘을 암호화한다.

다른 과학자들도 유전암호를 밝히고자 많은 노력을 기울였는데, 1960년대 초에 고빈드 코라나(Gobind Khorana)는 반복되는 서열을 갖는 짧은 RNA 분자를 화학적으로 합성하는 방법을 개발하였다. 그는 뉴클레오티드가 2개, 3개 혹은 4개 달린 짧은 뉴클레오티드를 합성한 다음, 효소를 이용하여 이들을 연결하여 더 기다란 뉴클레오티드를 만들었다. 만들어진 중합체를 여러 다른 조합을 갖는 아미노산들과 혼합하여 반응시킨 후, 합성되는 폴리펩티드의 아미노산 서열을 분석하여 3개의 뉴클레오티드가 어떤 아미노산을 암호화하는지를 규명하였다. 예를 들어 ACA CAC ACA CAC 라는 폴리뉴클레오티드는 트레오닌-히스티딘-트레오닌-히스티딘(Thr-His-Thr-His)의 폴리펩티드를 합성하였다. 이 결과로 ACA는 트레오닌을, CAC는 히스티딘을 암호화한다는 것을 밝혀냈다(그림 9.15). 1966년까지 64개의 유전암호가 모두 밝혀졌는데, 61개는 20개의 아미노산을 암호화하고, 3개는 번역 종결신호(translation terminator)로 이용된다. 특히 61개 중 AUG는 메티오닌을 암호화하면서 동시에 단백질 번역의 시작을 알리

두번째 염기

첫번째 염기(5'말단)	U	C	A	G	세번째 염기(3'말단)
U	UUU, UUC 페닐알라닌 (Phe) UUA, UUG 류신 (Leu)	UCU, UCC, UCA, UCG 세린 (Ser)	UAU, UAC 티로신 (Tyr) UAA, UAG 종결코돈 (Termination codon)	UGU, UGC 시스테인 (Cys) UGA 종결코돈 (Termination codon) UGG 트립토판 (Trp)	U C A G
C	CUU, CUC, CUA, CUG 류신 (Leu)	CCU, CCC, CCA, CCG 프롤린 (Pro)	CAU, CAC 히스티딘 (His) CAA, CAG 글루타민 (Gln)	CGU, CGC, CGA, CGG 아르기닌 (Arg)	U C A G
A	AUU, AUC, AUA 이소류신 (Ile) AUG 메티오닌 또는 개시코돈 (Met)	ACU, ACC, ACA, ACG 트레오닌 (Thr)	AAU, AAC 아스파라긴 (Asn) AAA, AAG 리신 (Lys)	AGU, AGC 세린 (Ser) AGA, AGG 아르기닌 (Arg)	U C A G
G	GUU, GUC, GUA, GUG 발린 (Val)	GCU, GCC, GCA, GCG 알라닌 (Ala)	GAU, GAC 아스파르트산 (Asp) GAA, GAG 글루탐산 (Glu)	GGU, GGC, GGA, GGG 글리신 (Gly)	U C A G

그림 9.16 (거의) 보편적인 유전자 코드

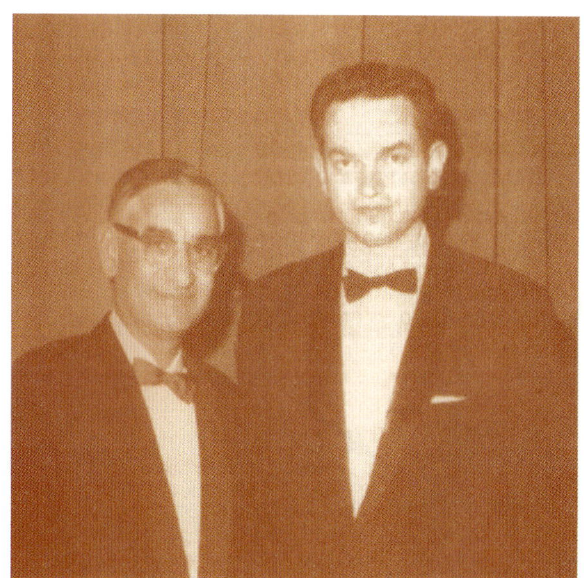

그림 9.17 1968년 노벨상 수상식에 참석한 코라나(왼쪽)와 니렌버그(오른쪽)

는 번역 시작신호(translation initiator)로 이용된다는 것이 규명되었다(그림 9.16). 이러한 결과를 밝혀낸 업적으로 니렌버그와 코라나는 1968년 노벨상을 공동수상하였다(그림 9.17). 같은 해에 왓슨은 베스트셀러인 이중나선(Double Helix)이라는 책을 출간하였다. 많은 과학자들의 업적에 의해 분자생물학은 많은 발전을 이루었고, 일반인에게도 친근한 학문이 되었다.

9.6 단백질 합성

생체내(*in vivo*)에서 아미노산이 중합과정을 거쳐 폴리펩티드가 되는 과정을 번역(*translation*)이라고 한다. 폴리펩티드의 아미노산 서열은 전적으로 mRNA의 뉴클레오티드 서열에 의해 결정된다. mRNA의 번역에는 tRNA와 리보솜, 다양한 효소들과 아미노산이 필요하다. 번역 과정은 개시단계(initiation), 신장단계(elongation), 종결단계(termination)의 3단계로 나누어진다(그림 9.18).

해독의 개시는 리보솜의 작은 소단위체, mRNA의 5' 말단 부위에 위치한 개시코돈(initiation codon)인 AUG, 그리고 AUG에 대한 안티코돈(anticodon)인 UAC를 갖는 tRNA가 결합함으로써 이루어진다. UAC를 갖는 tRNA의 다른 쪽 끝에는 메티오닌(methionine) 아미노산이 결합되어 있다. 이후 리보솜 큰 소단위체가 결합하여 "번역 개시 복합체(translation initiation complex)"가 완성된다. 단백질 번역의 개시에는 또한 여러 개시 단백질들(initiation proteins) 뿐만 아니라, GTP가 가수분해되면서 발생하는 에너지가 필요하다. 개시 복합체가 형성될 때 메티오닌을 갖는 개시 tRNA(initiation tRNA)는 리보솜의 P자리에 결합한다. A자리는 다음 코돈에 의해 지정된 아미노산과 결합하고 있는 tRNA가 들어올 자리이다.

신장 단계에서 아미노산이 한 개씩 첨가된다.

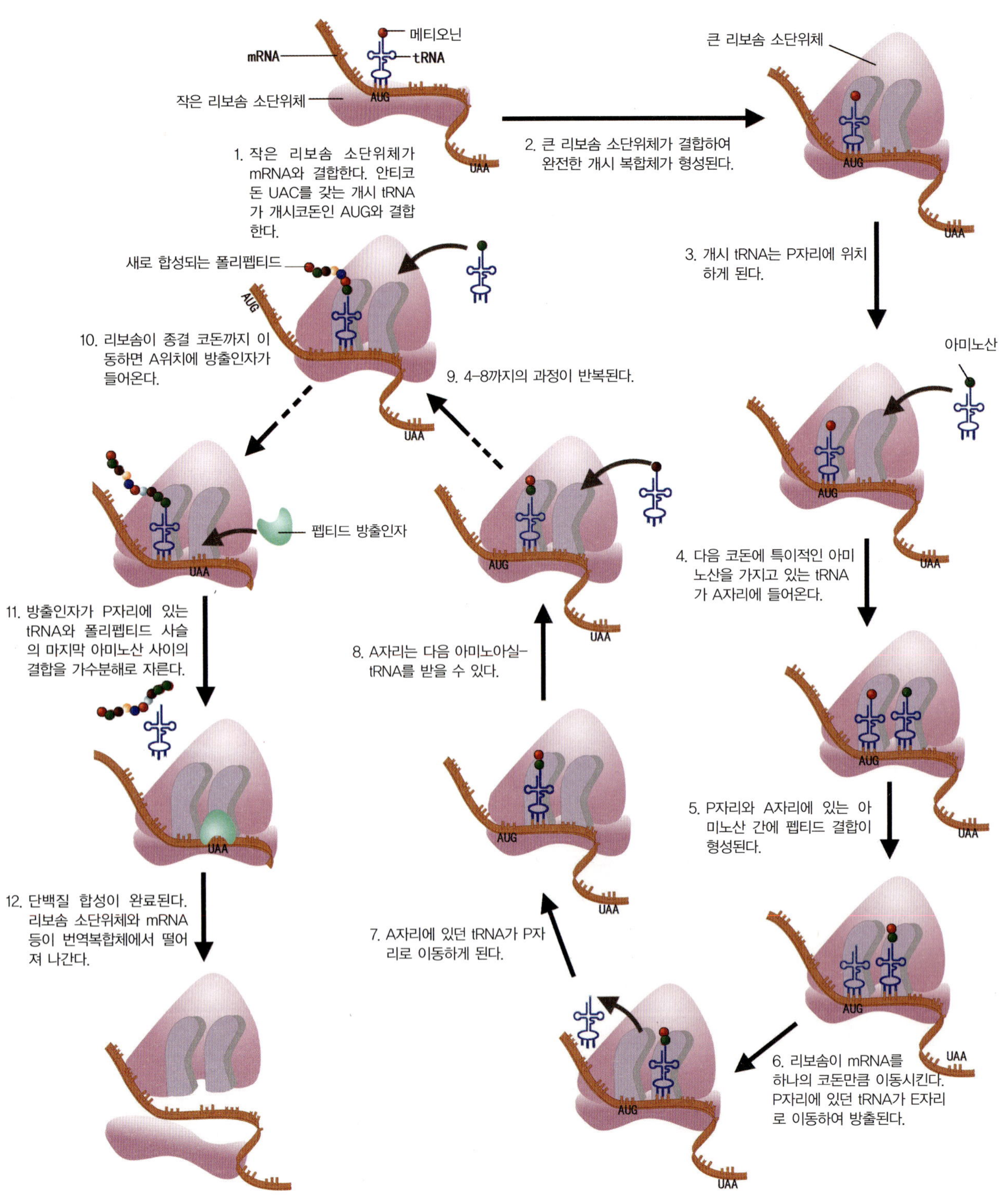

그림 9.18 번역과 단백질 합성

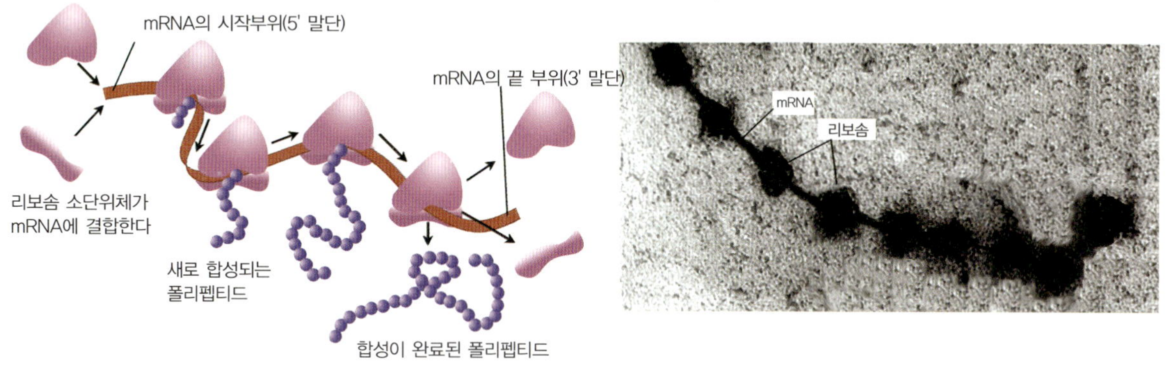

그림 9.19 한 개의 mRNA에 여러 개의 리보솜이 결합하여 동시에 많은 폴리펩티드가 합성된다

아미노산이 첨가되기 위해서 A자리의 mRNA 코돈에 상보적인 안티코돈을 갖는 아미노아실-tRNA(아미노산이 결합된 tRNA)가 코돈을 인식하고 결합한다. 그 후 P자리와 A자리에 위치한 아미노산 간에 펩티드결합이 형성된다. P자리에 위치했던 tRNA가 리보솜 복합체에서 떨어지기 위해서 E자리로 이동하면, 비어진 P자리로 A자리에 있던 tRNA가 이동한다. 이어서 비어있는 A자리에 새로운 아미노아실-tRNA가 첨가되어 이전의 과정을 반복하게 된다.

A자리가 mRNA의 종결코돈(stop codon, UAA, UGA, UAG)에 다다르게 되면 신장과정이 멈추게 된다. tRNA 대신 방출인자(release factor)가 A자리에 결합하게 되고, 폴리펩티드 사슬에 물 분자가 첨가되어, P자리에 위치한 tRNA와 리보솜에서 폴리펩티드가 떨어지게 된다.

번역 과정은 매우 빠르게 일어난다. 각각의 아미노산을 첨가하는 데는 0.1초도 걸리지 않는다. 일반적인 mRNA와 하나의 리보솜을 이용하면 한 개의 폴리펩티드는 1분 안에 만들어진다. 일반적으로 많은 리보솜이 하나의 mRNA에 결합하므로 많은 폴리펩티드가 동시에 만들어진다(그림 9.19).

폴리펩티드는 합성되는 동시에 또는 합성 바로 직후에 2차 또는 3차 구조를 형성하기 시작하기 때문에, 많은 단백질은 바로 기능을 발휘할 수 있다. 그러나 어떤 단백질이 적절한 기능을 수행하기 위해서는 좀 더 가공되어야 하는 경우도 있다.

유전정보가 DNA에서 RNA를 거쳐 단백질이 만들어지는 것은 세포를 가진 모든 생명체의 공통적인 현상이다. 그러나 RNA 유전체를 가지고 있는 몇몇 바이러스들은 RNA를 직접 단백질 합성을 위한 주형으로 이용한다. 다른 몇몇 RNA 바이러스는 역전사효소(reverse transcriptase)라는 효소를 이용하여 역전사(reverse transcription)과정에 의해 RNA를 주형으로 DNA를 합성한 후, 다시 합성된 DNA를 주형으로 새로운 mRNA를 합성하여 단백질로의 번역을 위한 주형으로 이용한다.

9.7 인간 유전체 프로젝트

1988년 미국 국립보건원(National Institutes of Health)과 에너지국(Department of Energy)은 생물학 연구의 가장 큰 사업인 인간 유전체 프로젝트(human genome project, HGP)를 지원해 주기로 했다. 이 사업의 목표는 인간의 23쌍의 염색체

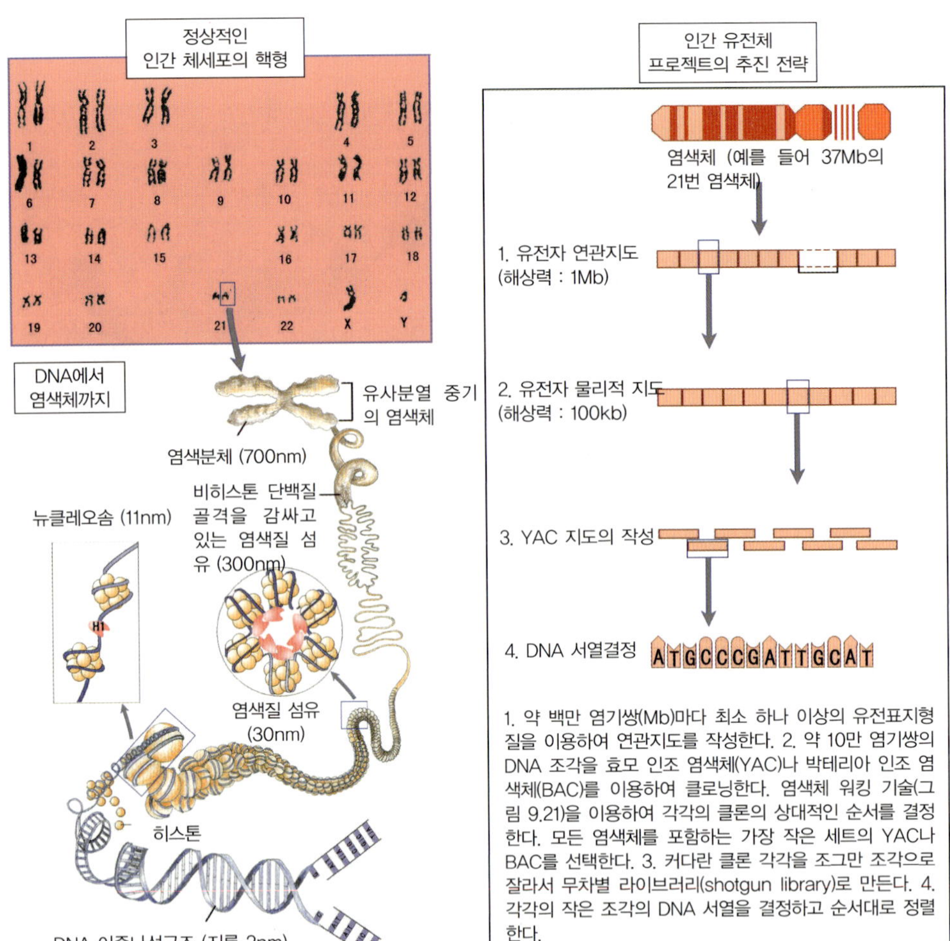

그림 9. 20 인간 유전체의 구조와 인간 유전체 프로젝트의 추진전략

의 각각의 유전자 연관 지도(genetic linkage map)와 물리적 지도(physical map)를 작성하고, 인간 유전체(게놈, genome)의 모든 서열을 규명하는 것이었다. 이 사업에는 15년간 미화 30억 달러가 배정되었다. 그 후 인간 유전체 프로젝트는 영국, 프랑스, 캐나다, 일본, 중국 등 전 세계의 많은 대학과 정부 연구 기관들이 참여하는 국제적인 사업이 되었다. 처음 계획은 인간의 염색체를 하나하나씩 분석하는 것이었다. 처음에 과학자들은 약 백만 염기쌍 정도의 커다란 DNA 조각들을 분리하여 분석하고, 염색체상에서의 위치를 파악하고자 하였다. 그 후 다시 약 100,000염기쌍 정도를 포함하는 작은 조각으로 부수고 각각 작은 조각들의 상대적 위치를 규명하고자 하였다. 이러한 과정을 DNA 조각이 한 번에 서열을 분석할 수 있는 작은 조각(약 500–1000 염기쌍)으로 잘릴 때까지 계속적으로 반복하였다(그림 9.20). 모든 과정은 4단계로 이루어졌다.

1. 유전자 연관지도 작성(genetic linkage mapping) : 유전자 연관지도를 작성하기 위한 정보는 여러 가계를 조사해서 얻는다. 알려져 있는 정보를 분석하여 표현형질간의 유전자 재조합 빈도(recombination frequency)를 알아낼 수 있다. 이용할 수 있는 또 다른 유전표지형질(genetic marker)은 유전자 서열에 변이가 생겨서 제한효소 인식부위(restriction enzyme recognition site)가 변화되는 경우이다. 유전자 연관 지도 작성에는 염색체 전체

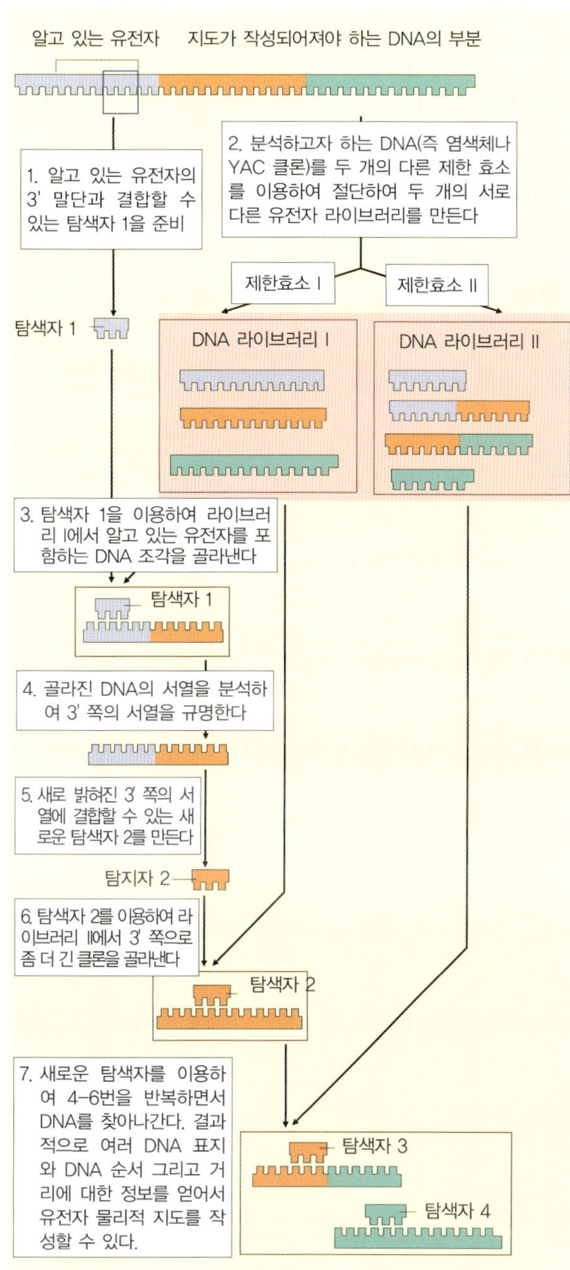

그림 9.21 염색체 워킹 방법

에 분포하는 3만개 이상의 유전표지형질(genetic marker)이 이용된다.

2. 유전자 물리적 지도 작성(genome physical mapping) : 유전자 재조합 빈도에 따라 유전자 표지간의 상대적 거리를 나타낸 연관 지도와는 달리, 물리적 지도는 유전자 표지간의 거리를 뉴클레오티드의 개수로 나타낸다. 물리적 지도는 염색체의 DNA를 제한효소를 이용하여 셀 수 있는 몇 개의 조각으로 절단하고 각 조각들의 순서를 정하는 것이다. 순서를 정하기 위해서는 DNA를 서로 겹쳐지도록 절단하는 것이 중요하다. 각 조각의 끝부분은 "서던 혼성화법(Southern hybridization)"을 수행하기 위한 분자 표지(molecular marker)로 이용될 수 있다. 물리적 지도 작성에는 "*염색체 워킹(Chromosome walking)*" 방법이 주로 이용된다 (그림 9.21).

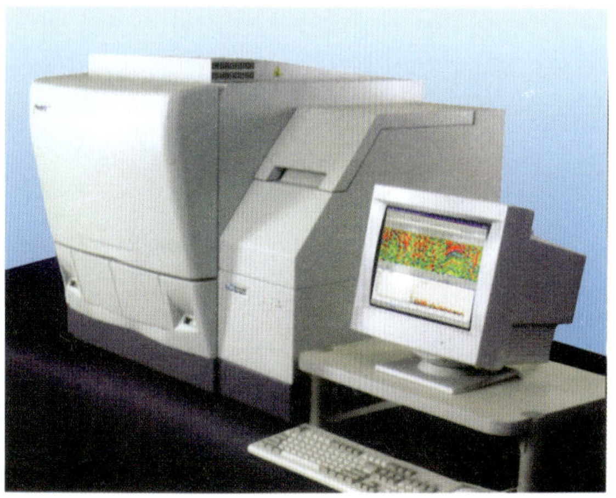

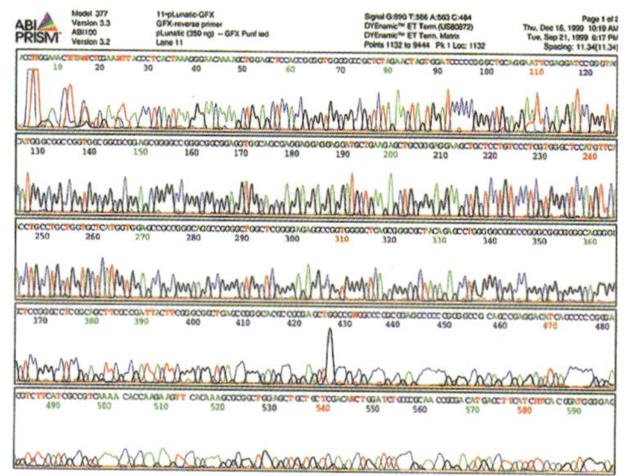

그림 9.22 자동 DNA 서열 분석 기계와 전형적인 DNA 서열 크로마토그램(chromatogram)

3. 유전체 서열 분석(genome sequencing) : 23쌍의 염색체의 완전한 DNA 서열을 얻는 것이 인간 유전체 프로젝트의 야심적인 목표였지만, 시간이 매우 오래 걸리고 또한 돈이 많

이 들어가는 사업이었다. 이러한 목표를 이루기 위해서는 유전자 서열 분석 기술의 발전이 필요하였고, 실제로 많은 과학자들과 연구소가 이 기술을 향상시키기 위해서 노력하였다. 결과적으로 인간 유전체 프로젝트는 여러 가지 중요한 파급 효과를 만들어 냈다. 예를 들어, DNA 서열 분석을 위하여 방사성 동위원소를 이용하던 방법에서 형광물질을 이용하는 방법으로의 전환, 전기영동법의 해상도 향상, 자동 DNA 서열 분석기(automated DNA sequencer)의 개발(그림 9.22) 등이다. 이러한 기술들은 다른 많은 종의 유전체의 서열을 결정하는데도 널리 이용되고 있다.

4. 생물정보학(Bioinformatics) : 인간의 반수체 유전체는 30억 개가 넘는 DNA 염기쌍으로 이루어져 있다. 이렇게 방대한 유전자 서열을 분석하기 위해서는 고성능의 하드웨어를 가진 컴퓨터와 소프트웨어의 개발이 필요했다. 초기에는 개발된 하드웨어와 소프트웨어를 이용하여 크기가 작은 유전체들의 서열을 분석함으로써 이들이 제대로 작동하는지를 점검하였다. 그 후에 좀더 개선된 하드웨어와 소프트웨어를 이용하여 좀더 복잡한 유전체를 분석하였다. 인간 유전체 프로젝트는 인간의 유전체의 서열을 규명하는 것 이외에, 박테리아, 효모, 실험실에서 주로 이용되는 식물인 애기 장대(*Aravidopsis thaliana*), 초파리(*Drosophila melanogaster*), 쥐, 원숭이 등의 유전체를 밝히는 데도 많은 지원을 하였다.

인간 유전체 프로젝트를 위한 기금은 유전체 규명을 위한 여러 기술의 발전과 인간 유전체와 다른 생물의 유전체 서열을 밝히는 다양한 프로젝트에 사용되었다. 인간 유전체 프로젝트가 시작되고 얼마 후, 국제공동연구그룹에 의해 효모의 세 번째 염색체의 모든 서열이 밝혀졌다. 진핵생물의 염색체로는 처음으로 모든 유전자의 서열이 규명된 이 염색체는 315,357개의 뉴클레오티드를 가지고 있다. 과학자들은 효모의 유전자 서열을 분석하여 밝혀진 열린번역틀(open reading frame, ORF, 단백질을 암호화 하고 있는 부위) 중 반 이상이 지금까지는 기능이 알려지지 않은 단백질을 암호화하고 있다는 것을 확인하였다. 다른 모든 진핵생물의 유전체도 보편적으로 이러할 것이라고 생각되어졌다. 최초로 하나의 생물체의 모든 유전체 서열을 밝혀낸 곳은 사립 연구소인 "게놈 연구소(Institute for Genomic Research)"였다. 1995년 7월 그들은 박테리아인 해모필러스 인플루엔자(*Haemophilus influenzae*)의 모든 유전체 서열 (약 1,800,000 염기쌍)을 발표하였다. 또한 1995년에 인간의 3번, 16번, 22번 염색체의 물리적 지도가 완성되었다. 1996년 효모의 16개의 모든 염색체의 서열이 밝혀졌다. 그 이듬해 실험실에서 많이 이용되는 박테리아인 대장균(*Escherichia coli*)을 포함한 여러 가지 생물들의 유전체 서열이 밝혀졌다. 1999년 12월 1일 드디어 인간 유전체중 가장 작은 염색체인 22번 염색체의 모든 서열이 밝혀졌다. 2000년 6월 26일 예정했던 것보다 빨리 모든 인간 유전체 서열의 초안이 발표되었다. 초안에 의하면 인간의 유전체는 3만개에서 3만 5천개의 유전자를 포함하고 있다고 발표되었는데, 이것은 인간 유전체 염기 서열이 결정되기 이전에 많은 과학자들이 예측하였던 약 10만개의 유전자보다 훨씬 적은 것이었다. 그 후로 과학자들은 계속해서 유전자 사이의 공백을 메우고 초안을 다시 다듬는데 열중하였다. 인간유전체 서열의 완벽한 규명은 각각의 유전자의 기능을 밝히는 "기능 유전체학(functional genomics)"이라는 새로운 생물학 시대를 여는 시발점이 되었다.

각각의 유전자의 기능을 규명하는 데는 많은 시간이 필요할 것이다.

인간유전체의 완전한 서열이 예상보다 훨씬 일찍 밝혀진 데는 정부 주도의 공공 기금에 의해 운영되는 인간 유전체 프로젝트(HGP)와 민간기업인 셀레라 제노믹스사(Celera Genomic Corporation) 간의 경쟁이 큰 몫을 차지하였다. 셀레라는 원래 "게놈 연구소(Institute for Genomic Research)"에 속해 있었다. 셀렐라는 HGP에 의해 수립되어진 전통적인 접근 방법을 이용하지 않고 "전유전체 무차별 서열 결정 방법(whole-genome shotgun sequencing approach)"이라는 새로운 방법을 이용하였다. 결과적으로 정부주도와 민간 기업에 의해 두 개의 인간 유전체 초안이 만들어지게 되었다.

인간유전체 서열은 인류에 커다란 혜택을 줄 것이다. 기초 과학 면에서는 유전자의 구조와 기능 그리고 진화에 대하여 총체적인 분석이 가능하게 될 것이다. 실용적인 면에서 보면, 조기 진단과 유전병의 치료를 통하여 의학과 보건에 혁명적인 영향을 끼칠 것이다. 과학자들은 인간이 태어나서 사망하기까지 각각의 세포와 조직 그리고 기관에서 각각의 유전자가 어떻게 발현되고 조절되어지는지를 밝혀내는 "DNA 네트워크(DNA network)"를 만들 수 있을 것으로 기대하고 있다. 이러한 이유로 많은 논평자들은 인간유전체 계획을 핵폭탄을 개발해 낸 맨해튼 프로젝트(Manhattan project)나 인간을 최초로 달에 보낸 아폴로 프로젝트(Apollo project)에 버금가는 결과라고 이야기한다.

단원요약

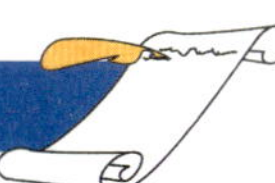

프레데릭 그리피스와 오스왈드 에이버리는 각각 폐렴쌍구균을 이용하여 DNA가 유전물질이라는 것을 밝히는 실험을 하였다. 알프레드 허쉬와 마타 체이스는 박테리오파지를 이용하여 단백질이 아니라 DNA가 유전물질이라는 것을 증명하였다. 제임스 왓슨과 프랜시스 크릭은 DNA의 이중나선구조를 밝혀냈다. 이들 과학자들은 분자 유전학 연구의 선구자 역할을 하였다.

염기쌍결합이론(base-pairing principle)에 의하면, DNA는 이미 존재하던 하나의 가닥을 주형으로 이용하여 새로운 가닥을 복제한다. DNA의 복제는 반보전적인데, 새로 합성된 이중나선구조는 원래 존재하던 DNA 한가닥과 새로 합성된 한가닥으로 이루어진다. DNA 복제에는 DNA 중합효소를 포함하여 많은 단백질 효소들이 작용하는데, DNA 중합효소는 새로운 DNA를 5'→ 3' 쪽으로만 합성할 수 있다.

세포에는 3종류의 RNA가 주로 존재한다. 전령RNA(mRNA)는 DNA의 정보를 단백질 합성 기관에 전해 주는 역할을 한다. mRNA를 주형으로 이용하여 폴리펩티드가 합성된다. 리보솜은 리보솜RNA(rRNA)와 리보솜 단백질들로 이루어져 있다. 각각의 리보솜은 다른 크기와 다른 조성을 갖는 두 개의 소단위체로 이루어져 있다. 단백질 합성을 위해서는 두 개의 소단위체가 모두 필요하다. 운반RNA(tRNA)는 80개 정도의 적은 수의 뉴클레오티드로 이루어져 있으며, 중간 중간 이중나선구조를 갖는다. 각 tRNA의 3'-OH 말단에는 특이적인 아미노산이 결합한다. tRNA에는 3개의 뉴클레오티드로 이루어진 안티코돈이 존재하는데 이 부분이 mRNA의 코돈을 인식할 수 있는 부위이다. tRNA는 새로 합성되는 폴리펩티드에 아미노산을 전달하는 역할을 한다.

전사란 DNA를 주형으로 사용하여 RNA를 합성하는 과정을 말한다. RNA 중합효소가 이 과정을 촉매하며, 마치

DNA 복제와 같이 염기쌍 간의 상보적 결합에 의해 RNA가 합성된다. 그러나 이 과정에서는 티민 대신에 우라실이 이용된다. 프로모터(Promoter)와 종결자(terminator) 서열은 각각 전사 과정이 어느 곳에서 시작되고 어느 곳에서 종료되는 지를 알려준다. 진핵생물에서는 전사가 핵 안에서 일어나고, 만들어진 전사체(transcripts)는 여러 가공 과정을 거친 후 핵 밖으로 이동하여 번역이 된다. 가공 과정은 5′ 말단에 모자 씌우기(capping), 3′ 말단에 폴리A꼬리 첨가, 그리고 인트론의 선택적 이어붙이기(splicing) 등을 포함한다. 삼중자(triplet)코돈은 mRNA상의 연속되는 3개의 뉴클레오티드로 이루어진다. 64(4^3=64)개의 가능한 삼중자(triplet)조합이 있는데, 61개는 각각 아미노산을 지정하고 (ATG는 또한 번역의 시작을 알리는 코돈이다) 3개는 중지를 알리는 “종결 (stop)” 코돈이다. 코돈은 중첩되지 않는다.

번역은 mRNA 주형을 바탕으로 아미노산 단량체를 연결하여 폴리펩티드를 만드는 과정이다. 번역 과정은 개시, 신장, 종결의 3단계로 이루어진다. 번역의 개시는 mRNA의 5′ 말단에 위치한 개시코돈인 AUG에 리보솜의 작은 소단위체(small ribosomal subunit)와 개시tRNA(initiator tRNA)가 결합하여 이루어진다. 개시tRNA는 AUG에 대한 안티코돈인 UAC를 가지고 있고 메티오닌이 결합하고 있다. 그 후 리보솜 큰 소단위체(large ribosomal subunit)가 결합하여 완전한 개시복합체(initiation complex)를 이루게 된다. 이때 개시tRNA(initiator tRNA)는 리보솜의 P자리에 위치하고, A자리는 그 자리에 위치한 코돈에 특이적인 안티코돈과 아미노산을 갖는 tRNA를 받아들일 준비를 한다. 여러 효소들에 의해 P자리와 A자리의 아미노산이 펩티드결합을 이룬 후, P자리의 tRNA는 리보솜 복합체에서 방출되기 위해서 E자리로 이동한다. 비워진 P자리는 A자리에 있던 tRNA가 이동하여 채워지게 되고, A자리에는 새로운 아미노아실-tRNA가 들어와서 새로운 과정을 반복하게 된다. 이 과정을 신장과정이라 하는데, 신장과정은 A자리에 종결코돈(stop codon)인 UAA, UAG, UGA가 오면 멈추게 된다. A자리에 방출인자(releasing factor)가 결합하고 폴리펩티드 사슬 끝에 새로운 아미노산 대신 물 분자가 첨가되면, 폴리펩티드 사슬은 tRNA와 리보솜에서 떨어져나가게 된다.

인간 유전체 프로젝트는 과학사에서 기념비적인 사건이다. 실질적으로 현대 생물학과 의학을 획기적으로 바꾸어 놓은 혁명과 같은 일이었으며, 부수적으로 여러 가지 기술 혁신을 이루는데 공헌하였다. 이 프로젝트를 바탕으로 다양한 수 백 가지 생물종의 유전체 서열이 완전히 밝혀졌다. 인간 유전체 서열의 초안이 2000년 6월 발표된 후 과학자들은 인간과 다른 생물종에서의 유전자 상호간의 기능적 관계를 밝히는데 주력하고 있다. 이러한 프로젝트는 다가오는 미래에 인류를 위해 크게 기여할 것으로 생각되어진다.

토의를 위한 질문

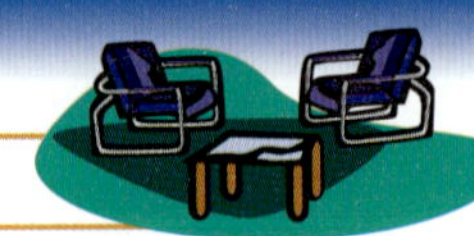

1. 왜 멘델과 모건은 DNA가 유전물질이라는 것을 밝혀내지 못하였는가?
2. 다음 현상을 설명하여라. 생물학자가 인간의 간세포에서 유전자 하나를 분리해낸 후 박테리아의 염색체에 이 유전자를 삽입하였다. 박테리아의 전사와 번역 체계를 이용하여 이 유전자가 암호화하고 있는 폴리펩티드가 만들어졌다. 그러나 이 폴리펩티드의 아미노산 서열이 인간 간세포에서 만들어졌을 때와 달랐다.
3. 단백질이 합성되는 동안에 한 번에 하나씩의 아미노산만이 첨가되는 기작은 무엇인가? 또한 어떻게 정확한 위치에 정확한 아미노산만이 첨가되는가?
4. DNA 복제가 일어날 때 상보적 DNA 가닥 간의 복제 공정의 차이점은 무엇인가? 왜 두 가닥이 같은 공정에 의해 복제되지 못하는가?

5. 유전정보가 DNA에서 단백질로 전달되는 과정을 다음 용어들을 이용하여 기술하여라.

   tRNA, 아미노산, 개시코돈, 펩티드결합, 안티코돈, 전사, 리보솜, RNA 중합효소, 유전자, mRNA, 종결코돈

6. 인간유전체 프로젝트의 과학적 의미와 가능한 응용 방법을 생각해보고 기술하여라.

관련된 인터넷 사이트

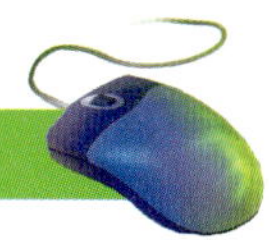

http://www.dnalc.org/home.html
http://www.pbs.org/wgbh/aso/tryit/dna/
http://molvis.sdsc.edu/dna/index.htm

CHAPTER

10 유전자 발현의 조절

THE REGULATION OF GENE EXPRESSION

9장에서 우리는 유전자가 mRNA로 전사되고 다시 폴리펩티드로 번역되는 과정을 살펴보았다. 폴리펩티드는 특이한 구조와 기능을 갖는 단백질이 되는데, 그 단백질에 의해 개체의 표현형질이 결정된다. 이번 장에서는 유전자의 발현이 정확하게 조절되는 다양한 방법에 관해서 이야기할 것이다. 만약 유전자의 발현이 정확하게 조절되지 못하고 부적절한 위치와 시간에 발현된다면, 세포와 개체는 제대로 기능을 수행하지 못한다. 또한 어떻게 유전자 돌연변이와 발현의 변화가 표현형질을 변화시키고, 질병을 유발하는지에 관해서도 이야기할 것이다.

10.1 유전적 돌연변이

세상에 똑같이 생긴 사람은 하나도 없다. 생명체 유전에 관한 기본원리가 밝혀지고, 단백질을 만드는 유전정보가 DNA에 암호화되어 있다는 것을 발견한 후, 과학자들은 어떻게 표현형질이 차이를 보이는지를 분자 수준에서 체계적으로 연구하기 시작하였다. 실험 결과, DNA 서열의 변화가 유전자의 발현 양상을 변화시키고, 결과적으로 유전되는 표현형질의 변화를 초래한다는 것을 알아냈다. 광범위하게 말하면 유전물질에 조금이라도 변화가 일어났다면 "돌연변이(mutation)"라고 규정할 수 있다. 돌연변이에는 염색체의 결실(deletion), 삽입(insertion), 전좌(rearrangement) 등이 일어나는 대규모의 돌연변이와 단지 몇 개의 염기쌍만이 관여하는 소규모의 돌연변이가 있다. 점돌연변이(point mutation)는 일반적으로 한 개의 염기쌍이 다른 염기로 치환(substitution)되거나 또는 염기쌍이 결실 혹은 삽입되는 두 가지 형태로 나타날 수 있다.

9장에서 언급하였듯이 DNA의 복제과정은 매우 정확한 기작이다. 그러나 복제 과정에서 오류가 일어나서 뉴클레오티드가 다른 뉴클레오티드로 치환되기도 한다(그림 10.1). 어떤 경우에는 치환이 일어났지만 단백질의 아미노산 서열에 전혀 영향을 주지 않는 경우도 있다. 만약 주형 DNA의 염기 하나가 A에서 G로 바뀌어서 mRNA 코돈이 AGU에서 AGC로 바뀌었다고 가정하자. AGU와 AGC는 둘 다 세린 아미노산을 암호화하므로 이러한 염기의 치환은 단백질의 아미노산 서열에 아무

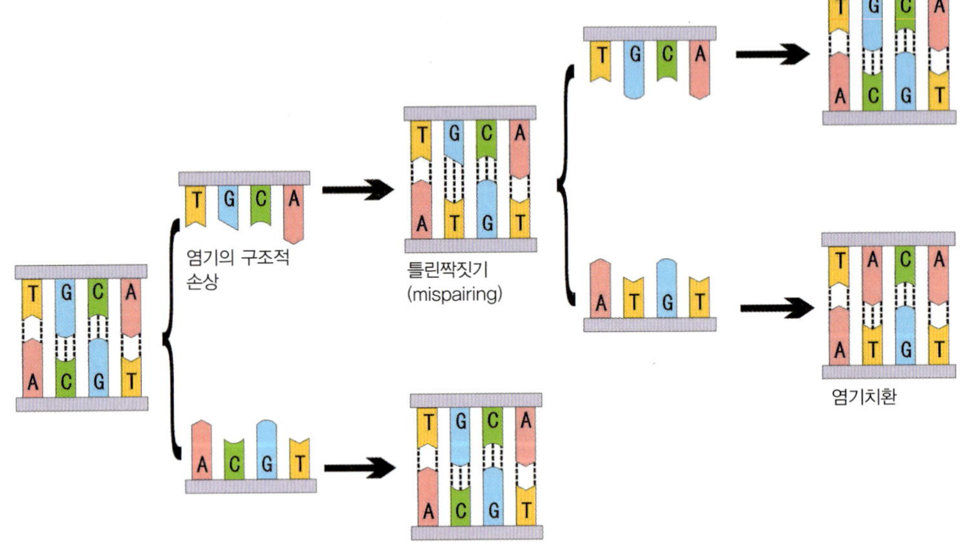

그림 10.1
염기치환

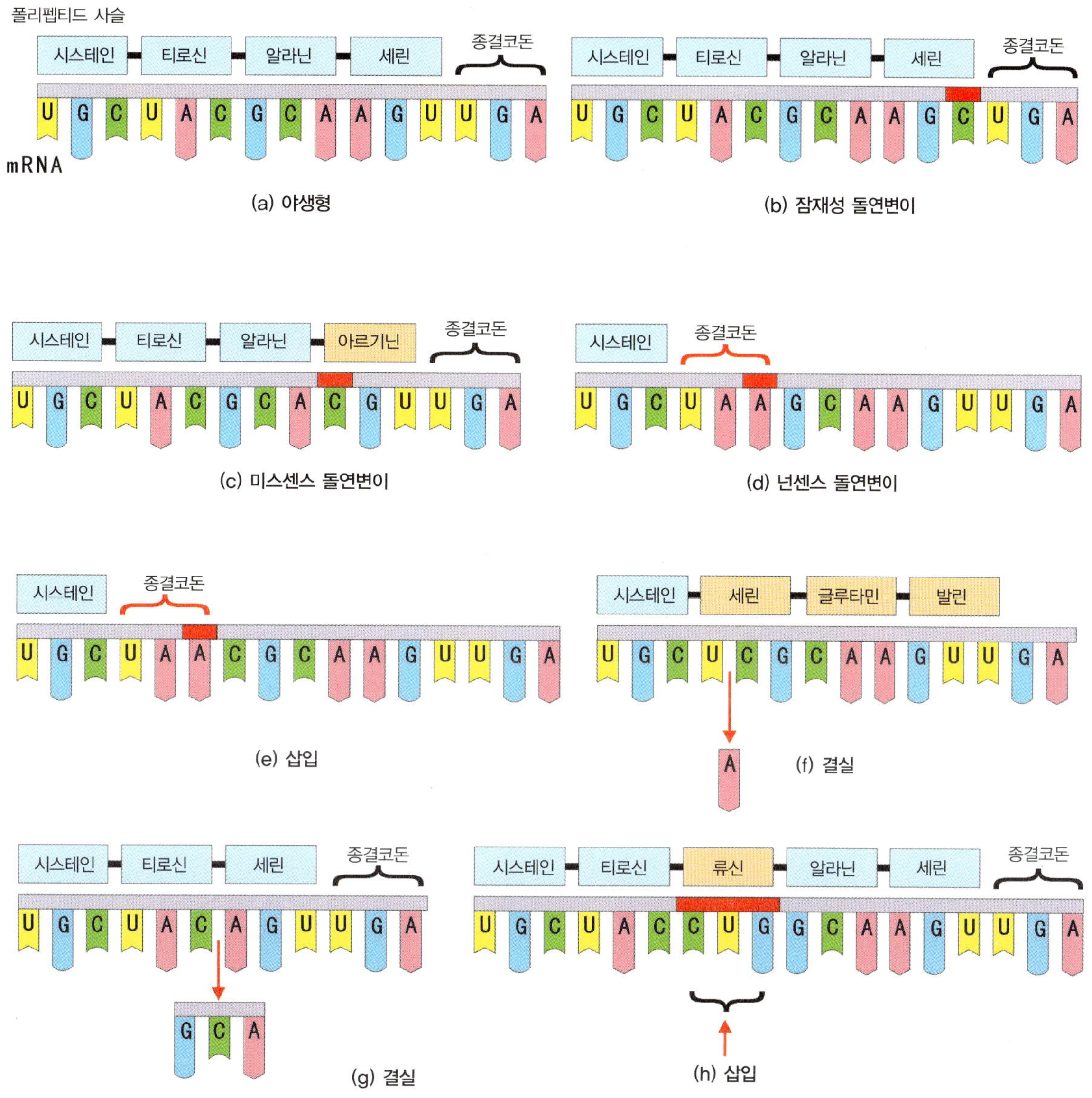

그림 10.2 다양한 종류의 점돌연변이

영향이 없다. 이런 종류의 돌연변이를 "잠재성 돌연변이(same-sense mutation)" 또는 "침묵 돌연변이(silent mutation)"라고 한다(그림 10.2a–b).

어떤 염기의 치환은 아미노산의 변화를 일으킨다. 만약 DNA주형의 코돈 TCA가 GCA로 바뀐다면, mRNA의 코돈은 AGU에서 CGU로 바뀌게 되고 세린은 아르기닌으로 바뀌게 될 것이다. 이러한 치환 돌연변이를 "미스센스 돌연변이(missense mutation)"(그림 10.2c)라고 한다.

만약 단백질의 구조와 기능에 중요한 역할을 하는 부분에 미스센스 돌연변이가 생긴다면 돌연변이에 의해 표현형질이 매우 심각하게 변화되기도 한다. 유전병인 "낫적혈구빈혈(sickle-cell anemia)"은 헤모글로빈 유전자의 T가 A로 바뀌면서 한 개의 아미노산이 글루탐산(GAA)에서 발린(GUA)으로 변화하여 발생하는 질병이다(그림 10.3). 높은 고도에 오르거나, 과격한 운동을 하게 되면 혈액의 산소농도가 낮아지게 되는데, 이런

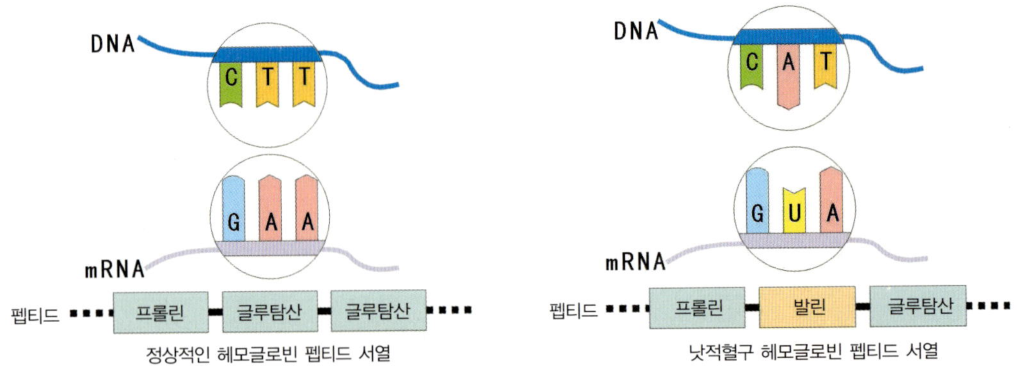

그림 10.3 점돌연변이에 의해 인간의 낫적혈구빈혈이 발생한다.

상태에서는 이 유전병을 가진 사람의 적혈구 속에 존재하는 비정상적인 헤모글로빈 분자가 결정화되면서 긴 막대 모양으로 변하고, 적혈구가 원형 디스크 모양에서 낫 모양으로 바뀌게 된다. 낫 모양의 적혈구는 서로 엉켜서 혈관을 막게 되고 심장 기능이 상실되거나, 지라, 콩팥, 그리고 뇌에 영향을 미치게 되어 종종 사망을 유발하게 된다.

하나의 코돈에 돌연변이가 일어나서 이 코돈이 종결코돈으로 바뀌는 경우를 "넌센스 돌연변이(nonsense mutation)"라고 한다. 넌센스 돌연변이가 일어나면 번역이 조기에 종결되어 짧은 폴리펩티드가 만들어 진다(그림 10.2d). 넌센스 돌연변이에 의해 결과적으로 기능을 못하거나 다른 역할을 하는 단백질이 만들어진다.

염기의 치환에 의한 돌연변이와 비교했을 때, 삽입과 결실에 의한 돌연변이는 단백질의 기능과 구조에 좀더 심각한 결과를 초래하게 된다. 유전자는 중첩되지 않는 삼중자코돈(triplet codon)에 의해 정확한 서열로 이루어졌기 때문에, 하나의 염기쌍이 첨가되거나 결실되면 그 염기쌍 이후의 번역틀(reading frame)의 모든 코돈은 하나씩 밀리거나 당겨지게 된다. 이러한 돌연변이를 "번역틀 이동 돌연변이(frameshift mutation)"라고 한다(그림 10-2 e-f). 삽입되거나 결실이 일어난 위치에 따라 짧은 폴리펩티드가 만들어 지거나(번역이 조기에 종결되는 경우), 매우 다른 아미노산 서열을 갖는 단백질이 만들어진다. 만약 3' 말단 가까이에서 삽입이나 결실이 일어나는 경우 적은 수의 아미노산만이 영향을 받게 되어, 5' 말단 근처에서 돌연변이가 일어나는 경우보다 단백질의 구조나 기능에 적은 영향을 미치기도 한다. 만약 삽입이나 결실이 3개의 염기쌍 또는 3의 배수 개의 염기쌍 단위로 일어난다면 번역틀이 유지되어 조기 종결은 일어나지 않지만 1개 또는 몇 개의 아미노산이 빠지거나 삽입된다(그림 10.2 g-h).

돌연변이는 DNA상의 비암호부분(nonprotein coding region; 아미노산을 지정하는 정보가 없는 지점)에서도 일어날 수 있는데, 이러한 경우에도 표현형질에 영향을 미치기도 한다. 예를 들어 돌연변이가 유전자의 조절 서열 부위(regulation sequence)나 rRNA, tRNA 부위에 일어날 수 있는데, 유전자 조절 서열 부위가 변화하게 되면 유전자의 발현양상이 달라지고, rRNA나 tRNA가 변하게 되면 전반적인 모든 단백질 번역 과정에 문제가 생긴다.

유전자의 돌연변이는 종종 단백질의 구조와 기

능의 변형을 유발하는데, 변형된 단백질을 가지고 있는 사람은 대사 혹은 생리적 기능에 문제가 생긴다. 몇몇 돌연변이는 매우 심각하여 사람을 사망케 하는 원인이 되기도 한다. 예를 들어 "종양억제 유전자(tumor-suppressor gene)"에 돌연변이가 생기면 많은 종류의 세포와 조직이 무한정으로 성장하여 다양한 암을 일으키기도 한다.

돌연변이는 몇 가지 다양한 원인에 의해 일어난다. 화학 물질과 같은 외부의 물질에 노출되지 않아도 자발적으로 일어날 수도 있다. 자발적인 돌연변이는 DNA를 복제하거나 수리하는 과정에 오류가 생기거나, "전위요소(transposable element)"의 이동에 의한 유전자 재조합에 의해 일어난다. DNA와 직접적으로 결합하여 돌연변이 확률을 높이는 많은 물리적, 화학적 물질들을 "돌연변이원(mutagen)"이라고 한다. 돌연변이원은 어떻게 작용하는 지에 따라 다음과 같이 4가지 종류로 나눌 수 있다. (1) 다른 염기와 염기쌍을 이룰 수 있는 염기 유사체(base analog) (2) 염기의 구조를 바꾸어서 DNA 복제과정에서 다른 염기와 짝을 이루도록 만드는 물질 (3) DNA 사이에 끼어들어가 DNA의 구조를 바꾸어 하나의 염기쌍의 삽입이나 결실을 유도하는 물질(intercalating agent) (4) 염기쌍 간의 수소 결합을 변형시켜 DNA가 복제 과정에서 주형으로 이용되지 못하게 하는 물질인 자외선(ultraviolet)과 이온화 방사선(ionizing radiation) 등의 돌연변이원. 생명체가 진화하는 과정에서 세포는 지속적으로 여러 돌연변이원에 노출되어 왔다. 사실상 돌연변이원에 의해 발생하는 돌연변이는 생명체의 진화에 중요한 역할을 해왔다. 그러나 대부분의 돌연변이는 매우 유해하기 때문에 세포는 돌연변이를 최소화할 수 있는 다양한 방법을 개발해 왔는데, DNA 중합효소의 교정기능(proofreading)과 광범위한 부위 또는 국지 부위를 수리하는 수리기작(repair pathway) 등이 대표적인 예이다. 그럼에도 불구하고 완벽한 수리 방법은 존재하지 않으며, 세포는 매번 분열을 할 때마다 돌연변이가 발생하게 된다. DNA 유전체의 평균 돌연변이 발생 빈도는 10^9 염기쌍이 복제될 때 한 번 정도이다. AIDS를 유발하는 인간면역결핍 바이러스(human immunodeficiency virus, HIV)와 독감을 일으키는 인플루엔자 바이러스(influenza virus)는 RNA 유전체를 갖는데, 약 10^6 염기쌍을 복제 할 때마다 한번 정도의 돌연변이가 일어나서, DNA 유전체 보다 약 1000배 가량 돌연변이가 쉽게 일어난다.

10.2 원핵생물의 유전자 발현 조절

유전자 발현은 DNA에서 mRNA가 만들어지는 전사 과정과 mRNA에서 폴리펩티드가 만들어지는 번역 과정의 두 단계에서 다양한 방법에 의해 조절된다. 특정 유전자의 전사 과정은 특정한 억제자(repressor)나 유도인자(inducer)에 의해서 억제되거나 촉진된다. mRNA가 합성된 후 생성되는 단백질의 양은 번역 과정의 조절에 의해 정해진다. 더불어 단백질이 합성되는 동안 여러 화학적 변형에 의해 단백질의 활성이 조절된다. 조화로운 유전자 발현 체계는 생물체의 적절한 대사 작용과 생존에 매우 중요하다. 유전자 발현의 조절은 분자유전학 연구의 가장 중요한 부분이다.

실험에 주로 이용되는 박테리아인 대장균은 약 4,000개의 유전자를 가지고 있다. 이 박테리아의 모든 단백질을 전기영동을 통해서 분석하면, 각 단백질의 발현 양이 만 배 이상 차이를 보이는 것을 알 수 있다. 성장조건을 바꾸어 주면 종종 상당히 다른 단백질 발현 양상을 관찰할 수 있다. 박테리아가 유전자 산물의 양을 조절한다는 생각은 1900년 초부터 있었지만, 어떻게 이러한 조절이 일어나는지는 1960년대까지는 밝혀지지 않았다. 여기서는 *lac* 오페론(*lac* operon)을 예로 들어 원핵세포 유전자의 조절 기작을 설명하고자 한다.

젖당(lactose)은 우유와 유제품에 포함된 탄수화물이다. 사람의 장에는 많은 대장균이 살고 있는데 이들은 젖당과 다른 유기물들을 흡수하여 소화시킨다. 우리가 우유를 마시면 대장균은 젖당을 흡수하고 소화시키기 위해서 특정한 효소를 만들어낸다. 그러나 주변에 젖당이 없는 경우에는 이러한 효소를 만들어내지 않는다.

프랑스의 과학자인 자크 모노(Jacqes Monod)와 프랑수아 자코브(Francois Jacob)는 대장균을 포도당만 존재하고 젖당이 없는 배지에 키우게 되면, 대장균이 β-갈락토시다제(β-galactosidase)를 만들어 내지 않는다는 것을 발견하였다. 그들은 대장균이 젖당을 분해하기 위해서는 이 효소가 필수적으로 필요하고, 젖당이 존재하는 경우에만 이 효소가 만들어진다는 것을 발견하였다. 그들은 계속 실험을 수행하여 젖당이 존재하지 않는 배지에서는 대장균이 β-갈락토시다제의 mRNA를 만들지 않는다는 것을 밝혀냈다. 1961년 그들은 β-갈락토시다제의 조절을 설명하는 *lac* 오페론 모델을 제안하였고, 그 공로로 1965년 노벨상을 받았다.

현재는 대장균이 젖당을 흡수하고 소화시키기 위해 β-갈락토시다제, 락토오즈 퍼미아제(lactose permease), 트랜스아세틸라제(transacetylase)라는 3가지 효소를 이용한다는 것이 알려져 있다. β-갈락토시다제는 젖당을 포도당과 갈락토스(galactose)로 분해한다. 락토오즈 퍼미아제는 젖당을 외부에서 대장균 내부로 흡수하는 역할을 한다. 트랜스아세틸라제의 확실한 기능은 아직은 알려져 있지 않다. 이 세 가지 효소는 각각 *lacZ*, *lacY*, *lacA*라는 DNA 유전자 서열에 암호화되어 있다. 이 세 개의 유전자는 나란히 배열되어 있는데, 이들 유전자들의 전사는 인접한 DNA서열에 존재하는 조절부위(regulatory region)에 의해 조절된다. 조절부위는 프로모터(promoter)와 작동유전자(operator)를 포함하고 있는데, 프로모터 부위에 RNA 중합효소가 결합함으로써 전사가 시작된다. 작동유전자는 프로모터와 단백질을 암호화하는 구조 유전자(structural gene) 사이에 위치하고 있어서, RNA 중합효소가 프로모터 부위에 결합하는 것을 조절한다. 조절부위와 세 개의 유전자를 모두 합쳐서 "*lac* 오페론"이라 부른다. *lac* 오페론의 5′쪽 바로 위에는 *lacI*라는 다른 유전자가 존재하는데 이 유전자는 *lac* 오페론의 억제자(repressor)를 만들어내는 역할을 한다(그림 10.4).

젖당이 없는 상태에서는 억제자 유전자인 *lacI*가 활성화되어 억제자 단백질이 합성된다. *lacI* 억제자 단백질은 작동유전자에 결합하여 세 개의 구조 유전자가 전사되는 것을 방해하게 된다.

반면 젖당이 존재하는 경우에는 젖당이 억제자 단백질에 결합하고, 이 결합에 의해 억제자가 구조적 변화를 일으켜 작동유전자에 결합하지 못하게 된다. 결과적으로 RNA 중합효소가 프로모터에 결합할 수 있게 되므로 유전자가 전사되고 효소들이 만들어지게 된다.

대장균은 포도당을 소화시키는 효소를 항상 발현하여 보유하고 있으므로(이러한 경우를 "구성발현〔constitutive expression〕"이라 한다), 만약 포도당과 젖당이 함께 있는 경우 대장균은 주로 포도당을 이용한다. 포도당이 대사가 되면 세포내에 ATP의 농도가 올라가게 되고 cAMP(환형아데노신일인산, cyclic adenosine monophosphate)의 농도는 낮아진다. cAMP의 농도가 낮아지면 cAMP가 결합하여만 활성화되는 "cAMP 수용단백질(cAMP

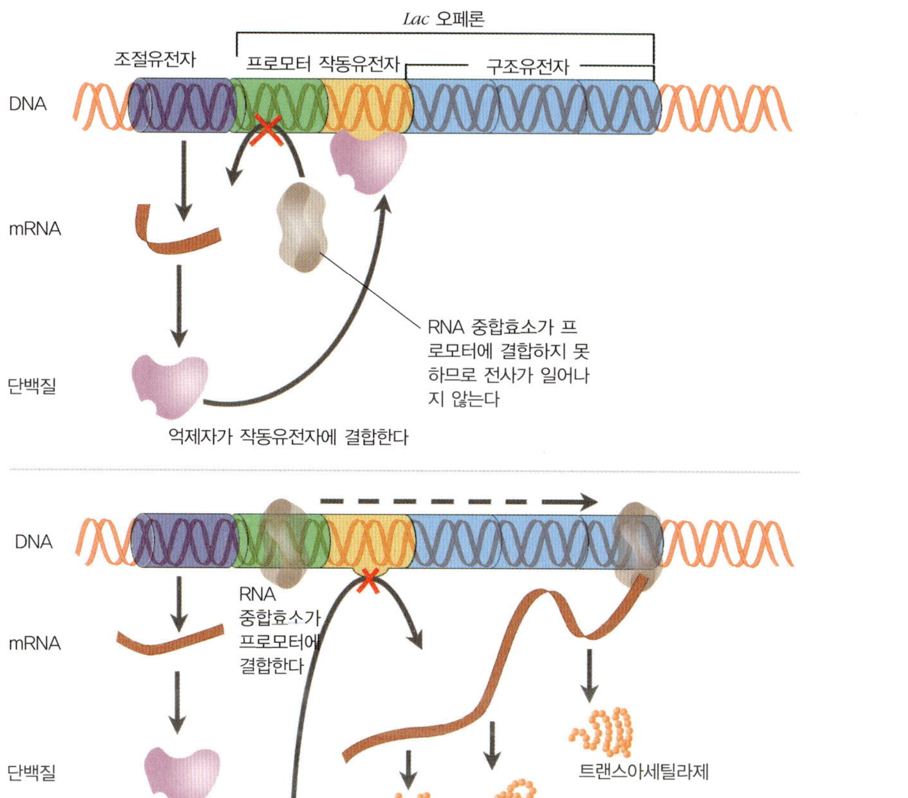

그림 10.4 대장균의 *lac* 오페론의 구조와 조절 방법

receptor protein(CRP))"이 활성화되지 않는다. RNA 중합효소는 *lac* 오페론 프로모터에 낮은 결합력을 갖는데, 활성화된 CRP는 *lac* 오페론 프로모터와 RNA 중합효소간의 결합력을 증가시키는 역할을 한다. 그러므로 포도당과 젖당이 동시에 존재하는 경우에는 CRP가 활성화 되지 않아서, 젖당을 대사시키는 효소의 유전자의 전사는 매우 적은 양만 일어난다.

지금까지 봐 왔듯이 *lac* 오페론은 매우 정교한 조절 기작이다. 이 조절 기작에서는 기질(substrate)인 젖당이 유도인자(inducer)로 작용한다. 대장균과 다른 원핵생물들의 유전체에는 다양한 조절 기작에 관여하는 많은 다른 오페론들이 존재한다. 몇몇 오페론은 *lac* 오페론처럼 기질이 발현을 유도할 수도 있고, 반대로 트립토판 아미노산의 합성에 관여하는 오페론처럼 기질이 발현을 억제할 수도 있다.

10.3 진핵생물의 유전자 발현 조절

원핵생물과 마찬가지로 진핵생물의 유전자 발현도 정확하게 조절되어야 한다. 원핵생물에서 오페론이 유전자의 발현을 조절하는 단위라는 것이 밝혀진 후, 과학자들은 진핵생물에서 비슷한 조절 단위를 찾으려고 노력하였으나 실패하였다. 진핵생물은 유전체와 세포가 원핵생물에 비해 매우 크고 또한 세포가 여러 구획으로 나누어져 있어서,

진핵생물의 유전자 발현 조절은 원핵생물과는 많이 다르다. 진핵생물의 유전자 발현 조절에 대해서 살펴보도록 하자.

진핵세포의 유전체는 막으로 둘러싸인 핵 안에 존재한다. 전사 과정은 핵에서 일어나는 반면, 번역 과정은 다른 부분인 세포질(cytoplasm)에서 일어난다(그림 10.5). 진핵생물은 원핵생물에 비해 더 큰 유전체와 더 많은 유전자를 가지고 있고, 또한 유전자의 많은 부위가 단백질로 번역되지 않는 부위(noncoding region)이다. 원핵생물과 달리 진핵생물의 유전자에는 엑손(exon)들 사이에 인트론(intron)이 존재한다. 처음 만들어진 전사체(transcript)는 핵에서 세포질로 이동하기 전에 가공과정을 거쳐야만 한다.

진핵생물의 DNA는 다섯 종류의 히스톤(histone H1, H2A, H2B, H3, H4)을 감싸 뉴클레오솜(nucleosome)이라는 구조를 이룬다. 각각의 뉴클레오솜은 4종류의 히스톤이 각각 두 분자씩이 모여 있으며, 이 주위를 DNA가 감고 있는 구조이다. 5번째 히스톤인 H1은 다른 히스톤 복합체의 가장자리 쪽에서 DNA와 결합하고 있다. 히스톤 H1은 뉴클레오솜이 꼬이고 접혀서 염색질 섬유(chromatin fiber)를 이루는 것을 도와서 비히스톤 단백질(nonhistone protein) 골격에 결합하게 하는 역할을 한다. 이 염색질 골격은 세포분열 중기에서 더욱 단단하게 꼬여 염색분체(chromatid)와 염

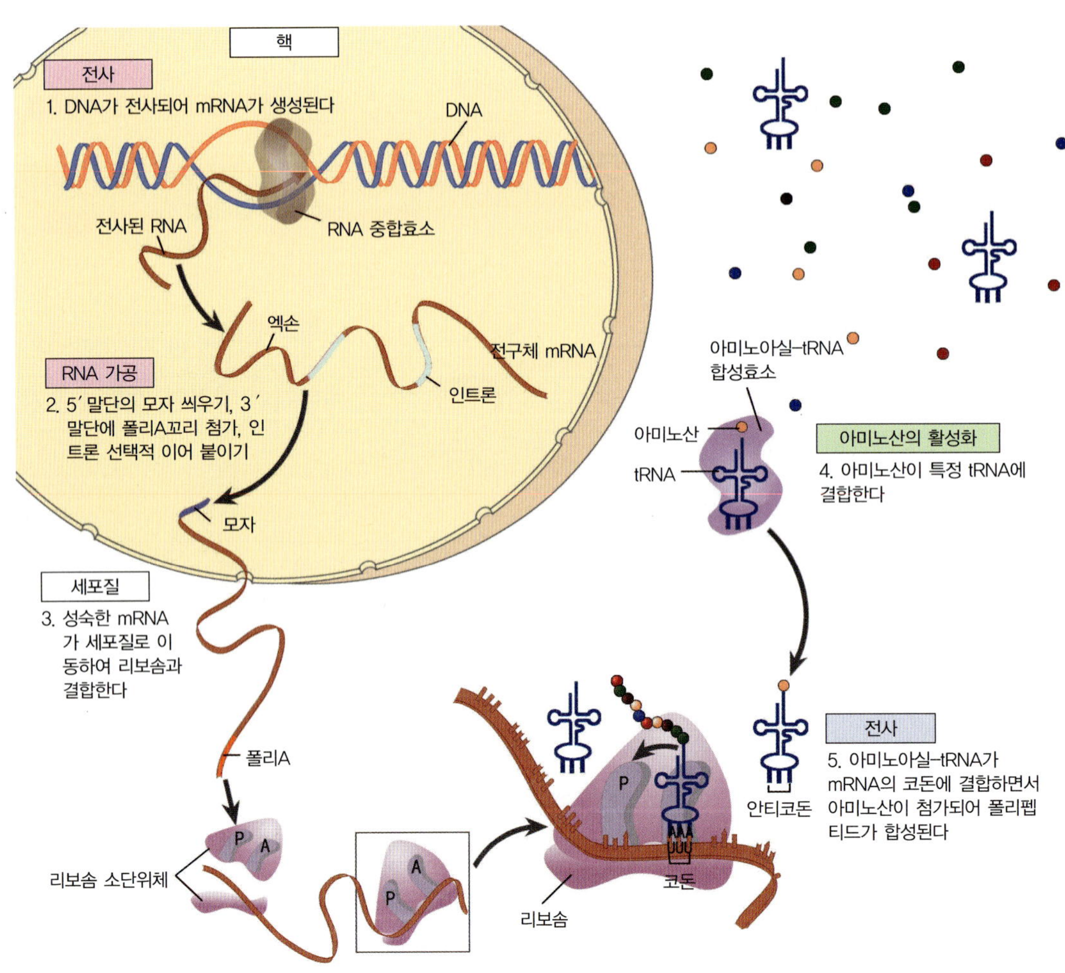

그림 10.5 **진핵세포의 유전자 발현**

색체(chromosome)가 된다. 전사가 일어나는 동안에 염색체와 염색질 섬유는 풀려서 DNA가 노출되고, RNA 중합효소와 여러 전사인자들이 DNA에 결합할 수 있게 된다(그림 10.6).

원핵생물과 마찬가지로 진핵생물의 전사도 유전자의 5′ 말단 위쪽 DNA부위에 위치한 프로모터에 RNA 중합효소가 결합함으로써 시작되고, 유전자의 3′ 말단의 바로 아래에 위치한 DNA 서열인

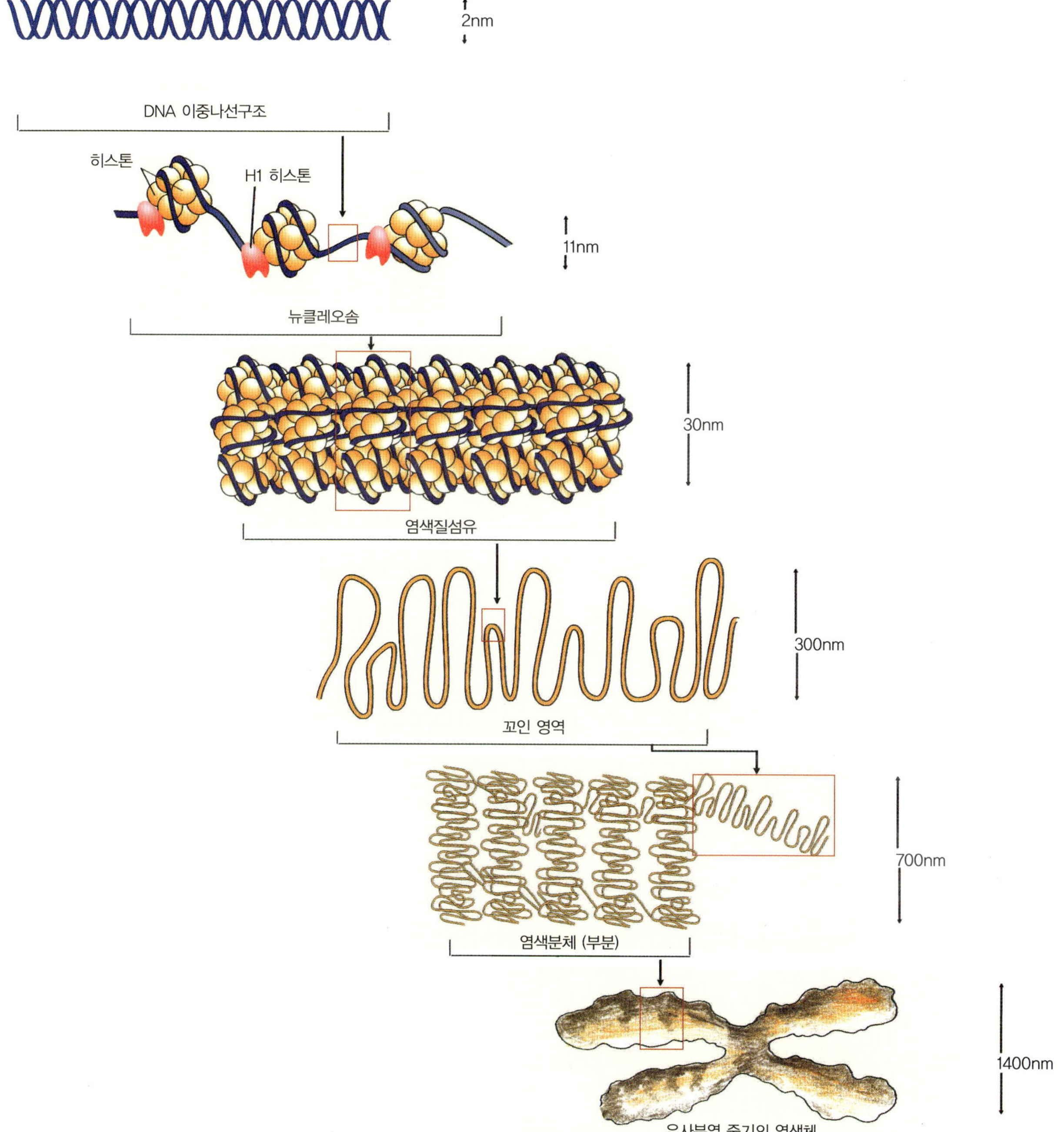

그림 10.6 DNA에서 염색체까지의 유전자 구조

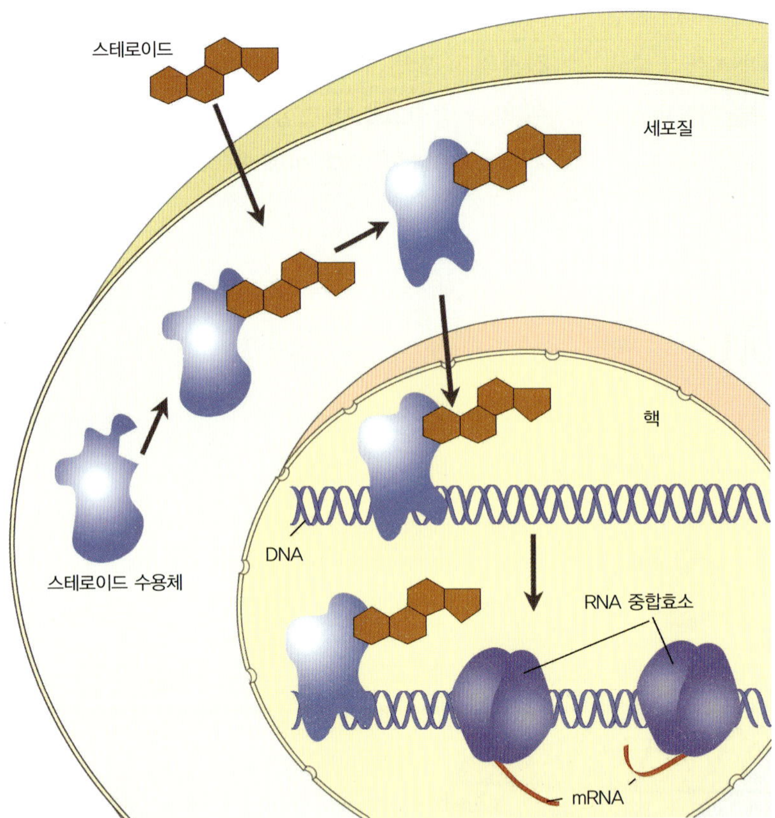

그림 10.7 화학 신호와 유전자 발현

종결자(terminator)에서 멈추게 된다. 프로모터의 위쪽 부위에는 다양한 조절 요소(control element)가 존재하는데, 이 부위에는 전사를 조절하는 단백질인 전사인자(transcription factor)가 결합한다. 전사를 촉진하는 전사인자를 활성자(activator)라고 하고 전사를 억제하는 전사인자를 억제자(repressor)라고 부른다. 각각의 전사인자는 "DNA 결합 영역(DNA-binding domain)"과 "단백질 결합영역(protein-binding domain)"으로 이루어져 있다. 진핵세포의 전사인자들은, 상호간에 여러 조합으로 결합하여 여러 DNA 조절요소들과 결합함으로써 수천 개의 유전자의 발현을 조절한다. 진핵생물은 오페론을 가지고 있지 않기 때문에 비슷하거나 관련된 일을 하는 유전자가 한곳에 모여 있지는 않지만, 이들 유전자들이 비슷한 조절 요소를 가지고 있기 때문에 유전자 발현이 비슷하게 조절된다. 비슷한 조절 요소에는 동일한 전사인자들이 결합하여 전사를 조절하기 때문이다. 이러한 방법을 통하여 유전자 발현이 조절되는 대표적인 예가 스테로이드 성호르몬(steroid sex hormone)에 의한 조절이다(그림 10.7). 스테로이드 성호르몬은 세포내로 들어가 스테로이드 수용체 단백질에 결합하고 수용체 단백질을 활성화시킨다. 활성화된 스테로이드 수용체 단백질은 전사인자로 작용하여 많은 유전자들의 발현을 조절하여 성적 구조와 분화를 조절한다. 지난 수년간 어떻게 화학적 신호와 전사인자들이 상호 작용하여 유전자의 발현을 조절하는 지를 밝히는 것이 의학 생물학 연구의 중요 관심사였다.

유전자의 발현에 영향을 미치는 다른 요인으로는 히스톤의 아세틸화(acetylation), 탈아세틸화(deacetylation), DNA의 메틸화(methylation)와 탈

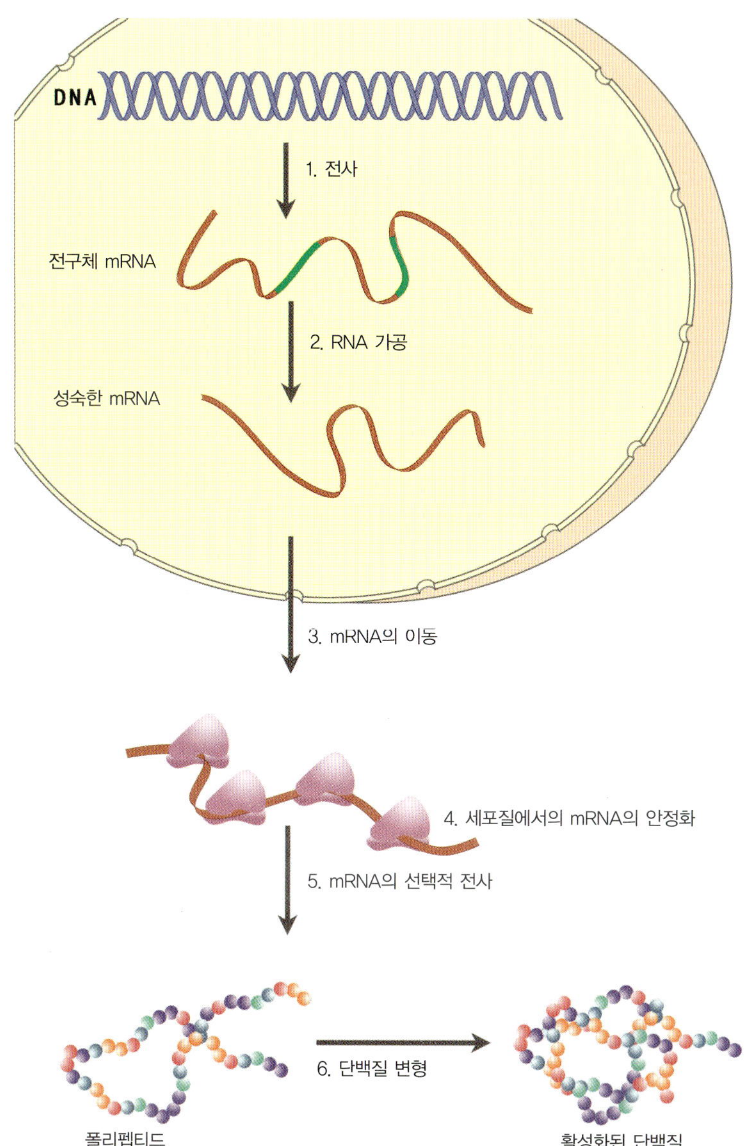

그림 10.8 진핵세포는 여러 단계에서 유전자 발현을 조절할 수 있다.

메틸화(demethylation) 등이 있다. 메틸화된 DNA는 주로 시토신(cytosine) 염기에 메틸기(−CH_3)가 결합한 형태인데, 메틸화된 DNA는 보통 전사가 억제되기 때문에 전사가 일어나기 위해서는 탈메틸화가 일어나야 한다. 또한 히스톤의 특정 아미노산에 아세틸기(−$COCH_3$)가 첨가되면 히스톤의 모양이 바뀐다. 아세틸화된 히스톤이 결합하고 있는 DNA에는 RNA 중합효소와 전사인자가 쉽게 결합할 수 있어서 전사가 더 잘 일어난다.

복잡한 진핵생물의 발생 과정에서 고도로 분화된 세포와 조직이 만들어진다. 분화에 의해 특화된 세포는 그들의 유전체 중에서 극히 일부 유전자만을 발현시키게 된다.

요약하면, 진핵생물의 유전자 발현조절은 다음과 같이 여러 단계에서 조절된다(그림 10.8). (1) 전사 단계(이 단계는 세포 분화, 유전자 구조 변화, DNA 메틸화, 히스톤 아세틸화, 전사인자, 그리고 조절 요소 등 모두를 포함한다) (2) 프리mRNA(pre-mRNA)의 가공 (3) 핵에서 세포질로의 mRNA의 이동 (4) 세포질에서의 mRNA의 안정성 (5) mRNA의

선택적 번역 (6) 단백질 변형, 분해 등이다

진핵생물의 유전자 발현 조절에 관해 매우 많은 논문이 발표되었다. 이 분야에 관심이 있는 학생들은 논문과 참고 도서를 찾아보기 바란다.

10.4 유전자 변형과 유전병

모든 살아 있는 생명체는 정확하게 조절되는 유전자 발현 조절 기작을 이용하여, 정확한 DNA 복제와 전사, 번역 그리고 대사 작용을 수행한다. 그 결과 정상적인 세포와 생명체는 외부 환경의 변화에 적절히 반응하고 외부의 생물적, 비생물적 요인들과 잘 조화를 이루며 살아가고 있다. 그러나 유전적 돌연변이와 환경의 변화 또는 두 가지 요인이 모두 작용하여 유전자 발현에 큰 변화가 일어나기도 한다. 이러한 변화는 사람에게 질병을 유발할 수 있다. 이 장의 후반부에서는 암의 발병과 AIDS 질환을 분자 유전학적 관점에서 살펴보고자 한다.

체세포의 성장과 분열이 제대로 조절되지 않게 되면 암(cancer)이 발생한다. 이러한 현상은 종종 세포주기를 조절하는 유전자에 돌연변이가 일어나서 발생한다. 이러한 돌연변이는 DNA가 복제되는 과정에서 오류가 생기거나, 교정 과정에 문제가 생겨서, 외부의 영향 없이 자발적으로 일어나기도 한다. 또한 돌연변이는 화학적 돌연변이원, 자외선, X선, 그리고 바이러스 등과 같은 외부의 여러 물질에 의해 현저하게 증가하기도 한다. 암을 일으키는 물질들을 통틀어 발암원(carcinogen)이라고 부른다.

페이튼 라우스(F. Peyton Rous)는 정상세포를 형질전환(transformation)시켜서 암세포로 변하게 하는 특이한 감염성 유전물질이 있다는 사실을 최초로 밝혀냈다. 1910년에 라우스는 닭의 육종(sarcomas, 뼈, 근육 등에서 기원한 암)을 연구하고 있었다. 그는 암세포의 추출액을 정상적인 닭에게 주사하였을 경우, 그 닭에서 육종이 발생한다는 것을 발견하였다. 그는 어떠한 물질이 질병을 옮겼다고 생각하였는데, 나중에 밝혀진 원인 물질은 현재는 라우스 육종 바이러스(Rous Sarcoma virus, RSV)라고 알려진 바이러스였다. 이 바이러스는 외가닥으로 이루어진 RNA 유전체를 갖는 바이러스이다. 바이러스학자인 하워드 테민(Howard Temin)은 역전사(reverse transcription)라는 과정을 통해서 RNA 유전체를 주형으로 DNA가 합성된다는 것을 발견하였다. 합성된 DNA는 닭의 유전체에 끼어들어가게 된다. "RNA에서 DNA로 유전정보가 흘러간다"는 사실은 크릭과 다른 학자들에 의해 제기된 "유전정보는 DNA에서 mRNA로, 다시 단백질로 전달된다"는 생물학 중심원리(central dogma)와는 정면으로 대치되는 것이었다. 1970년대 해럴드 바머스(Harold Varmus)와 마이클 비숍(Michael Bishop)은 RSV의 특이한 유전자인 *src*가 정상세포가 암세포로 형질전환되는 과정에 관여한다는 것을 규명하였다. 처음으로 암을 유발하는 유전자가 발견되는 순간이었다. 이러한 공로로 라우스, 테민, 바머스 그리고 비숍은 각각 다른 시기에 노벨상을 수상하였다. 그 후 바이러스 학자들에 의해 많은 암 유발 바이러스와 다양한 바이러스 복제 기작이 밝혀졌다(그림 10.9).

과학자들은 인간과 다른 동물들의 유전체 내에 암을 유발할 수 있는 유전자(cancer-causing gene)인 발암유전자(oncogene)가 존재함을 발견하였다. 발암유전자들은 세포의 성장과 분열을 조절하는 단백질을 암호화하고 있다. 정상세포에 존재하는 발암유전자들은 원암유전자(proto-

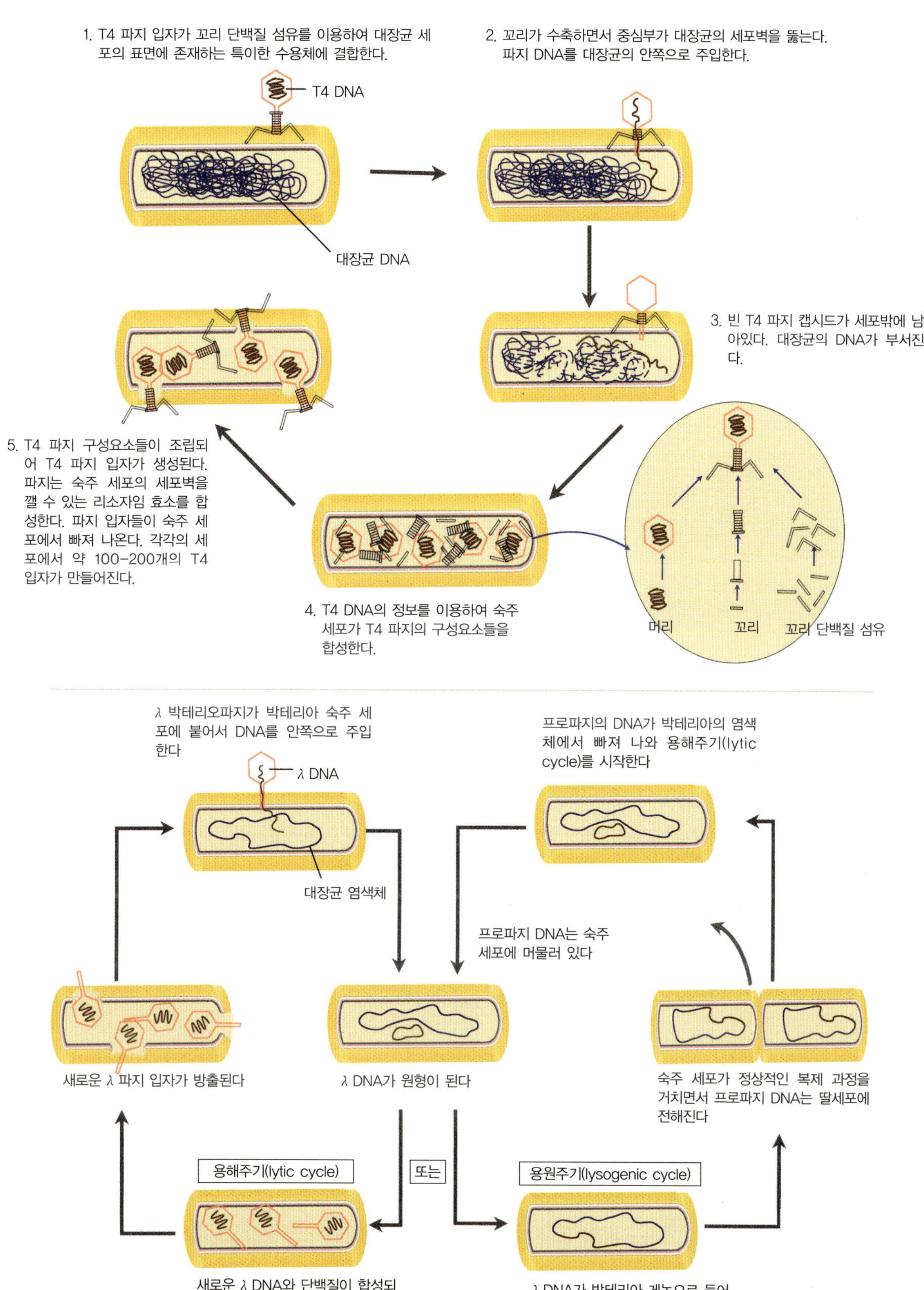

그림 10.9 박테리오파지 복제의 예

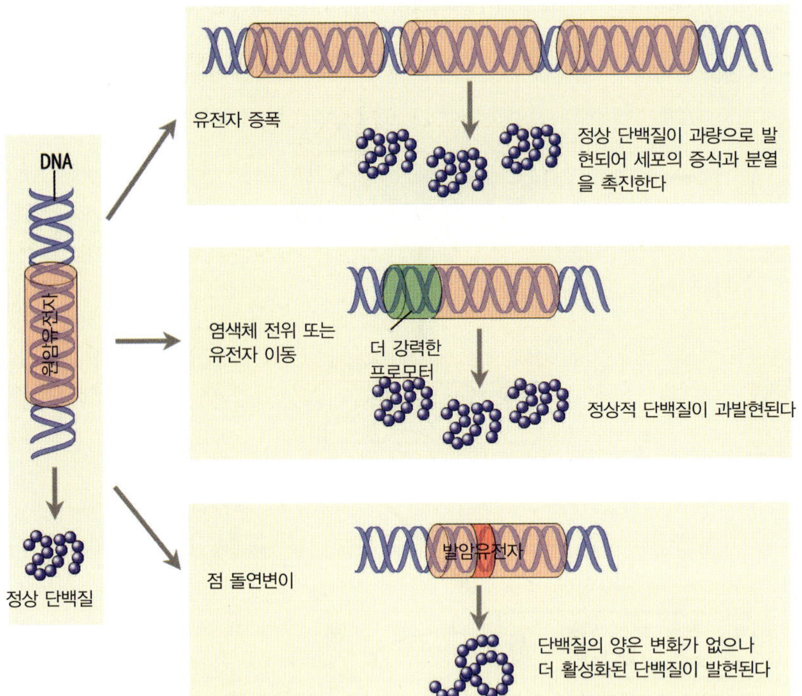

그림 10.10 원암유전자가 발암유전자로 변하는 유전적 변화

oncogene)라고 불린다. 그러나 외부 요인에 의해 자극을 받거나 유전적 돌연변이가 일어나서, 원암유전자에서 만들어지는 단백질의 양이 늘어나거나 높은 활성을 가지게 되면, 세포 분열이 제대로 조절되지 못한다. 다음과 같은 4가지 종류의 유전적 변화에 의해 원암유전자가 발암유전자로 바뀌게 된다(그림 10.10). (1) 원암유전자의 증폭 (2) 염색체 전위(chromosomal translocation) (3) 유전체 내에서의 유전자의 이동 (4) 원암유전자의 점돌연변이(point mutation). 원암유전자 증폭은 유전체 안에서 원암유전자의 수가 증가하는 것을 말하는데, 결과적으로 더 많은 mRNA와 단백질이 합성된다. 특정 원암유전자가 염색체 전위와 유전자 이동에 의해 활성이 뛰어난 프로모터에 의해 조절이 되도록 위치가 변경되면, 결과적으로 더 많은 mRNA와 단백질이 합성이 된다. 점돌연변이는 유전자에 의해 암호화된 단백질의 아미노산 서열을 변화시켜 단백질이 더 높은 활성을 갖거나, 분해가 잘 되지 않도록 만든다. 이 네 가지 기작은 각각 독립적으로 작용하거나 혹은 같이 작용하여 정상세포의 세포주기를 바꾸어 암화가 일어나도록 유도한다.

그밖에 세포주기를 직접적으로 조절하는 유전자에 돌연변이가 일어나서 암이 발생할 수도 있다. 세포주기를 조절하는 유전자들을 종양 억제 유전자(tumor-suppressor gene)라고 한다. *p53*, *ras*, 그리고 *Rb*가 가장 잘 알려진 종양억제 유전자이다. 이 단백질들의 활성을 감소시키거나 아예 없애버리는 돌연변이가 일어난다면, 세포분열을 조절할 수 없게 되고 결국 암이 발생한다.

암은 대개의 경우 하나의 돌연변이에 의해 유발되지는 않는다. 암은 복잡한 다단계 과정에 의해 일어난다는 것이 많은 실험과 통계에 의해 증명되었다. 나이가 들면서 돌연변이가 계속적으로 축척

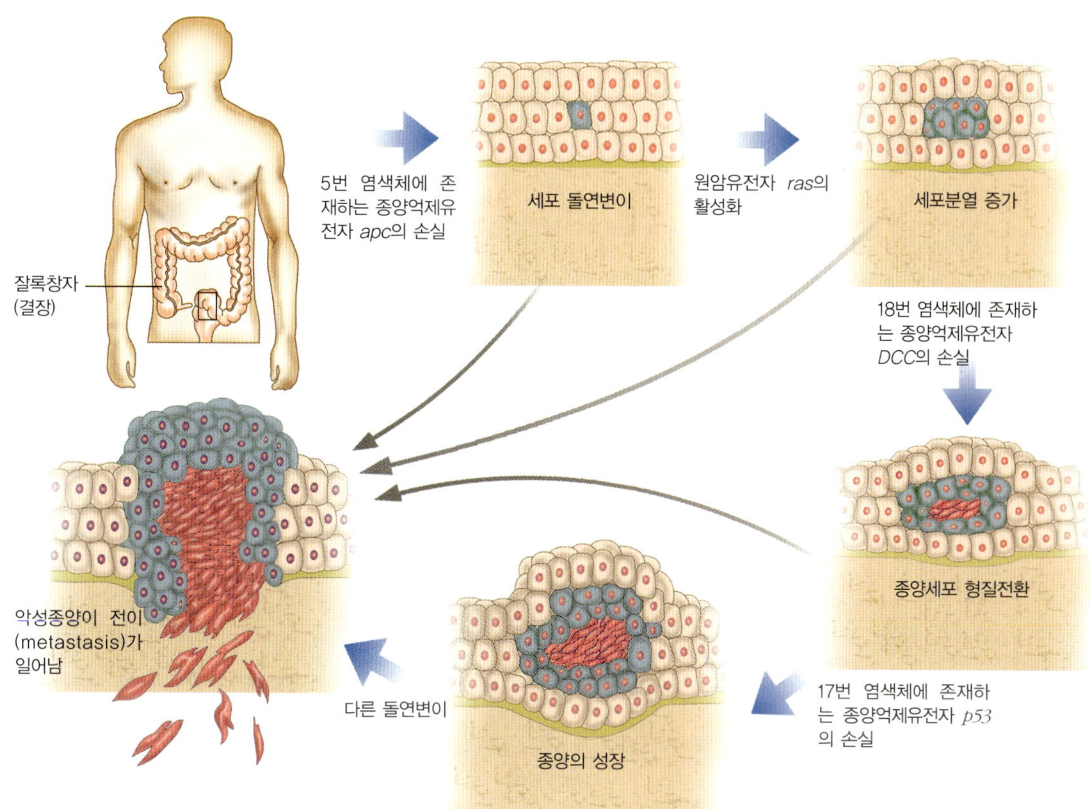

그림 10.11 다단계 과정에 의해 직장결장암이 발생하는 모델

되기 때문에 나이가 들수록 암이 더 많이 발생한다. 그림 10.11은 직장결장암이 생기는 다단계 모델을 보여주고 있다. 그러나 어떤 경우에는 닭이 RSV에 감염되는 경우처럼 단 하나의 유전적 변화가 암을 유발하기도 한다.

지난 30여 년간 많은 연구들이 세포가 어떻게 증식을 조절하는지에 주목하였다. 그러나 최근 과학자들은 세포 증식의 반대 현상인 세포의 죽음에 관심을 갖기 시작하였다. 세포 죽음에는 두 가지 종류가 있다. 하나는 병리학적인 죽음(pathological death) 또는 괴사(necrosis)라고 불리는 죽음이다. 괴사는 세포가 나이를 먹거나, 상처를 입거나, 양분, 산소 또는 에너지가 충분치 않은 경우 죽는 현상이다. 다른 하나는 생리학적인 죽음(physiological death) 또는 세포자살(세포자멸사, apoptosis)이라고 한다. 세포자살은 생물체의 생리학적인 요구에 의해 정확하게 조절되는 기작에 의해 일어난다. 그러므로 이러한 세포의 죽음을 "예정된 세포죽음(programmed cell death)"이라고 한다. 과학자들은 세포자살이 제대로 일어나지 않으면 암이 발생한다고 생각한다. 즉, 죽기로 되어있는 세포가 죽지 않으면 암세포가 된다는 것이다.

지난 30여 년간 암 연구는 대단한 진전을 이루어 왔다. 그러나 아직도 우리는 암을 확실하게 치료하거나 예방할 수 있는 방법을 알지 못한다. 그럼에도 불구하고, 세포의 성장과 분열, 분화 그리고 죽음이 어떻게 조절되는 지를 조금씩 알아가며, 이 질병을 정복할 날이 점점 다가오고 있다.

10.5 HIV의 구조와 분자유전학

후천성면역결핍증후군(acquired immunodeficiency syndrome, AIDS)은 인간면역결핍바이러스(human immunodeficiency virus, HIV)에 의해 발생한다. HIV는 1980년대 초반 새로 생성된 감염성 바이러스로 곧 세상의 주목을 받았고, AIDS는 현재도 전 세계적으로 가장 중요한 감염성 질환 중 하나이다. 이 바이러스의 구조와 복제 방법, 그리고 유전자 발현 조절 방법 등을 밝히는 것은 이 질병의 치료와 예방에 매우 중요하다. HIV의 유전체는 9,747개의 뉴클레오티드로 이루어진 외가닥 RNA이다. 바이러스 입자는 지름 100-140nm의 둥근 모양을 하고 있다. 두 개의 동일한 바이러스 유전체와 두 분자의 역전사효소(reverse transcriptase)가 캡시드(capsid)라 부르는 단백질 껍질에 의해 둘러싸여 있다. 캡시드의 바깥쪽에는 당단백질 분자(glycoprotein molecule)가 붙어있는 이중 지질막 구조의 바이러스 외피(viral envelope)가 있다(그림 10.12).

인간이 HIV 바이러스 입자에 감염되면, 바이러스 외피에 존재하는 당단백질이 인간의 세포 표면 단백질인 CD4를 인식하고 결합한다. CD4 단백질은 주로 인간의 면역체계에 관련된 대식세포(macrophage)나 T 림프구(T lymphocytes)에 존재한다(14장을 참조하여라). 바이러스의 외피는 숙주 세포의 원형질막과 융합하고, 캡시드 단백질이 분해되면서 안쪽에 존재하던 RNA 유전체와 역전사효소가 숙주 세포 내로 들어가게 된다. 역전사효소를 이용하여 바이러스의 RNA에 상보적인 DNA가 합성되고, 합성된 외가닥 DNA가 주형으로 작용하여 이중나선구조의 DNA가 만들어진다. 이중나선 DNA는 숙주의 염색체 내로 끼어들어가게 되고, 그 안에서 휴면상태로 머물게 되는데 이것을 프로바이러스(provirus) 상태라 부른다. 프로바이러스 유전자가 활성화되면 전사가 일어나서 RNA가 만들어진다. 이 RNA는 바이러스의 유전체로 이용될 수도 있고, 바이러스 단백질(당단백질, 캡시드 단백질, 역전사효소 등)을 만들기 위한 mRNA 역할을 하기도 한다. 새로 합성된 캡시드 단백질이 새로 합성된 바이러스 유전체와 역전사효소 주위를 둘러싸서 바이러스가 조립된다. 새롭게 만들어진 바이러스 입자가 숙주 세포의 원형질막과 새로 합성된 당단백질에 둘러싸여 숙주 세포에서부터 분리되어 나온다. 이렇게 만들어진 바이러스는 다른 세포를 감염시킨다.

대식세포와 T 림프구는 면역체계에서 중요한 역할을 하는 세포들이다. 이 세포들이 없어지게 되면 면역기능이 부분적으로 또는 완전히 사라지게 된다. 결과적으로 숙주 세포는 외부의 감염으로부터 자기 자신을 지키지 못하게 되고, 폐렴, 설사, 뇌수막염, 칸디다증(candidiasis) 등의 여러 질병에 걸리게 된다. 치료를 하지 않는다면, 이러한 이차감염에 의해 숙주는 죽음을 맞이하게 된다(그

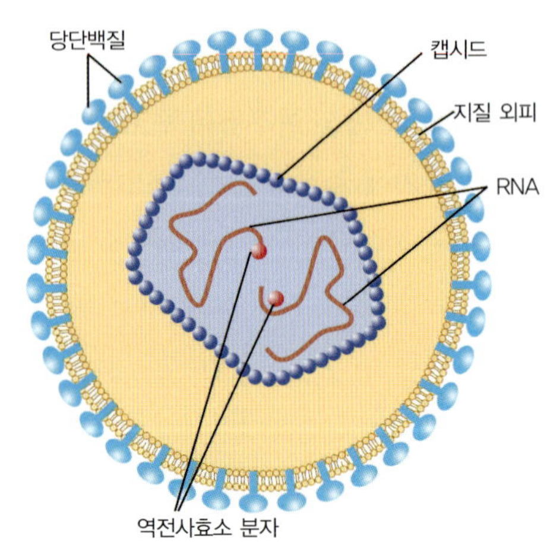

그림 10.12 HIV의 구조

림 10.13).

HIV는 성관계, 주사바늘을 공유하는 것, 헌혈, 임신, 그리고 모유 수유 등으로 전염될 수 있다. HIV에 감염된 사람의 혈액, 정액, 질 분비물, 점막 표면 그리고 젖에 HIV가 포함되어 있다. 1981년에 첫 번째 환자가 보고된 후 800만 명이 넘는 사람이 HIV의 감염으로 사망하였다. 다양한 항바이러스 제제들이 사용되어졌지만 HIV를 완전히 없앨 수 있는 "마법의 탄환같이 HIV만 죽이는 기적의 약(magic bullet)"은 현재로는 존재하지 않는다. 가장 효과적인 방법은 데이비드 호(David Ho)가 제안한 "다약물 조합법(multidrug regimen)"이다. 그러나 RNA 유전체는 돌연변이 빈도가 매우 높기 때문에, HIV는 쉽게 약품에 대한 내성을 갖게 된다. RNA 유전체의 돌연변이 빈도가 매우 높기 때문에 RNA 바이러스 병원체에 대한 백신을 만들려는 많은 노력이 수포로 돌아갔다. 결과적으로 현재까지 가장 좋은 HIV에 대한 대항 방법은 안전한 성관계, 혈관 주사에 의한 마약 사용 금지, 혈액 은행의 철저한 관리 등을 통한 예방밖에는 없다.

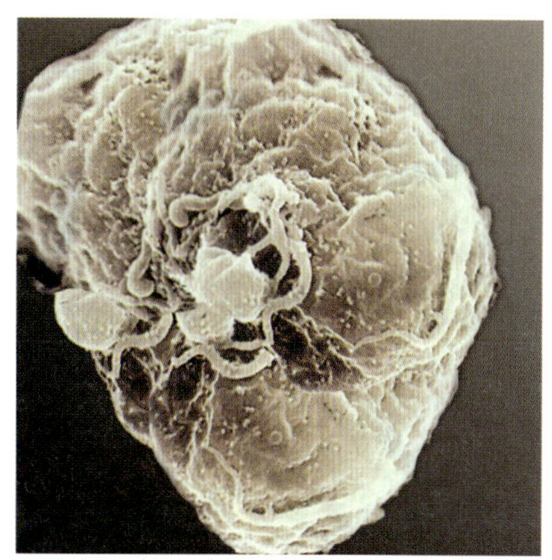

그림 10.13 HIV에 의해 감염된 T 림프구

단원요약

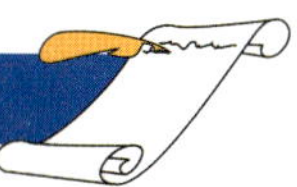

돌연변이는 유전물질의 변화를 말한다. 돌연변이가 일어나면 생명체의 표현형질이 바뀐다. 단 한 개의 뉴클레오티드가 변하는 경우를 점돌연변이라고 한다. 점돌연변이에는 염기치환, 삽입, 결실 등이 있다. 염기치환에는 잠재성 돌연변이, 미스센스 돌연변이, 그리고 넌센스 돌연변이가 있다.

박테리아의 유전자는 대장균의 *lac* 오페론과 같은 오페론으로 구성되어있다. 외부의 여러 가지 요인이 변하면 박테리아는 오페론 체계를 통하여 유전자 발현을 조절한다. 대부분의 진핵생물은 오페론 체계를 가지고 있지 않다. 대신 진핵생물의 유전자 발현은 전사, mRNA 전구체의 가공, mRNA 이동, mRNA의 안정성, 그리고 단백질의 변형과 분해 등 다양한 단계에서 조절된다.

암은 세포 증식 조절의 이상으로 발생한다. 암은 세포 분열을 촉진하는 단백질의 유전자가 과발현되거나, 세포 분열을 억제하는 단백질의 유전자가 적게 발현되어 발생할 수 있다. HIV는 주요 사망원인 중 하나이다. HIV는 사람의 면역체계에 관여하는 세포를 감염시켜, 면역체계를 파괴한다. 결과적으로 HIV에 감염된 사람은 다른 질병을 일으키는 세균에 쉽게 감염될 수 있다. HIV 유전체는 두개의 동일한 외가닥 RNA 분자로 이루어져 있다. 숙주 세포로 들어가서 이 RNA 분자는 DNA로 역전사되고 숙주의 유전체 DNA에 끼어들어가게 된다. 바이러스의 DNA가 활성화되면 많은 바이러스 구성 성분들을 만들어낸다. 이 구성 성분들이 조립되어 바이러스 입자가 되고, 생성된 바이러스 입자는 감염된 세포에서 빠져나와 새로운 세포를 감염시킨다. 현재까지 HIV감염을 치료할 수 있는 효과적인 치료 방법은 없다.

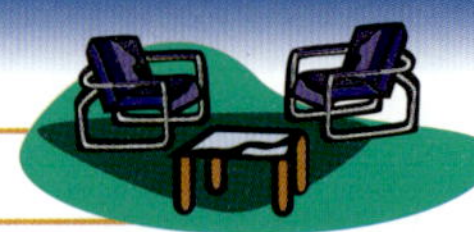

토의를 위한 질문

1. 잠재성 돌연변이는 무엇인가? 미스센스 돌연변이는 무엇인가? 둘 간의 차이점은 무엇인가?
2. 진핵생물의 유전자 발현의 특징은 무엇인가? 원핵생물과 진핵생물의 유전자 발현을 비교하고 차이를 말해보아라.
3. 어떻게 HIV는 숙주의 면역 체계를 붕괴시키는가? 왜 HIV 감염을 치료하기 어려운가?
4. 대장균에서 *lac* 오페론에 의한 유전자 발현 조절을 설명하시오.
5. 왜 유전자 발현은 정확하게 조절되어야 하는가?

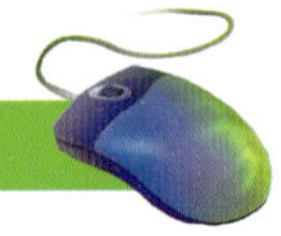

관련된 인터넷 사이트

http://www.dnalc.org/home.html
http://www.pbs.org/wgbh/aso/tryit/dna/
http://molvis.sdsc.edu/dna/index.htm

CHAPTER 11

재조합 DNA 기술

RECOMBINANT DNA TECHNOLOGY

11.1 재조합 DNA 기술 : 유전공학의 핵심

과학과 기술은 종종 손을 잡는다. 둘이 협력하게 되면 인간 사회를 진일보시킬 중요한 추진력을 얻게 되는 경우가 많다. 많은 경우 현대의 기술 혁명은 과학적 발견에 그 뿌리를 두고 있다. DNA 이중나선구조의 발견을 바탕으로 유전 암호가 해독되었고, 또한 DNA 서열과 표현형질과의 관계가 정립되었다. 여러 다양한 발견들에 의해 DNA를 일반 실험실이나 산업 현장에서 자유자재로 다룰 수 있는 기술이 발달하게 되었다. 이러한 능력은 한 개체의 유전자를 다른 개체로 옮겨서 유용한 물질을 생산하게 하는 유전공학의 탄생을 야기했다. 왓슨과 크릭이 처음 DNA의 구조를 밝혔을 때 그들은 이 발견이 장차 생물학, 의학, 농학, 그리고 다른 자연 과학과 산업에까지 엄청난 혁명을 일으킬 것이라는 사실을 알지 못했다. 유전자 재조합 기술은 현대 산업인 생명공학(biotechnology)의 발달을 가능케 하였다. 오늘날 생명공학 산업에 의해 1조 달러 이상의 가치를 가진 다양한 생산품이 쏟아지고 있다. 생명공학이 얼마나 발전했는가 하는 것이 그 사회의 발전 정도를 판단하는 중요한 기준이 되어가고 있다.

비록 인류가 수세기 동안 선택적 교배를 통하여 여러 동물과 식물의 유전적 구성을 바꾸어 놓기는 했지만, 직접적으로 DNA를 조작하기 시작한 것은 최근의 일이다. 이렇게 직접적으로 DNA를 변화시켜 한 생명체의 유전자 구성을 계획적으로 변형시키는 과정을 유전공학(genetic engineering)이라고 한다. 유전공학은 DNA 재조합 기술(recombinant DNA technology) 또는 유전자 클로닝 기술(gene cloning), 분자 클로닝 기술(molecular cloning technology)이라고 부르는 분자 생물학적 방법에 그 기반을 두고 있다.

유전자 조작은 기본적으로 다음과 같은 과정으로 이루어진다.

1. 특정 표현형질에 관여하는 유전자를 밝혀내고, 순수 분리한다.
2. DNA를 자르는 제한효소와 DNA를 이어주는 DNA 연결효소(DNA ligase)를 이용하여 목표로 하는 유전자를 클로닝 벡터(cloning vector)라고 부르는 DNA 조각과 연결시켜서 재조합 DNA 분자를 만든다.
3. 재조합 DNA 분자를 숙주 생물에 넣는다. 숙주 생물 안에서 재조합 DNA는 복제를 통하여 많은 동일한 사본(copy)을 만든다. 숙주생물로는 종종 DNA가 유래된 생물과 분류학상으로 상당히 먼 도메인(domain)이나 계(kingdom)에 속하는 생물을 이용하기도 한다.
4. 재조합 DNA 사본을 가지고 있는 숙주 세포는 분열하면서 재조합 DNA를 지닌 많은 새로운 숙주 세포가 된다. 종종 일부 숙주 세포가 재조합 DNA를 가지고 있지 않는 경우가 있는데, 이러한 경우에는 재조합 DNA를 포함하고 있는 숙주 세포 클론만을 선별한다.
5. 원하는 클론이 분리되면 유전자 발현, 유전자 산물의 생산, 표현형질 변화 등을 검사한다(그림 11.1). 원하는 효과를 보이는 클론을 산업, 농업, 의학적 목적을 위하여 사용한다.

DNA를 조작하는 기술은 순수 과학적 면에서는 '생명체가 어떻게 살아가는가?' 라는 문제를 이해하는데 많은 도움을 주었고, 실용적인 면에서는 많은 유용한 생산물들을 만드는데 도움을 주었다. 예를 들어 해충이나 질병을 이겨낼 수 있는 유전자를 곡물에 넣어줌으로써 곡물이 해충이나 질병을 방어할 수 있는 길을 열어주었다. 결과적으로 곡물 생산량이 증가하게 되었다. 박테리아는 한

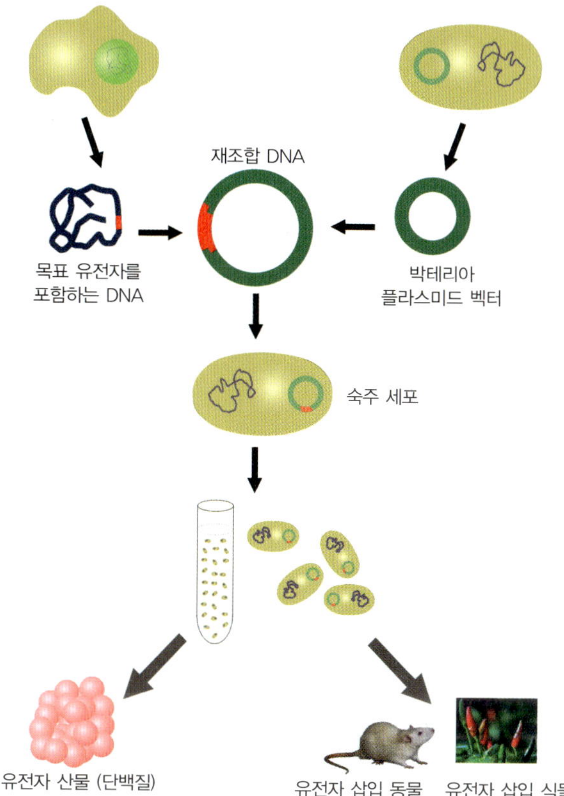

그림 11.1 일반적인 DNA 재조합 기술

세대가 무척 짧기 때문에 여러 단백질(예를 들어 세제로 사용되는 효소 등)을 생산하기에 가장 이상적인 숙주 생물이다. 다양한 비슷한 예를 12장에서 다룰 것이다.

지금까지 다양한 DNA 조작기술이 개발되었지만, 이 장에서는 DNA 조작기술의 가장 기본적인 원리와 방법에 대하여 소개할 것이다. 위에서 언급한 유전자 조작 방법의 순서대로 목표로 하는 유전자의 획득, 유전자 클로닝, 숙주 세포에 형질전환 그리고 원하는 클론을 선별하고 분리해내는 방법에 대하여 이야기할 것이다.

11.2 목표 유전자의 획득

유전자 조작의 첫 단계는 목표로 하는 유전자를 얻는 것이다. 사람과 같은 복잡한 생명체에서 특정 표현형질을 결정하는 유전자가 유전체상의 어느 위치에 존재하는지를 밝혀내고, 분리하는 것은 매우 복잡하고 어려운 일이다. 그러므로 우리는, 어떤 표현형질을 결정하는 유전자를 이미 알고 있을 경우, 이 유전자를 분리해내는 세 가지 방법에 대해서 이야기할 것이다. 첫 번째 방법은 모든 게놈의 DNA(genomic DNA)를 분리해낸 후 이것을 이용하여 "게놈 라이브러리(genome library)"를 만들고, 라이브러리에서 우리가 원하는 유전자를 포함하는 클론을 분리해내는 방법이다. 두 번째는 mRNA를 주형으로 삼고 역전사효소를 이용하여 cDNA를 합성하는 방법이다. 세 번째 방법은 중합효소 연쇄반응(PCR)을 이용하여 목표로 하는 유전자를 증폭하여 얻어 내는 방법이다.

DNA 분리와 유전자 라이브러리의 제작

각 종 마다 세포의 구조가 다르기 때문에 서로 다른 종에서 DNA를 분리하는 방법에는 서로 차이가 있다. 비록 같은 종이라도 다른 조직에서 DNA를 분리하는 경우에는 다른 방법을 이용하기도 한다. 더군다나, 오랫동안 보존된 시료나 화석에서부터 DNA를 분리하는 방법은 살아있는 시료에서 DNA를 분리하는 방법에 비하여 매우 까다롭다. 가장 어려운 것은 처음 과정이다. 일단 DNA가 시료로부터 분리되면 나머지 분리 과정과 정제 과정은 거의 동일하다. 일반적으로 다음과 같은 과정에 의해 시료에서 전체 DNA를 분리한다(그림 11.2).

1. 완충용액에 들어있는 세포를 물리적 방법이나 생화학적 약품을 이용해 파쇄하여 세포내부의 물질들이 밖으로 나오게 한다. 세포찌꺼기와 다른 입자들(즉 세포벽, 세포막 등)은 원심분리를 하면 가라앉기 때문에 쉽게 제거할

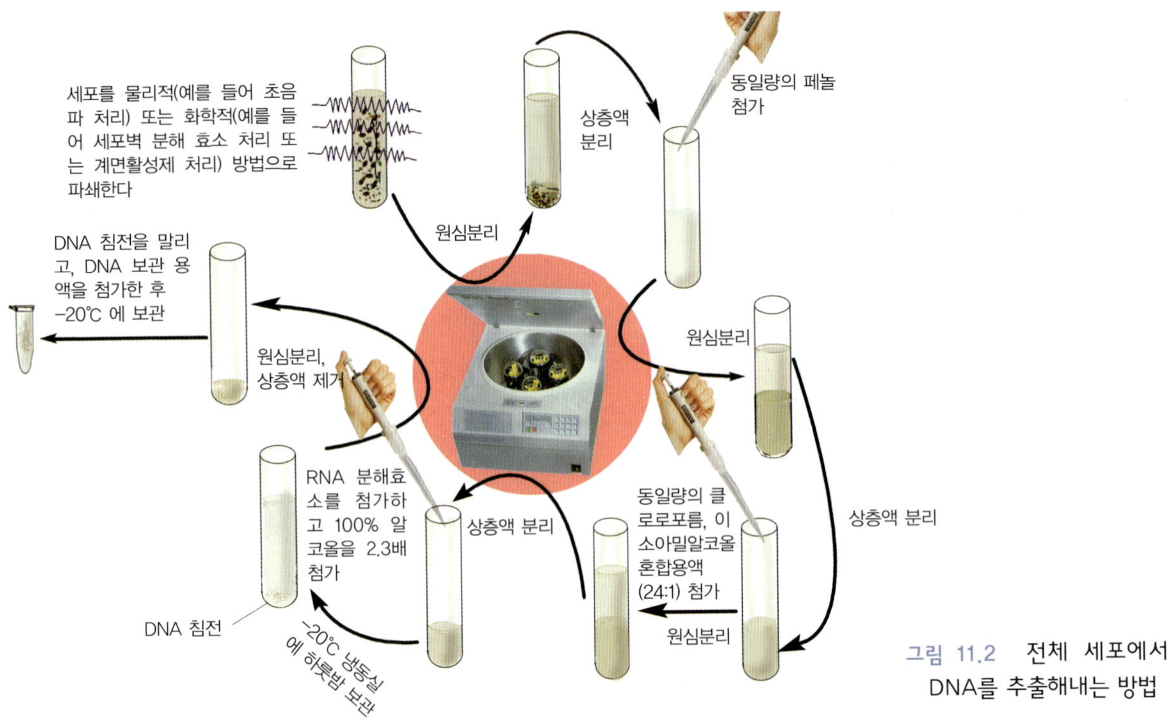

그림 11.2 전체 세포에서 DNA를 추출해내는 방법

수 있다. 핵산과 단백질은 수용성이므로 상층액에 녹아있는 상태로 남아있다.

2. 상층액을 새로운 시험관에 넣고, 단백질로부터 핵산을 분리하기 위해서 동일한 부피의 페놀을 잘 섞어준다. 그 후 원심분리를 하면 두 층으로 나뉘게 되는데, 위쪽에는 핵산을 포함한 수용성 층이, 아래쪽에는 단백질을 포함한 페놀층이 생기게 된다.
3. 핵산을 포함한 위쪽의 수용액 층을 다른 시험관으로 옮겨준다. 이 수용액 층에는 분리된 핵산뿐 아니라 약간의 단백질과 페놀이 포함되어 있기 때문에, 동일한 부피의 클로로포름과 이소아밀알코올 혼합액(24:1의 비율)을 넣고 잘 섞어준다. 이 혼합물을 다시 원심분리하면 두 층으로 나뉘는데, 위층은 수용액 층으로 핵산을 포함하고 아래층은 단백질, 클로로포름, 페놀 그리고 다른 유기물들을 포함하게 된다. 지질성분과 수용성과 지용성 성질을 모두 갖는 물질들은 두 층 사이에 위치하게 된다.
4. 상층액을 다른 시험관으로 옮기고 RNA를 분해하기 위해서 RNA분해효소(RNase)를 처리한다. RNA가 분해된 후 동일 부피의 100% 에탄올을 넣어주고 −20℃에 넣어두면 DNA가 침전된다. 원심분리 후에 상층액을 제거한다.
5. 침전된 DNA를 70% 에탄올로 닦아준 후 진공건조기에서 말린다. 마른 DNA에 깨끗한 DNA 보관용액을 첨가하여 녹여주면, 이제 DNA를 바로 사용하거나 장기간 −20℃에 보관할 수 있다.
6. DNA의 양과 순수도를 260nm와 280nm 파장에서의 자외선 흡광도를 비교함으로써 측정할 수 있다(그림 11.3). DNA는 260nm 파장에서 빛을 흡수하는 반면에 단백질은 280nm에서 빛을 흡수하게 된다. 만약 260nm와 280nm에서의 흡광도비(A_{260}/A_{280})가 1.8을 넘

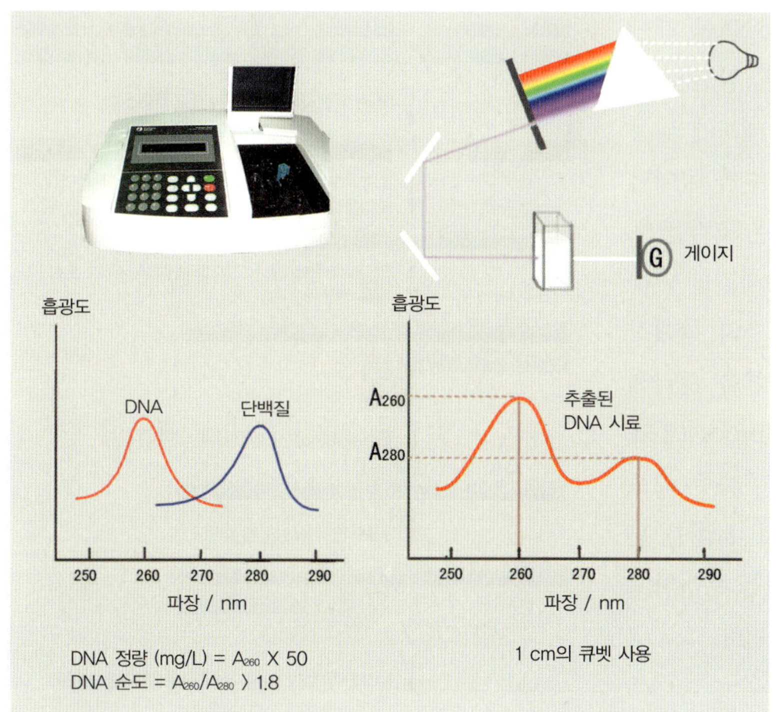

그림 11.3 분광광도계를 이용한 DNA의 정량, 정성 분석

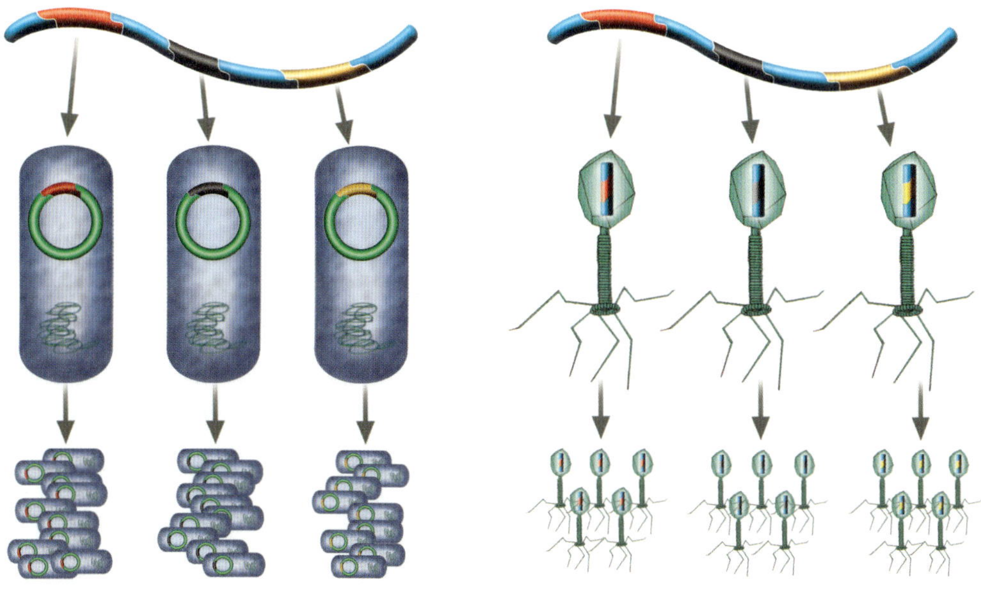

그림 11.4 게놈 DNA 라이브러리의 제조

으면 DNA가 깨끗하게 분리된 것이다. DNA의 농도(mg/L)는 260nm에서의 흡광도에 50을 곱하면(A_{260}×50) 1cm의 큐벳(cuvette, 분광 분석에서 시료 용액을 넣는 그릇)을 이용하였을 경우) 쉽게 구할 수 있다.

전체 게놈에 비하면 우리가 목표로 하는 유전자는 매우 작다. 그러므로 전체 게놈 DNA를 얻었다고 해서 목표 유전자를 바로 얻을 수 있는 것은 아니다. 목표 유전자의 농도를 늘리기 위해서 많은 방법들이 개발되었다. 일반적인 방법은 게놈 라이브러리를 만드는 것이다. 우선 게놈 DNA를 제한 효소로 잘라서 작은 조각으로 만든다. 잘린 조각을 클로닝 벡터에 연결시킨 후 숙주 세포에 넣는다. 각각의 클론들은 숙주 세포에서 수가 늘어나 증폭된다(그림 11.4). 게놈 DNA의 작은 조각을 포함하는 모든 클론을 모아 게놈 라이브러리를 만들어준다. 이러한 과정으로 목표 유전자의 상대적 농도를 증가시킬 수 있다. 원하는 클론을 분리해 내기 위해 유전자에 특이적인 탐색자(probe)에 표지를 하고 혼성화 과정을 수행하거나, 숙주 세포의 표현형질의 변화(예를 들어 항생제 내성)를 관찰한다. 유전자 클로닝과 목표 유전자를 분리하고 증명하는 과정은 뒤에서 다시 다룰 것이다.

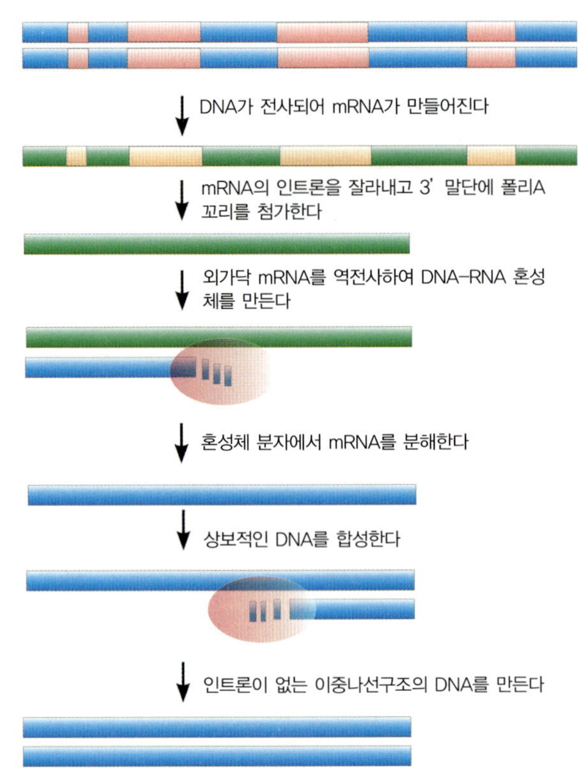

그림 11.5 역전사법을 이용한 상보적 DNA(cDNA)의 합성

역전사를 이용한 cDNA 합성

게놈 라이브러리를 만들어 목표로 하는 유전자를 얻는 것은 손이 많이 가고 어려운 일일 뿐아니라, 여러 가지 다른 문제점을 안고 있다. 예를 들어 진핵세포에는 단백질을 암호화하는 엑손 중간에 단백질 암호화와는 상관없는 인트론이 존재한다. 만약 인트론을 포함하는 유전자를 클로닝할 때 원핵생물을 숙주로 이용하면 원핵생물은 인트론을 제거하지 못하므로 (10장에서 원핵생물은 인트론이 없다고 한 사실을 기억해라) 정상적인 아미노산 서열을 갖는 단백질이 만들어지지 않는다. 그러므로 정확한 단백질의 발현을 위해서는 원핵생물에 유전자를 넣어주기 전에 인트론을 제거해 주어야 한다. 과학자들은 인트론이 제거된 유전자를 얻기 위해서 역전사효소를 이용하여 mRNA에 대한 상보적인 DNA(cDNA, complementary DNA)를 만드는 방법을 개발하였다(그림 11.5). 간단히 살펴보면, 먼저 진핵세포에서 RNA를 분리해 낸다. 진핵생물의 성숙된 mRNA는 3′ 말단 부위에 다른 RNA들은 가지고 있지 않는 폴리A꼬리를 가지고 있기 때문에 이 부위에 폴리T 분자가 상보적으로 결합할 수 있다. 그러므로 폴리A꼬리를 갖는 mRNA에 상보적인 핵산 가닥을 합성하기 위한 프라이머로 폴리T 분자를 사용할 수 있다. mRNA가 녹아있는 용액에 폴리T 분자, 4 종류의 데옥시뉴클레오시드 삼인산(deoxyribonucleoside triphosphate(dATP, dTTP, dGTP, dCTP), DNA의 원료), 그리고 역전사효소를 첨가하면 mRNA에 상보적인 외가닥의 DNA가 만들어진다. 합성된 핵산은 DNA와 RNA가 결합된 이중나선구조인데, 여기에 DNA-RNA가 결합된 이중나선 중에서 RNA만을 제거할 수 있는 효소인 RNA분해효소 H(RNase H)를 처리하면 mRNA 만을 분해할 수 있다. DNA 중합효소의 일부분인 클레노우 조각(Klenow fragment)이라는 효소를 첨가하면, 외가닥의 DNA에 상보적인 DNA가닥이 합성되어 이중나선구조

의 DNA를 얻을 수 있다. 이러한 과정을 통하여 시료 내에 존재하는 모든 mRNA에 대한 두 가닥으로 이루어진 cDNA를 얻을 수 있다. 목표로 하는 유전자의 cDNA의 농도를 높이기 위해서는 원하는 유전자의 mRNA가 높은 농도로 발현되는 세포나 조직을 이용하여 실험을 시작하는 것이 좋다. 어떤 숙주 세포가 특별한 cDNA를 포함하고 있는지는 유전자 특이적 탐색자(gene-specific probe)를 이용하여 찾아낼 수 있다. cDNA는 인트론이 없기 때문에 진핵세포의 cDNA를 원핵세포에서 발현시키면, 원핵세포에서 만들어진 진핵생물의 단백질일지라도 정확한 아미노산 서열을 가질 수 있다.

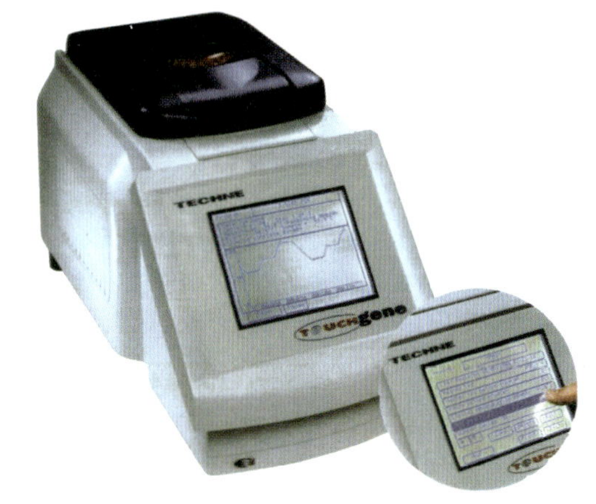

그림 11.6 PCR 기계 중 한 모델

중합효소 연쇄반응

목표 유전자를 분리해 내기 위한 또 하나의 방법은 "중합효소 연쇄반응"이다. 1986년 캐리 멀리스(Kary Mullis)에 의해 개발된 이 방법은 현재 가장 널리 사용되는 생물학 실험 방법 중 하나이다. 이 기술은 생물학 뿐아니라 약학, 의학, 인류학, 고고학, 법의학 그리고 생명공학 등에서 사용된다.

클로닝 벡터와 숙주 세포를 이용하여 살아있는 생물체 내에서(*in vivo*) 목표 유전자를 증폭시키는 방법과 달리, PCR은 작은 시험관 안에서(*in vitro*) 목표 유전자를 증폭시킬 수 있는 방법이다. PCR의 다른 특징은 매우 빠르고 또한 정확하다는 것이다. 게놈에서 특정 DNA 부분을 증폭시키기 위해서는 다섯 가지 성분이 필요하다. (1) 주형 DNA : 적은 양의 게놈 DNA나 목표로 하는 유전자 (2) 목표 유전자의 양쪽 끝에 상보적인 서열을 가지고 있는 두 개의 프라이머, 이 프라이머는 일반적으로 약 20개의 뉴클레오티드로 되어있고 DNA 합성기라는 기계를 이용하여 쉽게 합성할 수 있다. (3) 열에 안정적인 DNA 중합효소 : 써머스 아쿠아티쿠스(*Thermus aquaticus*)라는 호고열성(hyper-thermopilic) 박테리아에서 분리해낸 "택 DNA 중합효소(Taq DNA polymerase)"가 주로 이용된다. (4) 같은 농도의 4 종류의 데옥시뉴클레오시드 삼인산(dATP, dTTP, dGTP, dCTP) (5) 프라이머가 붙고 중합효소가 잘 작용할 수 있는 적절한 이온 농도를 갖는 완충용액.

PCR에는 써머싸이클러(thermocycler)라는(그림 11.6) 기계가 이용되고, 반응은 기본적으로 3단계로 이루어진다(그림 11.7). (1) 변성(denaturation): 온도를 95℃까지 올려서 DNA의 이중나선구조를 풀어서 외가닥 DNA로 만든다. (2) 결합(아닐링, annealing): 온도를 36℃~70℃사이로 낮추게 되면 프라이머가 외가닥 DNA의 상보적 서열에 결합하게 된다. 가장 적절한 결합 온도는 프라이머의 길이와 뉴클레오티드 조성에 의해 결정된다. (3) DNA 합성(extension): 온도를 70℃~75℃정도로 올린다. 열안정성 DNA 중합효소는 이 정도의 온도에서 상보적인 새로운 DNA가닥을 합성한다. 택 DNA 중합효소는 프라이머에서 5′→3′쪽으로 새로운 뉴클레오티드를 첨가하여 목표 DNA의 새로운 이중나선구조를 만들어낸다. 이런 변성, 결합, 합성 과정을 여러 번 반복하면 각 단계마다 DNA

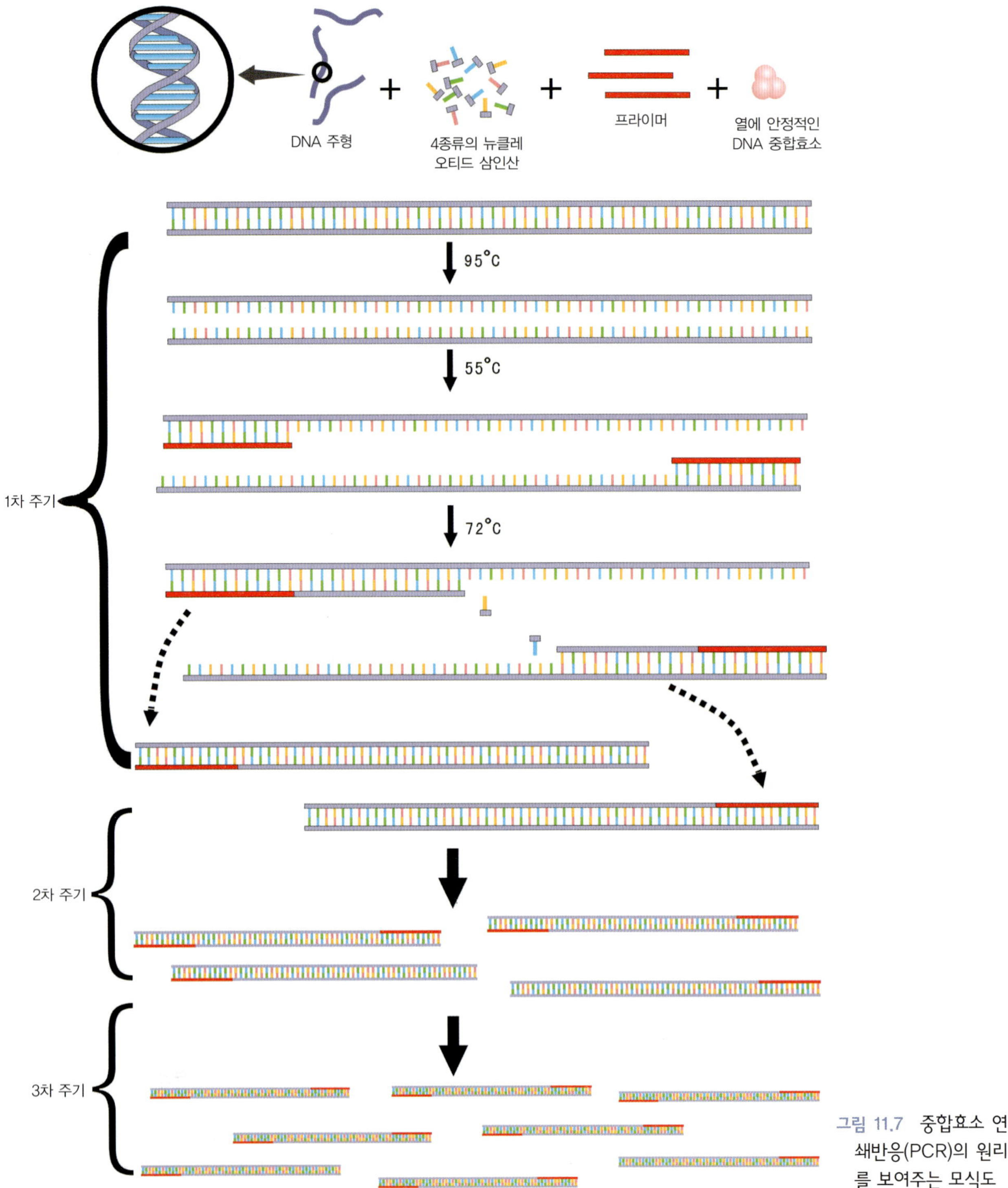

그림 11.7 중합효소 연쇄반응(PCR)의 원리를 보여주는 모식도

가 두 배씩 늘어나게 되고, 30번 반복하게 되면 한 개의 DNA가 2^{30}(=1.07 × 10^9)개의 DNA가 될 수 있다.

이렇게 간단하면서도 훌륭한 아이디어는 멀리스가 캘리포니아 해변의 구부러진 도로를 운전하고 가다가 생각해낸 것이다(그림 11.8). 그는 구부

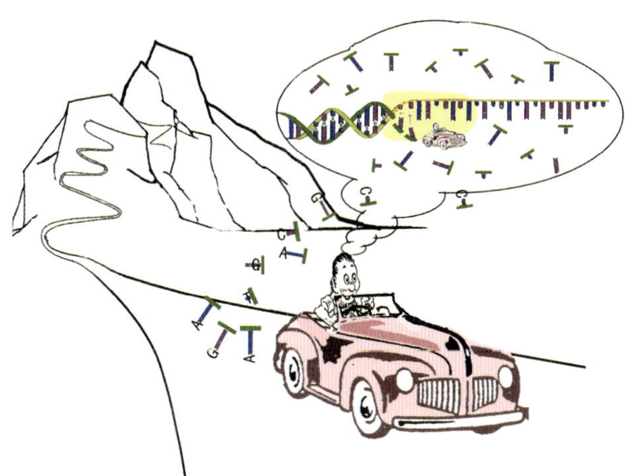

그림 11.8 멀리스는 자동차를 타고 가다 PCR 방법의 아이디어를 생각해냈다.

러진 도로를 이중나선 DNA라고 생각했고 자동차들을 뉴클레오티드라고 생각했다. 많은 자동차들이 양쪽으로 움직일 수 있는 이차선 도로가 마치 역평행 DNA 가닥(antiparallel DNA strand)과 같다고 생각했다. 멀리스는 자동차들이 뉴클레오티드이고, 도로위의 길게 늘어선 자동차들(즉, 뉴클레오티드가 늘어서 새로 합성된 DNA)이 한꺼번에 빠져나갈 수 있는(즉, 높은 온도에 의해 합성된 DNA가 떨어져 나가는) 도로라면 한 개의 DNA 주형에서 많은 DNA를 만드는 것이 가능하다고 생각했다. 그는 실험실로 돌아와서 많은 방법을 통해서 이 가능성을 시험해 봤다. 이러한 공로로 그는 1993년 노벨상을 수상하였다. 종종 간단한 상상이 과학계와 공학계를 뒤흔들 엄청난 혁명적 아이디어가 되기도 한다.

11.3 재조합 플라스미드의 제조와 유전자 클로닝

재조합 DNA를 만들고 클로닝을 하기 위한 가장 중요한 도구들은 제한효소와 벡터 그리고 숙주 세포이다. 클로닝 과정을 거치면서 적은 양의 목표 DNA는 숙주 세포내에서 몇 배로 증폭되고, 이 유전자의 발현 양상과 기능을 연구할 수 있게 된다.

제한효소

제한효소는 박테리아에 의해 생산되는 효소로, 외부에서 들어온 DNA의 특정 뉴클레오티드 서열을 인식하여, 그 서열 안쪽 DNA의 양가닥을 절단한다. 박테리아의 제한효소는 자신을 감염시키는 박테리오파지의 DNA를 절단하여 파지의 감염을 제한하거나 막는 기능을 한다. 베르너 아르버(Werner Arber), 해밀튼 스미스(Hamilton Smith), 데니얼 나탄즈(Daniel Nathans)는 제한효소 연구에 선구적 역할을 하였으며, 이러한 공로로 1978년에 노벨상을 수상하였다. 오늘날 약 200개 이상의 제한효소가 발견되었는데, 제한효소는 특정 뉴클레오티드를 인식하고 절단하기 때문에 종종 "분자 수술칼"에 비유된다. 그림 11.9는 널리 사용되는 몇 개의 제한효소의 절단 위치를 보여주고 있다.

각각의 제한효소의 이름은 이 제한효소가 어느 박테리아에서 유래되었는지를 보여준다. 처음으로 대장균(*E. coli*)에서 분리된 제한효소는 *EcoR* I 이라는 이름이 붙었다. 이 제한효소는 GAATTC의 6개의 염기로 이루어진 자리를 인식하여 자른다. 잘린 자리는 상보적인 AATT라는 단일 가닥 부위가 돌출된 구조를 갖게 되는데, 이렇게 생긴 부위를 점착성 말단(cohesive end, sticky end)이라고 한다. 서로 상보적인 점착성 말단을 갖는 서로 다른 DNA 가닥은 DNA 연결효소(DNA ligase)에 의해 공유결합을 형성하며 결합할 수 있어서 재조합된 DNA 분자를 만들 수 있다(그림 11.10).

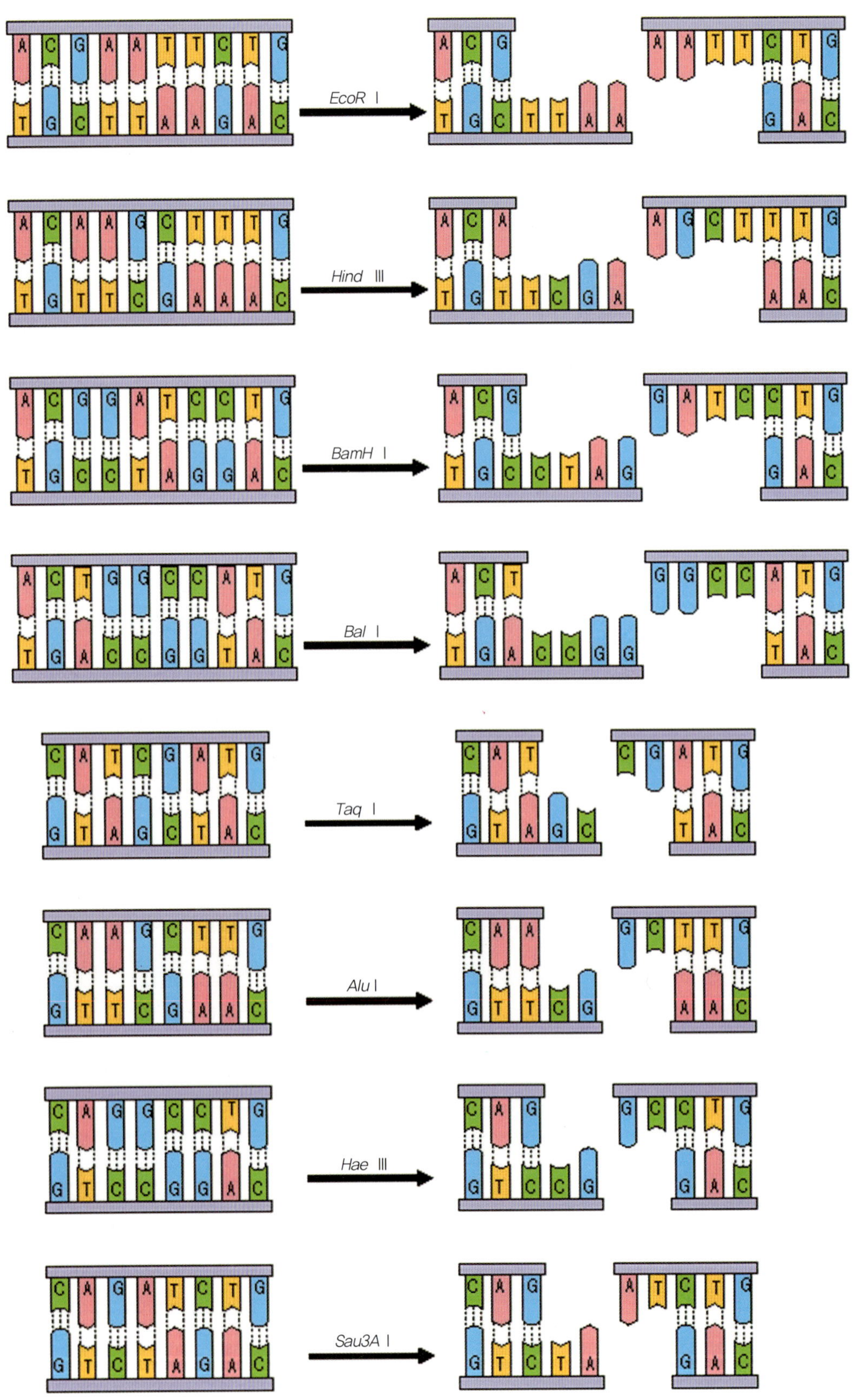

그림 11.9 많이 사용되는 제한효소

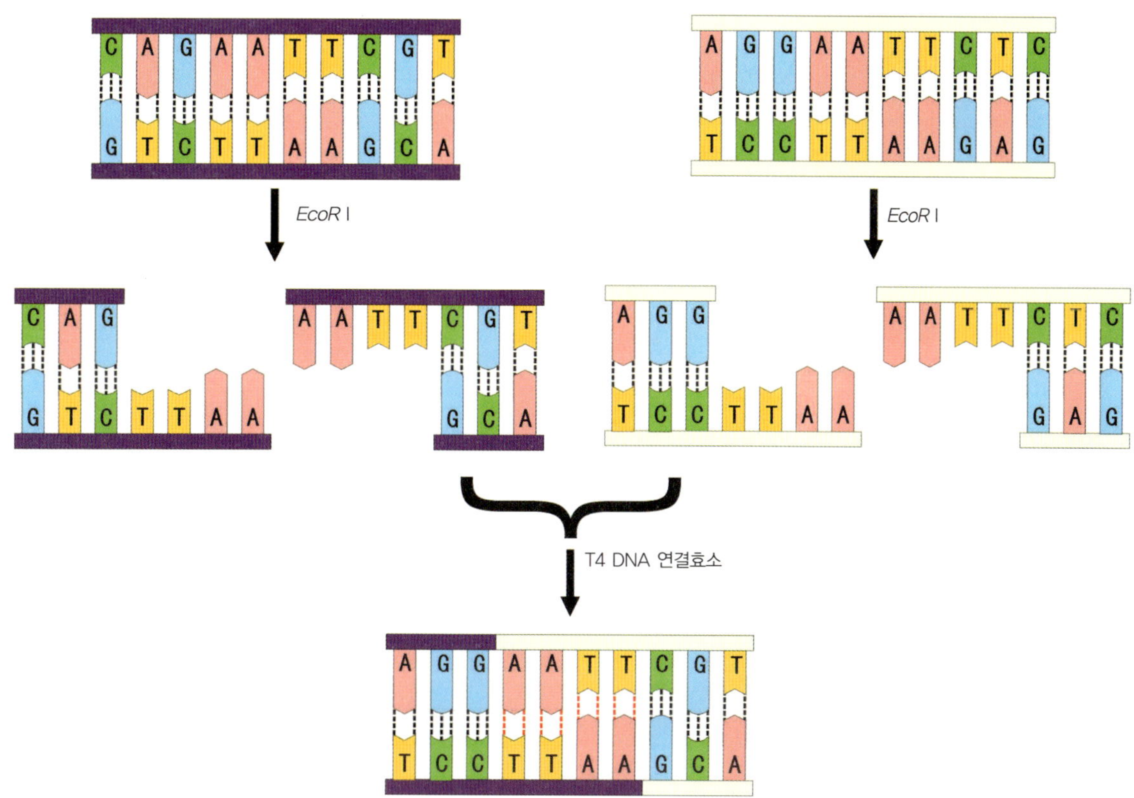

그림 11.10 제한효소와 DNA 연결효소를 이용하여 재조합 DNA를 만들어낸다

벡터

제한효소에 의해 절단된 DNA조각을 직접 박테리아 세포로 넣어주면 복제가 되지 않기 때문에 클로닝을 할 수 없다. DNA조각을 벡터와 결합시켜 넣어주어야지만, 숙주 세포에 들어가서 여러 개의 사본(copy)으로 복제가 된다. 벡터는 원하는 유전자를 운반시켜주는 운반체 역할을 한다. 일반적으로 많이 사용되는 벡터에는 박테리아 플라스미드, 박테리오파지, 코스미드(cosmid), BAC(박테리아 인조 염색체, bacterial artificial chromosomes), YAC(효모 인조 염색체, yeast artificial chromosome) 등이 있다. 각각의 벡터는 복제 방법, 실어 나를 수 있는 DNA의 크기, 사본 수, 숙주 세포, 그리고 선별표지인자(selection marker) 등에 차이가 있다. 예를 들면 플라스미드 벡터에는 약 0.5–2 kb(500–2000염기쌍, 최대 10 kb), 박테리오파지는 7–10 kb(최대 20 kb), 코스미드는 35–40 kb(최대 45 kb), BAC는 80–120 kb (최대200 kb), YAC는 200–800 kb(최대 1500 kb)의 외부 DNA를 넣을 수 있다. YAC는 효모에서만 복제가 가능하고 다른 벡터들은 박테리아에서 복제가 가능하다. 과학자들은 이러한 벡터들을 기본으로 하여 클로닝과 유전자 발현에 유용한 다양한 벡터들을 개발하였다. 실험실에서 일반적으로 이용되는 pUC18이라는 박테리아 플라스미드 벡터를 이용하여 클로닝 벡터의 일반적인 성질에 관하여 알아보자.

플라스미드는 박테리아 세포의 염색체 이외에

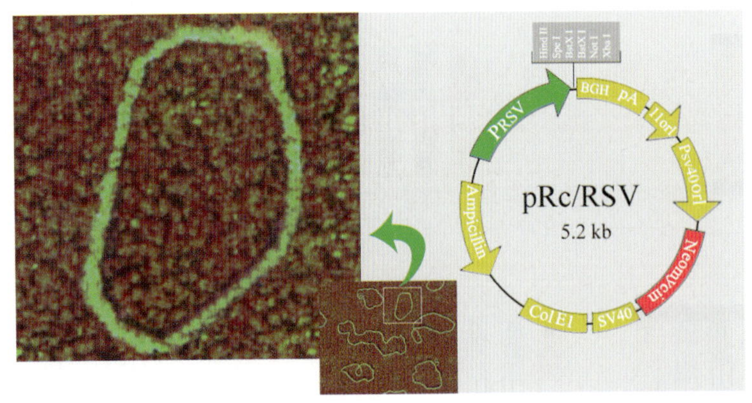

그림 11.11 플라스미드는 박테리아의 염색체와는 독립적으로 존재하면서 자기복제가 가능한 분자이다

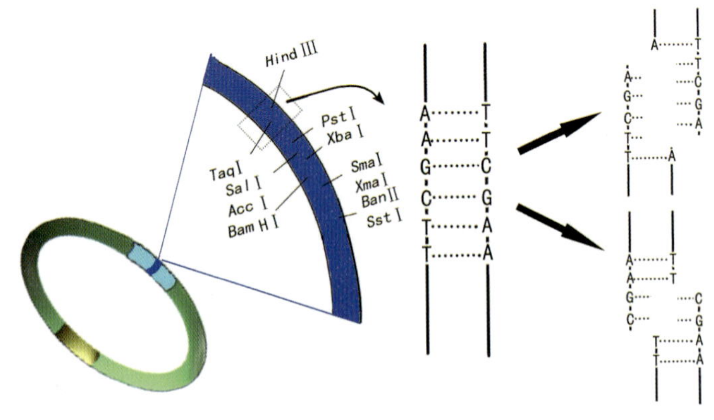

그림 11.12 pUC18은 보편적으로 사용되는 클로닝 벡터로 클로닝을 쉽게 할 수 있도록 많은 제한효소 자리(multi cloning site)를 갖는다

존재하는 이중나선 구조의 DNA로 숙주 세포의 염색체에 상관없이 복제가 가능하다(그림 11.11). 각각의 박테리아 세포에는 단지 한 개의 박테리아 염색체만 존재할 수 있는 반면에 플라스미드는 여러 개가 존재할 수 있다. 실험실에서 사용되는 플라스미드는 자연계에 존재하는 플라스미드를 개조하여, 몇 개의 유용한 제한효소 인식 서열과 표현형질을 이용하여 선별할 수 있는 선별표지인자 유전자를 갖도록 한 것이다. pUC18는 실험실에서 많이 사용하는 대표적인 플라스미드인데 다음과 같은 특징을 가지고 있다.

1. pUC18 벡터는 2,686 염기쌍으로 이루어져 있어서 크기가 매우 작다. 크기가 작기 때문에 상대적으로 큰 DNA를 넣어서 클로닝할 수 있다.
2. 숙주 세포에 들어가면 500개 정도의 사본을 만들어낼 수 있기 때문에 클로닝된 유전자도 같은 수만큼 숙주 세포에 존재하게 된다.
3. 이 플라스미드는 여러 개의 제한효소 인식자리가 한 곳에 모여 있게 조작되었는데, 이 위치를 *폴리링커 부위(polylinker site)*라고 한다(그림 11.12). 이 자리에 다양한 제한효소에 의해 절단된 외부 DNA조각이 들어갈 수 있다.
4. 이 플라스미드는 재조합이 일어난 플라스미드가 존재하는지를 평판배지에서 눈으로 직접 확인할 수 있게 하는 선별표지인자 유전자

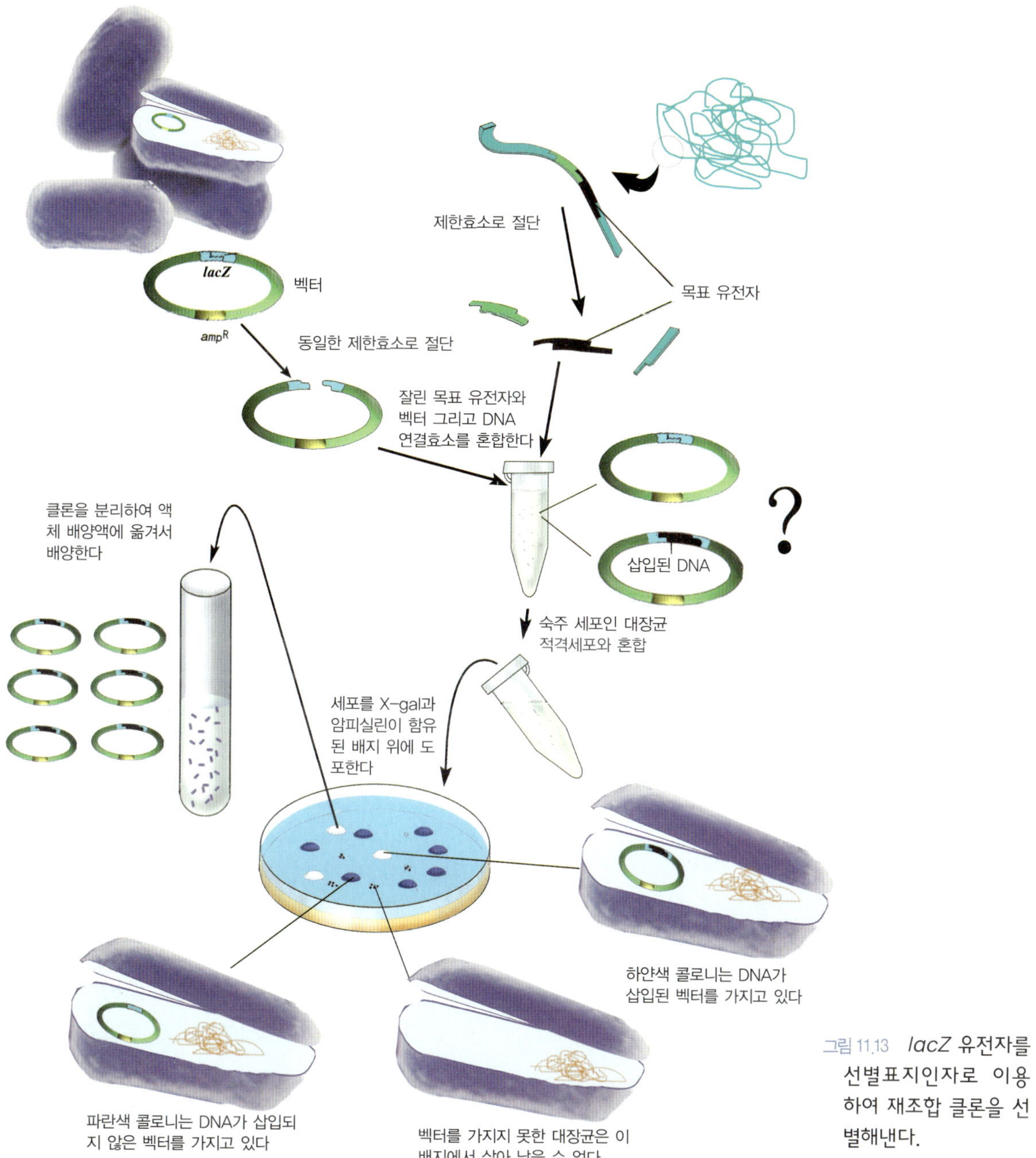

그림 11.13 *lacZ* 유전자를 선별표지인자로 이용하여 재조합 클론을 선별해낸다.

를 가지고 있다. 이 플라스미드는 *lacZ* 유전자를 가지고 있으며, 이 유전자 중간에 폴리링커 부위가 있다. X-gal이라는 시약이 들어 있는 배지에서 정상적인 *lacZ* 유전자를 가지고 있는 박테리아를 배양하면 콜로니(세균집락, colony)가 파란색으로 보인다. 그러나 외부 DNA가 폴리링커 부위에 삽입되어 *lacZ* 유전자가 잘려서 기능을 발휘하지 못하게 되면 하얀색 콜로니를 형성하게 되기 때문에, 평판배지에서 자라는 콜로니의 색깔로 쉽게 재조합 여부를 관찰할 수 있다(그림 11.13).

5. 이 플라스미드는 또한 암피실린 항생제 내성 유전자(ampicillin-resistance gene)를 가지고 있다. 이 플라스미드를 가지고 있는 박테리아

만이 암피실린이 포함된 배지에서 자랄 수 있기 때문에, 플라스미드를 가지지 않는 박테리아를 쉽게 제거할 수 있다.

유전자 클로닝

만들어진 재조합 DNA는 숙주 세포에 들어가야만 복제가 일어날 수 있다. 다양한 박테리오파지, 원핵생물, 진핵생물이 숙주 세포로 이용되고 있다. 유전자의 기능을 연구하기 위해서는 원래 유전자가 들어있던 세포를 이용하는 것이 바람직하지만, 대부분 종의 세포는 쉽게 외부의 유전자를 받아들이지 않기 때문에, 여러 기능을 수행하는 대용의 숙주 세포가 필요하다. 숙주 세포는 다음과 같은 특징을 지녀야 한다. (1) 쉽게 배양이 가능하다. (2) 성장속도가 빠르다. (3) 쉽게 외부의 DNA를 받아들일 수 있다. (4) 인간이나 주변의 환경에 해가 없어야 한다. 일반적으로 실험실에서 사용되는 숙주세포로는 대장균, 고초균(*Bacillus subtilis*) 그리고 효모(*Saccharomyces cerevisiae*) 등이 있다. 실험실에서 가장 많이 사용되는 대장균 균주인 K12는 유전학적으로 잘 규명되어 있고, 또한 다양한 벡터를 받아들일 수 있다.

재조합 DNA를 대장균 숙주 세포에 클로닝하는 방법은 다음과 같다(그림 11.14).

1. 벡터와 클로닝하고자 하는 목표 유전자를 분리하고 각각을 특정 제한효소로 절단하여 동일한 점착성 말단을 갖도록 한다.
2. 벡터와 유전자의 말단을 T4 DNA 연결효소를 이용하여 연결하여 재조합 DNA을 만든다.
3. 대장균을 배양하고 물리적 처리를 거쳐 외부의 DNA를 쉽게 받아들일 수 있도록 만든다. 이러한 세포를 *적격세포*(*competent cell*)라고 한다. 적은 양의 재조합 DNA 벡터를 적격세포와 섞어주면 벡터가 세포내로 들어가는데 이러한 과정을 *형질전환*(*transformation*)이라고 한다. 벡터는 세포내에서 복제를 통하여 수가 늘어난다.

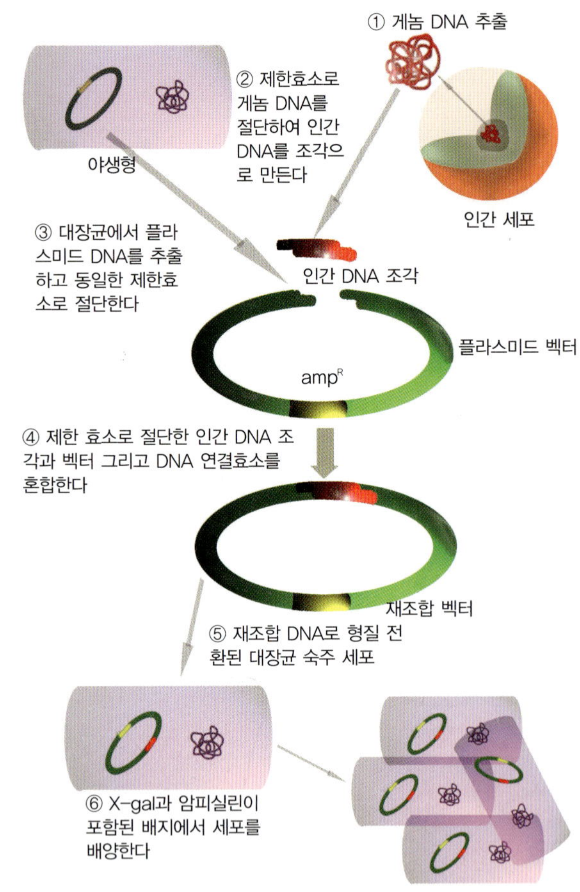

그림 11.14 pUC18 플라스미드 벡터를 이용하여 인간의 유전자를 대장균에 클로닝한다.

4. 박테리아를 한천(agar)이 포함된 평판배지에서 키운다. 형질전환된 각각의 세포는 독립적인 콜로니를 형성하는데, 하나의 콜로니는 하나의 박테리아가 분열하여 생성된 것이므로 유전적으로 동일하다. 박테리아 세포가 복제할 때 벡티도 같이 복제된다. 재조합 벡터를 받아들인 박테리아로 부터 생성된 콜로니를 선별하는 일은 매우 간단하다. 벡터가 들어가 형질전환이 일어난 대장균은 암피실린 항생제에 저항성을 가지게 되고, 재조합 유전자를

지니고 있는 콜로니는 X-gal이 존재하는 배지에서 하얀색을 나타내게 된다.

진핵세포 중 유전자 클로닝에 주로 이용되는 숙주 세포는 빵을 만드는데 이용되기도 하는 효모 세포(*Saccharomyces cerevisiae*)이다. 많은 진핵세포의 유전자가 이 종에서 발현이 가능하다. YAC 시스템을 이용한 클로닝은 오직 효모 세포에서만 가능하다. 진핵세포(예를 들어 식물, 동물세포)와 박테리오파지를 이용한 클로닝에 관심이 있는 학생은 분자생물학 책을 참고하면 자세한 기작을 알 수 있을 것이다.

유전자 선별과 원하는 클론의 분리

클로닝된 유전자를 선별하기 위한 방법은 위에서 언급한 표현형질을 이용한 선별 방법 이외에 여러 가지가 있다. 여기서는 그 중 두 가지인 (1) 제한효소를 이용한 절단과 전기영동 (2) 핵산 혼성화법에 대하여 설명하고자 한다.

전기영동은 분자생물학에서 가장 많이 이용되는 보편적인 실험 방법 중 하나이다. 이 방법은 핵산이 음전하(−)를 띠는 인산기를 가지고 있기 때문에 전기장이 존재하는 곳에서는 음극(cathode)에서 양극(anode)으로 이동한다는 사실에 기반을 두고 있다. DNA의 전기영동에는 주로 한천젤(agarose gel)이 이용되는데, 젤에서 DNA가 움직이는 정도는 DNA의 크기, 즉 뉴클레오티드의 숫자에 반비례하므로, 작은 DNA가 더 빨리 움직이게 된다. 일반적으로 파란색 염색물질을 첨가하여 젤에서 DNA가 어디쯤 이동하였는지를 알아볼 수 있다. 또한 시료속의 DNA의 크기를 측정할 수 있도록, 이미 크기를 아는 DNA 조각들(이것을 크기 표지자[size marker]라 한다)을 한천젤의 한 칸에 넣어준다(그림 11.15).

어떤 클론이 원하는 유전자를 포함하고 있는지를 검사하기 위해서 숙주 세포에서 DNA를 분리하여 재조합 벡터를 분리한다. 특정한 제한 효소를

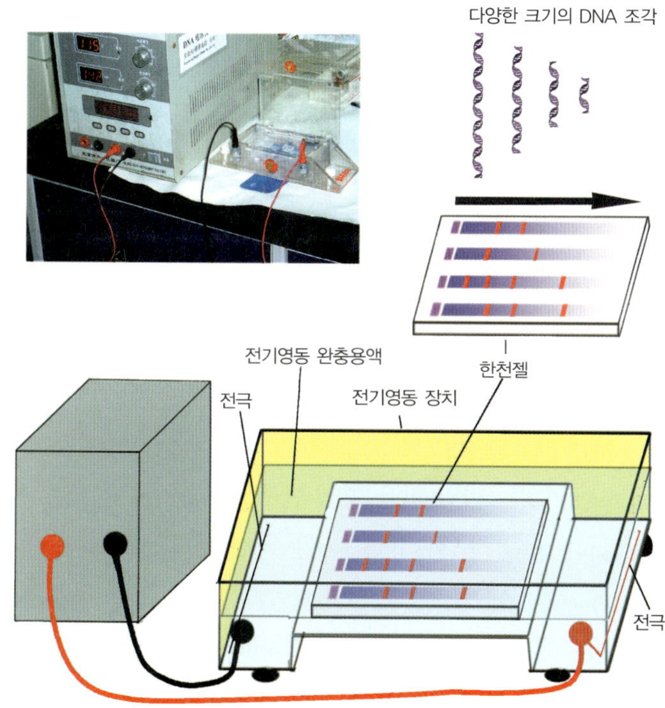

그림 11.15 DNA 젤 전기영동법

이용하여 재조합 벡터를 잘라, 클로닝된 유전자와 벡터를 분리한다. 전기영동을 수행한 후 예측한 데이터와 비교하면 이 벡터와 숙주 세포가 원하는 유전자를 포함하고 있는지 여부를 알 수 있다.

크기를 비교하여 원하는 유전자가 클로닝되었는지를 확인하는 방법 이외에 "핵산 혼성화 (nucleic acid hybridization)" 방법을 이용할 수도 있다. 이 방법의 기본적인 원리는 다음과 같다. 목표 DNA의 전체 또는 일부분의 염기서열을 알고 있다면, PCR을 이용하여 이 부분에 상보적인 외가닥 DNA를 만든다. 상보적 DNA를 합성할 때 방사성 동위원소로 표지된 뉴클레오티드(예를 들어 ^{32}P-dATP)를 이용하면 만들어진 DNA는 방사성 동위원소를 가지게 된다. 만들어진 외가닥의 상보적 DNA는 목표 유전자와 결합하여 이중나선의 DNA를 만들 수 있기 때문에 탐색자로 이용될 수 있다. 핵산 혼성화를 위하여 콜로니를 막필터 (membrane filter)로 옮겨준 후, 물리적, 화학적 방법을 이용하여 세포를 파쇄하고 DNA를 변성시킨다. 이 필터를 동위원소로 표지된 탐색자와 혼성화 완충용액에서 반응시키게 되면, 동위원소로 표지된 탐색자는 필터에 붙어있는 DNA와 짝을 이루어 이중나선 DNA를 만들게 된다. 반응하지 않고 남아있는 탐색자를 제거해주기 위해서 필터를 세척 완충액(washing buffer)으로 몇 번 닦아주고, 말린 후 X선(X-ray) 필름에 노출시킨다. 탐색자와 목표 유전자가 혼성화된 콜로니만이 필름위에 검은 점으로 나타난다. 각각의 점의 위치를 비교하여 혼성화된(즉 목표 유전자를 포함하는) 클론이 있는 위치를 확인한다. 원래 평판배지에서 같은 위치에 있는 세포를 골라내고 새로운 배양액에서 키워서 이후의 실험에 이용한다 (그림 11.16).

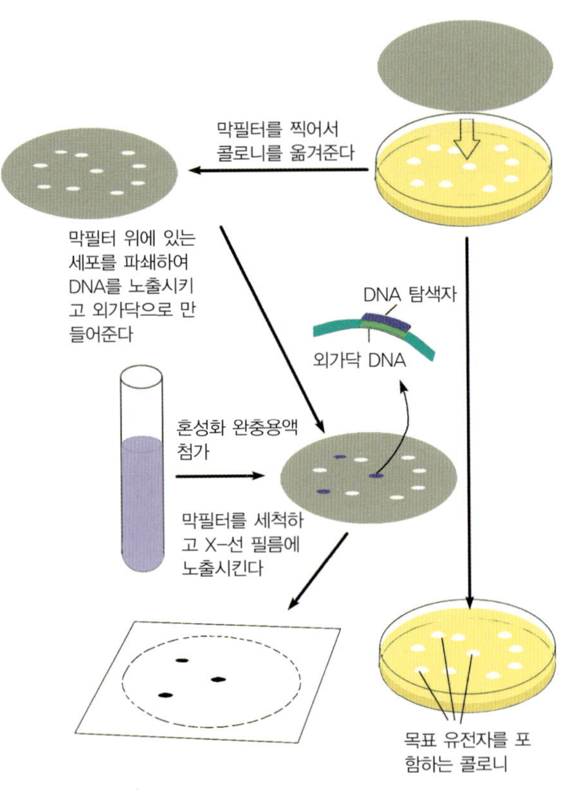

그림 11.16 서던 혼성화 방법을 이용하여 원하는 클론을 선별하고 분리해낸다

11.4 형질전환 벡터의 선택과 형질전환 방법

목표 유전자가 제대로 클로닝되고 숙주 세포에서 복제가 되었다면, 다음에 고려할 것은 이 유전자가 제대로 발현되고 후세대에까지 안정하게 전달되는가 하는 문제이다. 앞에서 언급하였듯이 클로닝된 유전자가 제대로 발현하기 위해서는 적절한 숙주 세포와 벡터가 필요하다.

만약 많은 양의 단백질을 생산하는 것이 목적이라면 목표 유전자는 발현 벡터(expression vector)에 들어있어야 한다. 발현 벡터는 매우 효율이 좋은 프로모터와 종결자(terminator)를 가지고 있어야 한다. 만약 분비되는 단백질을 생산하는 것이

목적이라면 목표 유전자를 분비신호가 암호화되어 있는 DNA 서열 근처에 넣어줌으로써, 숙주 세포가 이 분비신호를 알아보고 만들어진 단백질을 분비하도록 하여야 한다. 만약 벡터를 다양한 숙주 세포(예를 들어 박테리아, 효모)에서 사용 가능하게 하려면 이 벡터는 양쪽의 숙주 세포에서 모두 복제할 수 있는 복제기점(origin of replication)을 가져야 한다.

클로닝된 유전자를 효과적으로 발현시키기 위해서는 (1) 플라스미드의 사본 수 (2) 효율적인 전사 조절자, 프로모터와 종결자의 이용 (3) 코돈 사용과 리보솜 결합 친화도의 최적화 (4) 효율적인 단백질 접힘과 안정성 유지 체계 등 여러 가지를 고려하여야 한다.

비록 대장균이 실험실에서 가장 널리 이용되는 숙주 세포지만 다양한 이유로 다른 종의 많은 유전자들이 대장균에서 적절히 발현되지 않거나, 그들의 특징을 나타내지 못한다. 이러한 경우에는 주로 그 유전자가 유래한 종을 숙주 세포로 이용한다. 그림 11.17은 어떻게 DNA 재조합 방법을 이용하여 시아노 박테리아(cyanobacterium)에서 결실 돌연변이(deletion mutant)를 만들 수 있는지를 묘사하였다. 시아노 박테이라의 한 종인 시네코시스티스(*Synechocystis*) sp. PCC6803(약자로 S. 6803)의 *chlL* 유전자는 엽록소를 합성하는데 관여하는 유전자이다. *chlL* 유전자를 PCR 방법을 이용하여 증폭하고 pUC118 벡터(pUC 18에서 변형된 벡터)에 결합시켜 pFQ2 재조합 플라스미드를 생성한다. *Bst* I과 *Nhe* I 제한효소를 처리하면 1.5kb 크기인 *chlL* 유전자의 안쪽 부분이 잘려서 약

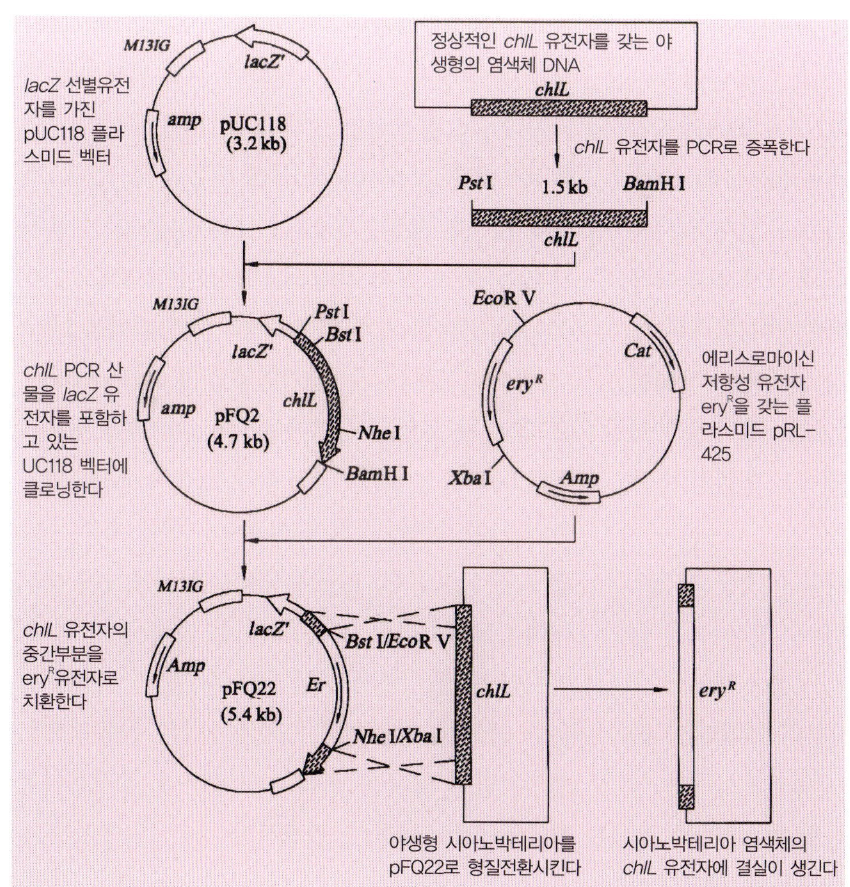

그림 11.17 상동재조합방법을 이용하여 *chlL* 유전자가 결실된 시아노박테리아 품종을 제조한다

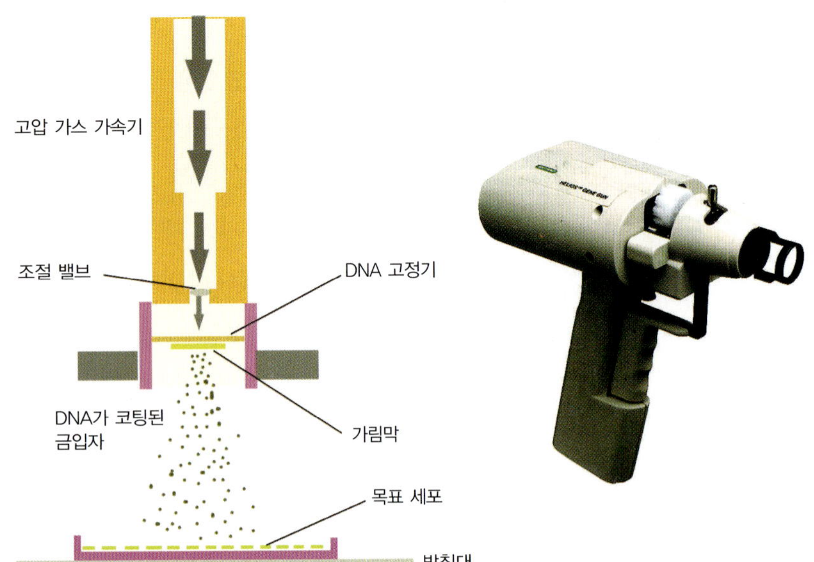

그림 11.18 비오리스틱 유전자 총을 이용하여 유전자를 숙주 세포에 직접 넣는 방법

0.8kb 크기의 DNA 조각과 pUC118과 *chlL*의 양쪽 끝부분을 포함하는 3.9kb의 조각이 만들어진다. pRL-452 플라스미드에서 에리트로마이신(erythromycin) 저항 유전자인 *ery*ᴿ을 잘라내어 3.9kb조각의 양쪽 끝에 연결하면 재조합 플라스미드 pFQ22가 만들어진다. pFQ22를 S.6803세포에 넣어주면 상동재조합(homologous recombination)에 의해 숙주세포의 염색체의 *chlL* 유전자 위치에 *ery*ᴿ 유전자와 일부가 빠진 *chlL* 유전자가 들어가게 된다. 30 mg/L의 에리스로마이신이 첨가된 배지에 세포를 배양하면 결실 돌연변이체를 선별할 수 있다. 결실 돌연변이체만이 에리스로마이신 저항 유전자를 가지므로 이 배양액에서 생존하여 콜로니를 형성할 수 있다.

식물과 동물 세포도 박테리아와 비슷한 방법으로 벡터를 이용하여 형질전환시킬 수 있다. 예를 들어 아그로박테리움 투메파시엔스(*Agrobacterium tumefaciens*)라는 박테리아에서부터 유래된 Ti 플라스미드를 이용하여 식물을 형질전환시키면 식물이 새로운 특성을 나타내도록 할 수 있다. 이 박테리아를 식물의 원형질체(protoplast, 세포벽이 없는 식물세포)와 함께 배양한 후 원형질체를 하나의 식물개체가 되도록 분화시키면 새롭게 만들어진 개체는 Ti 플라스미드에 넣어준 유전자를 발현하게 된다. 변형된 아데노바이러스(adenovirus)는 포유 동물세포의 형질전환에 주로 이용되는 벡터이다. 이 형질전환 방법을 잘 이용하면 인간의 유전자 치료(gene therapy)에 이용할 수 있다. 벡터를 이용한 형질전환 방법 이외에 벡터를 이용하지 않는 여러 가지 형질전환 방법이 개발되었는데 (1) 고압전류를 가하여 세포벽과 원형질막을 DNA가 통과하도록 하는 전기천공법(electroporation) (2) DNA가 코팅된 금입자(gold particle)를 비오리스틱(biolistic)이라는 유전자 총(gene gun)을 이용하여 식물, 동물, 곰팡이 세포나 조직에 쏴주는 방법(그림 11.18) (3) 미세주사장치를 이용하여 세포 내에 DNA를 직접 미세주사하는 방법 등이 있다. 마지막 방법은 복제양 돌리(Dolly)를 만드는데 사용한 클로닝 방법이다. 모든 방법은 공통적으로 형질전환된 클론을 골라내기 위하여 유전표지형질(genetic marker)이 필요하다.

11.5 형질전환체의 분석 : 서던 혼성화법

가장 널리 사용되는 핵산 혼성화 방법은 에드워드 서던(Edward Southern)이라는 사람에 의해 개발되어 이름 붙여진 서던 블롯팅(Southern blotting)이다. 이 방법의 기본적인 순서는 다음과 같다(그림 11.19).

1. 조사하고자하는 개체의 DNA(플라스미드 또는 게놈 DNA)를 분리해 낸다.
2. DNA 시료를 적절한 제한효소를 이용하여 절단한다.
3. 절단된 DNA를 한천젤에서 전기영동을 수행하면, 게놈 DNA는 여러 개의 띠로, 플라스미드 DNA는 몇 개의 띠로 분리가 된다. 전기영동한 젤을 에티디움 브로마이드(EtBr, ethidium bromide)를 이용하여 염색하면 DNA가 염색되고 DNA 띠를 자외선 상에서

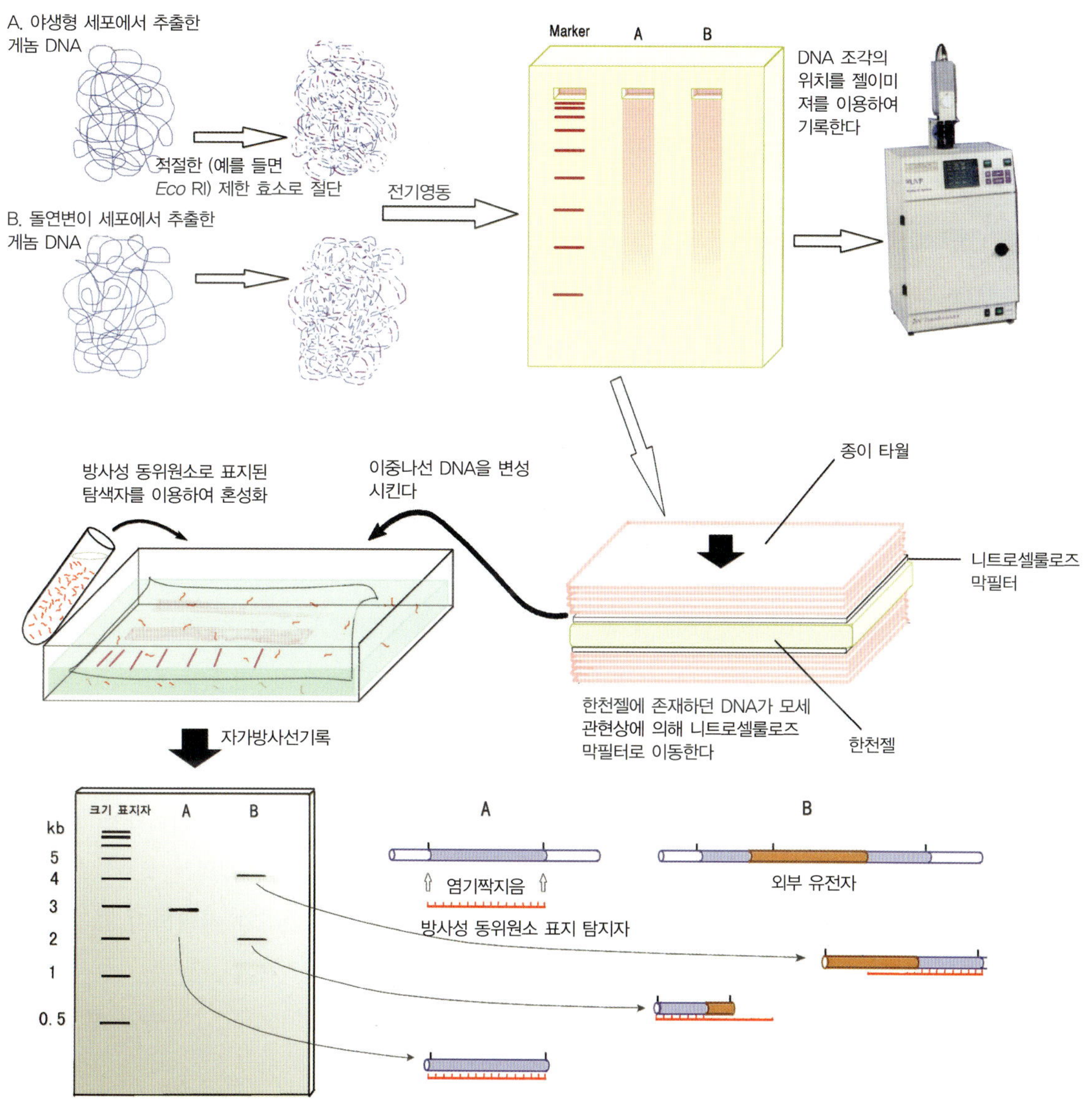

그림 11.19 서던 혼성화법

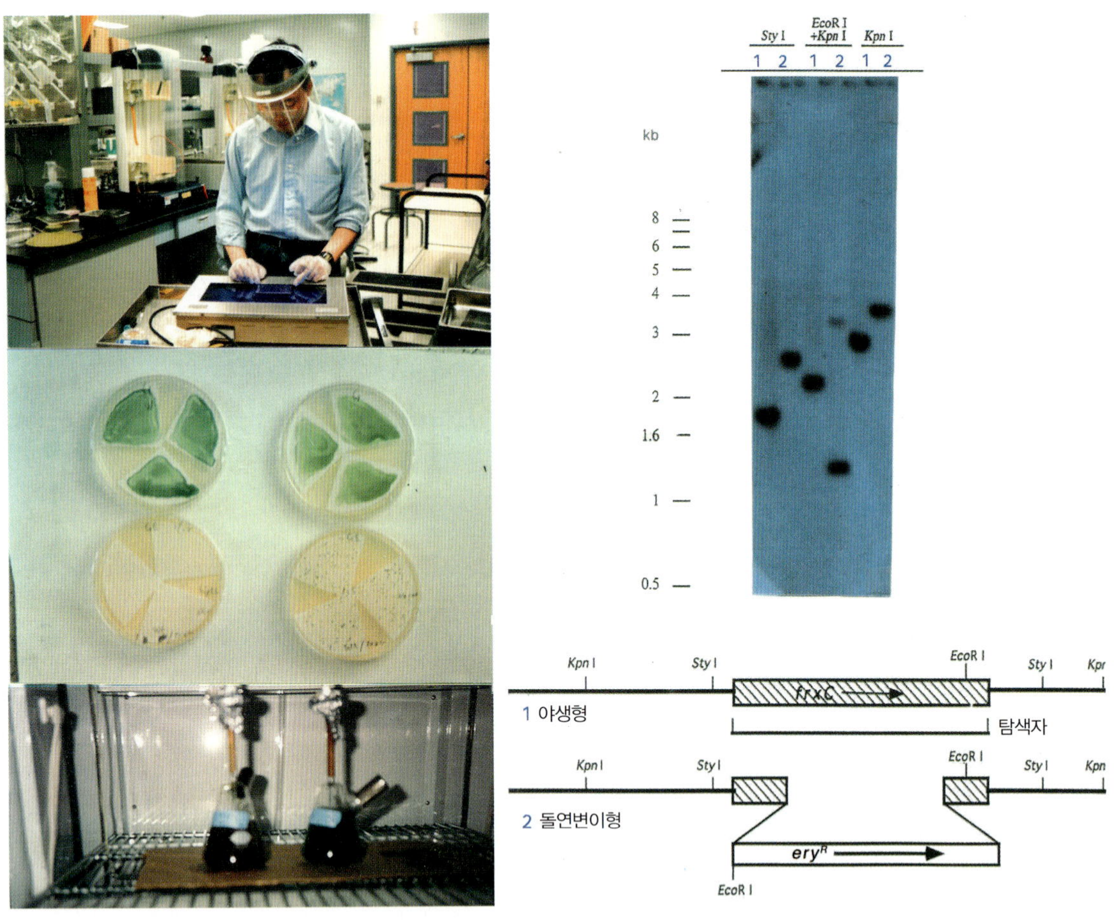

그림 11.20 서던 혼성화법으로 시아노박테리아 S.6803이 *chlL* 유전자가 결실된 돌연변이를 갖게 되었는지를 분석하고 확인하는 방법 (a) 유전자재조합 방법을 수행한다. (b) 항생제를 이용하여 형질전환된 개체를 선별한다. (c) 형질전환된 개체를 배양한다. (d) 서던 혼성화법을 이용하여 목표로 하는 유전자에 외부 유전자인 ery^R이 삽입되었는지를 확인한다.

관찰할 수 있다. 염색을 하여야만 DNA를 관찰할 수 있다.

4. 젤 상에 존재하는 이중나선구조의 DNA를 염기성 용액을 이용하여 외가닥 조각이 되도록 변성시킨다.
5. 한천젤에 존재하는 DNA를 DNA가 쉽게 붙을 수 있는 나일론이나 니트로셀룰로즈(nitrocellulose)로 만든 막필터에 옮겨준다. 막필터를 한천젤 위쪽에 놓고 모세관 현상에 의해 완충용액이 젤에서 막필터로 흘러가도록 하면 DNA가 막필터로 쉽게 옮겨간다. 종종 종이 타월이나 무거운 것을 위쪽에 놓아두어 모세관 현상을 증가시키기도 한다.
6. 방사성 동위원소나 형광물질(fluorescent dye)로 표지한 외가닥 DNA 탐색자를 만들고, 전 단계에서 준비한 외가닥 DNA가 결합된 막필터와 반응시킨다. 외가닥의 탐색자 DNA는 막필터 상에 존재하는 상보적인 서열을 갖는 외가닥 DNA와 결합하여 표지가 된 이중 나선 DNA를 만든다.
7. 막필터를 완충용액으로 닦아주어 결합하지 않은 탐색자를 제거한다.
8. 방사성 동위원소의 자가방사선을 감지하기 위해서, 막필터를 말려서 X선 필름 밑에 넣으

면, 방사성 동위원소로 표지된 DNA분자가 위치한 곳의 필름이 검게 변하게 된다. 재조합 플라스미드와 게놈 DNA에서 유래한 DNA의 크기를 비교하여 비슷한 크기의 제한 효소 절단 조각이 나오면 클로닝이 성공하였다는 것을 알 수 있다. 그림 11.20은 *chlL* 결핍 돌연변이와 야생형 S. 6803의 혼성화 양상을 보여준다.

서던 혼성화방법은 클로닝이 성공하였는지를 알아보는데 이용될 뿐아니라, 제한효소 절단 부위를 이용하여 하나의 종 내에서 각각의 개체 간의 다양성 또는 여러 종 간의 다양성을 측정하는데도 이용된다. 이러한 다양성을 "제한 절편 길이 다형성(restriction fragment length polymorphism, RFLP)"이라고 한다. 이 방법은 인간의 유전병을 일으키는 돌연변이를 검사하거나, 인간의 진화 과정을 연구하거나, 경제적으로 매우 유용한 식물이나 동물의 유전 형질을 연구하는데 이용된다.

클로닝된 유전자를 알아내는 방법에는 이외에도 여러 가지가 있다. 예를 들어 클로닝된 유전자와 원래 유래된 유전자의 서열을 직접적으로 분석하고 비교할 수 있다.

생명공학 산업은 1973년 스탠리 코헨(Stanly Cohen)과 허버트 보이어(Herbert Boyer)에 의해 처음으로 재조합 DNA가 만들어진 이후에 비약적인 발전을 거듭하였다. 오늘날 생명공학 산업은 재조합 DNA 방법을 기본 도구로 하여 의학, 농학, 산림학, 수산학, 식품과학, 그리고 환경 등을 혁명적으로 바꾸는데 기여하고 있다. DNA 기술의 실용적인 응용은 광범위하고 엄청난 파급효과를 낳았다. 다음 장에서는 유전공학의 응용적인 면에 관하여 살펴볼 것이다.

단원요약

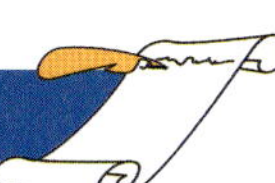

한 생명체의 유전자를 DNA 조작에 의해 바꾸는 것을 유전공학이라고 한다. DNA 재조합 방법은 유전공학의 핵심 기술로서 다음과 같은 과정을 포함한다. (1) 관심 있는 유전자의 획득 (2) 목적 DNA를 제한효소를 이용하여 절단하고 클로닝 벡터에 이어줌으로써 재조합 DNA를 생성 (3) 형질전환을 통하여 재조합 DNA를 숙주 개체에 넣어주고 재조합 DNA 복제 (4) 숙주 세포 또는 콜로니 중 형질전환이 일어난 세포를 선별 (5) 목표로 하는 유전자의 산물이 만들어지도록 형질전환 세포를 배양

목표 유전자를 얻는 방법에는 여러 가지가 있다. 한 가지 방법은 모든 게놈 DNA를 분리한 후, 유전자 라이브러리를 만들고 원하는 유전자를 포함하는 클론을 분리해내는 것이다. 진핵세포를 이용하는 경우 주로 이용되는 방법은 mRNA를 분리하고 이를 주형으로 역전사법을 이용하여 cDNA(complementary DNA)를 만드는 것이다. 다른 방법은 중합효소 연쇄반응을 이용하여 원하는 유전자를 증폭시키는 것이다. DNA의 질과 양은 각각 핵산과 단백질이 흡수하는 파장인 260nm, 280nm에서의 흡광도를 측정함으로써 알 수 있다. A_{260}/A_{280}의 비가 1.8 이상이면 순수한 DNA를 분리한 것이다. 1cm의 큐벳을 이용하였을 때 나오는 A_{260} 값에 50을 곱하면 L 당 몇 mg의 DNA가 포함되어 있는지 농도(mg/L)를 구할 수 있다.

제한효소는 원래 박테리아가, 자신을 공격하는 파지의 DNA를 절단함으로써 파지의 감염을 "제한"하고 막고자 생산하는 효소이다. 각각의 효소는 특이적인 뉴클레오티드 서열을 인식하여 절단할 수 있다. 실험실에서 제한효소는

외부 DNA를 특이적인 벡터(플라스미드, 박테리오파지, 코스미드, BAC, YAC) 등에 넣어주기 위해 DNA조각을 자를 때 이용된다.

전기영동은 젤 상에서 DNA와 같은 거대 분자들을 분리할 때 이용된다. 젤 상에서 DNA 조각은 크기에 따라 분리되는데, 작은 조각이 저항을 덜 받으므로 더 빨리 이동한다.

성공적인 클로닝이란 외부 유전자가 숙주 세포에 삽입되는 과정 뿐 아니라, 이러한 유전자가 후대에도 안정적으로 전달되는 것을 의미한다. 클로닝의 성공여부를 확인하는데 주로 서던 혼성화가 이용된다.

비록 재조합 DNA 기술의 역사는 짧지만 이 기술은 생물학 연구에 커다란 혁명을 일으켰다. 지금은 많은 산업에서 없어서는 안 될 기술이 되었다.

토의를 위한 질문

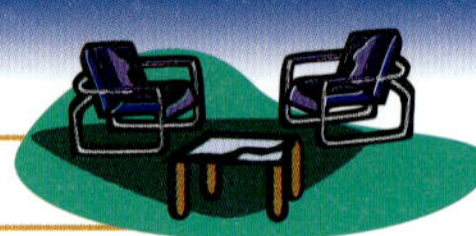

1. 식물의 잎에서 게놈 DNA 전체를 분리해내는 실험을 구상하여라.
2. 유전자 클로닝을 정의하고 클론이라는 단어의 다양한 의미를 설명하여라.
3. 중합효소 연쇄반응에서 왜 프라이머는 약 20개 뉴클레오티드 정도의 길이로 합성하여야 하는가?
4. 신경생물학자 한명이 사람의 신경전달 물질(neurotransmitter)에 관심을 가지고 있다. 그는 이미 이 신경전달물질 단백질의 아미노산 서열을 알고 있다. 어떻게 그가 이 신경세포 특이적인 단백질을 분리해낼 수 있는지를 설명하여라. 그리고 아미노산 서열을 이용하여 어떻게 유전자를 분리해 낼 수 있는지를 설명하여라. 그는 어떻게 많은 수의 유전자와 많은 양의 단백질을 생산할 수 있을까?
5. 전기영동의 원리와 서던 혼성화의 기본 과정을 설명하여라.
6. DNA 재조합 방법의 중요성과 있을 법한 문제점은 무엇인지 설명하여라.

관련된 인터넷 사이트

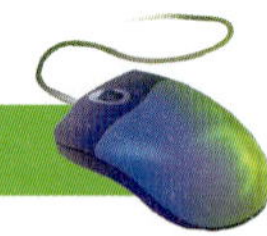

http://web.mit.edu/esgbio/www/rdna/rdnadir.html

http://www.biology.arizona.edu/molecular_bio/problem_sets/Recombinant_DNA_Technology/recombinant_dna.html

http://users.rcn.com/jkimball.ma.ultranet/BiologyPages/R/RecombinantDNA.html

CHAPTER 12

생명공학 : 현대 생명과학의 혁명

BIOTECHNOLOGY : A REVOLUTION IN MODERN BIOLOGICAL SCIENCES

생명공학은 학문 연구로서의 측면 뿐아니라 산업적 면에서도 가장 역동적으로 발전하고 각광받고 있는 분야 중 하나이다. 현재의 생명공학의 성공은 두 가지 요인에 의해 이루어졌다. 첫 번째로 20세기 후반에 이루어진 몇 개의 중요한 발견들이 생명과학을 자연과학 분야 중 가장 첨단을 걷는 학문으로 격상시켰다. 두 번째 요인은 재조합 DNA 방법이 무한한 경제적 잠재력을 가지고 있음을 인식한 전 세계의 기업가들이 생명공학을 실험실에서부터 산업기업체로 끌어 들였다는 것이다. 이로 인해 생명공학이 급속히 발전하는 계기가 되었다. 생명공학 산업은 많은 관련 산업과 더불어 여러 나라들의 경제를 이끄는 성장 원동력이 되어왔다.

생명공학이 아무런 바탕도 없이 갑자기 생겨난 것은 아니다. 생명공학은 수년간 수 많은 과학자들에 의해 수행된 많은 기초 과학 연구의 결과로 탄생하였다. 생명공학은 미생물학, 분자생물학, 화학공학, 재료과학 그리고 다른 여러 가지 전문 분야들의 지식이 융합되어 생겨난 것이다. 생명공학은 기존의 전통적인 산업들과는 다른 특이성을 가지고 있다. 생명공학은 복잡한 미세조작 기술들이 집약된 산업이므로 연구와 개발을 위한 초기 단계에 엄청난 투자가 필요한 산업이다. 그러나 상대적으로 적은 원자재를 이용하여 짧은 시간에 양질의 산물을 대량으로 생산할 수 있으므로 천문학적인 수익을 낼 수 있다(그림 12.1).

생명공학은 21세기 이후의 경제 성장을 이끌어 나갈 성장 동력 중 하나로 농업, 낙농업, 에너지 산업, 환경개선, 약품과 의료 등 다양한 분야에 직접적인 영향을 주고 있다. 세계의 경제의 중심은 석유와 철강에 기반을 둔 산업구조에서 DNA와 생명공학에 기반을 둔 산업으로 이행되어 나갈 것이다.

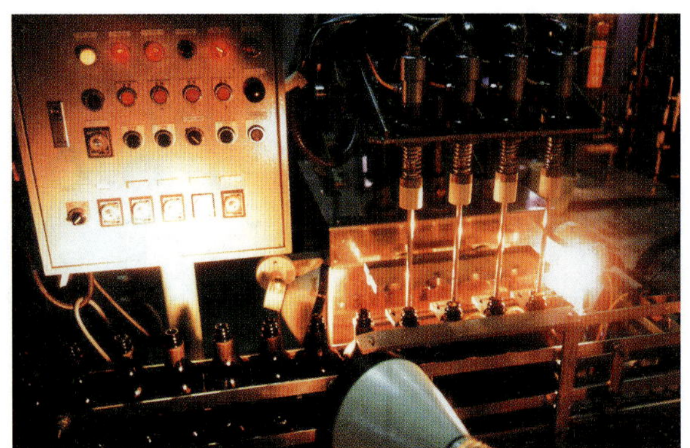

그림 12.1 생명공학 생산 라인

몇 세기 전 증기기관의 발명으로 촉발된 현대 산업혁명은 많은 사람들을 육체적인 노동에서 해방시켜 주었다. 수십 년 전에 두 번째 산업혁명이 시작되었는데, 이는 컴퓨터의 개발과 인터넷기술의 발달에 기반을 두고 있다. 종종 "정보 산업 혁명"으로 일컬어지고 있는 이 혁명은 정보를 저장하고 공유하는 능력을 현저하게 증가시켰다.

이제 우리는 DNA 재조합 기술과 유전자 클로닝 기술에 기반을 둔 제3의 산업혁명 시대의 중심에 서 있다. 경제적 잠재력 뿐 아니라 생물 다양성의 보존, 그리고 생명에 대한 우리의 관점의 변화란 면에서 이 혁명은 지금까지는 겪어보지 못한 엄청난 변화를 가져다 줄 것이다.

12.1 생명공학의 정의와 역사

비록 생명공학이란 용어가 널리 사용되고 있지만, 이 용어의 정확한 정의에 대해서는 이견이 많다. 경제협력개발기구(OECD, The Organisation for Economic Co-operation and Development)가 제안한 정의에 의하면 "생명공학은 과학과 기술을 생명체 전체나 한 부분에 적용시켜 생명체나 비생명체가 지식, 재화, 서비스를 생산하도록 변형하는 과정이나 계획하는 모든 것"을 말한다.

생명공학에서는 (1) DNA (코딩) 기술 : 유전체학, 약품유전학(pharmacogenetics), 유전자 탐색자/유전자 진단학, DNA 염기서열결정/합성/증폭, 유전자공학, (2) 단백질과 분자(또는 작용 단위, functional blocks) 공학 : 단백질/펩티드 서열결정/합성, 당지질/당단백질공학, 단백질체학, 호르몬, 성장인자, 세포수용체/신호전달물질/페로몬 등의 조작과 합성, (3) 세포와 조직 배양기술: 세포/조직 배양, 조직공학, 조직 잡종화(tissue hybridization), 세포융합, 백신과 면역증강제의 개발, 배아 조작, (4) 생물공정기술 : 생반응물, 발효, 생물공정, 생물학적 축출법(bioleaching, 박테리아 등을 이용하여 특정 금속 등을 축출해내는 공정), 생물학적으로 펄프를 생산하는 공정(biopulping), 생물학적 표백방법(biobleaching), 생물학적 탈황작용(biodesulfurization), 생물학적 환경정화(bioremediation, 토양 중의 미생물의 힘을 이용하여 오염 물질을 분해함으로써 토양이나 지하수 등을 원래의 양호한 상태로 회복시키는 기술), 생물학적 여과법(biofiltration), (5) 세포 소기관 조작기술, 유전자 치료 및 바이러스 벡터 개발 등의 기술을 이용한다.

그러므로 가장 간단한 생명공학의 정의는 생명체를 조작하거나, 생물학적 공정을 이용하여 인간에게 필요한 식량, 화학물질, 그리고 용역 등을 생산하는 것을 말한다.

모든 생명공학의 정의는 함축적으로 영리적인 의미를 내포하고 있다. 예를 들면, 1997년 2월 영국의 이언 윌머트(Ian Wilmut) 박사가 이끄는 과학자들은 세계 최초로 돌리(Dolly)라는 복제양을 만들어냈다고 발표하였다(그림 12.2). 이 소식은 세계 각국 신문의 헤드라인을 장식하였고, 전 세계의 주식시장에서 생명공학 관련주는 상한가를 기록하였다.

최초의 생명공학 회사는 젠엔텍(Genentech)으로 1976년에 설립되었다. 그 이 후 세계적으로 수천개의 생명공학 회사가 설립되었고, 일 년에 미화로 약 6조 달러 이상의 재화와 용역을 생산해 내고 있다(그림 12.3). 암젠(Amgen), 듀퐁(DuPont), 메디카고(Medicago), 몬산토(Monsanto), 젠엔텍(Genentech), 노보 노디스크(Novo Nordisk) 같은 회사들은 생명공학을 통하여 거대 기업으로 성장하였다.

현대 생명공학 기술은 분자생물학, 생화학, 미생물학, 유전학, 세포생물학, 화학공학, 약학, 의학 등의 발전을 기반으로 이루어졌고, 농업, 의학, 환경 그리고 해양생물공학에 이르는 많은 범

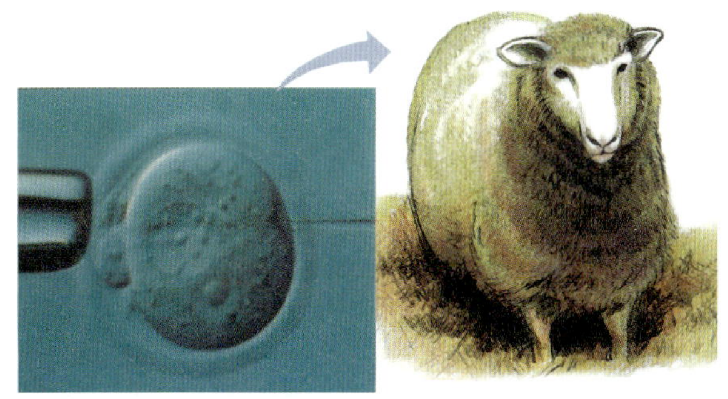

그림 12.2 복제된 양 돌리

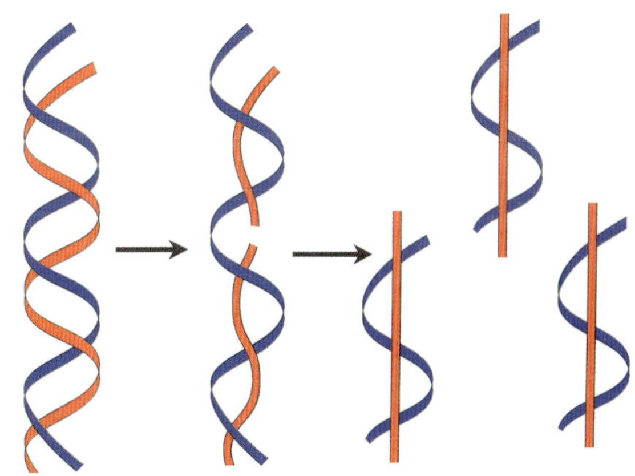

그림 12.3 DNA 이중나선구조가 달러 표시로 변하는 그림. 생명공학이 많은 이익을 낼 수 있는 잠재력을 가지고 있음을 나타낸다

위에서 실질적으로 이용되고 있다. 짧은 역사에도 불구하고 생명공학은 이미 인류에게 엄청난 실질적인 이득을 안겨주었다. 예를 들어 여러 가지 생물 분자 탐색자들은 인간의 유전병 또는 감염에 의한 질병을 정확하고 조기에 진단할 수 있게 해 주었다. 생명공학은 곤충, 미생물, 곰팡이, 바이러스 등 여러 가지 병충해에 강한 식물을 만들어 농산물의 생산량과 질을 향상시켰다. 또한 가뭄을 잘 견디거나 온도변화에 영향을 덜 받는 식물을 개발하기도 하였다. 또한 생명공학 산업은 의약품, 생분해가 가능한 중합체, 아미노산, 효소 그리고 식품첨가물 등 많은 유용한 물질들을 생산하고 있다.

표 12.1에는 현대 생명공학의 발전을 이끌어낸 중요한 사건들을 정리해 놓았다.

이 장에서는 생명공학을 유전자, 단백질, 세포, 발효공학의 네 가지 측면에서 다룰 것이다. 유전자 조작법은 생명공학 혁명의 핵심 기술로서 다른 3가지 측면의 발달을 촉진시키는 구실을 했다. 장의 후반부에서는 유전공학 기술이 유전병의 진단, 유전자 치료, 동물복제, 그리고 바이오칩 등에 어떻게 응용되는지를 다룰 것이다. 그리고 생명공학 기술의 안정성과 윤리적인 측면에 관해서도 이야기 하고자 한다.

12.2 유전자공학

유전자공학(gene engineering)은 한 개체의 DNA를 다른 개체로 옮겨서, 그 DNA가 지니고 있는 유전형질을 발현시키는 기술을 말한다. 예를 들면 바실러스 투린지엔시스(*Bacillus thuringiensis*)

표 12.1 유전학과 생명공학의 발전

1854–1895	파스퇴르가 미생물학과 미생물 발효 방법을 확립
1857–1884	멘델이 고전 유전학 확립
1928	플레밍이 항생제를 개발하여 의학의 신기원을 열다
1944	에이버리가 단백질이 아니라 DNA가 유전물질이라고 주장
1953	왓슨과 크릭이 DNA 이중나선구조 모델을 주창
1950–1970	원심분리법, 크로마토그래피, 전기영동법, 분광광도계, 방사성 동위원소 표지와 추적체계 개발
1960–1970	제한효소, DNA 연결효소, 역전사효소 발견
1973	코헨과 보이어가 최초로 재조합 DNA를 만듦
1976	스와슨과 코헨이 최초로 생명공학회사를 설립하고 대장균에서 인슐린을 생산하기 위해 재조합 DNA 기술을 사용
1981	최초로 단클론항체가 상업적으로 생산되어 사용
1983–1988	멀리스가 중합효소 연쇄반응(PCR) 개발
1977	윌머트와 동료들에 의해 최초의 복제 포유동물인 돌리 탄생, DNA 마이크로어레이(DNA칩) 기술이 사용되기 시작함
1999년 12월	3300만4천개의 염기쌍으로 이루어진 인간의 22번 염색체가 최초로 완전 해독됨
2000년 6월26일	인간 전체 유전체 서열의 초본이 발표됨. 인간 유전체 프로젝트의 지원을 받은 하나의 초본과 민간 기업인 셀레라에서 다른 하나의 초본을 발표
2001년 2월	인간 전체 유전체 서열 초본이 공식적으로 출판됨. 인간 유전체는 약 30,000–40,000개의 유전자를 가진 것으로 추정됨
2002년 4월	쌀의 전체 유전체 서열 발표

박테리아가 가지고 있는 Bt 독소 유전자를 곡물에 삽입하여, 곡물이 해충에 저항성을 가지게 만드는 것과 같은 기술이다. 일반적인 다른 공학(예를 들어 토목공학)과 마찬가지로 유전자공학도 철저한 계획과 구상, 실행, 그리고 완성의 단계를 거치게 된다(그림 12.4). 유전공학의 기본적인 원리와 작용 기작 그리고 방법 등은 11장에서 자세히 다루었다.

유전자공학은 다음과 같은 몇 가지 목적을 위하여 사용될 수 있다 : (1) 잘 발현되지 않는 유전자의 발현을 증가시킨다. (2) 다른 종에 존재하는 유전자를 그 유전자가 발현되지 않는 종에서 발현시킨다. (3) 자연계에는 존재하지 않는 인공적으로 새롭게 만들어진 유전자를 대량으로 발현시킨다.

예를 들어 매우 낮은 농도로 발현되는 인간의 호르몬 분자는 분리하고 정제하기가 매우 어렵다. 대표적인 물질이 혈액 내의 포도당 흡수를 돕는 인슐린이다. 혈중 인슐린 농도가 부족한 당뇨병 환자들은 계속적으로 인슐린 주사를 맞아야만 정상적으로 살아갈 수 있다. 과거에는 다른 사람들로부터 얻을 수 있는 인슐린의 양이 매우 적었기 때문에, 돼지나 소의 이자(췌장)에 존재하는 내분비세포에서 인슐린을 추출하여 사용하였다. 그러나 동물들을 사육하는 비용이 많이 들 뿐 아니라

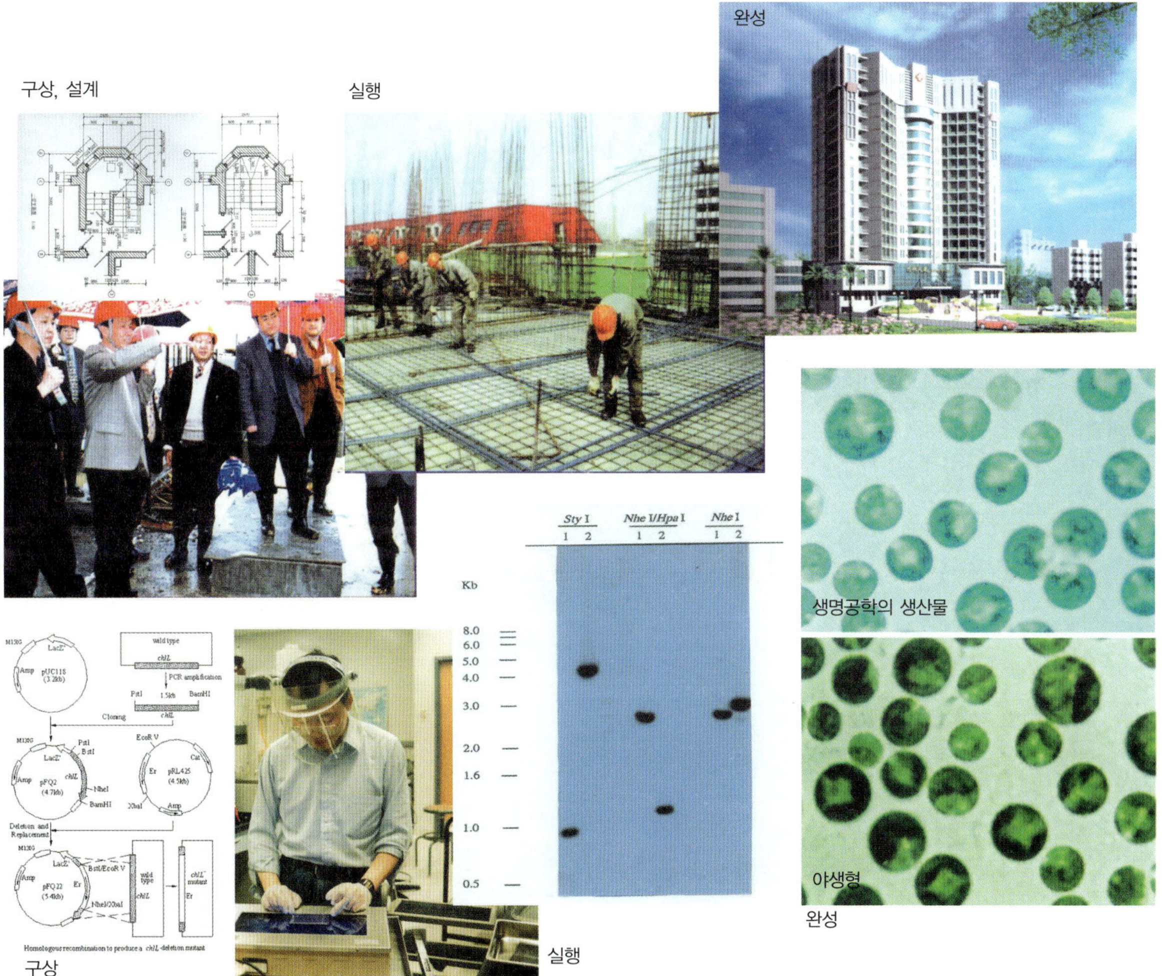

그림 12.4 생명공학과 토목공사의 비교

표 12.2 유전공학에 의해 생산되는 상업적으로 중요한 단백질

산물	숙주 세포	이용
인간 인슐린	대장균	당뇨병 환자의 혈액에서 포도당 흡수율 증가
인간 성장 호르몬	대장균	성장 촉진
표피성장인자(epidermal growth factor)	대장균	상처치료
종양괴사인자(Tumor necrosis factor)	대장균	종양 파괴
인터루킨-2	대장균	특정 암세포에 처리
프로-우로키나제(pro-urokinase)	대장균	심장 질환 치료
돼지 성장 호르몬	대장균	돼지 성장 촉진
소 성장 호르몬	대장균	가축의 성장 촉진
셀룰라제(cellulase)	대장균	셀룰로즈를 분해하여 동물이 쉽게 소화할 수 있도록 함
α-인터페론	효모	바이러스 감염의 확산을 막아줌
B형 간염 백신	효모	B형 간염 예방
콜로니자극 인자(colony-stimulating factor)	포유동물	암, AIDS 또는 다른 환자의 백혈구 생성을 자극
적혈구생성인자(erythropoietin)	대장균, 포유동물	빈혈 치료
응고인자 VIII	포유동물	A형 혈우병 환자의 응고인자를 보충
조직플라스미노겐 활성자	대장균, 포유동물	심장마비나 뇌졸증 환자의 피떡(혈병)을 용해

인슐린을 분리하여 정제하는 과정이 매우 복잡하고 어려웠다. 또한 그렇게 추출한 돼지나 소의 인슐린은 비록 어느 정도 약효가 있기는 했지만, 아미노산 서열이 사람의 인슐린과 달랐다. 하지만 현재는 생명공학의 발달로 인간 인슐린 유전자를 대장균에 삽입하여 대장균에서 인슐린을 분리해 낸다. 1982년 유전자 조작에 의해 생산된 제품으로는 처음으로 대장균에서 분리한 인간 인슐린이 미국 식품의약국(United States Food and Drug Administration)으로부터 사용 승인을 받았다. 현재 유전자 조작에 의해 생산되는 제품 종류가 빠르게 늘어나고 있는데, 대표적인 예가 인간 성장 호르몬, 인터페론(interferon), 인터루킨-2(interleukin-2), 셀룰라아제(cellulase) 등이다(표 12.2).

클로닝 기술은 단지 상업적 제품의 생산에만 적용된 것이 아니라 인간의 유전자에 대한 보다 정밀한 분자학적 연구를 가능하게 하였다. 그 결과 인간의 질병을 이해하고 보다 효과적인 진단법과 치료법을 개발하는데 기여하였다.

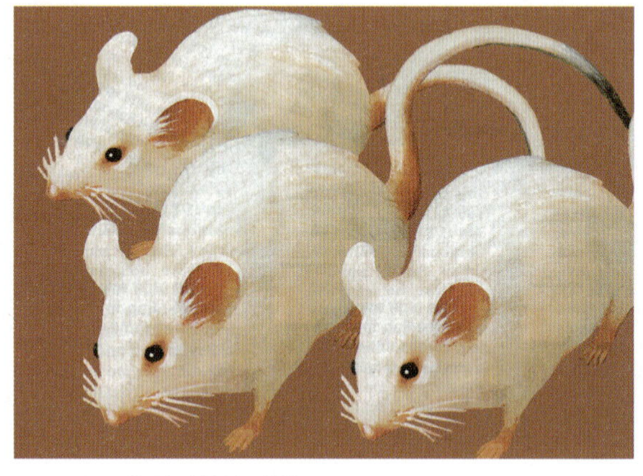

그림 12.5 유전자삽입 생쥐

현대의 낙농업에서는 동물 백신과 성장 촉진 호르몬 등 많은 유전공학 산물들을 이용한다. 예를 들어 유전자 조작에 의해 대장균에서 생산한 성장

양젖에 들어있는 분비 단백질을
암호화하고 있는 유전자
인간 tPA 유전자
재조합 tPA 유전자
재조합된 유전자를 수정된
양의 난자에 미세주사한다.
난자를 양의 자궁에 착상
시킨다
인간의 tPA유전자를 가진 새로운
세대의 유전자삽입 양이 태어난다.
유전자삽입 양에서 양젖을 채취한다
양젖에서 인간 tPA를
분리해낸다

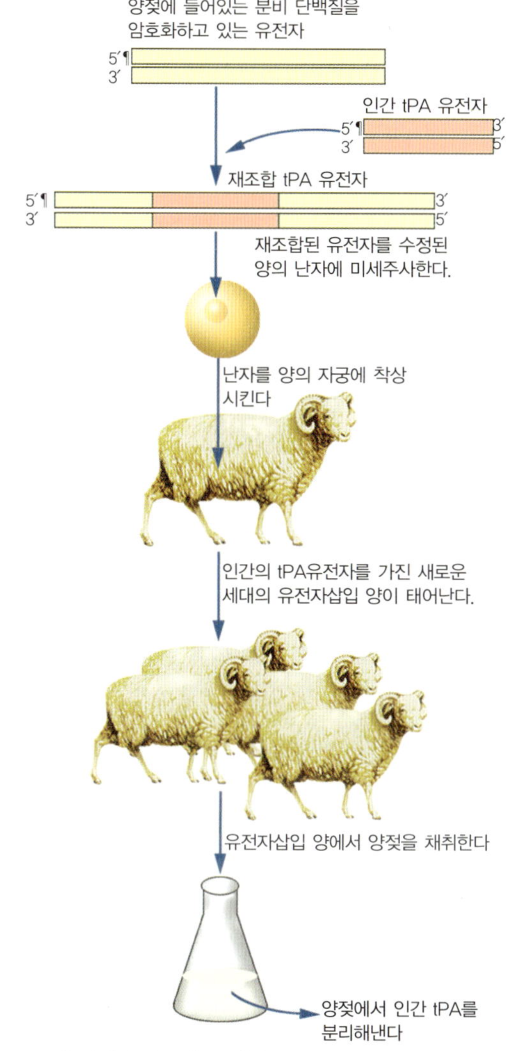

그림 12.6 **유전자삽입 양을 이용하여 조직 플라스미노겐 활성제(tPA)를 생산하는 방법**

호르몬을 젖소에 주사하여 더 많은 양의 우유를 생산할 수 있다. 그 밖에도 대장균에서 만들어진 셀룰라아제는 동물의 먹이에 포함된 섬유소를 분해하는데 사용된다. 유전자삽입 생쥐(transgenic mice)는 인간의 다양한 질병을 연구하는데 이용된다(그림 12.5). 조직 플라스미노겐 활성제 (tissue plasminogen activator, tPA)는 심장마비나 뇌졸중이 일어난 후 피떡(혈병, blood clot)을 분해하는데 이용되는데, 조직 플라스미노겐 활성제의 유전자를 양에 삽입하면 양젖에서 이 물질을 분리할 수 있다(그림 12.6).

식물 유전자를 조작하는 기술도 매우 유용하게 이용되고 있다. 식물에 외부 유전자를 삽입시키는 방법 중 가장 널리 사용되는 것은 아그로박테리움 투메파시엔스(*Agrobacterium tumefaciens*)의 Ti 플라스미드를 이용하는 것이다(그림 12.7). 이 방법을 이용하여 쌀, 밀, 콩 등 많은 작물들이 제초제에 저항성을 갖는 새로운 유전자를 갖게 되었다(그림 12.8). 제초제를 살포하면 일반 잡초는 죽게 되지만 유전자삽입 곡식들은 살아남게 된다.

유전자 조작에 의해 생산된 식물의 다른 대표적인 예는 유전자삽입 토마토이다. 토마토가 익기 위해서는 특이한 효소가 작용해야 하는데, 토마토가 익는 시간을 늦추면 토마토의 저장기간이 늘어나고 다른 곳으로 운송하기 쉽게 된다. 그래서 과학자들은 토마토의 익는 정도를 조절하는 효소를 암호화하는 유전자를 클로닝하였다. 이 유전자를

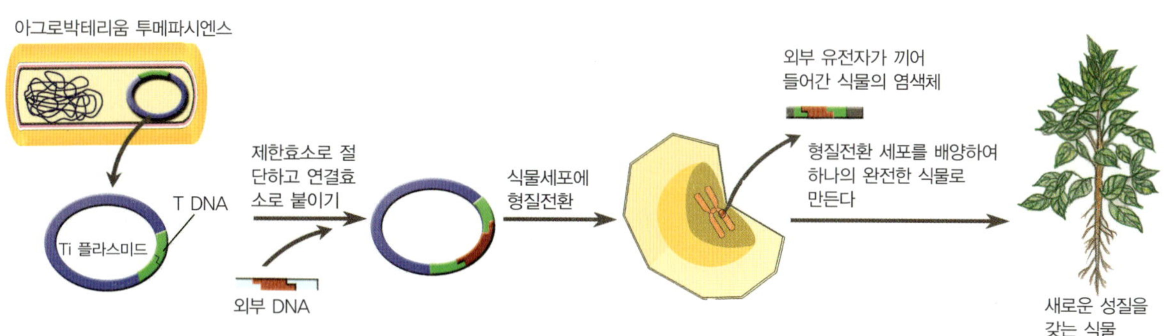

그림 12.7 **아그로박테리움 투메파시엔스에서 유래한 Ti 플라스미드를 이용하여 식물을 유전적으로 변형시키는 방법**

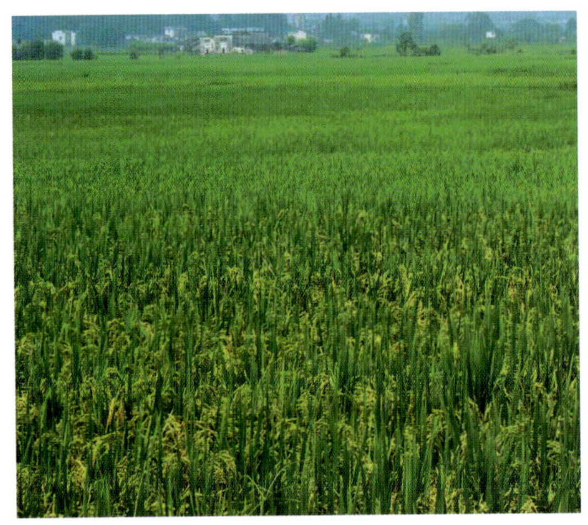

그림 12.8 제초제 내성 유전자삽입 식물

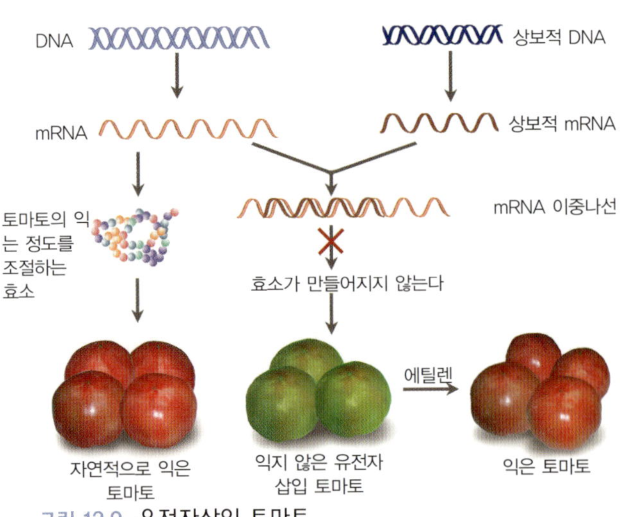

그림 12.9 유전자삽입 토마토

강력한 프로모터 하부에 뒤집힌 방향으로 삽입하게 되면 정상적인 mRNA에 상보적인 mRNA 전사체가 만들어지게 되는데, 이 전사체를 *안티센스 RNA(antisense RNA)*라고 한다. 토마토 안에서 이 안티센스 RNA는 정상적인 mRNA와 상보적으로 결합하여 이중나선을 이루게 되고, 결과적으로 mRNA가 번역되는 것을 방해하여 토마토가 익는 것을 막게 된다. 익지 않은 유전자삽입 토마토를 팔기 직전에 기체상태의 식물 호르몬인 에틸렌에 노출시키면 다시 빨리 익게 할 수 있다(그림 12.9).

식물생명공학을 이용하여 쌀, 밀 그리고 옥수수와 같은 곡물이 공기 중의 질소를 스스로 고정하게 만드는 기술은 가장 경제적 잠재력이 큰 응용법이다. 공업적으로 제조한 질소 비료는 가격이 매우 비쌀 뿐아니라 생산 공정이 환경 친화적이지 않다. 현재까지 다양한 미생물에서 질소 고정에 관여하는 많은 유전자가 분리되었고, 이 유전자를 조절하는 기작과 생체 내에서의 작용 기작이 다양하게 연구되고 있다. 언젠가는 유전적으로 변형된 곡물이 스스로 공기 중의 질소를 고정하여 사용할 수 있게 될 것이고, 공업적으로 생산된 질소 비료의 사용은 점점 줄어들게 될 것이다.

미생물들처럼 식물이나 동물도 다양한 유용 화학물질이나 생물학적 의료 산물들을 만들어내는데 이용될 수 있다. 인간 β-인터페론(β-interferone), 인슐린, 인터루킨-2 (interleukin-2), 다양한 백신 등을 콩과 식물인 자주개자리(alfalfa)에서 생산해 내거나, 생분해가 가능한 플라스틱을 유채꽃(oilseed rape plant)에서 만드는 방법, 인간 인터루킨-10(interleukin-10)을 담배에서 만드는 방법, B형 간염 백신을 감자에서 만들어내는 방법 등 다양한 연구들이 현재 진행되고 있거나, 개발이 완료되었다.

비타민 A는 인간의 대사 작용을 위해서 필수적인 물질인데, β-카로틴(β-carotene)을 포함하는 음식이나 건강보조제에서 얻을 수 있다. 약 4억 명 이상의 사람이 비타민 A 결핍에 의해 미생물 감염이나 실명의 위기에 놓이는 고통을 받고 있다. 쌀은 전세계 많은 사람들의 주식량임에도 불구하고 불행하게도 β-카로틴을 포함하고 있지 않다. 그러나 쌀은 β-카로틴의 전구체를 가지고 있는데, 박테리아 중 하나인 어위니아(*Erwinia spp*) 그리고 수선화 등은 이 전구체를 β-카로틴으로 전환할 수 있는 효소를 암호화하는 유전자를 가지고 있다.

과학자들은 이 유전자를 어위니아와 수선화에서 각각 두개씩 분리해 냈다. 이 유전자들을 벼의 낟알의 생성에 관여하는 강력한 프로모터 하부에 삽입하였다. 이렇게 재조합된 유전자를 아그로박테리움 투메파시엔스(*Agrobacterium tumefaciens*)의 Ti 벡터를 이용하여 벼에 삽입하였다. β-카로틴을 포함하고 있는 이 쌀은 황금쌀(Golden rice)이라고 이름 지어졌다. 약 300g 정도의 쌀을 섭취하는 것만으로 하루에 필요한 β-카로틴을 모두 섭취할 수 있다. 현재는 이 형질전환 종을 여러 쌀 품종과 교배하여 다양한 종의 황금쌀이 만들어지고 있다.

인구의 증가와 산업화에 의해 주변 환경에 많은 공해 물질이 축척되고 있다. 그래서 현재 유전적인 변형을 통해 공해물질을 특이적으로 분해할 수 있는 기술이 개발되고 있다. 이미 유전자 조작을 거친 미생물과 식물들이 유출된 기름을 분해하거나 하수를 처리하는데 이용되고 있다. 이들의 중요성은 시간이 갈수록 증가할 것이다.

12.3 단백질공학

DNA는 모든 생물체의 기본적인 유전물질이다. 모든 생물학적 활동은 DNA의 복제와 전사, 그리고 번역에 의해 이루어지지만, DNA가 직접적으로 세포 활동에 참여하거나 세포벽이나, 광합성을 하는 막구조와 같은 세포 구조의 일부분이 될 수는 없다. 실질적인 세포의 활동은 DNA보다 단백질에 의해 수행된다. 그러므로 단백질의 구조와 기능을 변형시키는 방법은 경제적으로 많은 이익을 가져다 줄 수 있다. 많은 종의 게놈 서열이 밝혀진 후 과학자들은 "단백질체학(proteomics)"으로 관심을 돌리고 있다. 단백질체학은 게놈에 암호화되어 있는 모든 단백질을 체계적으로 연구하여 세포내에 존재하는 모든 단백질들의 구조, 기능, 상호간의 관계 등을 밝히는 학문이다. 이러한 기본적인 지식은 단백질의 구조를 안정적으로 바꾸거나, 결합강도, 효소 활성 등의 다양한 특징을 바꾸는 단백질공학(protein engineering)에 필수적이다.

단백질공학의 기본 진행과정은 다음과 같다

1. 목표로 하는 단백질을 분리하고 정제한다.
2. 아미노산 1차 서열을 결정한다.
3. 핵자기 공명법(nuclear magnetic resonance)이나 X-선 회절법(X-ray crystallography) 등을 이용하여 2차, 3차 구조를 규명한다.
4. 여러 가지 생화학적 방법을 이용하여 특이적 구조와 단백질의 기능 사이의 상관관계를 규명한다.
5. 위치지정 돌연변이유발법(site-directed mutagenesis)을 이용하여 단백질을 암호화하고 있는 유전자의 각각의 뉴클레오티드를 변형시켜 단백질의 아미노산 서열을 변화시킨다.
6. 변형된 유전자를 발현시킬 숙주를 선택하고 알맞은 벡터를 선택하여 클로닝한다.
7. 변형된 단백질을 분리하여 원래의 단백질과 특성을 비교한다. 만족할 만한 결과를 얻을 때까지 위의 과정을 반복한다.

그림 12.10은 단백질공학을 이용한 단백질 조작 과정을 보여준다. T4 리소자임(lysozyme)이라는 효소의 내열성을 향상시키기 위하여 과학자들은 단백질 내에 두 개의 황결합(sulfur bond)을 추가시켰다. 3번째 아미노산인 이소루신(Ile-3)을 위치지정 돌연변이유발법을 이용하여 시스틴(Cys-3)으로 치환하면, 3번 시스틴은 97번의 시스틴과 황결합을 만들 수 있다. 이러한 변형으로 T4리소자임은 활성은 변화가 없지만, 열에 대한 안정성이 높아지게 되었다.

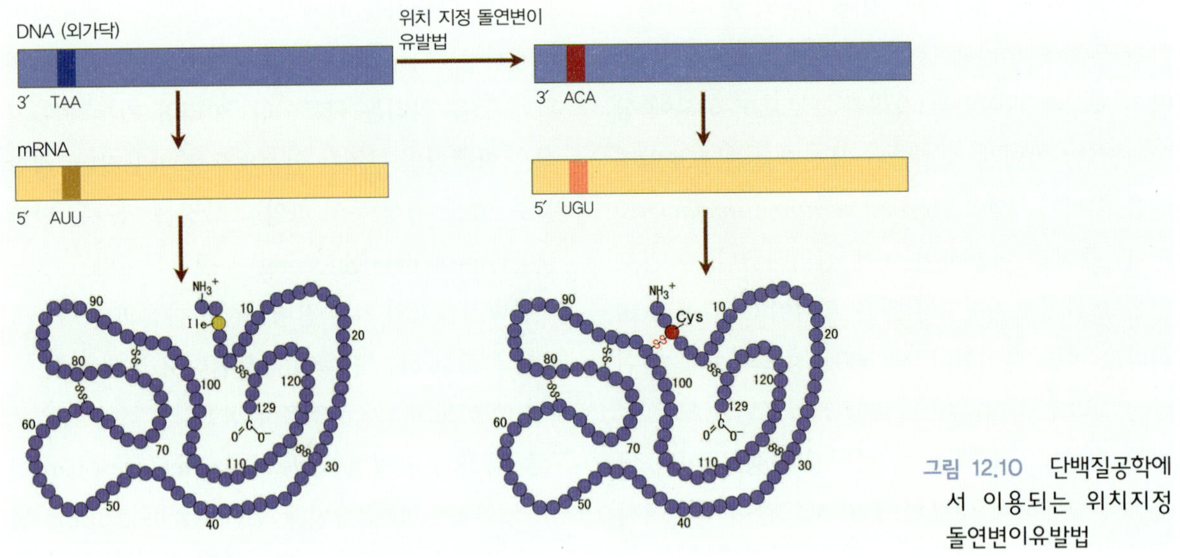

그림 12.10 단백질공학에서 이용되는 위치지정 돌연변이유발법

단백질공학을 이용하면 양질의 공업용 효소나 더 효과가 좋은 성장호르몬 등을 생산해낼 수 있다. 현재까지 수천 개의 단백질이 알려졌고 그들의 구조와 기능이 점점 밝혀지고 있기 때문에, 단백질공학은 수 년 내에 생명공학 기술의 핵심적인 위치를 차지할 것이다.

12.4 발효공학

발효공학은 프랑스의 위대한 과학자인 루이 파스퇴르(Louis Pasteur)에 의해 시작되었다. 1854년 파스퇴르는 지금은 매우 유명해진 저온살균법(pasteurization)을 개발하였으며, 효모가 와인과 맥주의 발효에 필수적이라는 사실을 규명하였다. 1800년대 후반 이후 발효산업은 알코올, 요구르트, 치즈, 빵, 구연산(citric acid), 식초, 그리고 아미노산과 같은 많은 상업적 제품들을 생산하여 경제의 핵심요소가 되었다. 현대적 관점에서 볼 때 발효공학이란 천연적이거나 유전적으로 조작된 미생물을 이용하여 제품을 생산하거나, 자동발효장치나 생물반응장치(미생물을 이용하여 발효 · 분해 · 합성 · 변환 등을 하는 장치)를 개발하는 것을 일컫는다. 발효공학은 식품이나 의학 산업에서부터 새로운 생물 물질을 개발하는 데까지 다양하게 응용되고 있다.

발효공학은 생화학, 생리학, 미생물 성장 동력학, 화학 공학, 그리고 커다란 규모의 생물반응장치나 발효장치를 설계하는 설계 공학 등 여러 분야가 제휴하여 이루어지는 융합 학문이다. 발효공학은 또한 미생물의 성장과 최종 산물의 생산, 생산된 최종 산물의 분리 등을 조절하는 모든 요인들을 최적화하는 과정까지를 포함한다. 최적화하여야 할 요인들로는 배양액, 온도, 교반속도와 산소공급량, pH, 생산물의 수확시기 등이 있다. 종종 대량으로 발효 공정을 수행하고자 할 때는 이러한 여러 요인들을 세부적으로 다시 교정해야 하기도 한다. 발효 조건을 최적화하는 과정은 작은 발효조(예를 들어 실험실에서 쓰는 플라스크)에서부터 시작하여 점차적으로 큰 발효조(예를 들어 그림 12.11에 있는 것과 같은 대용량의 공업용 발효조)로 옮겨가면서 수행한다.

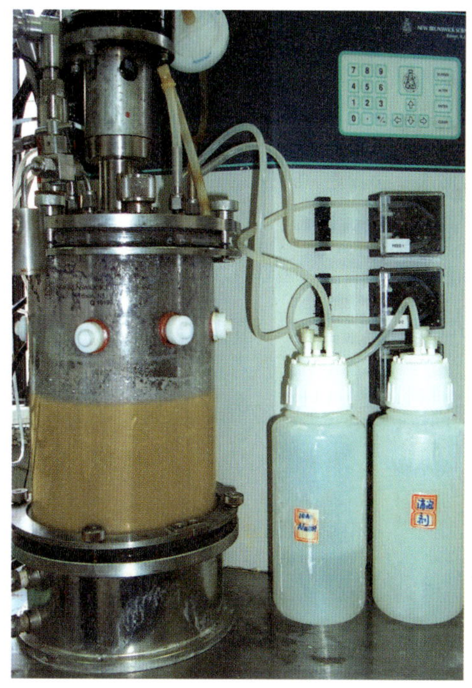

그림 12.11 생물 발효조

일반적으로 발효공학은 다음과 같은 순서를 따른다. 먼저 첫 단계로 대량생산에 적합한 품종(strain)을 선택한다. 이 과정은 자연계에 존재하는 수 많은 품종이나, 재조합 DNA과정을 거쳐 인공적으로 변형된 여러 품종들을 검색하는 과정이다. 두 번째 단계는 미생물이 잘 자랄 수 있는 발효조건을 소형에서 대형까지 모든 조건에서 최적화시키는 과정이다. 세 번째 단계에서는 미생물이 적절한 시간에 원하는 산물을 만들 수 있도록 유도하는 화학적, 물리적 방법을 개발하여야 한다. 그러나 만약 최종적으로 얻고자 하는 산물이 세포 바이오매스(에너지 자원으로 이용되는 식물체 및 동물 폐기물)라면 이러한 과정은 필요하지 않다. 그리고 마지막 네 번째 단계는 세포 바이오매스나 특정한 세포내 물질들을 회수하고 정제하는 단계이다. 마지막 단계는 매우 복잡하여 생산물의 농축, 응착, 여과, 원심분리, 용출(elution), 건조, 결정화 등을 거치게 된다. 표 12.3에는 발효공학에 의해 만들어진 몇 가지 생산품을 표로 정리하였다.

최근 가장 중요한 환경문제는 플라스틱과 같은 고체 폐기물을 어떻게 처리하는가 하는 것이다. 플라스틱은 단순한 유기화합물 단량체를 중합하여 만들어지는데, 가장 많이 사용되는 플라스틱에는 폴리에틸렌, 폴리프로필렌, 폴리스틸렌이 있다. 이러한 중합체들은 미생물에 의해 잘 분해되지 않아서 자연 상태에서 수 십년 혹은 수 백년간 남아있기도 한다. 이러한 문제 때문에 자연분해가 가능한 플라스틱을 개발하고자 많은 연구들이 시도되었다. 특히 주목받고 있는 하나의 소재는 박테리아들이 탄소를 저장하는 고분자로 이용하고 있는 폴리-베타-하이드록시알카노에이트(poly-β-hydroxyalkanoate, PHA)이다. PHA는 합성 플라스틱과 비슷한 성질을 가지고 있으면서도 세포에서 다양한 형태로 생성될 수 있다. 박테리아 세포내에서는 아세틸-CoA(acetyl-CoA)를 최초 원료로 사용하여 여러 가지 효소들의 작용에 의해 PHA를 만든다. 배양 조건에 변화를 주거나 유전적으로 변형된 품종을 이용하면 단량체가 다양한

표 12.3 발효공학의 주요 상업적 생산물

항생제	인터페론	항암제	항산화제
면역체계조절제	심혈관 치료제	신경치료제	비타민
스테로이드	살충제	제초제	펩티드
뉴클레오티드	아미노산	유기산	안료
효소	유기용매	음식, 음료	가스, 연료

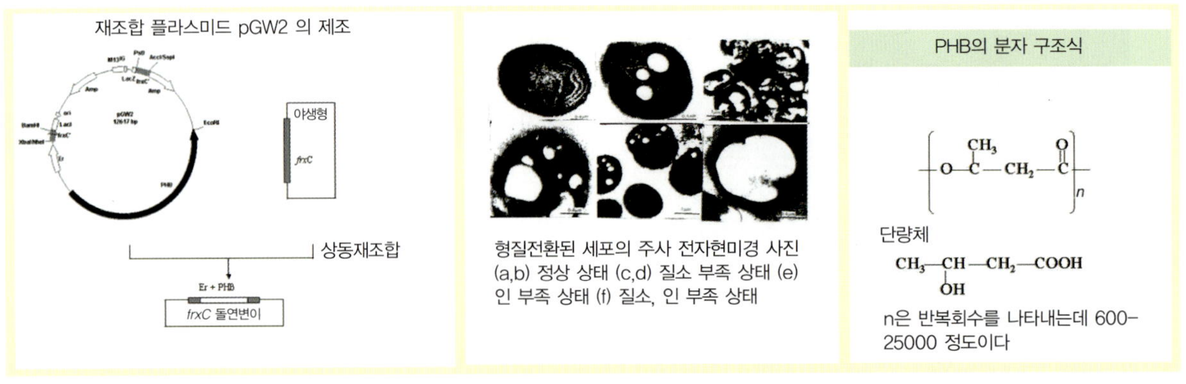

그림 12.12 폴리-β-하이드록시부틸레이트(PHB)를 만들 수 있는 유전자를 형질 전환한 대장균을 이용해 발효를 거쳐 PHB를 생산하는 과정

곁가지를 가지게 만들 수 있고, 이를 이용하여 다양한 녹는점, 결정모양, 유연성 그리고 신장(tonsile) 강도를 갖는 PHA를 만들 수 있다. 또 다른 소재로는 폴리-베타-하이드록시부틸레이트/폴리-베타-하이드록시발러레이트(poly-β-hydroxybutyrate/poly-β-hydroxyvalerate, PHB/PHV) 공중합체(copolymer)가 있다. 영국의 대규모 화학 회사인 ICI는 최초로 이 중합체를 바이오폴(Biopol)이라는 이름의 포장 소재로 시판하였다. ICI는 유전적인 변형 방법을 통하여 랄스토니아 유트로퍼스(*Ralstonia (Alcaligenes) eutrophus*) 박테리아가 옥수수 시럽을 양분으로 이용하여 전체 세포 건조 중량 (cell dry weight)의 80%에 해당하는 PHB/PHV 중합체를 생성하도록 변형시켰다. 생성된 중합체를 세포에서 분리하여 가루로 만들고 플라스틱 생산품을 만들기 위해 이용하였다. 이후에 과학자들은 대장균의 유전자를 변형하여 대장균이 포도당과 설탕 그리고 다른 물질들을 섭취하고, 세포 건조 중량의 약 70%에 다다르는 PHB를 만들 수 있도록 조작하였다(그림 12.12). 그렇지만 현재까지는 생분해가 가능한 플라스틱을 만드는 것이 원유를 원재료로 이용하여 플라스틱을 만드는 것보다는 많은 비용이 든다. 그러나 환경에 대한 관심의 증가와 원유의 공급이 계속 줄고 있는 상황을 고려하면, 생물학적 플라스틱이 점차 시장의 많은 부분을 차지할 것이 틀림없다.

12.5 세포공학

세포공학은 상업적인 생산품을 생산하기 위하여 세포와 세포주를 선별하고 변형시키는 것을 말한다. 세포공학에서는 식물이나 동물 세포를 이용하고, 세포 배양이라는 방법을 이용한다.

동물 세포 배양을 위해서는 여러 단계의 과정이 필요하다. 첫 단계로 배아, 근육, 콩팥, 신경 또는 다른 조직으로부터 세포를 분리해낸다. 각각의 세포들은 분리해 낸 조직을 효소로 처리하여 분리해 낸다. 예를 들어 섬유아세포(fibroblast)를 분리하기 위해서 근육 섬유조직을 트립신(trypsin)효소로 분해시킨다. 섬유아세포를 포도당과 아미노산, 무기염 등이 포함된 배양액으로 옮겨서 일정한 온도가 유지되는 이산화탄소 배양기에서 배양한다. 배양된 세포들의 숫자를 늘리기 위해서 세포들을 몇 개의 세포 배양 용기로 옮긴다(그림 12.13). 최종적으로 세포는 대용량의 배양기로 옮겨져(그림 12.14) 적혈구생성인자(에리트로포이에틴,

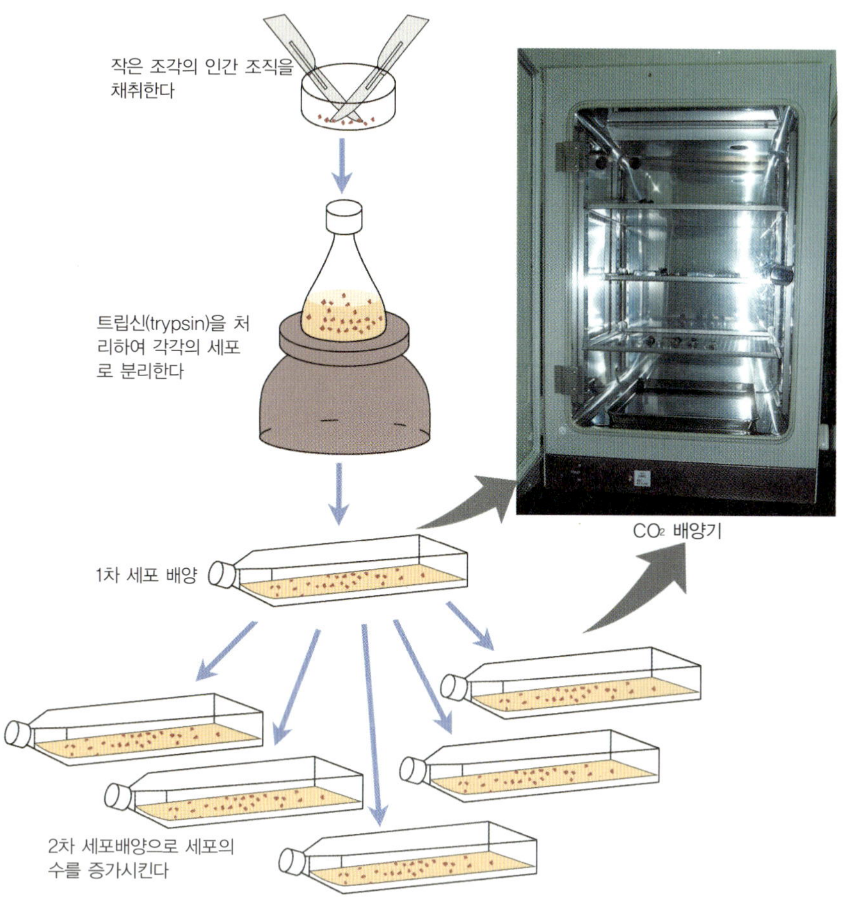

그림 12.13 인간 세포 배양

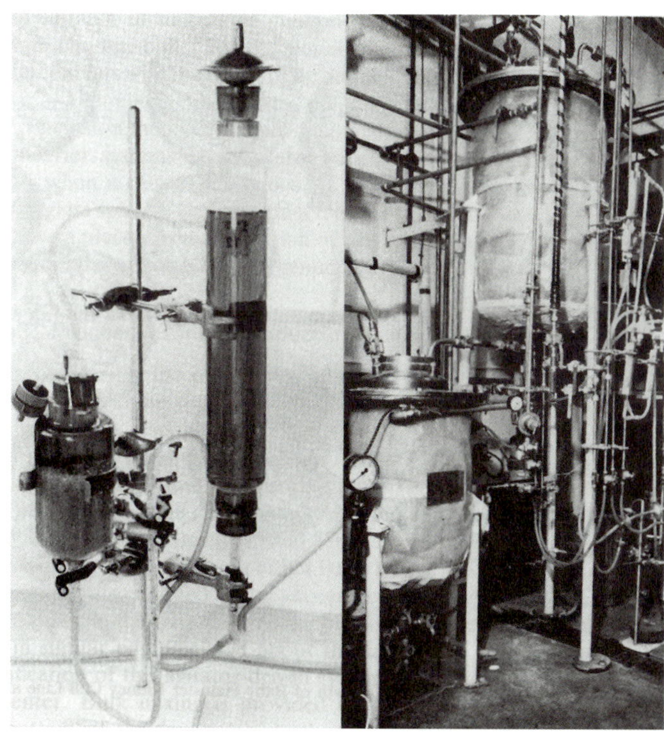

그림 12.14 소형(1 L, 왼쪽), 대형(100L, 오른쪽) 동물 세포 배양기

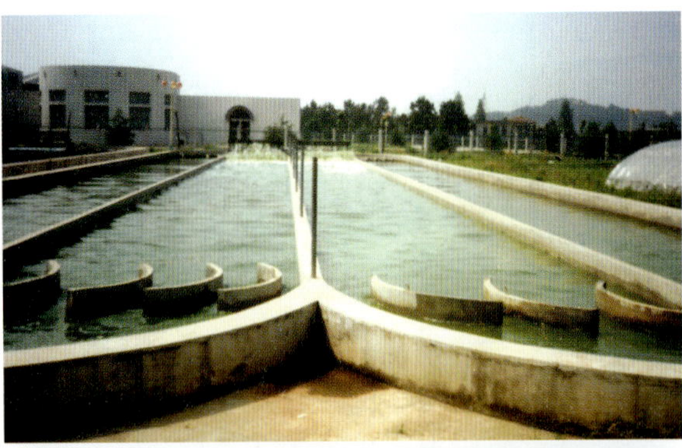

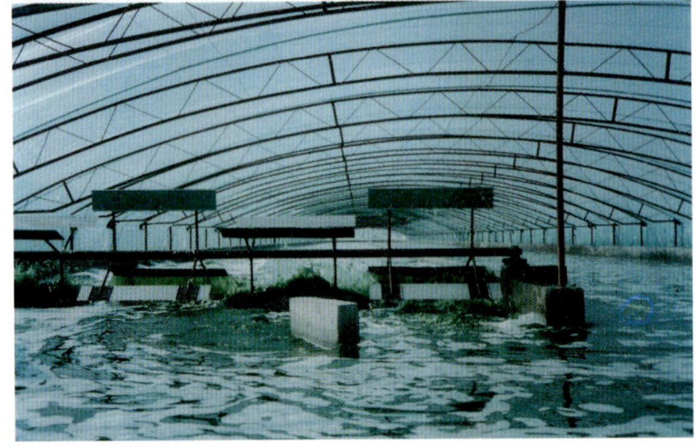

그림 12.15 **단세포 조류의 대량 배양**

erythropoietin), 조직 플라스미노겐 활성제(tissue plasminogen activator), 과립구큰포식세포 집락-자극인자(granulocyte colony-stimulating factor), 응고인자 VIII(factor VIII) 등의 특정 물질을 생산하게 된다.

식물세포의 배양 방법은 동물세포의 배양과는 상당히 다르다. 최근 들어 식물세포 배양에 단세포 조류(unicellular algae)를 이용하기도 하는데 (그림 12.15), 이는 단세포 조류가 다음과 같은 몇 가지의 매력적인 특징을 가지고 있기 때문이다.

1. 일반적인 식물들은 잎, 줄기, 뿌리를 가지고 있어서 특정 부위만 상업적인 가치가 있는데 비해, 같은 종의 단세포 조류는 모든 세포가 동일한 성질을 가지고 있다. 또한 단세포 조류 세포 내부의 특정 성분을 쉽게 분리해 낼 수 있다.
2. 몇몇 단세포 녹조류는 다른 대다수의 식물들의 씨앗이나 잎이 가지고 있는 것보다 2-4배 많은 농도의 단백질을 가지고 있다. 단백질의 양은 세포 건조 중량의 약 65-70% 가량이 된다. 몇몇 조류는 다른 종류의 생물체는 만들어 낼 수 없는 매우 중요한 물질들을 만들어 내기도 한다.
3. 다른 식물들처럼 단세포 조류들도 광합성을 통하여 태양광 에너지를 화학 에너지로 전환할 수 있다. 대부분의 조류는 매우 높은 개체밀도에서도 잘 자랄 수 있기 때문에 대량 생산이 가능하다.
4. 대부분의 조류는 매우 짧은 생활사를 가지고 있으며, 외부 조건을 바꾸어 줌으로써 그들의 생활사를 쉽게 조절할 수 있다.
5. 조류는 호수나 바다와 같은 수중에서 자라기 때문에 농지가 필요하지 않다.
6. 단세포 조류는 연속적인 배양과 수확이 가능하고 이 모든 과정을 자동화 할 수 있다.

단세포 조류는 이미 수천 년 전부터 식량이나 식량 보조제로 이용되어 왔다. 그러나 1950년대 이후 과학자들은 인간이나 동물이 식량으로 이용할 수 있는 조류의 종류와 배양법 등을 체계적으로 연구하기 시작했다. 실질적으로 단세포 조류를 상업적으로 이용하기 시작한 것은 1960년대 옛 소비에트 연방의 과학자들이 두날리엘라(*Dunaliella*)라는 호염분성(halophilic) 녹조류들에 고농도의 β-카로틴이 함유되어 있음을 밝힌 후부터이다. 현재는 오스트레일리아, 이스라엘, 그리고 미국을 포함한 많은 나라에서 β-카로틴을 이 조류에서부터 생산하고 있다. 지난 20여 년간은 시아노박테리아에 속하는 스피루리나(*Spirulina*)가 주목을 받아 왔다. 스피루리나 종은 광합성 작용과 질소 고정 능력이 있다. 이 종은 친염분성이고, 스스로 이동이 가능하며, 나선형 모양을 하고 있는데, 당근보다 10배나 많은

표 12.4 몇몇 국가의 시아노박테리아 생산품

국가	공장수	면적 (헥트르)	연생산량 (톤)
멕시코	1	10	300
미국	1	5	90
대만	1	1.8	60
일본	1	1.3	40
이스라엘	2	1.5	30

표 12.5 주요 시아노박테리아와 미세조류의 유기물 구성 (값은 전체 세포 건조 중량에서 차지하는 % 비율)

개체	단백질	지질	다당류	핵산
스필루리나 플라텐시스(*Spirulina platensis*)	46–63	4–9	8–14	2–5
맥시마(*S. Maxima*)	60–71	6–7	13–16	3–4
클로렐라 불가리스(*Chlorella vulgaris*)	51–58	14–22	12–17	4–5
피레노이도사(*C.Pyrenoidosa*)	57	2	26	3–4
세네데스무스 오브리구스(*Scenededmus obliquus*)	50–56	9–14	10–17	3–6
쿼드리카우다(*S.Quadricauda*)	47	2		
두나리엘라 살리나(*Dunaliella salina*)	57	6	32	
비오쿨라타(*D. bioculata*)	49	8	4	
시네코코쿠스(*Synechococcus sp.*)	63	11	15	5
유글레나 그라실리스(*Euglena gracilis*)	39–61	14–20	14–18	
프리네시움 팔붐(*Prymnesium parvum*)	24–45	22–38	25–33	1–2
호르미디움(*Hormidium sp.*)	41	3.8		
루로쓰릭스(*Ulothrix sp.*)	45	1.1		
우로네마 기가스(*Uronema gigas*)	58	1.7		
스티지오클로니움(*Stigeoclonium sp.*)	51	1.2		

β–카로틴을 함유하고 있으며, 단백질의 양이 전체 세포 건조량의 60% 이상이다. 또한, 필수아미노산, 비타민 B, 철분, 칼슘과 다른 여러 가지 미네랄 그리고 여러 생체 활성물질들을 풍부하게 함유하고 있다. 이러한 장점 때문에 스피루리나에서 만들어진 생산물들은 식품과 식품첨가물로 전 세계에서 폭넓게 이용되고 있다. 표 12.4는 시아노박테리아를 이용하여 생산품을 만드는 여섯 군데 공장의 생산량을 표로 정리하였다. 일반적으로 사용되는 단세포 조류의 영양 성분은 표 12.5에 정리하여 놓았다. 고등식물의 세포들도 상업적인 가치를 지니고 있다. 고등 식물의 경우 배아, 뿌리, 줄기, 잎, 꽃 그리고 과일에서 한 개의 세포를 추출하여 캘러스(callus)를 만들 수 있고, 이를 다시 배양하여 하나의 완전한 식물을 얻을 수 있다(그림 12.16). 이러한 식물의 독특한 능력을 전능성(totipotency)이라고 한다. 산업적으로 조작된 하나의 식물 세포를 완전한 식물로 키워낼 수 있다는 것은 원하는 식물

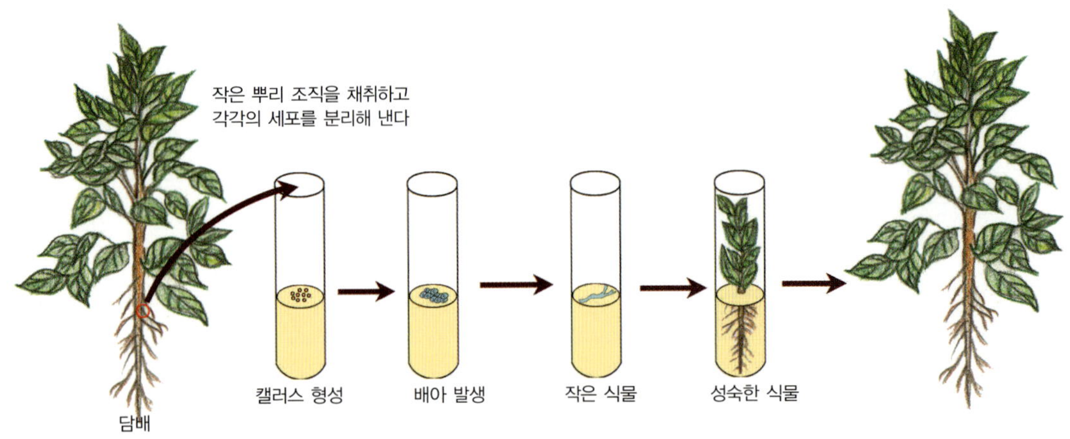

그림 12.16 식물세포 배양

표 12.6 식물 세포 공학의 주요 상업 생산물

알칼로이드(alkaloid)	항히스타민제	항 백혈병 치료제	항암제
택솔(taxol)	중국 들깨풀 허브 (Chinese mosla herb)	인터페론	조미료
다당류	식품 첨가제	감미료	고무나무 수액
마취제	탄닌산	케톤(ketone)	페놀
심장자극제	효소	효소저해제	호르몬
살충제	식물성 기름과 지방	핵산, 뉴클레오티드	유기산
단백질	향수	안료	식물 성장 조절제
비타민	아트로핀(atropine)	디기탈린(digitalin, 강심제)	멘솔(menthol)
모르핀	키닌(quinine)	투보쿠라린(tubocurarine, 남미 인디언이 사용하는 화살독 튜보쿠라레(tubocurare)의 알칼로이드 성분)	빈블라스틴(Vinblastine, 식물성 항종양성 알칼로이드)

을 클로닝하여 동일한 많은 수의 식물 개체를 만들고 여기서 대량의 생산물을 만들어 내는 것이 가능하다는 것을 의미한다. 표 12.6에는 식물세포공학을 이용하여 만들어 낼 수 있는 다양한 제품들을 정리해 놓았다.

세포공학의 핵심 기술에는 식물 또는 동물세포의 대량 배양 뿐만 아니라 세포 융합(cell fusion), 세포 재조합(cellular recombination), 그리고 클론 선택(clonal selection) 등도 포함된다. 세포융합은 사람 세포와 개구리의 세포, 또는 토마토와 감자의 세포 등 다양한 기원의 세포를 융합시켜 잡종세포(hybrid cell)를 만드는 기술이다. 잡종세포는 독특하고 새로운 성질을 나타내게 된다. 그러나 융합기술은 매우 어렵기 때문에 종종 융합을 촉진시키기 위해서 바이러스, 화학약품, 전기장과 같은 물리적 힘이 필요하다. 세포재조합 방법은 한 종에서 다른 종이나 개체로 핵, 미토콘드리아, 엽록체, 리보솜 등의 세포내 기관들을 전이시키는 방법이다. 가장 대표적인 세포재조합 방법은 미세조작기라는 장비를 이용하여 하나의 세포에서 핵

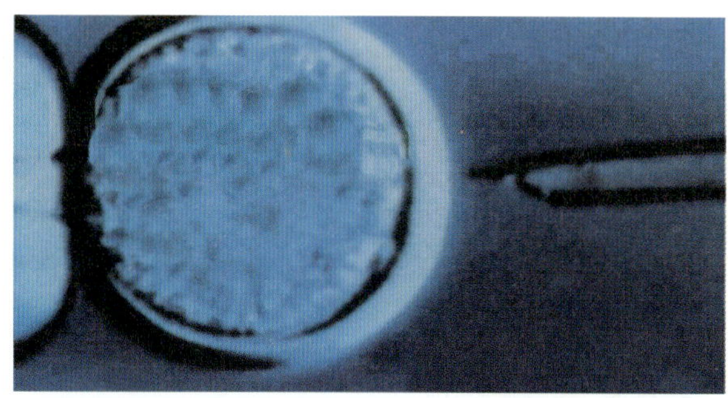

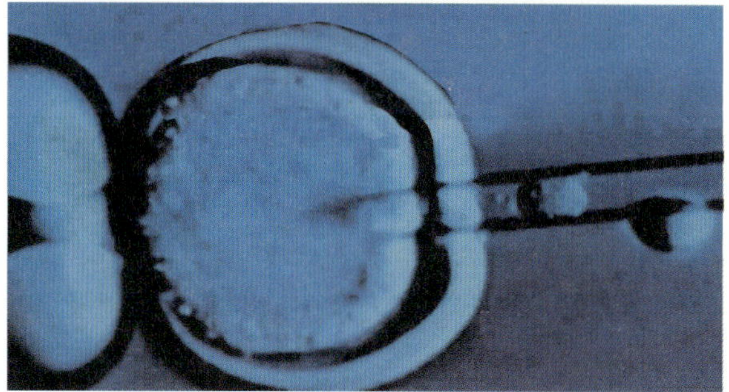

그림 12.17 미세주사를 이용한 핵치환

을 빼내서 다른 세포로 옮겨주는 방법이다 (그림 12.17). 클론선택은 숙주 안에서 특이적인 세포를 대량 증식시키는 방법이다. 의학에서는 면역체계의 특이성을 결정하는 기작과 항원에 대한 기억을 설명하는 용어이다. 가장 대표적인 클론 선택법은 한 개의 항체를 생산하는 세포를 분리하고 배양하여 단클론항체(monoclonal antibody)를 생성하는 방법이다. 단클론항체는 특이성이 뛰어나므로 특정 종류의 세포만을 파괴하는데 이용될 수 있다. 예를 들어 특정 종류의 암에 특이적인 항체에 독성분자를 결합시켜 처리하면, 독성분자가 결합된 항체는 암세포에만 특이적으로 결합하여 암세포를 파괴하므로 암을 치료할 수 있다. 또한 특이한 분자나 세포를 인지하는 단클론항체를 동물 세포 배양 방법을 이용하여 생성하면, 만들어진 항체는 여러 실험에 다양하게 이용될 수 있다. 예를 들어 단클론항체에 표지를 달아서 처리하면, 이 항체가 인지하는 분자나 세포가 어느 위치에서 생성되는지 또는 그들의 역할이 무엇인지를 쉽게 규명할 수 있다.

12.6 분자 진단법과 유전자 치료법

분자생물학은 새로운 질병 진단 방법, 새로운 의약품의 개발 등 여러 측면에서 현대 의학에 대대적인 혁명을 가져왔다. 현재 의학에서 상업적으로 가장 많이 이용하는 생명공학 기술은 분자 진단 분야이다. 인간 유전체 프로젝트가 완결된 이후 분자 진단법을 이용하여 다양한 인간의 질병을 밝힐 수 있는 수 많은 특허가 출원되었고, 분자진단법을 이용하는 많은 전문 회사들이 설립되었다. 전통적인 방법과는 달리 분자적 방법을 통하여 보다 조기에, 보다 빨리, 보다 효과적으로, 그리고 보다 정확하게 질병의 발생을 예측할 수 있게 되었고, 결과적으로 보다 빠르고 효과적인 치료가 가능하게 되었다. 분자 진단법의 기본적인 개념과 응용 그리고 유전자 치료법에 대하여 살펴보자.

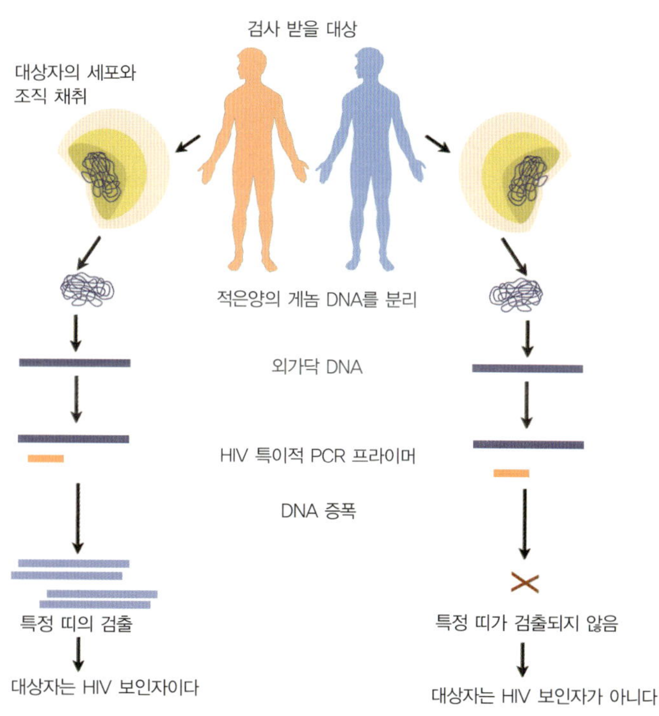

그림 12.18 좀 특이적인 중합효소 연쇄반응(PCR)을 이용하여 HIV와 같은 병원체를 빠르게 검출해 낼 수 있다.

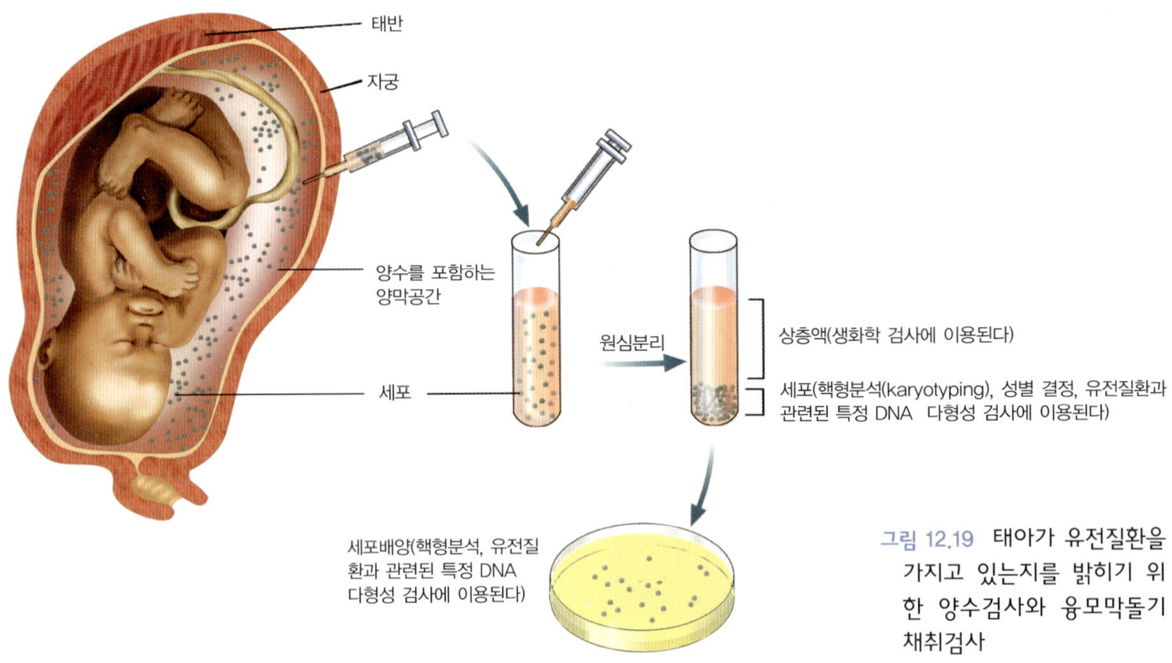

그림 12.19 태아가 유전질환을 가지고 있는지를 밝히기 위한 양수검사와 융모막돌기 채취검사

분자 진단법

분자 생물학에 기반을 둔 기술은 임상의학에서 감염성 질병을 진단하는 방법에 새로운 장을 열었다. 최근에는 두 가지 기술이 감염성 질병을 진단하는데 유용하게 이용되고 있는데, 하나는 중합효소 연쇄반응(PCR)이고 다른 하나는 방사성물질로 표지된 핵산 탐색자를 이용한 핵산 혼성화 방법이다. 현재 많은 인간 바이러스와 박테리아 그리고 원생동물 병원체들의 전체 또는 일부 유전체 서열이 밝혀져 있다. 이러한 서열 정보를 이용하면 병원체의 DNA에 특이적인 PCR 프라이머를 디자인하여 어떤 조직이나 기관에 병원체가 감염되었는지를 알아낼 수 있다. 예를 들어 HIV의 RNA 유전체 서열 정보를 이용하면 HIV에 특이적인 프라이머를 제조할 수 있고, 이 프라이머를 이용하여 혈액이나 조직 시료에 HIV DNA가 존재하는지를 알 수 있다(그림 12.18). 이 방법은 적은 수로 존재하는 병원체를 검출하기 위한 가장 효과적인 방법이다. 두 번째 방법으로는 특이적인 탐색자를 이용하여 생체내에서 병원체가 존재하는 위치를 확인하고 치료할 수 있는 방법이다.

인간에게는 수천 개의 유전적 질병이 있는데 크게 "염색체 이상 질환", "단일 유전자 질환" 그리고 "다유전자 질환"의 3가지 부류로 구분할 수 있다. 몇몇 질환은 멘델의 법칙에 의해 유전되지만 일부는 환경적 요인이나 생활 방식에 의해 영향을 받는다. 인간의 유전질환에 관해 점점 많은 지식과 정보가 축적되고, 이를 바탕으로 유전 질환 진단에 이용될 수 있는 분자 표지(molecular marker)의 개발이 점점 증가하고 있다. 현재는 분자 진단법을 이용하여 약 200개 정도의 유전질환을 감지해 낼 수 있다. 많은 유전질환들이 초기 배아 발달 단계에서부터 진단이 가능하다. 그림 12.19는 "양수검사(amniocentesis)"를 보여주는 그림인데, 이 방법은 모세관을 자궁 안으로 넣어서 양수를 얻어 낸 후, 양수 속에 존재하는 화학성분이나 태아의 세포를 검사하는 방법이다. 이렇게 얻어낸 태아의 세포를 염색체 염색법이나 유전자 특이적인 PCR 방법

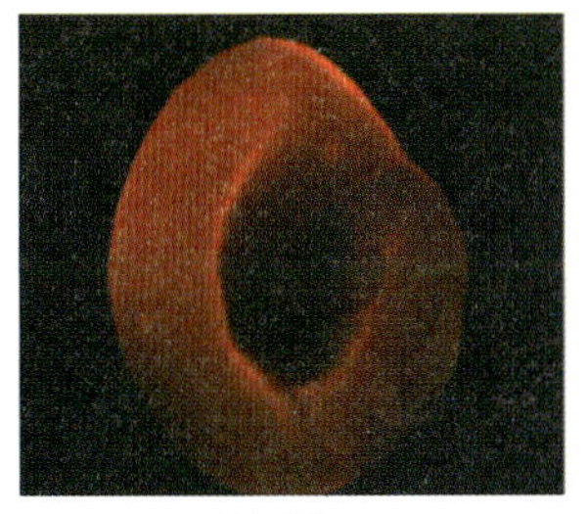

정상적혈구

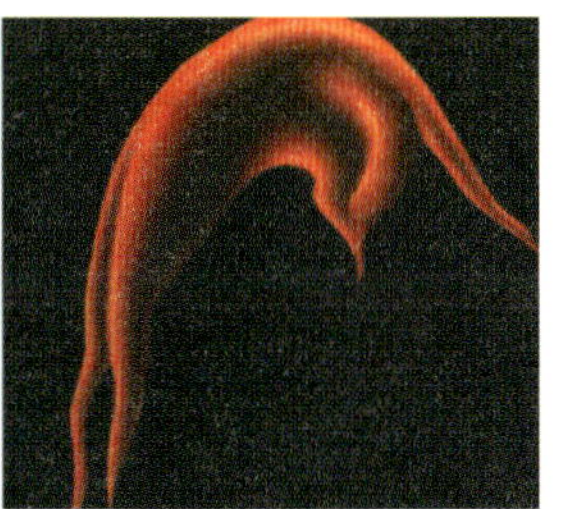

낫적혈구

그림 12.20 정상적혈구와 낫적혈구

등을 이용하여 검사하면 유전질환이 있는지 여부를 진단할 수 있다. 비슷한 방법으로 "융모막돌기 채취검사(chorionic villus sampling, CVS)"방법이 있는데 이 방법은 자궁 안으로 작은 관을 넣어서 배아의 융모막에서 작은 조각을 떼어내어 현미경이나 생화학적 또는 분자생물학적 방법으로 분석하는 것이다. 낫적혈구빈혈(sicklemia " sickle-cell anemia)을 이 두 가지 방법을 통하여 어떻게 진단하는지를 살펴보자.

낫적혈구빈혈은 상염색체상의 열성 유전질환으로 높은 사망률을 보인다. 이 질병은 서부아프리카, 지중해 연안, 그리고 중동 지방과 인도 지방의 사람들에게서 주로 발견된다. 낫적혈구빈혈은 β-글로빈 유전자 중 글루탐산을 지정하는 GAA 코돈 중 하나의 뉴클레오티드가 치환되어 발린을 지정하는 GUA 코돈으로 바뀌어 발생한다. 이 치환에 의해 헤모글로빈의 구조와 기능이 바뀌어 적혈구가 정상적인 둥근 디스크 모양이 아닌 낫 모양을 가지게 된다(그림 12.20). 이 자리는 원래 제한 효소 *Mst* II와 *Cvn* I에 의해 인식되어 잘리던 자리였으나 A가 U로 치환되면 이 두 가지 제한효소에 의해 더 이상 잘리지 않게 된다. 결과적으로 염색체 DNA를 서던 혼성화를 하거나, 유전자 특이적인 PCR을 한 후 제한효소로 절제하고 한천젤 전기영동을 해보면 돌연변이가 일어났는지를 쉽게 진단할 수 있다. 이렇게 제한 절편 길이 다형성(restriction fragment length polymorphism, RFLP)을 분석하면 아기가 태어나기 전에 낫적혈구빈혈이 있는지, 있다면 부모나 친척 중에 누가 이러한 돌연변이를 가지고 있는 보인자인지를 쉽게 진단할 수 있다. 상세 과정은 다음과 같다.

출산 전 진단을 위해서 양수를 채취하거나 혹은 CVS 방법으로 태아의 세포를 채취하고, 채취한 세포를 배양하여 숫자를 늘린 후, 이 세포에서 DNA를 추출하고 *Mst* II 제한효소로 절단한다. 정상적인 β-글로빈 유전자는 *Mst* II 제한효소에 의해 5′ 끝 쪽과 중간 그리고 3′ 끝 쪽의 세 군데가 잘리게 된다. 반면에 돌연변이가 일어난 대립유전자(β^s)는 중간의 절단 위치가 뉴클레오티드의 치환에 의해서 없어지게 된다. 절단된 DNA 단편을 전기영동으로 분리하고 첫 번째와 세 번째 *Mst* II 자리 사이의 DNA에 특이적인 탐색자에 표지를 하여 혼성화를 수행한다. 정상적인 유전자를 가진 대립유전자가 존재한다면 두 개의 작은 조각을 관찰할 수 있지만, 돌연변이가 일어난 대립유전자가 존재하는 경우에는 한 개의 커다란 조각이 나타날 것이다. 이 방법을 이용하면 각각의 개인이 이형 대립인자(β^A/β^s)를 지니고 있는지, 동형 대립인자(β^A/β^A, β^s/β^s)를 지니고 있는지를 쉽게 알아낼 수 있다. 그림 12.21은 한 가족 구성원의 유전자형을 분석한 예를 보여주고 있다. 두 부모는 모두 이형 대립인자를 보유하고 있고, 유전자형이 β^A/β^s인 이 상태를 보인자(carrier)라 부른다. 부모의 DNA를 절단하면 한 개의 커다란 띠(돌연변이 대립인자에서 유래된)와 두개의 작은 띠(정상적인 대립인자에서 유래)를 관찰할 수 있다. 커다란 띠의 총 질량은 작은 띠 두개를 합친 것과 일치한다. 그림의 제한 절편 길이 다형성(RFLP)을 보면 한명의 자녀는 동형인 정상 대립인자(β^A/β^A)를 가지고 있어서 정상이고, 한명은 동형인 돌연변이 대립인자(β^s/β^s)를

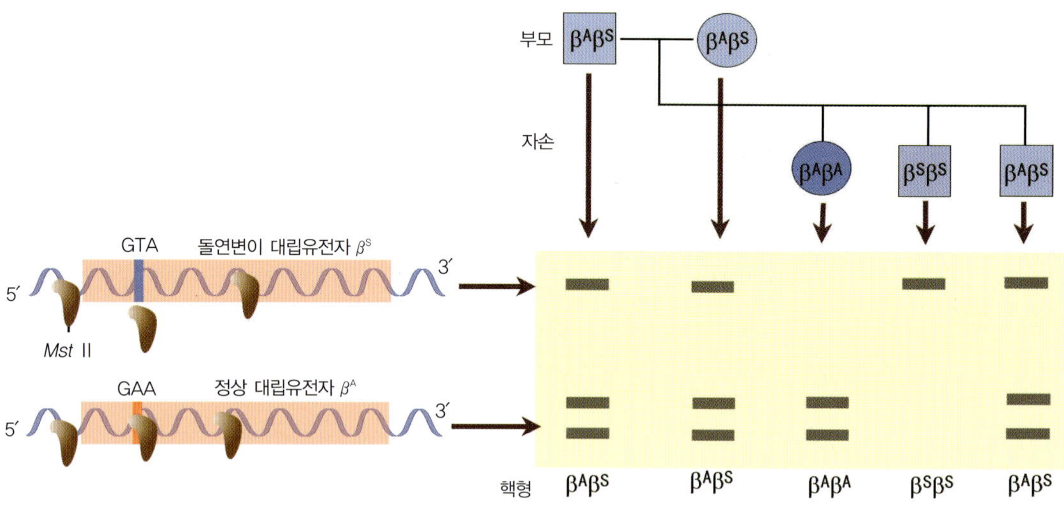

그림 12.21 낫적혈구빈혈의 조기 진단

가지고 있어서 낫적혈구빈혈이 발병할 것이고, 나머지 한 명은 이형 대립인자(β^A/β^S)를 가지고 있다는 것을 알 수 있다. 이형대립인자를 가지고 있는 자녀는 병이 발생하지는 않지만, 돌연변이 대립인자를 가지고 있는 보인자이다.

점돌연변이 중 단지 5-10%만이 제한효소 절단법에 의해서 진단이 가능하다. 하나의 뉴클레오티드의 돌연변이에 의한 대립형질의 차이가 제한효소 절단법으로 진단이 되지 않는 경우에는 다른 방법을 이용하여야 한다. 그 중 한 가지가 이미 알려진 유전자 서열정보를 이용하여 "대립유전자 특이적 올리고뉴클레오티드(allele specific oligonucleotide, ASO)"를 만드는 방법이다. 예를 들어 낫적혈구빈혈을 진단하기 위해서는 두 종류의 ASO를 합성하여야 하는데, 하나는 정상적인 대립유전자와 일치하여 정확하게 결합할 수 있는 것이고 다른 하나는 돌연변이 대립유전자와 일치하는 것이다. 적혈구에서 게놈 DNA를 분리하고 외가닥이 되도록 변성시킨다. 변성된 외가닥의 DNA를 주형으로 이용하여 β-글로빈 유전자 중 돌연변이를 갖는 부위를 PCR을 이용하여 증폭한다. 소량의 증폭된 DNA를 나일론이나 니트로셀룰로즈 막필터에 옮겨주고 각각의 막필터를 방사성 동위원소로 표지된 ASO 탐지자를 이용하여 혼성화시킨 후 자가방사선 사진을 찍으면 유전자형을 쉽게 알아낼 수 있다(그림 12.22). 정상적인 유전자와 결합하는 ASO 탐지자를 사용한 경우에는, 정상적인 동형접합 대립인자를 가진 사람에서 유래된 DNA와 혼성화를 하면 진한 반점을 만들어내지만, 이형접합 대립인자를 가진 사람에게서 유래된 DNA와 혼성화된 경우에는 중간 정도 강도의 반점이 나타난다. 그러나 돌연변이 대립인자를 동형접합으로 가진 사람에게서 유래된 DNA와는 혼성화가 일어나지 않으므로 반점이 나타나지 않게 된다. 만약 돌연변이 대립인자에 특이적인 ASO 탐지자를 사용한다면 반대의 결과가 관찰되어진다. 이러한 기술은 매우 신속하고, 저렴하고, 정확하기 때문에 다양한 종류의 점돌연변이를 진단하는데 점차적으로 널리 사용되고 있다.

태아의 유전자를 검사함으로써 두 가지 목적을 이룰 수 있다. (1) 산모의 몸 안에서 발달중인 태아에게 어떠한 돌연변이가 유전되었는지를 알려줌

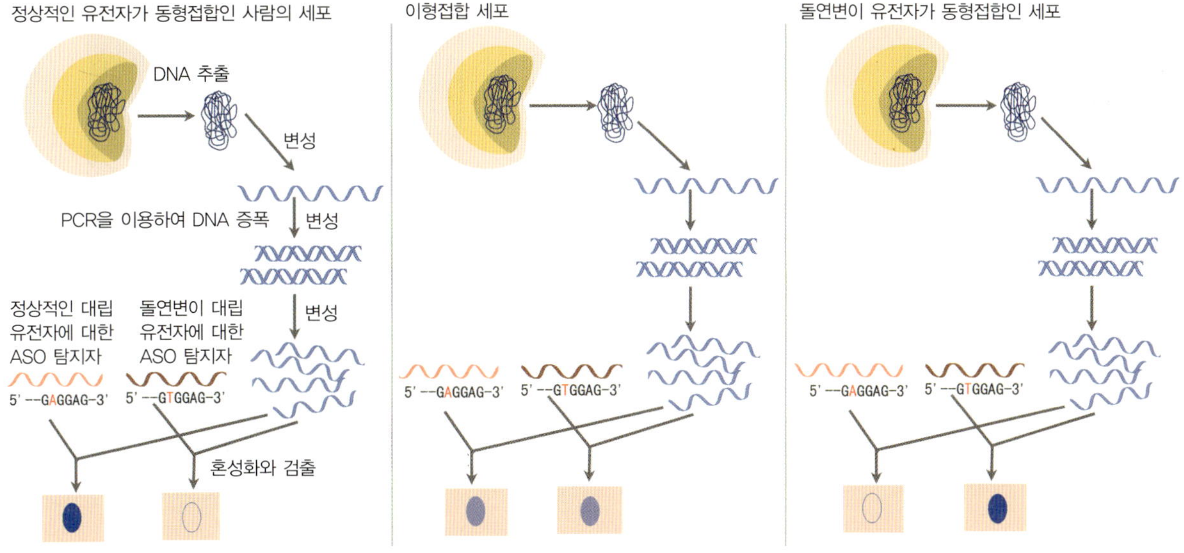

그림 12.22 대립유전자 특이적 올리고뉴클레오티드(ASO) 탐지자를 이용한 낫적혈구빈혈의 진단

으로써 부모들이 초기 단계에서 결정을 내릴 수 있게 도와준다. (2) 다양한 종류의 유전질환들이 어떠한 위험성을 가지고 있는지를 밝힐 수 있다. 비록 유전자 검사가 매우 강력하고 유용한 기술이지만 이 기술을 이용하였을 경우의 사회적, 법률적, 그리고 윤리적 문제를 항상 고려하여야 한다.

유전자 치료법

생활수준이 향상되면서 사람들은 좀더 건강하고 나은 삶을 추구하게 되었다. 건강한 삶이 어떤 것인가를 규정하는 것은 쉬운 일은 아니지만 보편적인 생각은 "균형 잡히고, 유전적으로 잘 조절되는 신진 대사 체계와 주변 환경과의 일관성 있는 조화"이다. 이러한 신진 대사 체계가 허물어지면 질병에 걸리게 된다. 개발도상국을 대상으로 한 역학조사에 의하면 생리학적 결함의 약 25%, 유아사망의 30%, 그리고 성인병의 60%가 유전자와 연관이 있다. 환경적 요인 단독으로 또는 환경적 요인과 유전적 요인이 같이 작용하는 경우가 나머지를 차지하고 있다. 유전적 결함은 수술이나 약품에 의해 치료가 될 수도 있는데, 이들 약품 중 많은 성분이 유전공학 기술로 만들어진 것이다. 최근 10여 년 동안에는 유전자 치료라고 하는 새로운 치료 방법이 부상하기 시작하였다. 유전자 치료는 돌연변이 유전자를 가지고 있는 체세포에 정상적인 유전자를 이식하는 방법이다. 외부에서 넣어준 정상적인 유전자가 발현되어 돌연변이 형질을 정상적인 표현형질로 바꾸어 주는 역할을 한다.

사람의 세포에 유전자를 넣어주기 위해서는 다른 개체에 유전자를 넣어 줄 때와 마찬가지로 벡터를 이용한 형질전환, 화학적 형질전환, 그리고 DNA를 감쌀 수 있는 인공 합성 소포(vesicle)를 융합시키는 방법 등이 사용된다. 지금까지는 유전적으로 변형된 레트로바이러스(retrovirus)를 벡터로 이용하는 방법이 가장 널리 이용되고 있다. 처음으로 개발된 레트로바이러스 벡터는 생쥐의 바이러스인 MLV(Moloney murine leukemia virus)를 이용한 벡터이다(그림 12.23). 벡터를 제조하기 위해 바이러스 유전자 중 3개를, 클로닝된 사람의 유전자와 선별 표지인자(selection marker) 유전자로

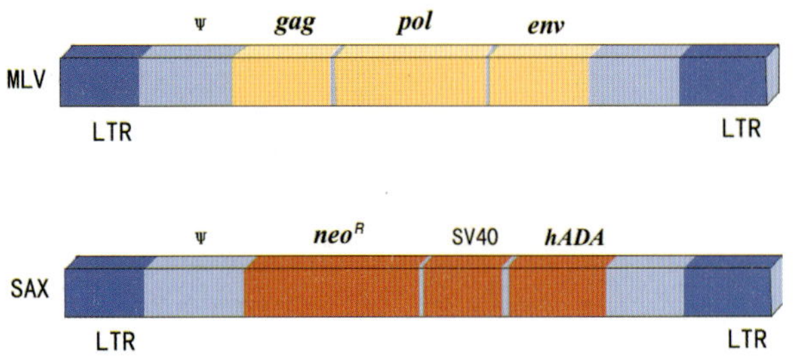

그림 12.23 인간 유전자 치료를 위한 레트로바이러스 벡터의 제조 Moloney MLV 레트로바이러스는 *gag*, *pol*, *env* 유전자와 양쪽 말단에 장 말단반복서열(LTR)을 가지고 있다. 이 유전자들을 선별 표지인자 유전자인 *neo*^{R}유전자와 사람의 ADA 유전자, 그리고 SV40 바이러스의 강력한 프로모터와 인핸서로 치환하여 재조합 벡터를 만든다.

치환하였다. 이 재조합벡터를 다시 바이러스의 껍질 단백질과 조립하였다. 이 바이러스 입자는 사람 세포를 감염시킬 수는 있으나 사람의 세포 내에서 스스로 복제할 능력은 없다. 이 벡터가 복제를 하기 위해서는 사람의 염색체 내로 들어가서 사람 세포의 유전체의 일부가 되어야 한다. 이 벡터는 벡터 DNA에 존재하는 장 말단반복(long terminal repeat, LTR) 서열을 이용하여 자신의 유전자를 숙주 세포의 염색체에 삽입한다. 유전자 치료법에 의해 몇몇 유전질환의 치료가 시도되었는데 그 중 대표적인 중증 복합 면역 결핍증(severe combined immunodeficiency, SCID)이라는 유전질환의 치료에 대해 살펴보자.

SCID 질환을 앓고 있는 환자는 면역체계가 정상적으로 작용하지 않는다. 따라서 SCID 환자는 미생물과 같은 감염성 물질에 접촉되지 않도록 무균상태에서 생활하여야 한다(그림 12.24). 많은 연구에 의해 SCID 질환 중 한 종류는 아데노신 디아미나제 효소(adenosine deaminase, ADA)를 암호화하는 유전자의 돌연변이에 의해 발생한다는 사실이 밝혀졌다. 이 사실을 이용하여 SCID를 유전자 치료법으로 치료하기 위해서 정상적인 ADA유전자를 갖는 재조합 레트로 바이러스 벡터를 제조

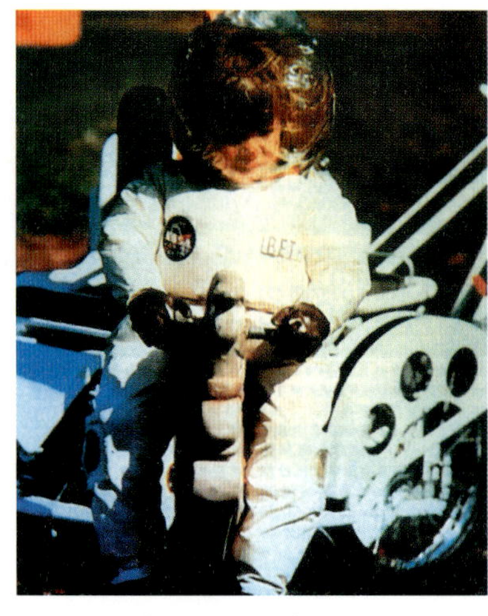

그림 12.24 SCID 환자는 무균 환경 속에서만 살아갈 수 있다.

한다. 이 벡터를 바이러스 껍질 단백질들과 조립한 후 환자에게서 분리한 T 림프구에 혼합한다. T 림프구 세포는 인간의 면역체계에서 핵심적인 역할을 담당한다. 바이러스는 T 세포로 들어가서 세포의 염색체에 정상적인 ADA 유전자를 삽입한다. 이렇게 변형된 T 세포를 실험실의 배양접시에서 키우면서 유전자가 제대로 세포내로 들어갔는지(이것은 벡터에 존재하는 선별 표지인자의 발현여부로 알 수 있다), 그리고 정상적인 ADA 유전자가 발현이 되는지를 검사한다. 검사를 통과한 형질전환이 일어난 세포를 다시 환자의 혈액 내에 주사한다(그림 12.25).

1990년에 유전자 치료는 아산티 디 실바(Ashanti de Silva)라는 어린 SCID 환자에 적용되어 최초로 성공적인 결과를 보여 주었다(그림 12.26). 시술 3년 후 아산티의 약 50% 이상의 T 세포에서 정상적인 ADA가 약 25-30% 정도의 양으로 발현됨을 확인할 수 있었다. 10여년이 지났지만 그녀는 건강하게 정상적인 생활을 영위하고 있다. 그러나 불행히도 그 이후의 유전자 치료 시도들은 복잡한 결과를 만들어 냈다. 예를 들어 두 번째 어린이는 똑같은 방법으로 시술을 받았지만,

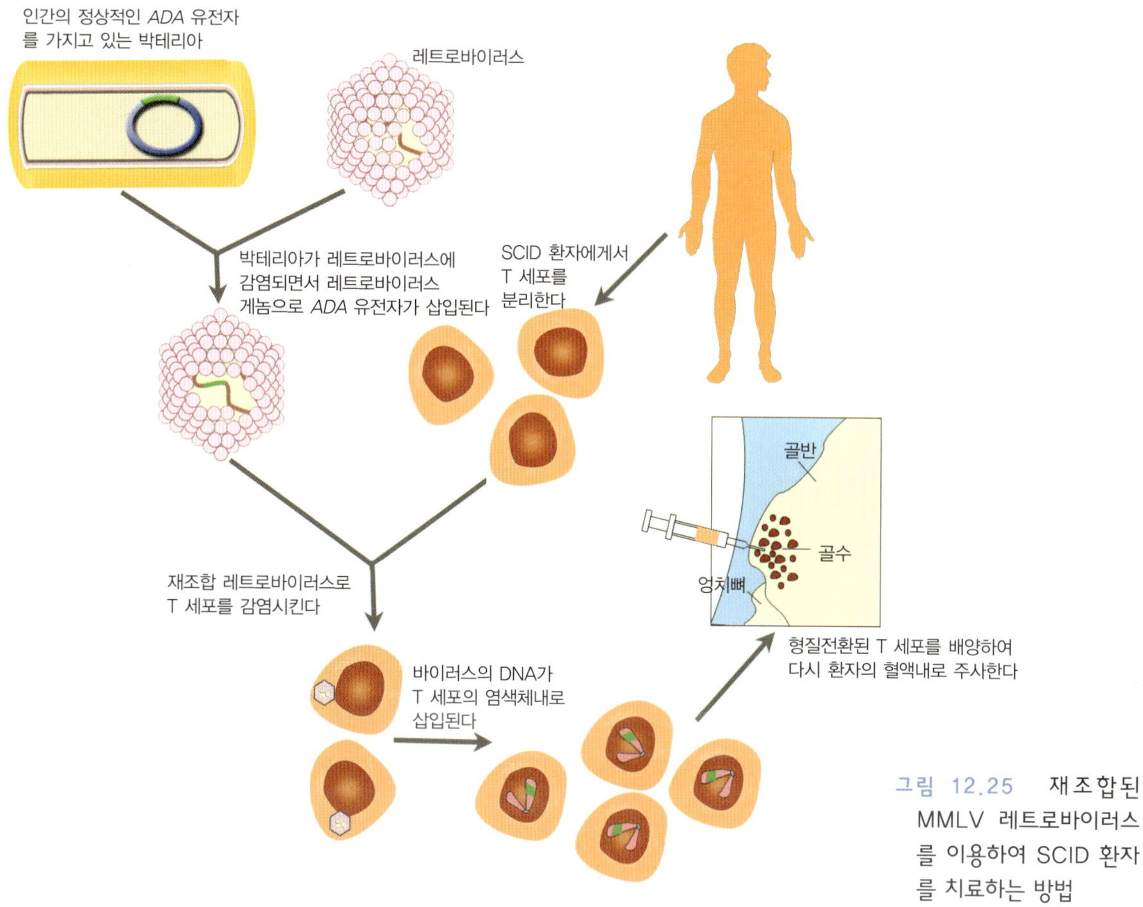

그림 12.25 재조합된 MMLV 레트로바이러스를 이용하여 SCID 환자를 치료하는 방법

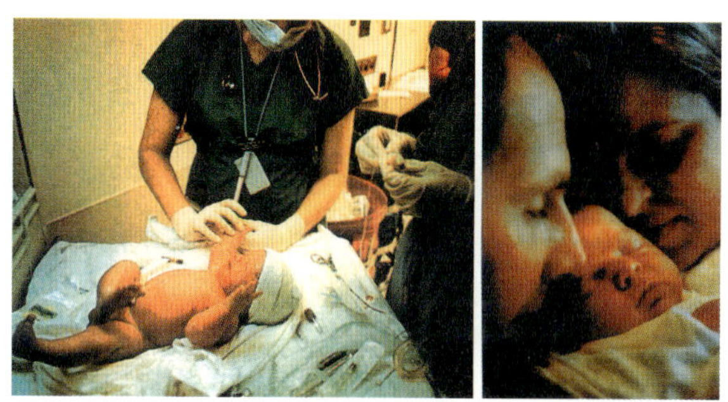

그림 12.26 성공적인 유전자 치료 시술을 받은 SCID 환자 아샨티 디 실바

약 0.1-1%의 T 세포만이 정상적인 유전자를 포함하고 있었으며, 이 정도의 양은 효과를 나타내기에는 너무나 적은 양이었다. 이후에는 T 세포 대신 T 세포를 만들어내는 골수세포(bone marrow cell)에 정상적인 ADA유전자를 넣는 방법이 이용되었는데, 이 방법은 거의 성공하지 못하였다.

사람에게는 6천가지가 넘는 유전질환이 있다. 다양한 암과 고혈압, 심혈관 질환, 당뇨병 그리고 파킨슨병 등이 대표적인 유전질환이다. 이러한 질병을 예방하고 치료하는 획기적인 방법이 단지 몇 년 안에 나올 것 같지는 않다. 그러나 유전자 치료가 내놓는 가능성은 매우 크기 때문에 많은 회사들이 유전자 치료 연구에 활발하게 뛰어들고 있다. 1990년 이후로 4천명이 넘는 사람들이 유전자 치료를 받았다. 혈우병(Hemophilia), 빈혈(anemia), 관절염(arthritis)을 포함해 15가지가 넘는 유전질환이 유전자 치료법을 이용하여 성공적으로 치료되었다. 인간 유전체 프로젝트의 완성으로 인간 유전자의 모든 서열이 밝혀짐에 따라 앞으로 유전질환에 대해 좀더 정확한 진단이 가능해 질 것이다. 그리고 유전자 치료에 사용되는 우수한 벡터의 개발과 기술의 향상을 바탕으로 유전질환을 치료하는 기술은 점점 발전해 나갈 것이다.

12.7 돌리의 클로닝

1997년 2월 27일 스코틀랜드의 로스린 연구소(Roslin Institute)의 이안 윌머트(Ian Wilmut) 박사와 카이트 캠벨(Keith Campbell)이 이끄는 5명의 과학자 그룹은 네이처(Nature)지에 양의 체세포 핵을 배아 세포에 이식하는 방법으로 돌리(Dolly)라는 양을 세계 최초로 복제해냈다고 발표했다. 이 소식은 포유동물을 복제한 첫 번째 사례였기 때문에 전 세계 뉴스의 헤드라인을 장식했다.

윌머트와 그의 동료들이 돌리를 복제하기 위하여 사용한 방법은 "핵치환(nuclear transplantation)"이라는 기술인데 발생학자인 한스 스페만(Hans Spemann)에 의해 1938년 처음으로 제안된 아이디어이다. 이 기술은 난자의 핵을 체세포의 이배체 핵으로 치환하여 접합체(zygote, 수컷 배우자와 암컷 배우자의 접합 결과 생긴 분할 전의 수정란)를 재구성하는 것이다. 새롭게 만들어진 접합체의 발달은 핵을 제공해준 공여자(donor)의 핵에 의해 조절되고, 새롭게 태어난 동물은 유전적으로 공여자와 동일하다(그래서 클로닝이라 부른다). 이 기술을 이용하여 양서류의 복제는 쉽게 이루어졌지만, 포유동물의 복제는 1997년까지 성공하지 못하였다. 방법은 굉장히 단순해 보이지만, 난자를 모으고, 난자핵을 제거하고, 세포를 융합하고, 접합자와 배아를 다시 착상시키는 기술을 완벽하게 수행하기까지는 많은 시간이 걸렸다. 특히 어려웠던 점은 핵의 재프로그래밍에 관한 문제였다. 배아세포의 핵을 꺼내서 난자의 핵과 치환하는 것은 상대적으로 수월하였다. 그러나 성숙한 성체 포유동물의 체세포는 이미 분화가 많이 진행되어 특정 종류의 유전자만을 발현한다. 그때까지만 해도 분화된 체세포 핵을 난자의 핵과 치환하였을 때, 새롭게 들어간 체세포의 핵이 다시 재프로그래밍되어, 새로운 개체를 만들어 내는데 필요한 유전자를 발현할 수 있는지에 관해서 알려진 바가 없었다.

기존의 경험과 계속되는 시행 착오 속에 윌머트와 동료들은 체세포 핵을 재프로그래밍하는 기발한 전략을 개발해냈다. 6살 된 임신 2/3시기의 암컷양의 젖샘(mammary gland)에서 공여세포를 분리해냈다. 분리한 세포는 양분 공급을 중단시켜서 세포주기가 정지된 G_0 상태가 되도록 유도하였다. 그리고 핵이식 전에 핵이식을 할 난자에 전류를 통과시켜 세포융합과 핵치환이 잘 일어나도록 하였고, 핵 이식후 다시 전류를 통과시켜 재구성된 접합자가 세 번의 세포분열을 쉽게 하도록 유도하였다. 이렇게 만들어진 8세포 포배(blastocyst)를 대리모의 자궁에 착상시켰다. 젖샘의 상피세포(epithelial cell)에서부터 나온 핵을 이용하여 윌머트와 동료들은 277개의 접합자를 재구성하였고, 이중 29개가 8세포기까지 발달했으며 이를 13마리의 대리모에 착상시켰다. 그 중 한마리가 임신에 성공하였고, 그 결과 돌리가 태어났다(그림 12.27).

이어진 분석에 의해 어떻게 돌리의 클로닝이 성공했는지 그 이론적 기초가 밝혀졌다. 영양 공급의 결핍과 전류 충격에 의해 재구성된 접합자는 3번의 세포주기 동안 거의 전사가 일어나지 않았다. 결과적으로 젖샘 세포로 기능하기 위해 발현되던 특이적인 조절 단백질들과 mRNA가 빠르게 소멸되었다. 그 와중에 난자의 세포질에 존재하던, 배아 발생에 특이적인 단백질들이 기능을 발휘하여 정상적인 배아가 발생하게 된 것이다. 돌리의 복제 성공 이후 생쥐, 소를 비롯한 여러 포유동물들이 비슷한 방법에 의해 복제되었다.

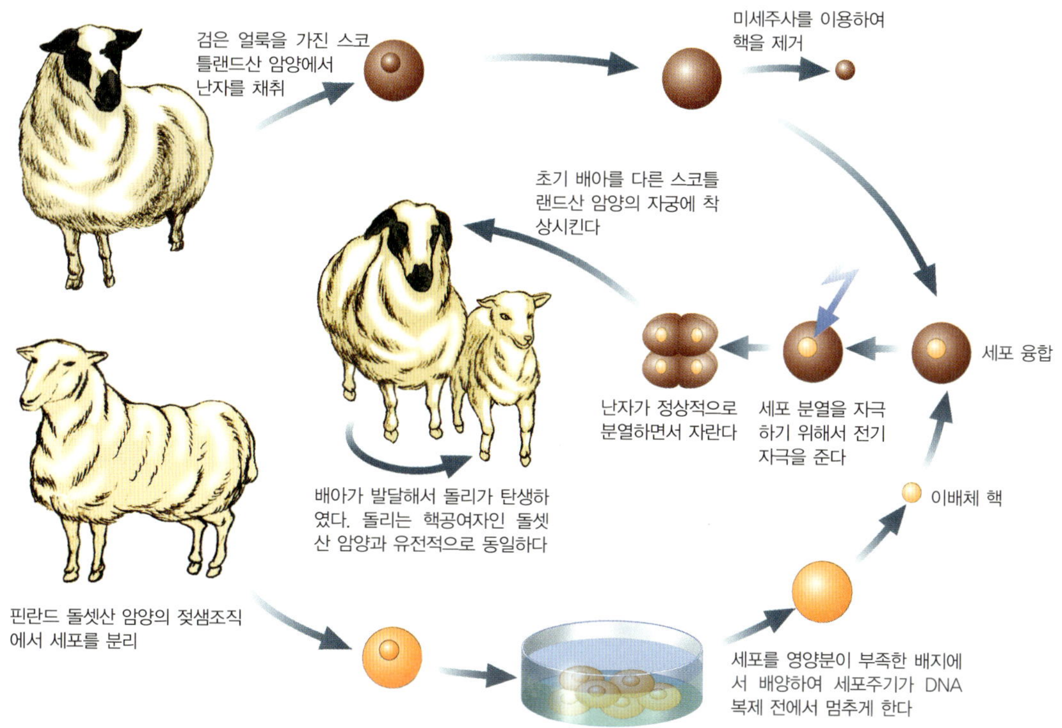

그림 12.27 최초로 복제된 포유동물인 양, 돌리

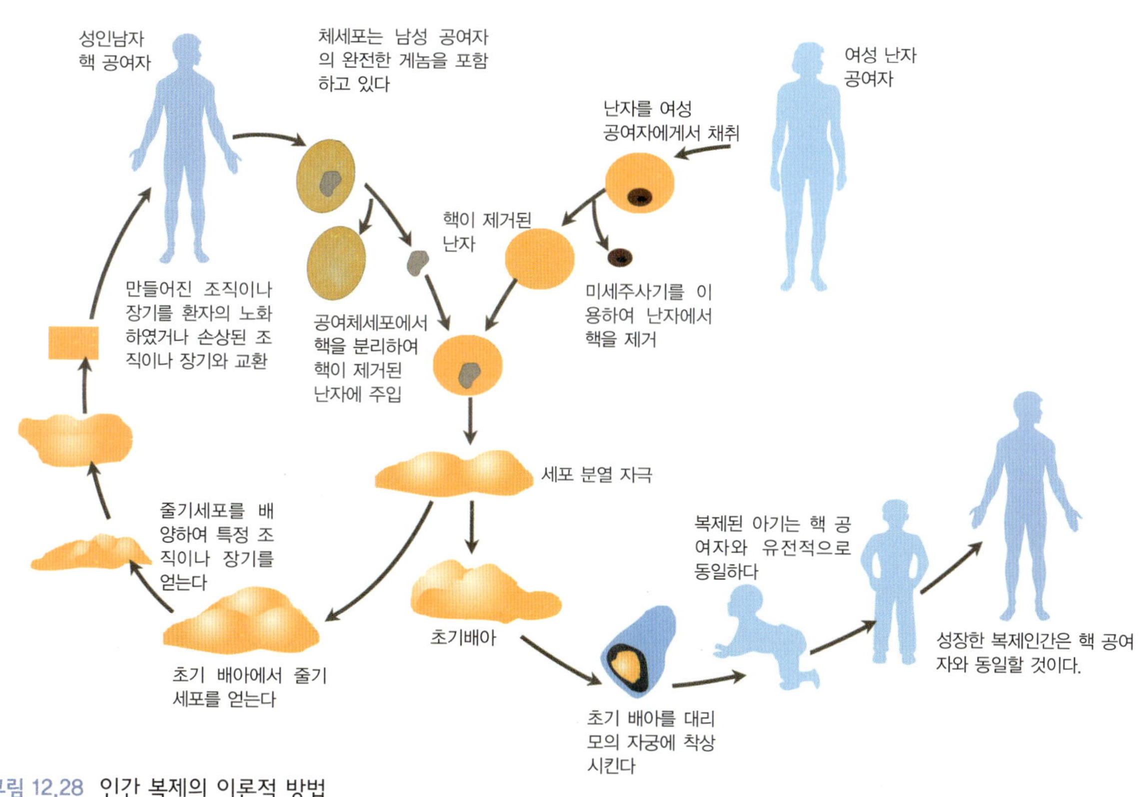

그림 12.28 인간 복제의 이론적 방법

포유동물의 복제는 엄청난 잠재적 이윤을 내포하고 있다. 예를 들어 양질의 치료제를 생산할 수 있는 유전자가 삽입된 포유동물을 복제해 낼 수 있다. 한 예가 폴리(Polly)라는 이름을 가진 유전자 삽입 양인데, 이 양은 사람의 혈액 응고 인자 IX(blood clotting factor IX) 유전자를 가지고 있어서 혈액 응고 인자 IX이 젖을 통해서 분비된다. 복제기술은 또한 멸종위기에 있는 종을 보존하고 그 개체수를 늘리는데도 이용된다. 그러나 이러한 희망적 약속들은 복제가 가지고 있는 잠재적인 위험에 의해 위협을 받고 있다. 이론적으로 그리고 실질적으로 인간의 복제가 가능할 수도 있다. 사실 비교해서 말하면, 우리는 다른 동물 종 보다 인간이라는 종의 생식 의학과 생식 기술에 더 많은 지식을 가지고 있다. 이론적인 인간의 복제과정을 그림 12.28에 나타내었다. 인간의 복제는 단순히 기술적인 문제가 아니다. 이것은 윤리적, 법률적, 그리고 도덕적인 문제이다. 많은 나라들이 자국에서의 인간 복제를 금지하고 있지만 논란은 계속되고 있다. 우리는 이 문제에 대해 장의 뒤 쪽에서 다시 한 번 이야기할 것이다.

12.8 생물학칩

생물학칩 기술의 기본 원리

생물학칩(biological chips)이란 DNA칩, RNA칩, 단백질칩 등을 말한다. 생물 분자들을 혼성화시키는 기술(DNA 혼성화는 서던 블롯(Southern blot), RNA 혼성화는 노던 블롯(Northern blot), 단백질 혼성화는 웨스턴 블롯(Western blot) 기술이다)과 컴퓨터 기술 그리고 재료공학이 서로 연계하여 만들어진 생물학칩들은 많은 수의 유전자, 전사체 그리고 단백질을 동시에 분석할 수 있다. 3가지 칩 가운데 DNA칩이 가장 잘 발달되었고 광범위하게 사용된다.

전형적인 DNA칩은 특수화된 유리 슬라이드를 이용한다. 각각의 슬라이드에는 DNA 탐색자로 이루어진 작은 점들이 행과 열로 배열되어 있다. 이러한 이유로 DNA칩은 DNA 마이크로어레이(DNA microarray)라고도 불린다. 서열을 알고 있는 단일가닥의 DNA를 합성하여 각각의 작은 점 위에 고정시킨다. 최근의 칩은 한 개의 슬라이드에 백 만개가 넘는 점을 만들어 놓았다. 칩을 사용하는 목적에 따라 각각의 점에 고정되어있는 외가닥 DNA의 길이는 20 뉴클레오티드에서 수 천 뉴클레오티드까지 다양하다. 게놈 DNA 또는 cDNA를 형광으로 표지하고 칩 위에 존재하는 외가닥 DNA와 혼성화시킨다. 형광의 강도에 따라 시료 속에 존재하는 특정 유전자의 상대적 양을 측정할 수 있다.

최초의 DNA칩은 어피메트릭스(Affymetrix)라는 회사가 생산하였다. 이 칩은 포토프린팅 기술, 컴퓨터, 반도체공학, 올리고뉴클레오티드 합성기술, 형광물질 표지 기술, DNA 혼성화 기술, 레이저 스캐닝 기술 등 여러 첨단과학의 조합에 의해 만들어졌다. 이후로 많은 회사들이 특성화된 DNA칩을 만들었으며, 수 많은 과학자들이 다양한 과학적 문제들을 해결하고자 DNA칩을 사용하였다.

DNA칩은 주로 유전자 발현을 대규모로 측정하는데 이용된다. 그러나 DNA칩은 최근에는 점차적으로 약 20개 정도의 뉴클레오티드를 이용하여 점돌연변이나 게놈 DNA의 단일 뉴클레오티드 다형성(single-nucleotide polymorphism, SNP)을 밝히는데 이용되고 있다. 한 줄로 놓여있는 여러 점들은 각각의 뉴클레오티드가 한 개씩 다르다. 돌연변이를 선별하기 위해서 우선 세포에서 DNA를 분리해내고 한 가지 또는 여러 가지의 제한효소로 절단한다. 절단된 DNA 조각들에 형광염색이 되어

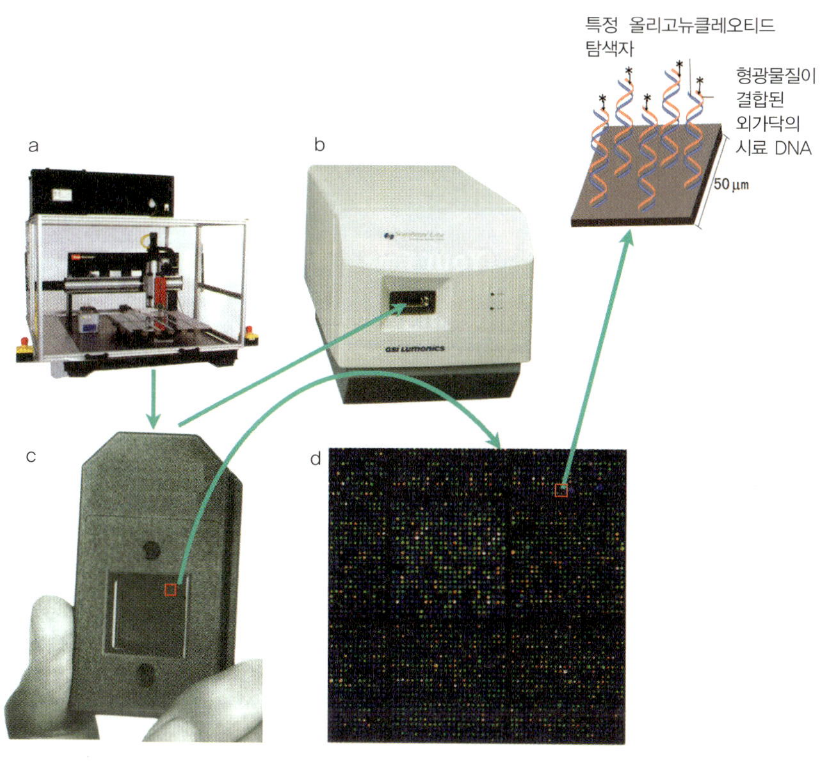

그림 12.29 DNA 마이크로어레이 기술 (a) 마이크로어레이어(microarrayer). 정확하게 조절되는 조건 속에서 로봇이 하나의 유리 슬라이드에 수 백개에서 수천개의 DNA 탐색자 조각을 심는다. (b) 마이크로어레이를 혼성화 틀에 넣는다. (c) 마이크로어레이를 스캔하여 혼성화된 신호를 읽는다. (d) 스캔된 마이크로어레이의 일부. 각각의 점은 특정 DNA 조각을 나타내고, 형광 패턴은 각각의 특이한 혼성화 양상을 보여준다. 이 실험에서는 두가지의 시료를 이용하여 마이크로어레이에 혼성화를 시도하였는데, 하나의 시료에는 초록색, 다른 하나는 빨간색의 형광 물질이 결합되어 있다. 초록색 점은 첫번째 시료에만 존재하는 DNA 조각을 나타내고, 빨간색 점은 두번째 시료에만 존재하는 DNA 조각을 나타낸다. 두 시료에 동일하게 존재하는 DNA는 노란색 점으로 나타난다. (e) 마이크로어레이에 존재하는 하나의 점을 확대해서 나타낸 그림

있는 표지를 달고 한가닥으로 변성시킨 후, DNA 칩 위에 있는 탐색자와 혼성화시킨다. 그렇게 되면 탐색자와 정확하게 들어맞는(쌍을 이루는) DNA 조각들만이 칩 위에 있는 탐색자 DNA와 결합한다. 혼성화한 칩을 레이저 스캐너로 읽으면 혼성화가 일어난 곳에서만 형광이 검출된다(그림 12.29). 검출된 각각의 점의 형광 강도는 컴퓨터에 기록되고, 기록된 데이터는 특정 소프트웨어에 의해 분석된다. 그 결과 넣어준 DNA와 탐색자간의 서열이 일치하는 것과 일치하지 않는 것이 기록되고 특이한 돌연변이를 검출해낼 수 있다.

DNA칩의 적용

DNA칩 기술의 가장 큰 장점은 수 만개의 유전자를 동시에 자동적으로 검사할 수 있다는 것이다. 이 엄청난 능력을 이용하여 다양한 응용이 가능하게 되었다. 현재 DNA칩 기술은 유전자 발현 프로파일링, 돌연변이 검출, 다형성 선별, 게놈 라이브러리 선별 등에 이용된다.

상업적 DNA칩은 인간의 질병과 연관이 있는 유전자의 돌연변이를 검출하는데도 이용된다. 대표적인 예가 p53과 BRCA 유전자이다. 암억제유전자인 p53은 암환자의 60%에서 돌연변이가 발견되고, BRCA1 유전자는 유방암과 난소암과 연관이 있다. BRCA1 유전자 중 3.45kb의 크기를 갖는 엑손 11번에 특히 관심이 집중되었다. 유방암과 난소암을 진단하기 위해 다양한 조합의 올리고뉴클레오티드를 결합시킨 DNA칩을 이용한 결과, 15명의 유방암과 난소암 환자 중 14명이 이 엑손에서 돌연변이가 발견되었다. 그 밖에도 심혈관 질환, 당뇨병, 면역계 질환 등 다양한 질병의 진단을 위한 DNA칩이 개발되고 있다.

DNA칩은 보편적으로 특정 세포나 조직의 전체적인 유전자 발현 양상을 측정하기 위해 이용된다. 서로 다른 세포(또는 조직), 또는 다른 조건하에서 배양된 세포를 대조군 세포(또는 조직)와 비

교한다. 실험실에서 이용되는 많은 실험동물과 인간의 전체 유전체를 포함하는 DNA칩이 이미 상품화되어 있으며, 이를 이용한 다양한 응용 연구들이 기하급수적으로 늘어나고 있다. 대표적인 예가 효모인 *Saccharomyces cerevisiae*의 유전체를 포함하는 DNA칩이다.

많은 제약회사들이 새로운 의약품이 세포 대사에 미치는 영향과 부작용을 검사하기 위해서 DNA칩을 이용한다. 법의학 실험실에서는 DNA칩 기술을 범죄 수사를 위해 채취한 시료를 검사하는데 사용하기도 한다. 식물이나 동물을 개량하는 사육사들은 개량 과정을 빠르게 하기 위하여 이 기술을 이용하기도 한다.

DNA칩 기술은 1998년 미국과학진흥협회(The American Society for the Promotion of Science)가 선정한 자연과학의 10대 획기적인 발견에 선정되기도 하였다. 일부 과학자들은 DNA칩을 "소형실험실(pocket laboratory)"이라고 부르기도 한다. 생물학칩 기술의 미래는 매우 밝지만 여전히 많은 기술적, 조작상의 문제점을 내포하고 있기도 하다. 현재의 DNA칩은 아직 널리 사용되기에는 너무 고가이다. 사용을 할 때 아직은 과정이 너무 복잡하고, 민감도가 낮은 편이며, 재현성이 떨어지고, 데이터의 범위가 너무 제한적이라는 단점을 가지고 있다. 또한 시료를 준비하여 슬라이드를 만드는 과정, 올리고뉴클레오티드를 슬라이드에 고정시키는 과정, 형광 물질을 붙이는 과정, 그리고 데이터를 얻고 분석하는 과정 등 많은 과정에서 실험적 오류가 일어날 수도 있다.

12.9 생명공학의 안정성과 윤리적 문제

과학과 기술은 마치 양날의 칼과 같다. 예를 들어 핵에너지는 전기를 생산할 수 있는 값싸고 좋은 원천이지만, 이것을 이용하여 핵폭탄을 제조할 수도 있다. 똑같은 현상이 생명공학에도 존재한다. 과학자들은 생명공학의 무한한 힘을 깨달음과 동시에 잠재된 위험과 윤리적, 법률적 딜레마에 빠지게 되었다. 생명공학이 빠르게 발전하고 생명공학이 우리의 일상생활에 주는 영향이 커질수록 이러한 문제점들을 해결하는 방법의 개발이 시급해지고 있다. 생명공학과 관련된 몇 가지 문제들에 관하여 이야기 해보자

재조합 DNA의 안정성

생명공학에서 가장 선도적인 역할을 하는 유전자 조작 기술은 다른 생명공학 발전의 기초가 된다. 유전자 조작 기술의 핵심은 한 개체의 유전자를 변형하거나 다른 개체로 옮기는 것이다. 유전자는 한 개체의 대사 체계와 상호 연관되어 있기 때문에, 유전자를 새로운 숙주 개체에 이식하였을 경우 예상치 못한 결과가 나타나거나 부작용이 후손에게 전달될 수도 있다. 그렇기 때문에 초기에는 DNA 재조합 기술이 바이오테러를 목적으로 한 새로운 병원균을 제조하는데 이용될 지도 모른다는 우려가 있기도 하였다. 결과적으로 DNA 재조합 기술을 관리하는 엄격한 기준이 마련되었다.

이러한 엄격한 조절에도 불구하고 중요한 안전성의 문제는 아직도 남아있다. 예를 들어 많은 과학자들은 인체에 외부의 유전자가 들어갔을 때의 효과에 대해 우려를 나타내고 있다. 유전자의 삽입이 혹시 원암유전자(proto-oncogene)를 활성화시키는 것은 아닐까? 삽입된 유전자가 혹시 전혀 상관없는 대사과정에 영향을 미치지는 않는가? 오늘날 재조합 DNA 기술에 대한 일반인들의 우려는 유전자 변형 농산물이나 동물들에 관한 것이다(그림 12.30). 가장 심각한 걱정은 재조합된 DNA 분

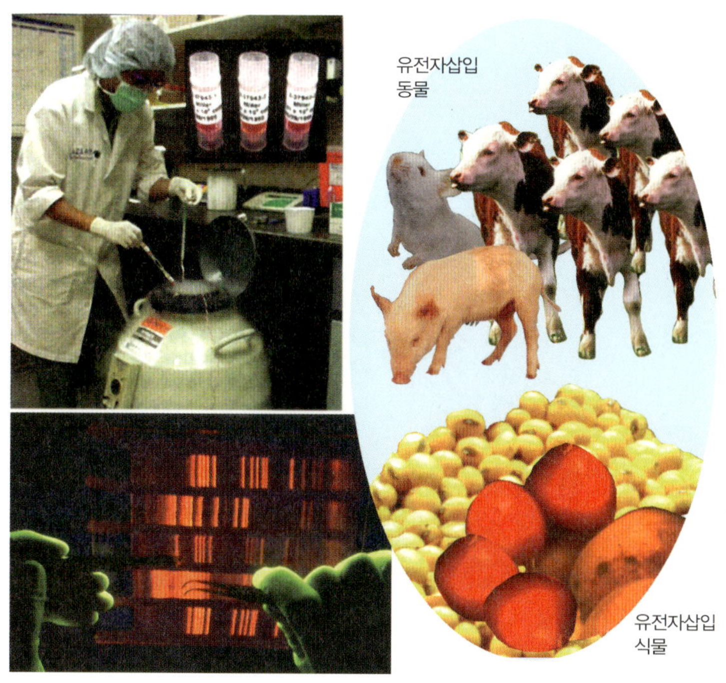

그림 12.30 유전자 변형 생물에 대한 안전성 논란

자가 야생의 식물이나 동물 혹은 인간에게까지 전파되지는 않을까 하는 것이다. 이러한 의문은 매우 대답하기 어려워서 몇 세대 동안의 오랜 기간의 실험과 관찰이 필요하다. 많은 종교들이 생명체는 신이 창조하신 창조물로 인간이 함부로 조작할 수는 없는 것이라고 생각한다. 결과적으로 몇몇 종교 단체들은 재조합 DNA 기술을 인간이나 다른 생명체에 사용하는 것에 반대한다.

인간 클로닝의 윤리성

양의 성공적인 복제 이후 인간의 복제에 대해 많은 논란이 있어왔다. 이론적으로 그리고 기술적으로 인간의 복제는 가능하고 또 성공할 확률이 높지만 여전히 불확실하고 위험이 따르는 일이다. 과학자들은 이식된 체세포의 핵이 완벽하게 배아 발생단계의 핵처럼 재프로그래밍되고, 또한 유전자의 발현이 적절하게 조절되고, 염색체의 구조가 바뀌어서 배아 발생 단계를 정확하게 조절할 수 있는지에 대해서 우려한다. 더불어 현재의 기술로 건강한 복제 인간을 만들 수 있는지도 보장할 수 없다. 체세포는 이미 많은 유사 분열을 거쳤고 이 과정에서 아마도 돌연변이가 생겨 축적되었을 수도 있기 때문에 체세포에서 유래한 핵을 이용하여 인간을 복제한다면 심각한 유전적 질병을 갖게 되거나, 발생단계에서 심각한 결함이 나타날 가능성이 있다. 이러한 과학적인 우려 뿐아니라 인간 복제는 많은 윤리적, 사회적, 그리고 법률적 문제를 야기하고 있다. 비록 불임이거나 선천적 유전 질환의 보인자인 사람들이 인간 복제의 혜택을 누릴 수는 있지만 인간의 존엄성은 사라지게 될 것이다. 또 다른 심란하고 불쾌한 시나리오는 부유하고 권력이 있는 사람들이 단지 허영심으로 자신을 복제하는 것이다. 또한 전통적인 가족 간의 유대관계는 무너지게 되고, 장기적으로 볼 때 인간의 유전적 다양성이 사라지게 될 것이다. 유전적 다양성은 한 군집이나 종의 생존에 매우 중요한 요소이다. 예를 들면 유전적 다양성은 감염성 질환을 이겨내는 능력을 증가시키는데 기여한다. 이러한 많은 문제점에 대한 우려로 미국, 영국, 캐나다, 한국, 중국 등 다양한 나라에서 인간의 복제를 법으로 금지하고 있다. 법적 제약이나 윤리적 우려에도 불구하고 몇몇 과학자들은 여전히 인간의 복제를 시도하고 있다. 예를 들어 2001년 미국과 이탈리아의 몇몇 과학자들이 인간의 복제 실험을 위해서 공해(international water)상에 연구소를 세우기로 하였다. 몇 년 후 이 과학자들은 인간 복제에 성공하였다고 발표하였지만, 지금까지 공식적으로 증명이 되지는 않았다.

게놈 시대의 사생활 침해 문제

처음 인간 유전체 프로젝트가 제안되었을 때 과학자들과 일반 대중들은 인간의 유전정보가 어떻게 사용될 것이며, 어떻게 사회와 개인이 이 정보를 존중하고 보호할 것인가에 대해서 걱정을 하였다. 결과적으로 인간 유전체 프로젝트와 더불어 윤리적, 법률적, 사회적 문제를 다루는 ELSI(ethical, legal, social issues)라는 또 하나의 프로그램이 생기게 되었다. 이 프로그램은 4가지를 중점적으로 다루고 있다. (1) 유전정보를 해석하고 사용하는 방법의 공평성과 사생활 보호 (2) 유전정보 데이터가 실험실에서 임상으로 넘어가는 절차와 방법의 문제 (3) 유전자 실험에 참가하는 사람들이 잠재된 위험과 혜택을 숙지하고 이해하게 만드는 방법과 절차 (4) 유전자 연구에 대한 일반 대중과 전문가를 상대로 한 교육 등이다. 이 프로그램 그리고 유사한 다른 프로그램들의 목적은 특정 인종이나 개인의 정보가 무차별적으로 수집되거나, 이 정보에 의해 차별을 받지 않도록 하는 것이다

개인 사생활의 문제는 게놈 시대에서 시급한 당면 과제이다. 인간의 유전정보를 쉽게 접할 수 있게 된 이후 질병과 관계가 있는 유전적 돌연변이를 빠르고 효과적으로 검색하는 것이 가능해졌다.

우리의 게놈 서열은 개인정보이다. 다른 사람이 이 정보를 갖게 되는 것이 정당한 일인가?

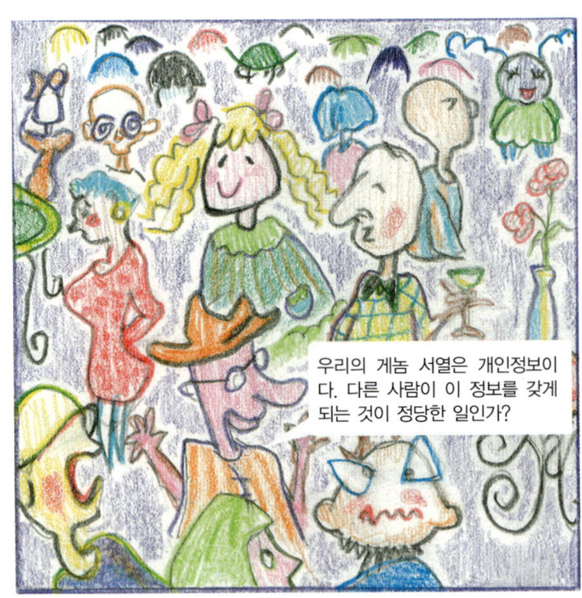

그림 12.31 게놈시대의 개인 정보 침해 논란

누가 이런 정보들을 취사선택하고 보호하는 역할을 하여야 하는가? 이러한 정보에 접근할 수 있는 사람은 누가 되어야 하는가? 이러한 정보들은 어떠한 방법으로 이용되어야 하는가? 이러한 질문들과 연관된 많은 문제들은 교육 기회의 제공, 고용자가 누구를 고용할 것인지, 결혼, 생명보험이나 의료보험 분야 등에서 많은 사람들에게 크게 영향을 주게 될 것이다(그림 12.31).

유전자 치료의 적용 문제

생명공학의 발달은 질병을 치료하기 위해 선택할 수 있는 방법을 빠르게 다양화시켰다. 유전체학의 발달로 인간의 질병에 대해 좀더 많은 이해를 하게 되면서, 유전자 치료법이 점점 더 중요한 역할을 하게 될 것으로 기대되고 있다. 그러나 다른 생명공학의 분야들처럼 유전자 치료 역시 많은 윤리적인 그리고 안전상의 우려들이 대두되고 있다. 현재까지 유전자 치료를 위한 모든 시도들은 체세포에 목표로 하는 유전자를 주입하는 것이었다. 이러한 방법을 체세포 유전자 치료(somatic gene therapy)라 하고, 주입된 유전자는 유전자 치료를 받은 환자만이 지니고 있게 되고 이 환자의 자손들에게는 전해지지 않게 된다.

생식배우자(gamete)를 이용한 유전자 치료법(생식세포 유전자 치료법, germline gene therapy)은 아직은 입증된 적이 없다. 이 방법을 이용하면 유전적으로 변형된 생식배우자(정자나 난자)나 배아에서 유래된 개체의 모든 세포에 삽입된 유전자가 존재하게 된다. 만약 생식세포 유전자 치료법이 성공을 하게 된다면 이 생식배우자에서부터 만들어진 모든 후손들은 자신의 선택에 의해서가 아니라 선조들의 선택에 의해 영향을 받게 될 것이다. 이렇게 되면 윤리적인 관점에서 우리가 미래에 태어날 후손들을 위하여 이런 결정을 내리는 것이 과연 옳은 일인가라는 문제에 휩싸이게 된다. 미래의 후손들에게 무엇인가 문제가 생긴다면 이 결정에 대해 누가 책임을 질 것인가 라는 문제가 생긴다.

다른 형태의 유전자 치료법은 "향상 유전자 치료법(enhancement gene therapy)"이다 이 치료의 목적은 질병을 치료하는 것이 아니라 원하는 표현형질을 증가시키는 데 있다. 이 유전자치료법은 상당히 많은 논란이 되고 있으며 대부분의 사람들이 반대하고 있다. 근육의 발달, 지구력의 향상, 키, 그리고 다른 육체적 능력에 관련된 많은 유전자들이 이미 발견되었다. 유전자 치료법이 질병을 치료하기 위해서 이용된다는 것은 이해할 만한 일이지만 키를 크게 한다거나, 운동 능력을 증가시키거나, 머리를 똑똑하게 하는데 이용된다면? 만약 그렇게 된다면 운동경기에서 금지 약물을 이용하는 것과 차이점이 무엇인가? 만약 그렇게 된다면 경기력을 향상시키는 약물을 금지할 어떠한 이유도 없어지지 않을까? 이러한 여러 가지 질문들은 현재로서는 아직 풀리지 않은 문제들이다. 논란의 결론이 도출되기 위해서는 오랜 시간이 걸릴 것이다.

생명공학과 관련된 다른 문제들

안정성과 윤리적인 문제 이외에 생명공학은 다른 잠재적 문제점들을 가지고 있다. 예를 들면 생명공학의 이용은 빈부의 격차를 더 벌리는 결과를 초래할 수도 있다. 즉 부유한 사람 또는 사회는 가난한 사람이나 사회보다 훨씬 다양한 선택의 기회가 주어지게 될 것이다. 현재까지 유전정보와 관련된 특허가 기하급수적으로 증가해 왔다. 가장 심각한 위험은 몇몇 다국적 기업이 인간 유전자 데이터의 상업적 사용을 독점하여 다른 사람들의 기회를 박탈하는 것이다.

핵무기로 사용될 수도 있는 방사성 물질처럼 생명공학이 생물 무기를 제조하는데 이용될 수도 있다. 생물 무기는 지금까지 인간에게 알려진 어떠한 무기보다 더 치명적일 것이다. 생물 무기는 자기복제가 가능하고 오랜 기간 동안 남아있을 수 있으며, 또한 빠르게 전 세계로 퍼질 수 있을 것이다. 생물 무기는 다른 무기들보다 제조하는데 비용이 적게 들고, 인종, 나이, 종교, 또는 지리적 위치 등을 가리지 않고 모든 사람을 감염시킬 수 있다.

생명공학은 우리의 생활을 근본적으로 바꿀 수도 있고, 인간의 진화 방향을 변화시킬 수도 있을 것이다. 또한 우리 사회의 구조, 가치 그리고 법률체계를 바꿀 것이다. 과거에 인간의 유전자는 무작위적으로 돌연변이를 일으켰고, 이 돌연변이가 이득이 되면 자연적으로 선택되어 후손들에게 전해졌다. 미래에는 생명공학이 진화 과정의 속도를 증가시켜서 우리가 원하는 방향으로 진화가 일어나게 만들어 "초인간(superhuman)"을 만들거나 또는 인류를 멸망의 길로 이끌 수도 있다.

단원요약

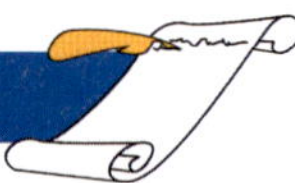

생명공학은 과학과 기술을 생명체와 생물 공정분야에 접목함으로써 지식과 재화 그리고 용역을 생산해내는 것이다. 생명공학은 기술과 상당한 투자가 필요하고 잠재적으로 많은 이익을 낼 수 있기 때문에 산업화 될 수 있다. 생명공학은 크게 유전공학, 단백질공학, 세포공학 그리고 발효공학의 4가지의 응용 분야로 나눌 수 있다.

유전공학은 생명공학의 핵심이다. 유전공학은 DNA 재조합 기술을 이용한다. 대장균에서 인슐린을 생산해낸 것이 현대 생명공학을 상업적으로 사용한 시초였다. 오늘날 유전자삽입 식물과 동물 그리고 미생물들이 농업, 공업, 의학 그리고 환경 등의 다양한 분야에서 이용되고 있다.

단백질공학은 목표로 하는 단백질을 분리해내고 구조를 분석하여 단백질의 특이 구조와 기능간의 상관관계를 규명한다. 이를 위하여 특정 아미노산을 위치지정 돌연변이유발법(site-directed mutagenesis)을 이용하여 변형시키고 원래의 단백질과의 기능상의 차이를 비교한다. 이러한 과정을 계속적으로 반복하여 원하는 기능을 갖는 단백질을 얻게 된다.

현대의 발효공학은 자동화된 발효조나 생물반응장치를 이용하여, 자연적이거나 유전적으로 조작된 미생물로부터 상업적으로 유용한 산물을 생산해내는 것을 말한다. 발효공학을 통하여 많은 새로운 식품, 의약품 그리고 화학품들이 생산되고 있다. 발효공학의 과정은 일반적으로 새로운 품종의 개발과 선별, 1차, 2차, 3차 발효, 물질 생산의 유도와 분리 그리고 생산물의 변형들을 포함한다.

세포공학은 상업 제품을 만들기 위해서 세포나 세포주를 선별하고 가공 과정을 거치는 것을 말한다. 주목적은 특수한 식물이나 동물세포를 대량으로 분리, 가공, 배양하여 원하는 산물을 생산하는 것이다.

분자생물학과 생명공학의 가장 중요한 상업적 이용은 인간의 감염성 질환이나 유전 질환을 분자 수준에서 진단하는 것이다. 주로 이용되는 기술은 중합효소 연쇄반응(PCR), 제한효소 절단, 클로닝, 핵산 혼성화, DNA 서열결정, DNA칩이라고도 불리는 올리고뉴클레오티드 마이크로어레이를 이용한 대규모의 선별 과정 등이다. 유전자 치료 방법이 인간의 유전적 질병을 치료하기 위한 새로운 전략으로 중요성이 커지고 있다.

동물 복제는 난자의 핵을 성체 체세포의 이배체 핵으로 치환하여 새로운 접합자를 만들어내는 것이다. 이 접합자에서 새롭게 만들어진 개체는 핵을 제공한 개체와 유전적으로 동일하다. 동물 복제 기술을 이용하여 수년 전 양서류를 복제하였고, 1997년 돌리라는 양을 복제하는데 성공하였다. 돌리의 탄생은 전 세계의 주목을 받았다.

DNA칩의 개발은 DNA 혼성화 기술과 반도체 기술에 기반을 두고 있다. 작은 특수화된 유리 슬라이드에 많은 수의 DNA 탐색자를 고정시키고, 표지된 DNA 시료를 칩 위의 탐색자들과 혼성화시켜서, 돌연변이나 특정유전자의 발현의 차이를 규명할 수 있다. 많은 수의 유전자를 동시에 선별할 수 있으므로 이 기술은 기초 과학 뿐만 아니라 상업적면에서도 큰 혁신을 일으켰다.

비록 생명공학이 많은 희망적인 약속을 하고 있지만 여전히 윤리적, 사회적, 법률적 그리고 안정성의 문제는 해결되지 않고 있다. 가장 우려되는 부분은 유전자 조작 농산물과 인간의 복제, 유전자 치료 그리고 유전정보에 관한 사생활 보호 등의 문제이다. 이러한 많은 문제에 대한 우리의 결정은 우리뿐 아니라 우리의 후손들의 사회에도 커다란 영향을 끼치게 될 것이다.

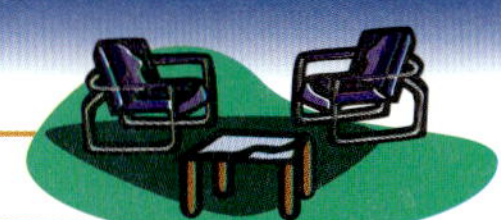

토의를 위한 질문

1. 왜 생명공학의 상업적 잠재력이 강조되는가?
2. 왜 생명공학의 "공학적" 측면이 중요한 부분인가?
3. 그림 9.1은 중국의 컴퓨터 정보 산업 센터이다. 왜 이 건물 앞 광장의 상징물은 컴퓨터가 아닌 DNA 이중나선구조인가?
4. 생물학칩의 기본 원리와 응용 방법을 예를 들어서 설명하시오.
5. 인간의 질병을 치료하거나 예방하기 위한 분자 진단법과 유전자 치료법의 장기적 전망에 대해 이야기 하시오.
6. 인간의 복제의 어려운 점은 무엇인지 본인의 생각을 말해보시오. 인간복제를 조절하기 위해서는 어떠한 정책이 필요한지 말해보시오. 두 개의 그룹을 만들어 한 그룹은 인간복제를 찬성하는 쪽으로, 한 그룹은 반대하는 쪽으로 토론을 해보시오. 자신의 의견을 상대방에게 설득시켜 보시오.

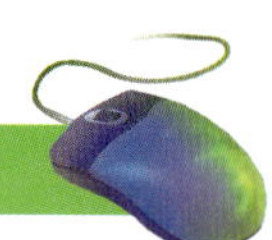

관련된 인터넷 사이트

http://biotech.icmb.utexas.edu/
http://www.hhmi.org/genetictrail/
http://www.nih.gov/sigs/bioethics

CHAPTER

13 동물: 구조, 기능과 발생

ANIMALS: STRUCTURE, FUNCTION, AND DEVELOPMENT

지구상에 인류가 알고 있는 생물종(species)의 3분의 2는 동물들이다. 동물들의 구조적, 기능적, 행동면에서의 다양성은 엄청나다. 동물원과 야생공원은 남녀노소 누구에게나 인기 있는 장소이다. 그렇다면 동물은 무엇인가? 동물들의 전형적인 특징들로는 어떤 것들이 있을까? 이러한 질문에 대해 사람들마다 다양한 견해를 가지고 있다. 일반적으로, 동물들은 다음과 같은 특징을 갖고 있다: 세포벽이 없는 진핵다세포 생물이고, 종속영양성(heterotrophic)과 이동성이 있으며, 충분히 분화된 기관계(organ system)를 갖고 있다. 어마어마한 다양성 때문에 한 단원에서 모든 동물들의 생물학적인 측면을 다루기는 불가능하다. 대신 우리의 초점은 인간을 중심으로 하여 주로 척추동물의 구조, 기능, 발달에 대하여 알아 볼 것이다.

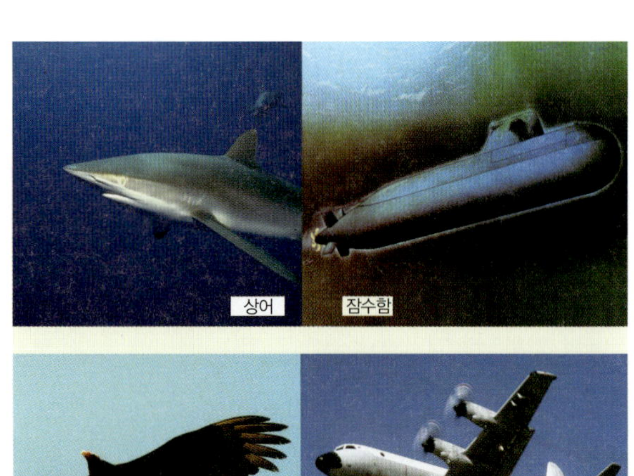

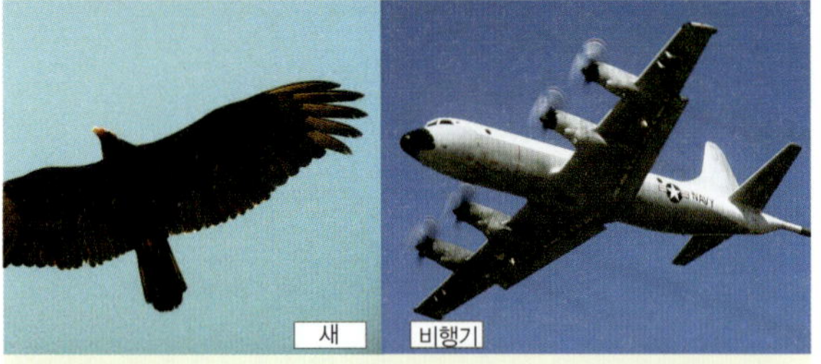

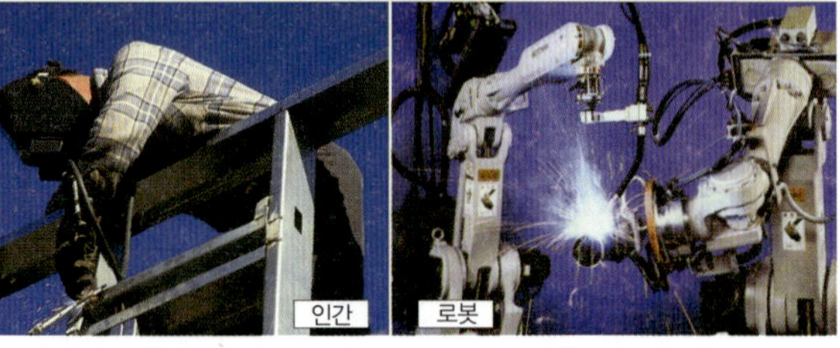

그림 13.1 동물의 구조와 기능의 상관성은 생체공학의 발전을 가져왔다.

13.1 기능적 적응을 반영하는 동물의 구조

구조와 기능의 일반적인 상관관계

동물들의 구조와 기능은 매우 다양하다. 물고기의 형태는 수중 생활에 대한 적응을 반영하는데 수중 이동에 효율적인 방추형의 신체, 보호를 위한 비늘과 호흡을 위한 아가미를 가지고 있다. 인간은 잠수함과 같은 다양한 수중 이동수단을 물고기의 형태를 모델로 만들었다. 물고기와는 대조적으로 새는 공기 중에서의 이동에 효율적인 가벼운 뼈, 강력한 날개, 깃털을 가지고 있다. 그리고 인간은 새의 형태를 모델로 다양한 항공 이동수단을 개발하고 있다.

동물들 중에서, 포유류는 구조와 기능의 측면에서 가장 복잡한 그룹으로 간주된다. 예를 들어 포유류는 온혈동물이며, 발달한 신경계와 감각계, 새끼를 먹이고 양육하기 위한 보호 기전을 갖고 있다. 인간의 커다란 뇌, 직립 보행 그리고 이와 연관된 특징들은 인간으로 하여금 다양한 도구들을 개발하게 하였다. 생체공학(bionics)이라 불리는 연구분야는 생물학적 체계에 대한 지식을 이용하여 유용한 기계장치를 고안하는 것으로 그 중요성이 점차로 부각되고 있다(그림 13.1).

동물들은 고도로 조직화되고 복잡한 생명체이다. 본 단원은 조직에서부터 기관 그리고 기관계, 개체(individual)에 이르는 구조적 복잡성의 수준에 따라 기술되었다. 이전 단원에서는 원자에서부터 분자, 세포에 이르는 미시적 수준에서 생명체의 조직과 구성을 설명하였다. 이러한 미시적 수준에서 동물의 세포들은 식물, 진균, 원생동물과 같은 다른 유기체들의 세포와 크게 다르지 않다. 주된 차이는 더 높은 수준의 세포 분화와 조직화에서 볼 수 있다. 먼저 조직에 대하여 살펴보고자 한다.

동물 조직

조직(tissue)은 비슷한 구조와 기능을 가진 특화된 세포들의 집단으로 정의된다. 동물들에게는 상피조직, 결합조직, 근육조직, 신경조직의 네 가지 기본적인 조직 유형이 있다. 식물들의 기본적인 세 가지 조직 유형처럼 동물들의 네 가지 조직 유형은 동물들의 다양한 기관과 기관계의 기본적인 구조적 단위이다.

상피조직 상피조직(epithelial tissue)은 기관의 안쪽과 바깥쪽 표면을 감싸고 있다. 상피조직의 세포들은 밀접하게 결합되어 있고 빈틈없이 메워져 있어 보호, 흡수, 분비 기능이 가능하게 한다. 피부의 가장 바깥층은 표피(epidermis)라는 상피조직이다. 우리 신체의 안쪽에서 상피조직은 구강, 비강, 호흡기계, 생식관(reproductive tract), 위, 소화관, 비뇨기계관 등에 분포하고 있다. 신체의 더욱 안쪽에서 상피조직은 혈관과 분비샘 등에 분포하고 있다. 상피조직은 신체의 다양한 부분에서 큰 차이를 나타낼 수 있다. 대부분의 상피조직은 몇 개의 층으로 구성되어 있는데 공기와 액체에 노출되어 있는 유리면(free surface)과 단단한 세포외 기질층인 기저막(basement membrane)은 기본적으로 포함된다.

세포 층의 수에 근거하여, 상피조직은 단층상피(simple epithelium)와 중층상피(stratified epithelium) 두 가지 형태로 분류될 수 있다. 단층상피는 단일한 세포 층을 가진 반면 중층상피는 다수의 세포층을 갖고 있다. 표면에 대한 세포의 형태에 따라 상피조직을 편평상피(바닥처럼 편평함), 입방상피(주사위처럼 입방형), 원주상피(벽돌처럼 길고 두꺼움) 세 가지로 분류한다. 따라서 세포의 형태와 층의 가지 수를 조합하면 여섯 가지 형태의 상피조직이 만들어진다: 단층편평, 단층입방, 단층원주, 중층편평, 중층입방, 중층 원주(그림 13.2).

단층편평상피는 얇고 투과성이 높아 양측의 상피 사이에서 물질의 확산이 비교적 자유롭게 이루어진다. 하부 호흡계와 혈관들은 이러한 형태의 조직들로 이루어져있다. 이와는 대조적으로 입방이나 원주상피는 전형적으로 두껍고 그 세포의 표면적대 부피(volume/surface)의 비율이 크다. 이러한 상피세포는 종종 효소와 호르몬을 분비하는 기능을 한다. 예를 들어 소화기계, 분비샘, 상부 호흡기계는 입방 혹은 원주상피로 이루어져 습하고 미끌미끌한 점막을 형성한다. 게다가 상부 호흡기의 상피세포는 섬모를 갖고 있어 운동성을 갖는 얇은 점막층이 형성되어 공기와 함께 들어온 먼지 등을 제거하여 폐를 보호한다. 중층상피는 피부에서 주로 볼 수 있는데 손상이나 감염에 대해 내부를 보호하는데 적합한 상피 유형이기 때문이다. 다수의 상피세포층은 감염물질을 효과적으로 방어하고 손상을 재빨리 회복할 수 있게 한다.

결합조직 결합조직(connective tissue)은 신체 전반에서 찾아볼 수 있으며 그 기능은 다른 조직들을 결합시키거나 지지하는 역할을 한다. 또한 보호, 수복, 운송의 기능을 가진다. 결합조직은 비세포성 조직 기질(matrix)을 분비하는 세포가 자신이 분비한 기질 속에 파묻혀 있다. 세포외기질은 일반적으로 단백질 섬유 그물로 이루어져 있다. 다양한 구조와 기능에 근거하여 결합 조직 섬유는 세 가지 형태로 나뉘어진다. (1) 콜라겐(collagen)은 강하고 비탄성이며, (2) 엘라스틴(elastin)은 길고 얇은 탄성 섬유이다 (3) 망상섬유(reticular fiber)는 얇고 많은 가지를 가지는 섬유로 결합조직을 다른 조직에 결합하게 한다. 콜라

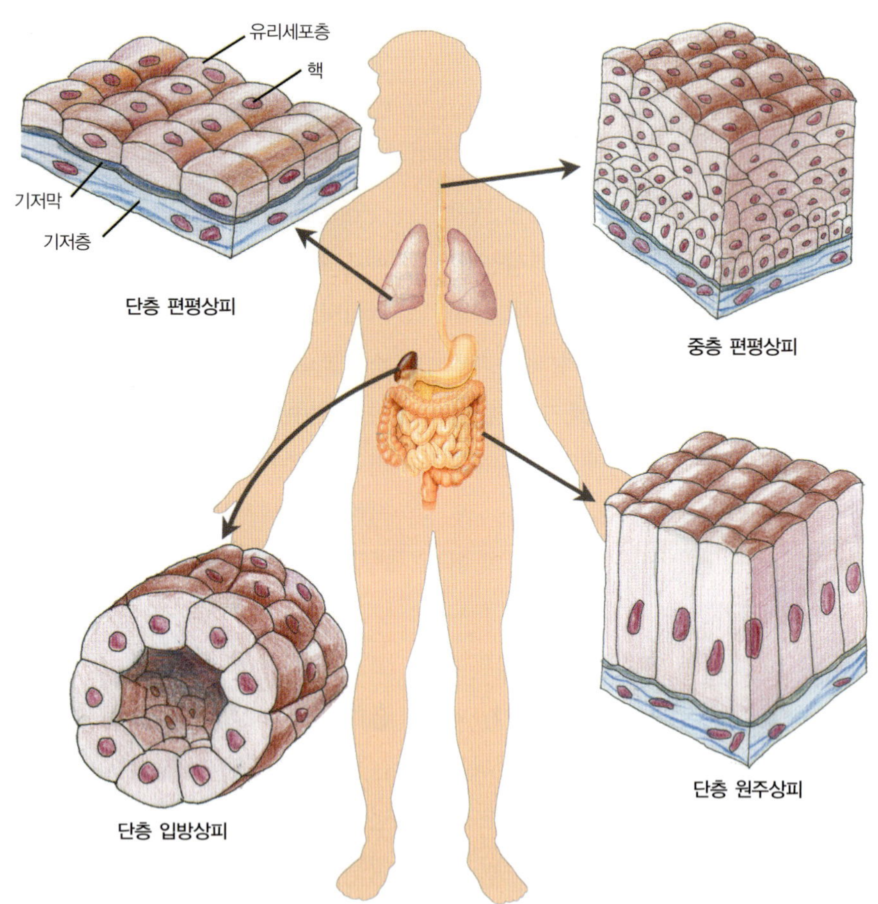

그림 13.2 다양한 상피세포의 구조

겐은 대부분의 동물들에게서 가장 풍부한 단백질이다. 이는 척추동물 신체 단백질의 3분의 1 이상을 차지한다.

결합조직은 구조적 기능적으로 소성 결합조직, 지방조직, 혈액, 섬유성 결합조직, 연골, 뼈의 여섯 가지의 형태로 분류된다(그림 13.3). 소성 결합조직(loose connective tissue)이 가장 일반적인 형태이다. 소성 결합조직은 성기게 짜여 있는 세 가지 형태의 결합조직 섬유를 포함하고 있다. 섬유모세포와 대식세포 두 가지 주요한 세포 형태는 조직 내에 성기게 분포되어 있다. 섬유모세포(fibroblast)는 단백질 섬유를 분비하고 대식세포(macrophage)는 불규칙적인 형태를 가진 세포로 상피 조직을 통한 미생물 감염으로부터 신체를 방어한다. 소성 결합조직의 기능은 기관들을 지지하는 것이다.

두 번째로 지방조직(adipose tissue)은 기관을 유지/보호하고, 신체의 단열 기능을 수행하며, 에너지를 저장한다. 주로 지방세포로 이루어져 있다. 각각의 지방 세포는 큰 지방 방울을 포함하고 있는데 지방이 저장되면 방울은 부풀어 오르고 지방이 없어지면 방울은 쪼그라든다.

혈액(blood)은 유동성 결합조직으로 수분, 무기질, 용해성 단백질로 이루어진 혈장으로 이루어진다. 혈장에는 두 가지 유형의 세포가 부유상태로 존재한다. 적혈구는 산소를 운반하고 백혈구는 미

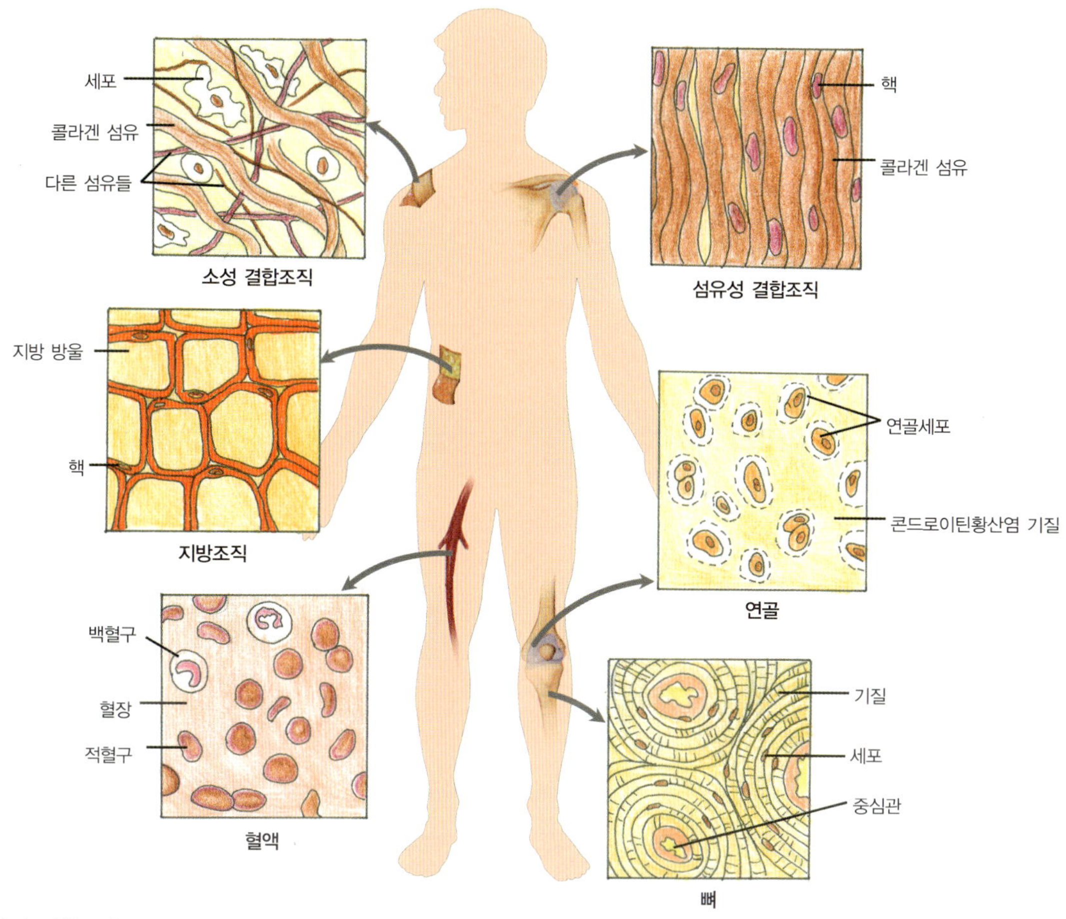

그림 13.3 6가지 결합조직

생물 감염으로부터 신체를 보호한다. 또한 세포 파편인 혈소판도 혈장에 부유상태로 존재한다. 혈소판은 혈액의 응고를 촉진시키기 때문에 상처 치유에 필수적이다.

섬유성 결합조직(fibrous connective tissue)은 평행으로 치밀하게 배열된 다수의 콜라겐 섬유로 이루어진다. 이러한 배열은 강력한 힘을 가진다. 이러한 조직 형태는 힘줄(tendon)에서 찾아 볼 수 있는데, 힘줄은 근육과 골격, 인대를 연결시킨다.

연골조직(cartilage tissue)은 다수의 콜라겐 섬유가 단백질과 탄수화물로 이루어진 탄성 기질 내에 분포하고 있다. 콜라겐, 단백질, 탄수화물은 연골세포라 불리는 탄성 기질에 박혀 있는 세포에서 분비된다. 연골은 강하면서도 유연성을 갖고 있다. 이는 상어의 피부와 우리 신체에서는 코와 귀를 유연성을 가지면서 지지해주는 역할을 한다.

뼈(bone)는 무기물화된 결합 조직으로 칼슘, 마그네슘, 인 등이 콜라겐 구조에 포함되어 구성된다. 단단한 뼈(hard bone)는 동심원 구조의 무기물화된 기질 단위가 연속으로 분포한다. 각각의 단위, 즉 뼈단위(osteon)는 뼈의 중심관에 있는 골모세포(osteoblast)로부터 생성된다. 또한 중심관은 뼈의 기능을 유지할 수 있도록 해주는 혈관들과 신경들을 포함하고 있다.

근육 조직 근육 조직(muscle tissue)은 평행하게 정렬된 긴 근육 섬유들로 구성된다. 각각의 근육

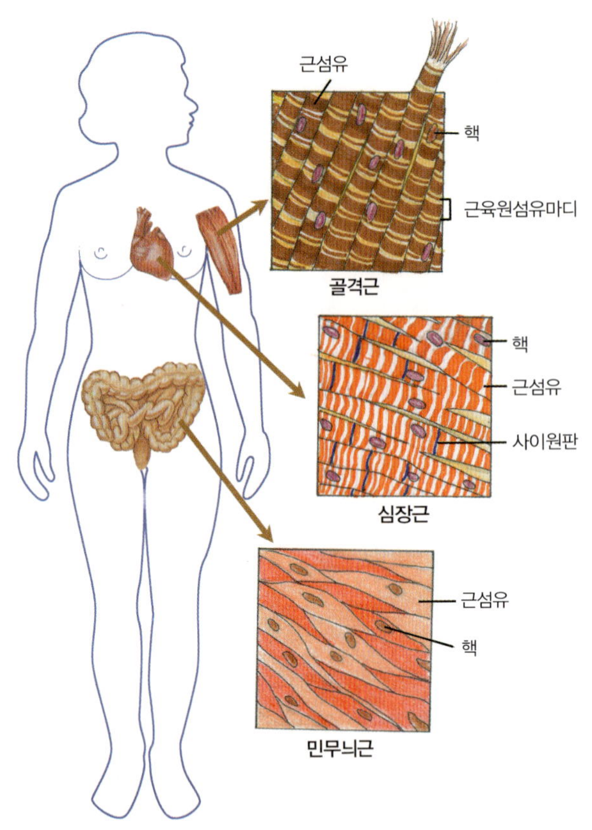

그림 13.4 척추동물의 세 가지 근육유형

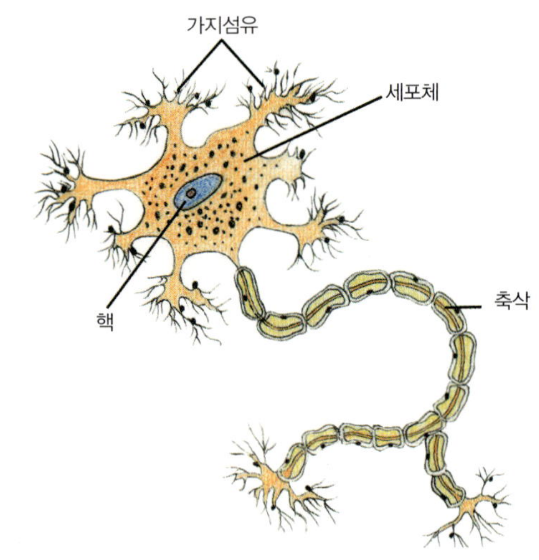

그림 13.5 척추동물 신경의 기본구조

섬유는 수축성 단백질인 액틴과 미오신으로 구성된 다수의 근육미세섬유로 이루어져 있다. 미시적 구조, 수축성, 조절 방식의 차이에 의해 척추동물의 근육은 골격근, 심장근, 민무늬근의 세 가지 형태로 분류된다.

골격근(skeletal muscle)은 현미경으로 관찰할 때 근섬유(muscle fiber)의 방향에 수직으로 가로무늬(횡문, striation)를 보이기 때문에 가로무늬근(striated muscle)이라고도 한다. 골격근은 힘줄을 통해 뼈에 부착되어 있으며 수의적인 움직임을 담당한다. 성인의 근섬유 세포의 수는 일정하며, 운동을 하게 되면 근원섬유를 확장시키고 개별 섬유세포의 증대를 일으킬 수 있다.

심장근(cardiac muscle)은 가로무늬를 가지고 있기 때문에 미시적 형태는 골격근과 비슷하다. 심장근의 구별되는 특징은 근육세포가 분기되어 있다는 것과 말단이 사이원반(intercalated disk)을 통해 다른 근육세포와 연결되어 있다는 것이다. 심장근의 수축은 리듬감 있고 내적인 수축으로 외적 자극을 필요로 하지 않는다.

골격근과 심장근과는 달리 민무늬근(평활근, smooth muscle)은 가로무늬를 갖지 않는다. 민무늬근 세포는 방추상을 띤다. 민무늬근은 소화관 내벽, 요관, 요도, 동맥, 모근, 홍채(iris)와 다양한 내장 기관에 분포한다. 민무늬근은 무의식적인 수준의 활동을 담당하는 자율신경계의 조절을 받는다. 결론적으로 민무늬근은 불수의적인 근육이다. 전형적으로 민무늬근은 골격근과 심장근보다 느리게 수축한다.

신경조직 모든 동물들은 환경적인 상황에 적응하고 반응하는 기전을 갖고 있다. 고등동물로 갈수록 자신의 환경을 감지하고 신체의 다양한 부분에서부터 제공된 정보를 처리하는 다양한 기전이 발달되었다. 신호를 감지하고 전달하는 것은 뉴런(neuron)이라고 부르는 신경세포로 구성된 신경조직(nervous tissue)을 통해 이루어진다. 신경세포는 다양한 크기와 모양으로 존재하지만 모든 신경세포체는 두 개 이상의 돌기(extension or process)를 갖고 있다. 그 중 하나는 가지돌기(dendrite)이다. 가지돌기는 자신을 둘러싼 주변이나 다른 신경세포로부터 자극을 받아 신경세포의 다른 부위로 신호를 전달한다. 다른 돌기는 축삭(axon)이다. 축삭은 신경흥분을 다른 신경세포나 근육과 같은 효과기로 전달한다. 인체의 일부 신경세포의 축삭은 길이가 1m에 달하는 것도 있다.

동물 기관과 기관계

기관(organ)은 특정한 기능을 수행하기 위해 조직들로 이루어진 보다 상위수준의 구조이다. 해양 해면동물과 같은 하등 동물을 제외한 대부분의 동물들은 고도로 분화된 기관들을 갖고 있다. 조직과 같이 기관도 그 구조와 기능이 다양하다. 예를 들어 심장은 심장근과 함께 상피, 결합으로 이루어져있다. 지속적이고 리듬감 있는 심장근의 수축으로 신체 각 부위에 혈액이 공급된다. 척추동물의 작은창자(small intestine)는 상피조직, 소성결합조직, 민무늬근, 혈액, 신경조직으로 구성된 관 모양의 기관이다. 이 조직들은 음식물을 소화하고 영양소를 흡수하는데 공조한다. 위(stomach) 또한 하나의 기관이다. 위는 네 개의 주요한 조직층으로 구성된다. (1) 점막(mucosa)이라 불리는 위 가장 안쪽에 배열된 두꺼운 상피조직은 점액(mucus)과 소화효소를 분비한다. (2) 점막하층(submucosa)이라 불리는 소성결합조직에는 혈관과 신경 조직이 분포해 있다. (3) 근육층(muscularis)이라 불리는 민무늬근조직층은 방향이 다른 세 층으로 구성된다. (4) 결합조직은 위와 다른 기관을 결합시킨다.

대부분의 기관들은 정해진 장소에 위치하고 결합조직 또는 근육조직에 의해 지지된다. 관련된 기능을 수행하는 기관들이 모여 기관계(organ system)를 형성하고, 각각의 기관계는 일련의 특정한 기능을 수행한다. 이러한 기관계은 개체의 전체적인 생물학적인 활동이 가능하도록 다른 기관계와 협동하지만 그 자체로서 독립적이다. 전형적으로 척추동물은 11개의 주요 기관계들을 갖고 있다. 이들 계통으로는 외피(integumenary)계, 골격(skeletal)계, 소화(digestive)계, 호흡(respiratory)계, 순환(circulatory)계, 면역(immune) 및 림프(lymphatic)계, 배설(excretory)계, 내분비(endocrine)계, 신경(nervous)계, 근육(muscular)계, 생식(reproductive)계가 있다. 동일한 기관이 다른 기관계의 일부가 될 수 있다. 이러한 기관계들을 그림 13.6와 그림 13.7에 나타내었다.

외피계는 피부와 그와 관련된 조직들과 기관들로 구성되어 있으며, 머리카락, 손톱, 발톱, 피부샘(skin gland)이 포함된다. 이것들은 외부로부터 기계적 손상, 미생물 감염과 열에 의한 손상 및 수분의 소실에 대한 일차적 방어의 기능을 담당한다.

골격계는 모든 뼈, 힘줄, 인대, 연골을 포함한다. 이는 신체를 지지하고 다른 기관과 기관계를 보호한다. 두개골을 뇌를 보호하고, 가슴뼈들은 폐, 심장과 가슴부위에 존재하는 다른 내장기관들을 보호한다.

소화계는 입, 인두(pharynx), 식도(esophagus), 위, 이자(췌장, pancreas), 간(liver), 작은창자, 큰창자(large intestine), 직장(rectum), 항문(anus)을 포함한다. 소화계는 음식물을 섭취하고 소화하며, 영양소를 흡수하고 찌꺼기를 배설한다.

호흡계는 입, 비강(nasal cavity), 인두(pharynx), 후두(larynx), 식도(esophagus), 기도(trachea), 기관지(bronchi), 우측과 좌측의 폐(허파, lung)로 구성된다. 호흡계는 가스를 교환하는 기능을 한다. 공기 중으로부터 산소를 가져와 혈류로 운반한다.

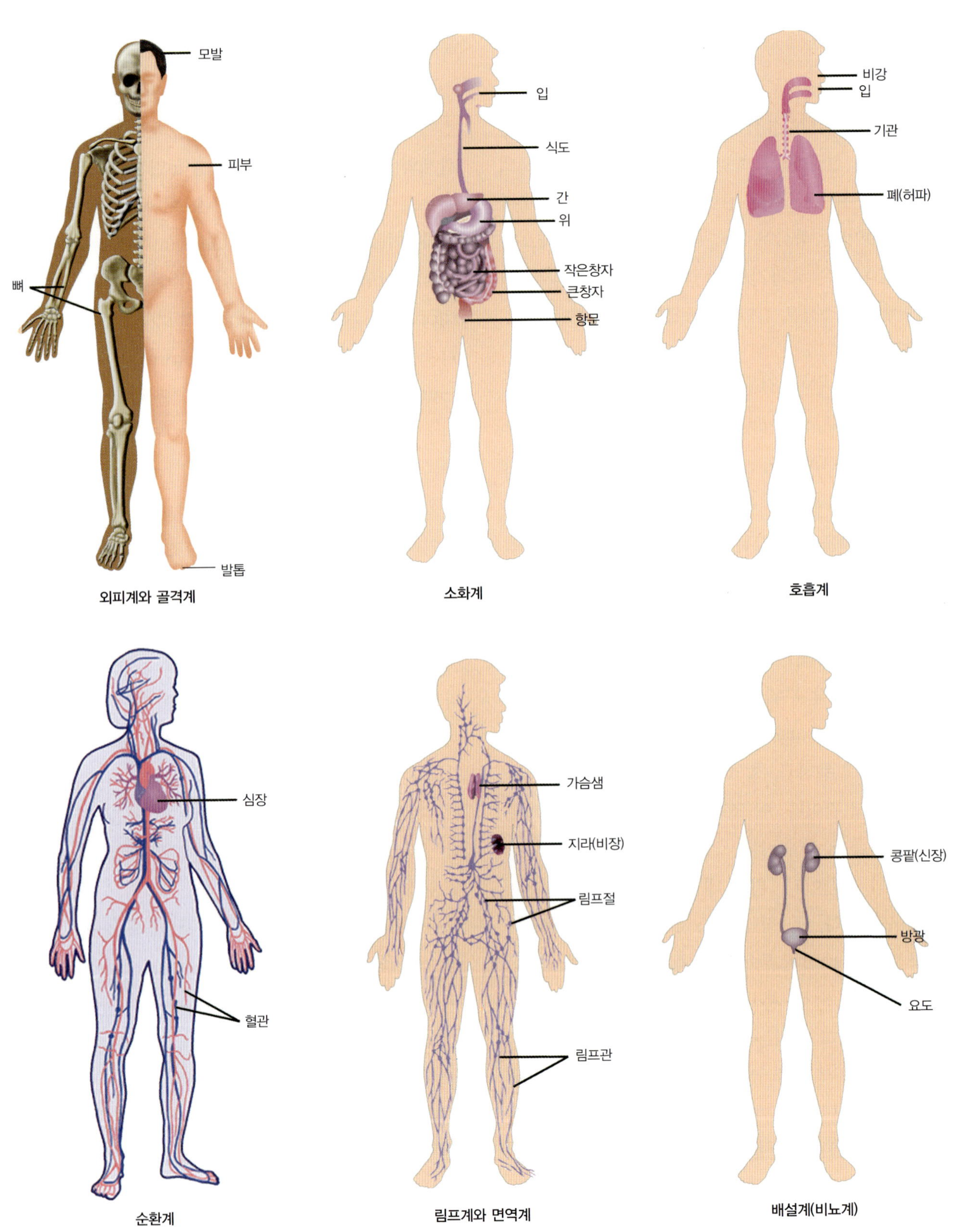

그림 13.6 인간의 기관계 I

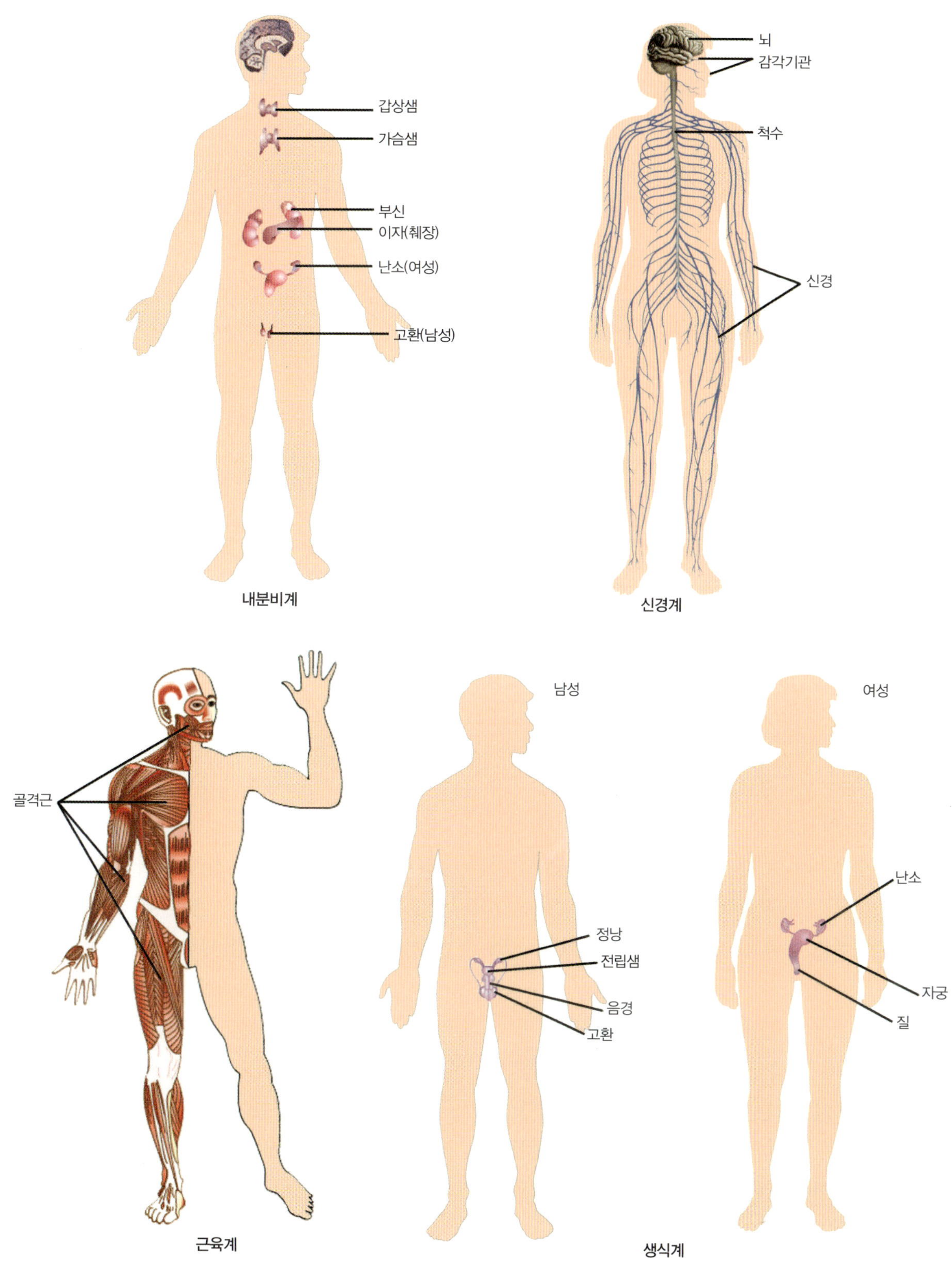

그림 13.7 인간의 기관계 II

또한 세포 호흡과정의 대사 노폐물(주로 이산화탄소)을 혈액으로부터 흡수하여 외부로 배출한다.

순환계는 심장, 혈관, 혈액으로 이루어진다. 순환계는 신체에 물질을 분배하고 영양소, 산소, 이산화탄소 등의 물질을 각각의 목적지까지 운반한다.

림프계와 면역계는 외적인 물질로부터의 감염과 내부로부터의 암세포(cancerous cell)로부터 신체를 방어한다. 림프와 면역계에는 림프절(lymph node), 림프관(lymph vessel), 지라(비장, spleen), 가슴샘(흉선, thymus), 백혈구, 골수로 구성된다.

배설계는 콩팥(신장, kidney), 방광(bladder)과 요도(urethra)로 구성된다. 배설계의 주요한 기능은 소변을 통해 대사 폐기물을 제거하고 혈액의 삼투압의 균형을 유지하는 기능을 한다.

내분비계는 뇌하수체(pituitary), 갑상샘, 이자와 같이 호르몬(hormone)을 분비하는 모든 샘들을 포함한다. 이러한 분비샘들은 호르몬을 분비하여 다른 기관과 기관계의 기능들이 잘 협동되게 한다.

신경계는 뇌, 척수, 신경과 다양한 감각기관들로 구성된다. 이 기관들은 외적인 자극을 감지하고 자극에 대해 협응된 신체의 반응을 형성한다.

근육계는 다양한 근육들로 구성된다. 이러한 근육들은 기관의 움직임과 개체의 이동(locomotion)을 담당한다. 이러한 움직임은 신경계의 조절에 의해 이루어진다.

생식계는 난소(ovary), 고환(testis)과 이들에 연결된 관(duct)과 소낭(vesicle)들로 이루어진다. 생식계의 기능은 자손을 생산하는 것이다. 또한 발생과 발달을 조절하는 호르몬을 분비하는 샘들을 갖고 있다. 성(gender)의 분화는 다양한 성 호르몬의 조절에 의한 결과이다.

기관계에 대한 자세한 내용은 이후에 다루도록 한다.

외적환경에 대한 구조와 기능의 적응

동물들의 거대한 다양성은 자연 선택과 환경에 대한 적응의 결과이다. 동물의 다양성은 크기, 모양, 유전적 차이와 세포, 조직, 기관, 기관계의 구조적, 기능적 차이를 반영한다.

물리적인 환경은 크게 수중, 지상, 대기의 세 가지 범주로 나뉜다. 이러한 환경은 동물의 신체 크기와 모양에 다양성을 부여한다. 예를 들어 수중 환경에 있는 대부분의 척추동물들은 크기와 분류 체계와 관계없이 비슷한 신체 모양을 갖고 있다. 상어, 연어, 그리고 고래는 다른 동물 분류에 속하지만 수중 내에서 빠른 이동을 위해 모두 방추형의 모양을 하고 있다.

크기의 측면에서 본다면, 개미와 쥐와 같은 작은 크기의 동물은 지하에서 생활하는데 유리하다. 대조적으로 코끼리는 지구의 표면에서 생활한다. 코끼리는 자신의 신체를 지지하는 거대하고 강력한 다리를 갖고 있다. 크기와 외형의 차이는 동물들의 포식행위(foraging behavior)와 활동영역에 영향을 미친다.

크기와 외형 이외에, 동물들은 내부 구조에서도 차이를 나타낸다. 예를 들어, 사자는 육식동물이고 소는 초식동물이다. 사자는 사냥을 하고 먹이감을 찢기 위한 날카로운 송곳니를 갖고 있다. 에너지가 풍부한 단백질을 다량 포함한 동물들을 잡아먹기 때문에 많은 음식을 섭취하지 않고, 그 때문에 상대적으로 작은 위장을 갖고 있다(그림 13.8). 이와는 대조적으로 소는 풀을 갈기 위한 편평한 치아를 갖고 있다. 풀은 상대적으로 에너지가 풍부하지 못한데 초식동물은 풀을 저장하거나 소화하고 풀로부터 에너지를 추출하기 위한 거대한 위장을 갖고 있다. 실제로 소는 미생물을 함유한 네 개의 위장을 갖고 있는데, 미생물들은 주로 풀에 있는 가장 풍부한 탄수화물인 셀룰로스

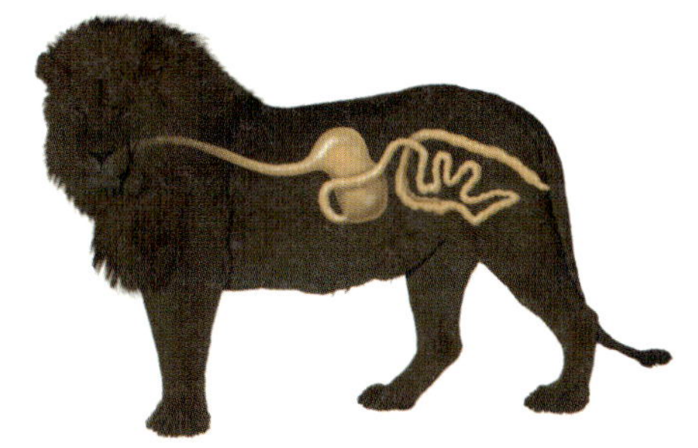

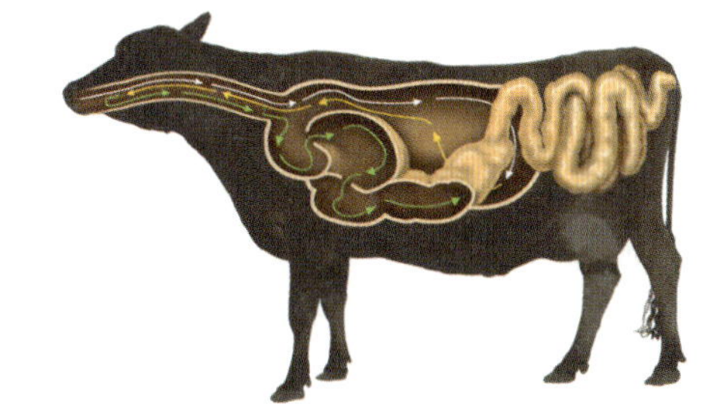

그림 13.8 사자와 소의 소화계 비교

(cellulose)의 소화를 돕는다. 상대적으로 적은 수의 동물들만이 셀룰로스로부터 에너지를 추출해 내는 능력을 갖고 있다.

지금까지 본 것처럼 동물들의 크기, 모양, 구조의 적응은 외적인 환경과 내적인 환경의 상호작용의 결과이다. 모든 동물들은 종속영양생물이다. 그래서 동물들은 생존을 위해 외적 환경으로부터 유기체, 물, 무기물, 산소를 얻어야 한다. 노폐물은 신체 내에서의 독성 작용을 막기 위해 외부 환경으로 배설된다. 동물의 구조는 각각의 생태학적인 위치 또는 지위(ecological niches) 내에서 이러한 화학물질들을 얻고 교환하는 일을 효율적으로 할 수 있도록 적응된 것이다. 그림 13.9는 전형적인 포유류의 기관계에서 외적 환경과 물질교환을 하는 것과 관련된 계통의 작용을 모식으로 보여주고 있다. 물질이 교환되는 표면은 신체 내부 깊숙한 곳에 위치하지만 이들은 신체표면과 개구부를 통해 연결되어 있다. 공기를 흡입하고 배출하기 위한 입과 비강, 음식물을 섭취하기 위한 입, 액상의 대사 폐기물을 배설하기 위한 요관, 흡수되지 못한 고형 물질을 배출하기 위한 항문 등이 내부와 외부를 이어주는 역할을 한다.

효율적으로 산소를 얻기 위해 포유류의 폐는 넓은 표면적을 갖는 특수한 해면 구조를 발달시켰다. 그 곳에서 산소는 세포막을 통해 혈류로 확산되고 신체의 다른 부분으로 운반된다. 또한 폐의 넓은 표면은 이산화탄소와 같은 폐기물을 처리하는 데에도 유리하다. 이와 비슷하게 작은창자는 그 면적을 확장시켜 영양소 흡수를 효율적으로 하기 위해 손가락과 같은 돌기를 갖고 있다. 흡수되

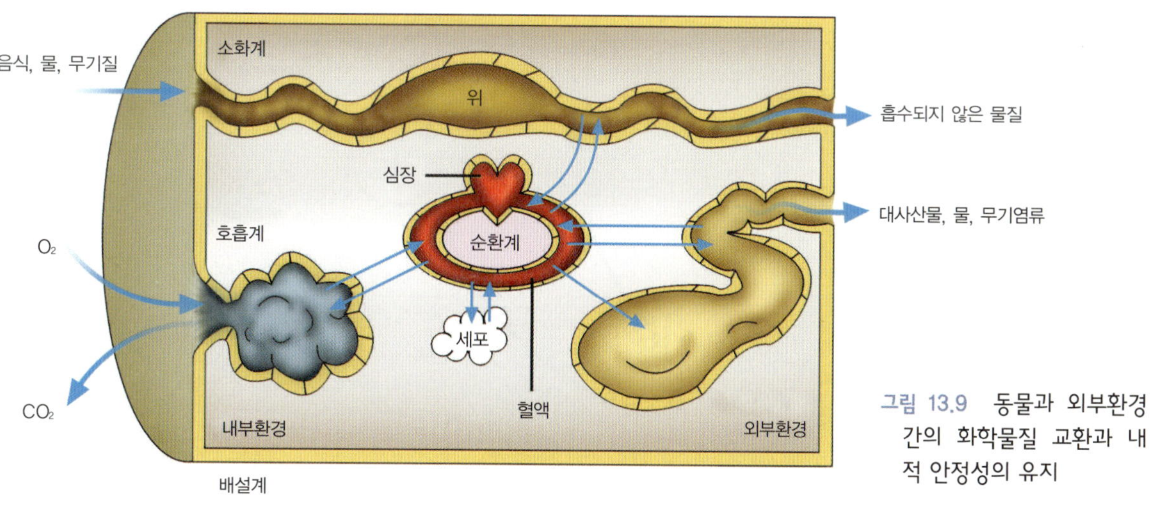

그림 13.9 동물과 외부환경 간의 화학물질 교환과 내적 안정성의 유지

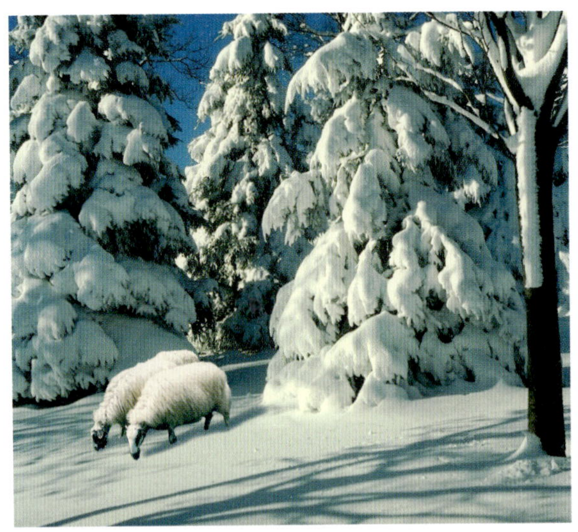

그림 13.10 한 겨울의 털이 많은 양

지 못한 물질들은 항문을 통해 배출된다. 흡수된 영양소들은 신체 각 부분의 기능을 위해 혈액 순환을 통해 여러 신체부위로 운반된다. 대사 노폐물은 혈액으로 방출되고 신장에 의해 수집된다. 혈액으로부터의 노폐물 수집의 효율을 증가시키기 위해 콩팥은 많은 미세관의 망상 연결구조를 통해 그 면적을 확장시킨다. 걸러진 물질 중 대부분의 액상성분은 혈액으로 되돌려 보내지고, 일부 응축된 액상 노폐물은 요관을 통해 제거된다.

외적인 환경은 지속적으로 변화하지만(예. 음식물 공급, 빛, 온도), 동물의 내적 환경은 일관성을 유지한다. 이러한 일관성은 동물이 기능을 수행하는데 필수적이다. 변화하는 환경에서 내적 환경의 일관성을 유지하기 위해 동물들은 다양한 구조적 적응과 조절 기전을 발달시켰다. 동물의 이러한 내적 환경의 일관성을 유지하는 기능을 항상성(homeostasis)이라고 한다. 온도조절을 그 예시로 볼 수 있다. 양들은 온도를 유지하기 위해 두꺼운 양모로 덮여 있다(그림 13.10). 바다표범과 고래는 차가운 환경으로부터 체온을 빼앗기지 않기 위해 피부 아래에 두꺼운 체지방층을 갖고 있다. 사람

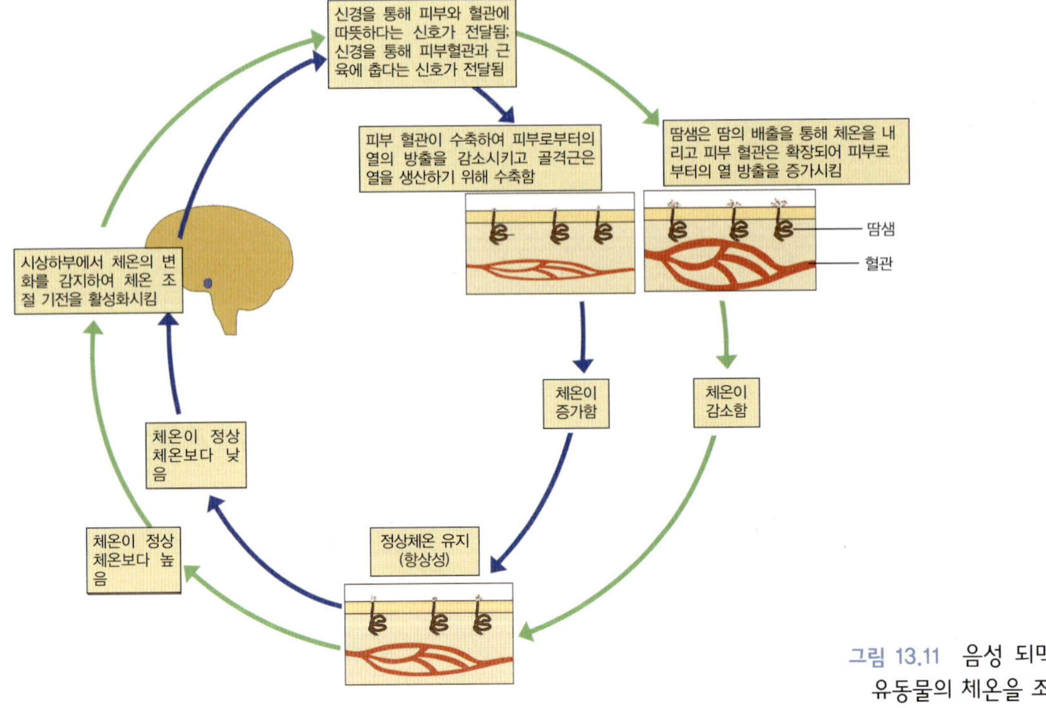

그림 13.11 음성 되먹임기전이 포유동물의 체온을 조절한다.

과 동물들의 체온은 37℃(36.1~37.8℃) 근처를 유지하고, 음성 되먹임기전(negative feedback)을 통해 조절된다(그림 13.11). 대부분의 조절 기전들처럼, 온도 항상성은 변화를 감지하는 센서, 제공된 정보의 처리를 위한 조절 중추, 반응을 실행하는 효과기의 세 가지의 기능적 요소들로 구성된다. 외부 온도가 상승하면 피부와 혈액의 온도는 증가한다. 뇌의 조절 중추는 온도 상승을 감지하고 신경을 통해 피부로 신호를 보낸다. 그러면 혈관은 확장되고 땀을 분비하여 체온을 방출하기 시작한다. 이 결과로 혈액의 온도는 하강된다(또한 갈증을 느끼게 한다). 반대로 외부 온도가 강하되면, 피부와 혈액의 온도가 떨어진다. 그러면 혈관은 수축하고, 땀 분비를 정지시켜 열을 보존하고 신체의 온도를 유지한다. 외부 온도가 급격하게 강하되면, 혈관 수축만으로 체온을 유지하기는 불충분하기 때문에 오한을 느끼고 근육이 불수의적으로 수축하여 열을 생산한다.

온도의 변화에 대한 반응처럼 동물들은 또한 영양소의 공급과 수분에 대해서도 관련된 조절기전을 발달시켰다. 이와 관련된 내용은 이 장의 후반부에서 다뤄질 것이다.

13.2 소화계, 호흡계, 순환계와 비뇨계

소화계, 호흡계, 순환계와 비뇨계는 에너지와 물질을 획득하고 내적 안정성을 유지하는데 관여한다. 이들 기관계들은 환경의 변화에 효과적으로 반응하기 위해 자신들의 기능을 조절한다. 이 절에서는 이 네 기관계들의 구조와 기능을 소개하고자 한다.

섭식, 소화와 영양분의 흡수

동물은 종에 따라 음식물에 함유된 물질과 에너지를 서로 다른 방법으로 획득하고 이용한다. 이러한 차이는 환경, 동물의 크기와 행동 및 체온조절기전 등의 차이에 기인한다. 대부분의 동물들은 음식을 섭취해서 ATP라는 형태의 에너지를 획득하여 활동을 하고, 기능을 유지하는데 사용한다. 섭취된 음식의 일부만이 성장과 생식을 위해 사용된다. 휴식상태에서 소비되는 에너지의 양을 기초대사율(basal metabolic rate, BMR)이라고 한다. BMR은 세포대사 유지, 호흡과 심박동 등의 기본기능을 수행하기 위해 소비되는 에너지량을 말한다. 전형적인 성인 남성의 기초대사율은 하루에 1,600~1,800 kcal이고, 여성의 경우는 1,300~1,500 kcal이다. BMR 이상의 에너지 요구량은 육체적 활동 또는 에너지를 소모하는 기타 활동에 따라 달라진다.

인간의 영양 요구 다른 동물처럼, 인간도 종속영양생물이다. 따라서 인간은 생존, 성장, 발달과 생식을 위해서 에너지가 풍부한 유기물, 무기물, 물과 산소를 섭취해야 한다. 매일 인간은 음식에 포함되어 있는 수백, 수천 가지의 물질을 섭취한다. 이들 물질 중 탄수화물(carbohydrate), 단백질(protein)과 지방(lipid)이 에너지를 제공한다. 이외에 비타민, 무기질과 물도 음식을 통해 섭취된다. 균형 잡힌 식이란 이들 물질이 적절한 비율로 함유되어 있는 경우를 말한다.

그림 13.12는 이상의 물질들이 포함되어 있는 음식물이 소개되어 있다. 대부분의 음식물은 이상의 영양분들을 다양한 비율로 함유하고 있다. 예를 들면, 34 g의 빵 조각에는 약 17 g의 탄수화물, 13 g의 수분, 3 g의 단백질, 1 g의 지방과 소량의 무기질과 비타민이 포함되어 있다. 이 빵 조각은 90 kcal의 에너지를 공급하는데 이 에너지는 7분

영양소	기능	주요 식품
탄수화물	에너지원, 생체구성 물질	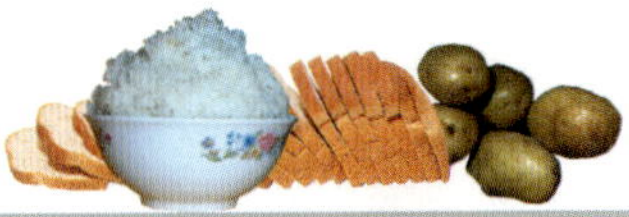
지방	에너지원, 생체구성 물질	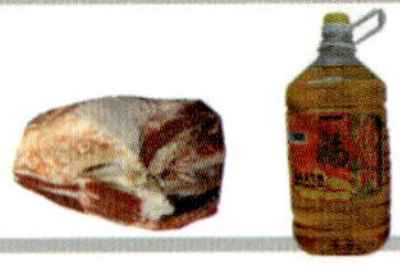
단백질	에너지원, 생체구성 물질, 신진대사, 조절	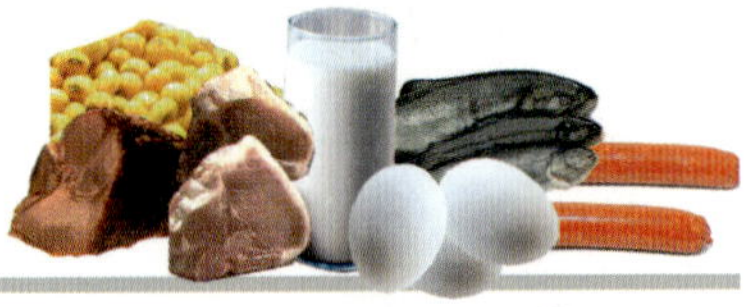
무기질	생체구성 물질, 조절	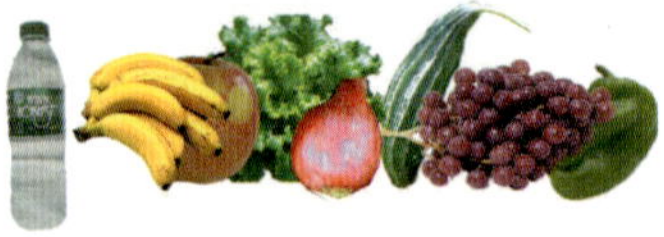
비타민	조효소, 조절	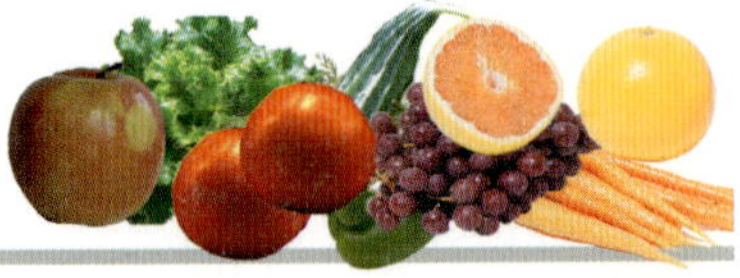
물	물질이동, 용매, 온도조절, 윤활제	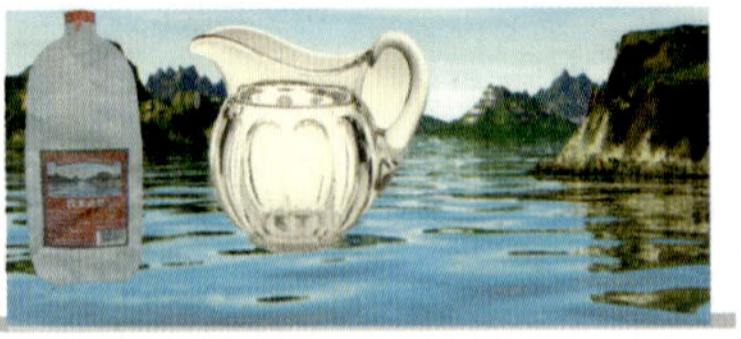

그림 13.12
인간의 주요 영양소와 식품

동안의 달리기, 32분 동안의 걷기, 또는 100분 동안의 휴식 시 필요한 양이다. 일반적으로 성인은 하루 2,000~2,500 kcal의 에너지가 필요하다.

성장을 하고 세포와 조직이 재생되기 위해서는 필수 무기물, 비타민과 아미노산이 필요하다. 단백질을 만들기 위해 동물은 20개의 아미노산이 필요하다. 대부분의 동물은 이들 아미노산 중 약 절반 가량만을 합성하기 때문에 나머지는 음식을 통해 공급받아야 한다. 성인은 리신(lysine), 이소류신(isoleucine), 페닐알라닌(phenylalanine), 트레오닌(threonine), 발린(valine), 메티오닌(methionine)과 트립토판(tryptophan)의 8종 아미노산이 식이로부터 섭취되어야 할 필수 아미노산이다. 모든 육류와 동물성 식이는 이 8종의 필수 아미노산이 포함되어 있다. 채식주의자는 육류나 동물성 식이를 하지 않기 때문에 이들 아미노산이 함유되어 있는 콩과식물로 만든 식이(예. 두부)와 곡물을 섭취해야 한다. 우리 인간은 몸에 유리(free) 아미노산을 오랫동안 저장할 수 없기 때문에 건강하게 활동하기 위해선 필수 아미노산을 매일 섭취해야 한다.

비타민(vitamin)은 동물의 몸이 필요로 하는 소량의 유기 화합물이다. 사람에게는 13개의 필수 비타민이 요구된다. 이들 중 9개는 수용성이고 4개는 지용성이다. 수용성 비타민으로는 비오틴(biotin), 엽산(folic acid), 니아신(niacin), 판토텐산(pantothenic acid)과 비타민 B_1, B_2, B_6, B_{12}와 C가 있고 지용성 비타민으로는 비타민 A, D, E와 K가 있다. 대부분의 비타민들이 대사반응에서 조효소(coenzyme)로 작용한다. 비타민은 매일 소량만 섭취해도 충분하다.

유기화합물의 형태로 존재하는 탄소, 산소, 수소와 질소 외에 동물은 다양한 무기물질도 요구한다. 인간은 뼈의 성장과 발달을 위해 많은 양의 칼슘(calcium)과 인(phosphorus)이 필요하다. 이외에도 칼슘은 신경과 근육조직의 기능을 위해, 인은 ATP, 인지질과 핵산의 합성에 필요하다. 이 밖에 황은 아미노산인 메티오닌과 시스틴 합성에, 철은 시토크롬과 헤모글로빈 합성에, 요오드는 갑상샘 호르몬 합성에 필요하고 나트륨, 칼륨과 염소는 삼투압 조절과 신경신호 전달에, 붕소는 치아의 구조를 유지하는데, 코발트는 비타민 B_{12} 합성에 필요하다. 그리고 아연, 마그네슘, 구리, 망간, 셀레늄, 철, 크롬과 몰리브덴은 효소의 보조인자로 작용한다. 이들 물질들은 적절한 양을 섭취하는 것이 중요한데 부족하거나 지나칠 경우 모두 심각한 건강상의 문제를 일으킨다. 예를 들면, 과잉의 소금(NaCl) 섭취는 고혈압(hypertension)이나 뇌졸중(stroke)을 유발하는 것으로 알려져 있다 반대로 요오드가 결핍되면 갑상샘종(goiter)이 발생한다.

몇 가지 지방산도 동물에게 필수적이다. 예를 들면, 사람은 리놀레산(linoleic acid)을 인지질 합성을 위해 식이를 통해 섭취해야 한다. 인지질은 모든 살아있는 유기체에서 세포막 구성의 필수 성분이다.

동물에서 식이의 대부분으로 어떤 종류의 음식을 먹는가에 따라 크게 세 가지로 분류된다: (1) 식물을 주로 먹는 초식성(herbivore), (2) 다른 동물을 먹는 육식성(carnivore), 그리고 (3) 식물과 동물을 모두 먹는 잡식성(omnivore)이 그것이다. 소는 초식성, 호랑이는 육식성 그리고 사람은 잡식성의 대표적인 예이다.

섭식의 기전에 따라서는 네 가지로 나눌 수 있다: (1) 여과섭식자(filter feeder), (2) 기질섭식자(substrate feeder), (3) 액상섭식자(fluid feeder)와 (4) 덩어리섭식자(bulk feeder). 많은 수중 동물들은 여과섭식자이다. 이들은 부유상태의 먹이를 획득하기 위해 다량의 물을 여과한다. 먹이의 원천이 되는 지역에 또는 그 내부에 존재하는 동물은 기질섭식자이다. 지렁이나 구더기가 이에 속한다. 다른 생물의 체액을 빨아 먹는 동물은 액상섭식자이며 모기, 거머리와 벌 등이 있다. 네 번째이자 가장 큰 카테고리로는 덩어리섭식자로 섭식을 위해 씹기(chewing)를 해야 한다. 촉수(tentacle), 갈퀴(claw), 독치아(fang), 집게(pincer)와 치아(tooth) 등의 특수한 구조를 이용하여 고형의 덩어리 먹이를 획득하게 된다. 소, 호랑이와 인간 등이 덩어리섭식자이다.

동물에서 식이 처리는 본질적으로 음식물 내의 거대한 유기화합물을 동물에 의해 흡수될 수 있는 작은 분자로 가수분해시키는 것이다(그림 13.13). 인간에서 음식물을 처리하는 기관이 그림 13.14에 나타나 있다. 식이의 처리는 섭취, 소화, 흡수와 제거의 네 단계로 구성된다. 이 복잡한 과정의 목적은 음식으로부터 아미노산, 포도당, 비타민, 글리세롤, 지방산, 뉴클레오티드, 물과 무기물의 흡수 가능한 영양분을 획득하는 것이다. 인간에게 전형적인 음식은 고형 덩어리 형태로 취하게 된다. 식이 속의 영양소는 일반적으로 녹말, 지방, 핵산과 단백질 등과 같은 복잡한 유기고분자의 형태로 저장되어 있다. 식이 처리과정에서 고형의 덩어리는 단순한 흡수가능한 형태로 분쇄된다.

섭취는 먹는 행위이다. 인간에서 섭취와 관련된 구조는 입(mouth), 인두(pharynx)와 식도(esophagus)이다. 구강내 혀, 치아와 침샘은 물리적 화학적 작용으로 섭취를 돕는다. 물리적 작용

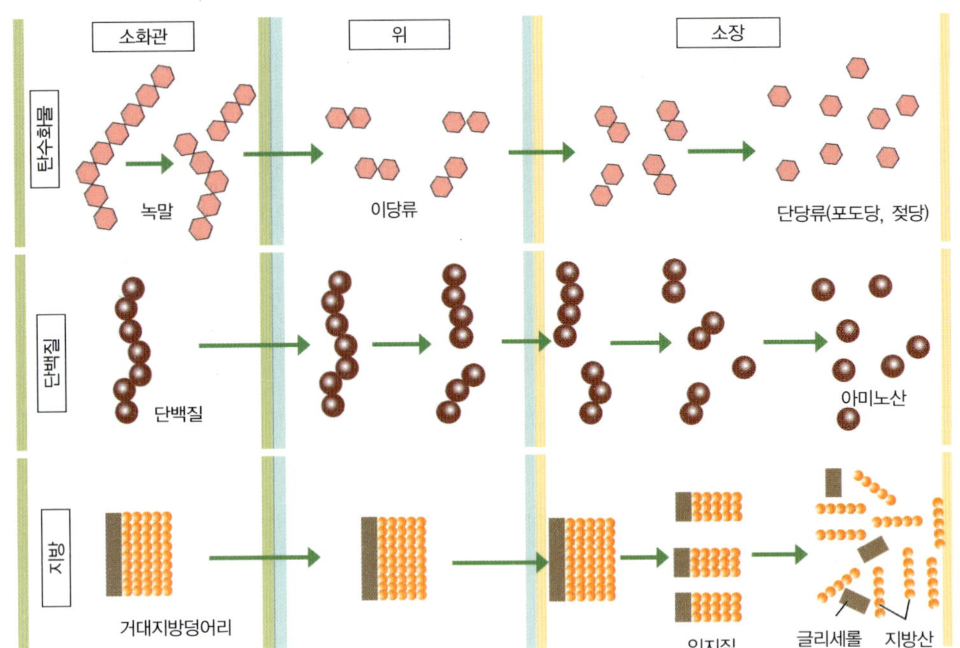

그림 13.13 소화기가 유기중합체를 가수분해하여 단량체 형태로 흡수함

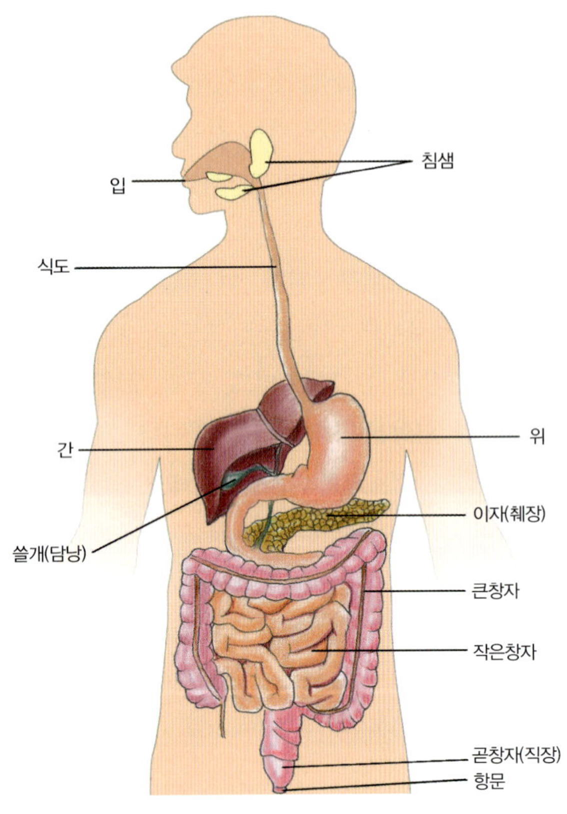

그림 13.14 인간의 소화계

은 치아에 의한 자르기(biting)와 씹기(chewing)에 수행된다. 인간의 치아는 앞니(incisor), 송곳니(canine), 작은어금니(premolar)와 큰어금니(molar)의 네 종류로 구분된다. 종에 따라 치아의 크기나 모양이 다르다(그림 13.15). 씹는 동안 치아는 음식을 자르고, 으깨고, 갈아서 삼키고 소화하기 쉽게 작은 크기로 만든다. 화학적 작용은 침(타액, saliva)에 존재하는 효소에 의해 수행된다. 침에 존재하는 효소로 가장 많은 것이 아밀라아제(amylase)로 주로 녹말을 가수분해한다. 게다가 침은 씹는 과정에서 고형 음식물에 의해 입안 점막이 손상 당하지 않도록 보호하는 기능도 한다. 혀는 음식의 맛을 보고 치아 주변에서 음식물을 제거하고, 식괴를 둥근 형태로 만들어 목구멍을 통해 삼킬 수 있도록 한다. 인두는 식도와 기관에 연결되어 있기 때문에 삼킬 때 음식물이 기관으로 들어가지 않도록 잠시 호흡을 멈추고 기관을 막을 필요가 있다. 이 과정은 후두개(epiglottis)라는 연

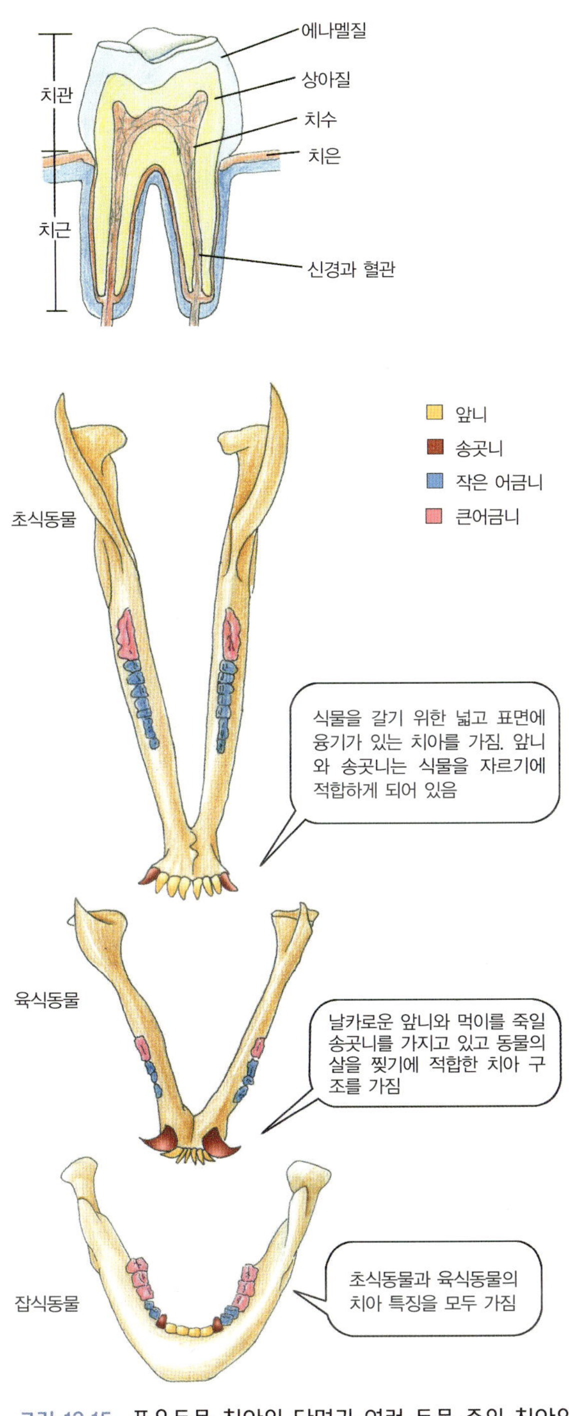

그림 13.15 포유동물 치아의 단면과 여러 동물 종의 치아의 배열과 모양

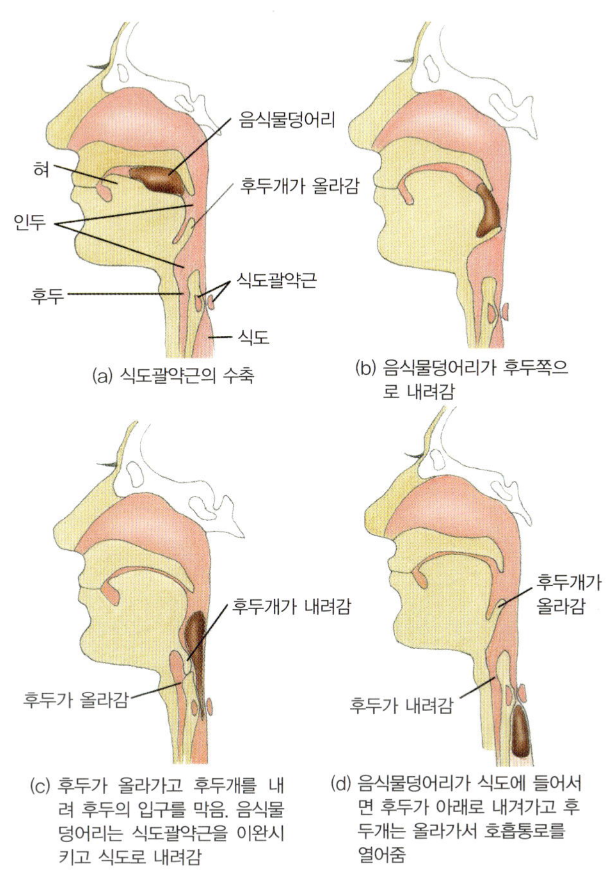

그림 13.16 삼킴의 조절

골구조에 의해 반사적으로 일어난다(그림 13.16). 일단 기관이 폐쇄되면 식괴는 안전하게 식도를 따라 이동하게 된다.

위는 상부 가로막(횡격막, diaphragm) 아래 복강 내에 위치한다. 위는 근육성 기관으로 안쪽은 주름이 잡혀 있는 탄력이 있는 주머니이다(그림 13.17). 위의 평균 크기는 약 2 리터의 음식물이나 액체를 저장할 수 있다. 위는 염산과 펩시노겐을 포함하는 위액(gastric juice)이라고 불리는 소화액을 분비한다. 염산은 위내의 pH 2의 산도를 유지시켜 음식내에 포함된 거의 모든 미생물을 죽이고 펩시노겐(pepsinogen)을 펩신(pepsin)으로 전환시킨다. 펩신은 단백질을 소화시키는 효소로 낮은 pH 환경에서 효율적으로 단백질을 아미노산으로 분해시킨다. 위의 근육은 매 20초당 1회씩 움직이면서 음식물을 위액과 섞어 소화가 잘 이루어지도록 한다. 소화된 음식을 산성 미즙(chyme)이라고 한다. 위는 강한 산성인 위액으로부터 자신을 보

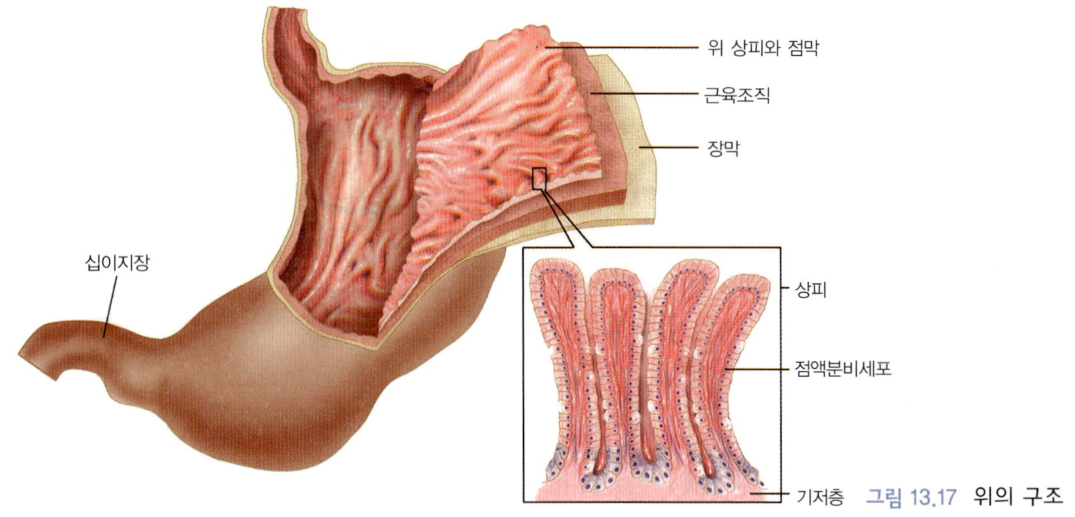

그림 13.17 위의 구조

호하기 위해 위벽 상피에서 다량의 점액(mucus)을 끊임없이 분비한다. 양, 소와 사슴 등 되새김질을 하는 반추동물(ruminant animal)은 혹위(rumen), 벌집위(reticulum), 겹주름위(omasum)와 주름위(abomasum) 등 네 개의 위를 가지고 있다. 혹위와 벌집위는 다량의 미생물을 함유하고 있어 셀룰로오스와 다른 복합중합체의 소화를 돕고 영양소가 부족한 풀을 영양소가 풍부한 새김질감(cud)으로 전환시킨다. 반추동물들은 주기적으로 새김질감을 입으로 토해내 다시 씹는다. 새김질감은 다시 겹주름위로 넘겨져 여기서 수분이 제거된다. 농축된 새김질감은 다음으로 주름위로 옮겨지는데 여기서는 동물이 가지는 고유한 효소로 산성 미즙에 해당하는 음식물 혼합물을 만들어낸다.

위에서 형성된 영양이 풍부한 산성 미즙은 다음으로 작은창자로 넘어간다. 효소에 의한 음식물 대부분의 소화는 작은창자에 이루어진다. 음식물의 거대분자들은 효소활성에 의해 가수분해되고 결과로 생긴 영양소는 작은창자의 혈관을 통해 혈액 내로 흡수된다. 성인의 작은창자는 약 6 m가 된다. 작은창자는 십이지장(샘창자, duodenum), 빈창자(공장, jejunum)와 막창자(회장, ileum)의 세 부분으로 나눠어 진다. 위와 연결된 작은창자 부위는 십이지장으로 약 25 cm정도 된다. 소화액을 생성하는 여러 장기들, 즉 간(liver) 이자(췌장, pancreas)와 쓸개(담낭, gallbladder)는 십이지장과 연결되어 있다. 작은창자벽의 샘세포(gland cell)도 소화액을 분비한다. 쓸개즙(bile)은 간에서 생성되지만, 필요할 때까지 쓸개에 저장된다. 쓸개즙에는 지방의 소화와 흡수를 돕는 쓸개즙염을 함유하고 있다. 작은창자에서의 소화에 관여하는 소화효소로는 (1) 탄수화물을 단당류로 분해하는 탄수화물 분해 효소(아밀라아제, 말타아제, 수크라아제와 락타아제), (2) 폴리펩티드를 아미노산으로 분해하는 단백질 분해 효소(트립신, 키모트립신, 디펩티다아제, 카르복시펩티다아제와 아미노펩티다아제), (3) DNA와 RNA를 뉴클레오티드로 분해하는 핵산분해효소와 리보핵산분해효소, 뉴클레오티드를 뉴클레오시드로 분해하는 뉴틀레오티드 분해효소 그리고 뉴클레오시드를 염기로 분해하는 뉴클레오시드분해효소, 그리고 (4) 지방을 지방산으로 분해하는 리파아제가 있다. 거의 모든 소화가능한 중합체들은 십이지장에서 소화되어 단량체(monomer)나 작은 분자로 분해된다. 이들 영

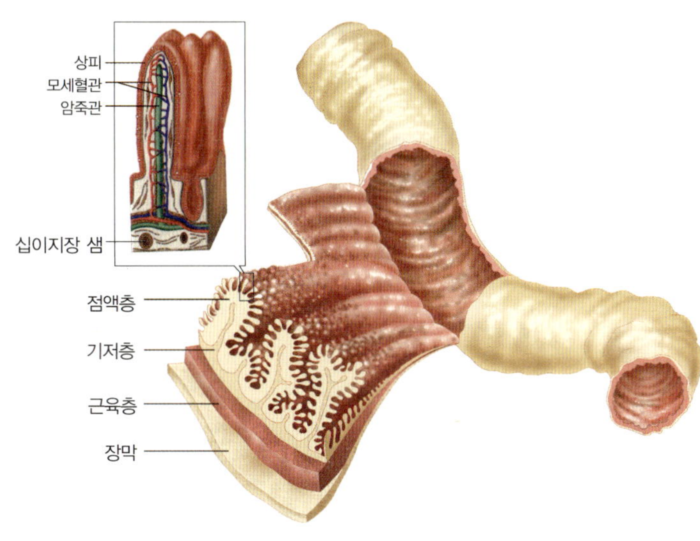

그림 13.18 작은창자의 구조

양소와 물은 작은창자의 나머지 부위, 즉 빈창자와 막창자를 지나면서 혈액으로 흡수된다.

작은창자벽은 거대한 고리모양의 상피조직으로 주름이 잡혀져 있고 이 주름의 표면은 수 많은 손가락 모양의 융모(villi, 단수로 villus)가 나있다(그림 13.18). 각 융모의 상피세포는 미세융모(microvilli)라 불리는 현미경적 부속기를 가지고 있는데 이러한 구조들은 모두 작은창자 내강(lumen)의 표면적을 넓혀 보다 많은 영양분을 효율적으로 흡수할 수 있게 만든다. 실제 작은창자 내강의 표면적은 약 300 m^2로 이는 테니스코트 면적에 해당한다. 각각의 융모의 중심에는 혈관과 암죽관(lacteal)이라고 하는 림프관의 그물이 형성되어 있다. 영양소와 수분이 융모의 상피세포에서 흡수되면 혈관이나 암죽관의 단층상피세포를 통과하여 혈액 또는 림프로 이동된다. 혈액 내 영양소는 먼저 간으로 수송되어 독성물질이 제거되고, 적절한 농도로 농축되며 일부는 저장된 후, 심장으로 이동한다. 심장은 이들 영양소를 온 몸으로 분배하는 역할을 한다. 단당류, 아미노산, 비타민과 다른 작은 유기물은 창자의 상피세포막상에 존재하는 능동 수송펌프(active transport pump)에 의해 흡수된다. 지방산이나 글리세롤 등의 지용성(water-insoluble) 물질들은 상피세포에서 흡수된 후 암죽관을 통해 림프계로 옮겨진다. 림프계는 큰 혈관과 합쳐지기 때문에 이들 물질도 결국은 혈류에 합류하게 된다.

작은창자의 끝은 잘룩창자(결장, colon)라고 하는 큰장자에 이어진다. 큰창자는 소화관의 마지막 부분이며 약 1.5 m 길이이다. 큰창자에서는 효소에 의한 소화는 이루어지지 않고, 주로 수분을 흡수하여 음식물 찌거기를 고형화하고 곧창자(직장, rectum) 내에 저장하고 있다가 항문(anus)을 통해 대변으로 배출한다.

호흡과 가스교환

신생아는 호흡과 함께 삶을 시작한다. 그리고 삶의 마지막 순간까지 호흡을 한다. 호흡은 가스교환의 과정으로 외부로부터 산소를 받아들이고 외부로 이산화탄소를 배출하는 것이다. 세포호흡을 통해 에너지(ATP)를 생성하는 것은 생명을 유지하는데 필수적이다(6장 참조). 우리 몸의 일부는 산소가 없이도 기능하기도 하지만 대부분은 지속적인 산소 공급을 필요로 한다. 특히 뇌에선 그 중요성이 매우 크다. 단 수분 동안 산소결핍이 지속된다면 뇌가 완전히 죽게 되어 생명을 잃을 수도 있다.

단세포 생물(세균, 원생생물, 곰팡이와 조류), 식물과 하등 무척추동물(해면동물, 자포동물, 편형동물)의 경우 가스교환은 특별한 호흡기관 없이 체표면 전체에서 일어난다. 원시적인 가스교환 기관은 복잡한 무척추동물에 나타나기 시작하는데 곤충에서는 기관, 불가사리나 조개에서는 아가미(gill) 구조를 관찰할 수 있다. 이들 원시 호흡기관

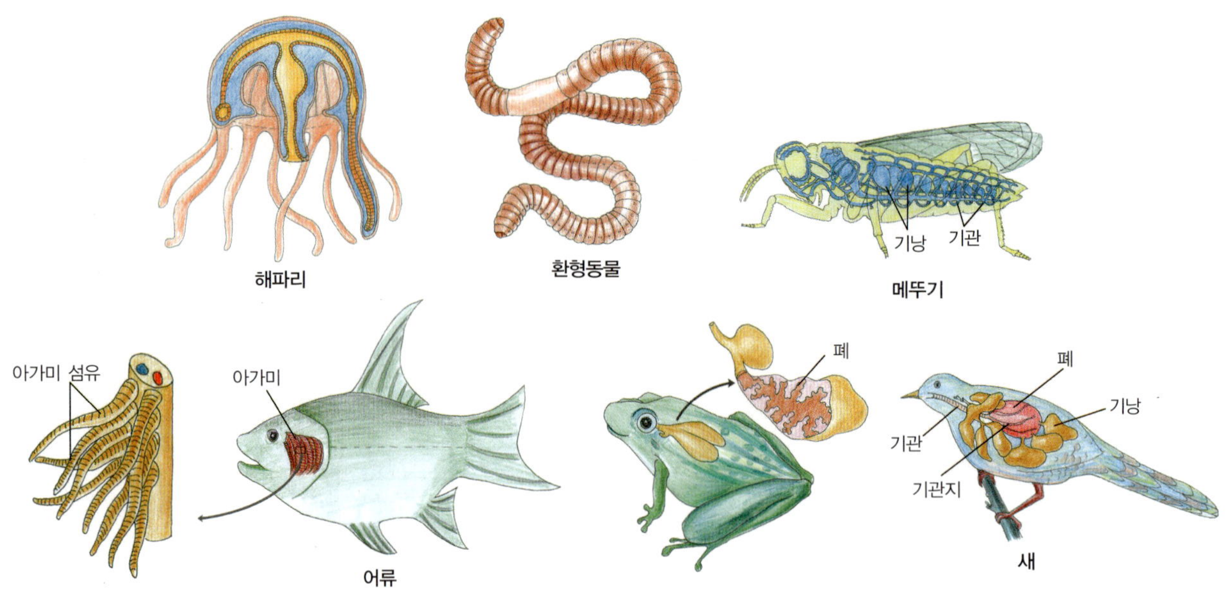

그림 13.19 다양한 동물의 호흡기. 해파리와 벌레는 피부를 통해 가스교환을 하고, 메뚜기는 기관을 통해, 물고기는 아가미, 그리고 새는 발달한 기관, 폐, 기관지, 확장된 기낭을 통해 가스교환을 한다.

은 동물의 피부 일부가 변형된 것이다.

무척추동물과 비교할 때 척추동물은 더욱 복잡한 가스 교환 장치를 가지고 있다. 수중 척추동물인 어류는 산소를 획득하기 위해 아가미를 사용한다. 전형적으로 아가미는 어류 머리부위에 양쪽으로 존재하고 입과 연결되어 있다. 어류가 수영하면서 입을 통해 들어온 물은 아가미를 통해 몸 밖으로 빠져나간다. 아가미는 혈관이 분포해 있는 많은 수의 아가미 필라멘트를 가지고 있다. 혈류가 물의 흐름과 반대로 흐르면서 효과적인 가스 교환이 이루어진다. 물에 함유되어 있는 산소의 농도는 매우 낮기 때문에 지속적이고 효율적인 산소의 획득이 생존에 필수적이다. 육상 동물들은 아가미 구조가 호흡기관으로 부적절하기 때문에 폐(허파, lung)라는 다른 형태의 특수한 구조를 가지고 있다. 양서류(amphibian)는 비교적 단순한 폐를 가진다. 양서류의 폐는 하나의 층으로 구성된 작은 주머니로 이루어져 있다. 이 형태의 폐는 산소획득에 그리 효율적이지 못하기 때문에 양서류는 피부를 통해서도 가스교환을 수행한다. 파충류와 포유동물은 가스교환을 효율적으로 하기 위해 넓은 표면적을 갖는 보다 정교한 폐를 가진다. 폐의 크기는 동물의 대사율과 높은 상관성을 가진다. 예를 들면, 새는 높은 대사율을 갖는 동물 중 하나이다. 새의 몸에서 폐와 부속 호흡기관이 차지하는 비율은 육상 동물 중 가장 크다(그림 13.19).

사람이 호흡을 할 때 공기가 비강(코안, nasal cavity)을 통해 들어온다. 공기는 비강 내 털에 의해 걸러지고 비강을 지나면서 데워지며 적정 습도가 형성된다. 이후 인두와 후두(larynx)를 거쳐 기관(trachea)으로 들어간다. 기관은 폐로 들어가는 두 개의 기관지(bronchus)로 갈라진다(그림 13.20). 기관지를 지나온 공기는 세기관지(bronchiole)이라는 더 작은 관을 통과한다. 각 세기관지의 끝에는 허파꽈리(폐포, alveoli)가 집단을 이루어 달려있다. 각각의 허파꽈리는 수 많은 모

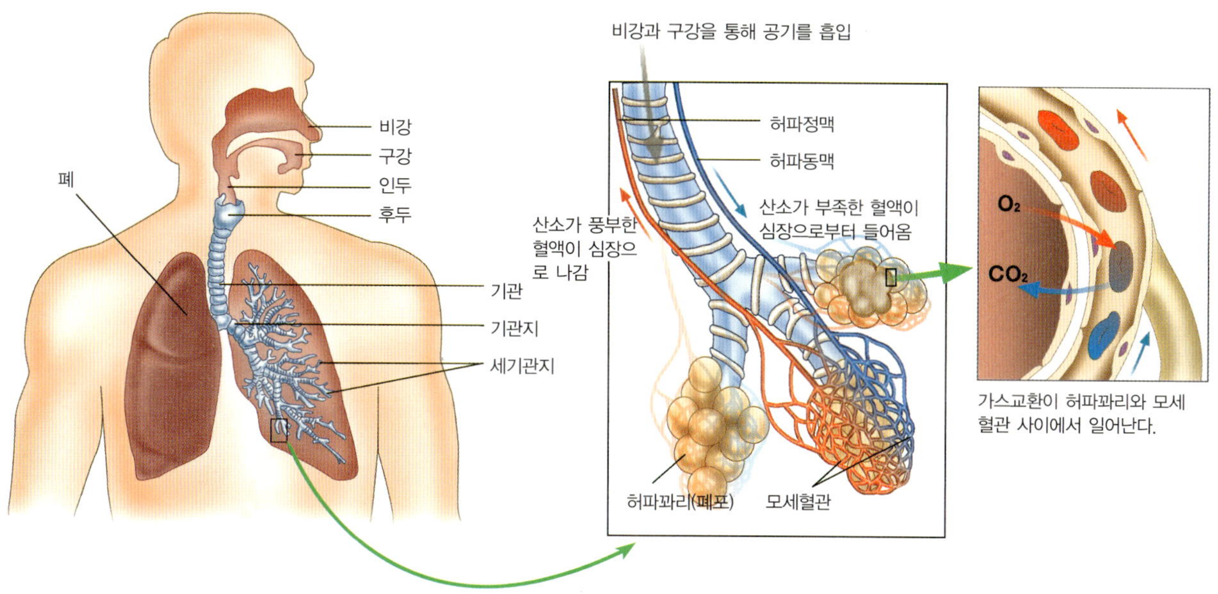

그림 13.20 인간의 호흡계

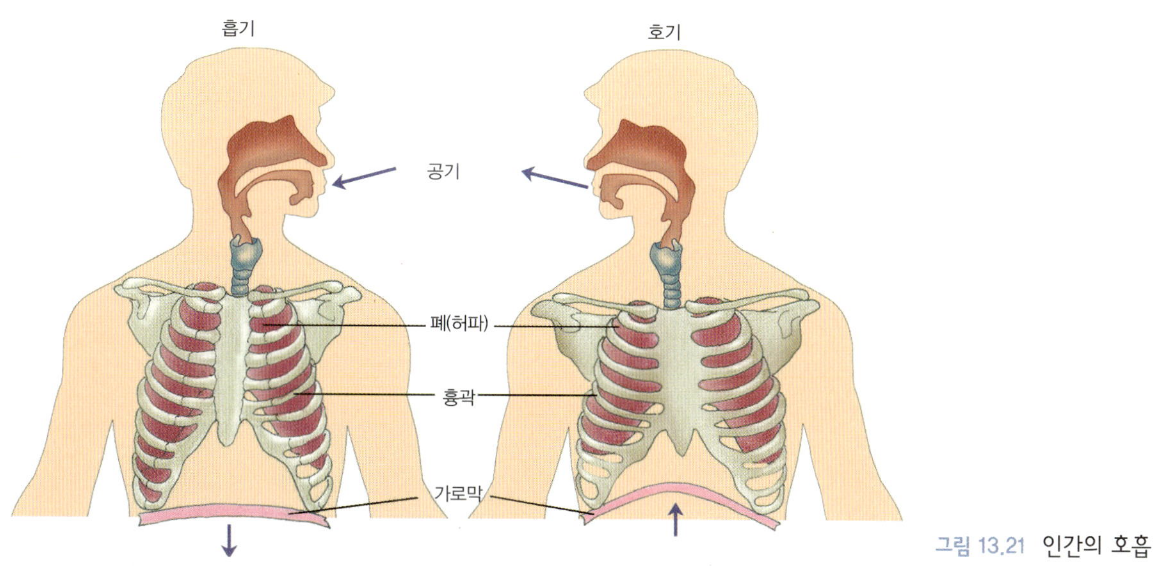

그림 13.21 인간의 호흡

세혈관으로 싸여 있다. 하나의 폐는 수백 만개의 허파꽈리를 가지고 있으며 총 표면적은 약 100 m^2에 달한다. 가스교환은 허파꽈리의 얇은 막을 통해 이루어진다. 공기에 포함된 산소는 모세혈관으로 확산되어 들어가고, 혈액 내 이산화탄소는 확산을 통해 허파꽈리내 공간으로 배출된다.

숨쉬기(breathing)는 흡기(inhalation)과 호기(exhalation)로 구성된다(그림 13.21). 흡기시, 가로막이 아래로 내려가고 갈비뼈의 근육들이 수축하여 가슴우리(흉곽)가 팽창한다. 이로 인해 음압이 생겨 외부 공기가 폐로 들어가게 된다. 호기시에는 반대의 과정이 이루어지는데 가로막은 올라가고 갈비뼈 근육이 이완하여 가슴우리가 수축하면서 공기가 외부로 배출된다. 호흡의 빈도는 우

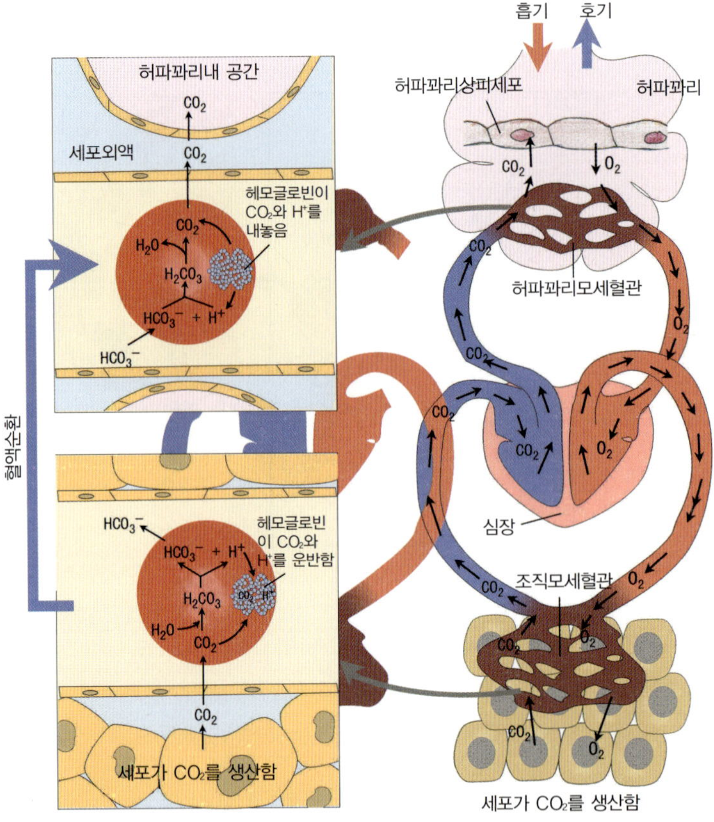

그림 13.22 인체에서의 공기 교환

(hemoglobin)에 의해 포획된다. 헤모글로빈 한 분자는 네 개의 소단위(subunit)를 가지는데 각각의 소단위는 헴(heme) 보조인자를 가진다. 헴그룹 내에 철이 산소분자 하나와 결합한다. 그러므로 헤모글로빈 한 분자는 네 개의 산소분자와 결합할 수 있다. 이 결합은 가역적(reversible)이다. 즉, 산소 농도가 높은 곳에서는 이 결합이 안정해지지만, 낮은 곳에서는 불안정해 진다. 이 네 개의 소단위가 산소와 결합하거나 해리할 때는 협동성을 나타낸다. 즉, 하나의 소단위가 산소와 결합하게 되면 나머지 소단위가 더 강한 친화력으로 산소와 결합을 하고 해리 시에는 반대의 현상이 일어난다. 이외에도 헤모글로빈의 산소에 대한 친화성(affinity)은 여러 인자에 의해 영향받는다. 예를 들면, 낮은 pH는 산

리 몸이 필요로 하는 산소량에 달려있다. 운동을 하게 되면 호흡의 빈도는 증가한다. 호흡시 공기의 부피는 1회에 약 500ml정도 된다. 우리가 숨을 들여 마셔 지닐 수 있는 최대 공기의 부피를 폐활량(vital capacity)이라고 한다. 성인 남성과 여성의 평균 폐활량은 각각 4.8과 3.5 L이다.

가스교환이 이루어지는 동안 공기 중에 함유되어 있든지 액체 내에 녹아져 있든지 관계없이 가스는 농도가 높은 쪽에서 낮은 쪽으로 확산된다. 허파동맥을 통해 폐에 도착한 혈액은 허파꽈리 내 공기에 비해 낮은 산소 농도와 높은 이산화탄소 농도를 가지고 있다. 그러므로 산소는 허파꽈리에서 모세혈관으로 확산되고, 이산화탄소는 모세혈관에서 허파꽈리 쪽으로 확산된다(그림 13.22). 혈액 내로 들어온 산소는 적혈구내의 헤모글로빈

소 해리를 촉진한다. 혈액 내 높은 이산화탄소 농도는 혈액의 pH를 낮추어 산소가 더욱 잘 해리될 수 있는 상태를 만든다(그림 13.23).

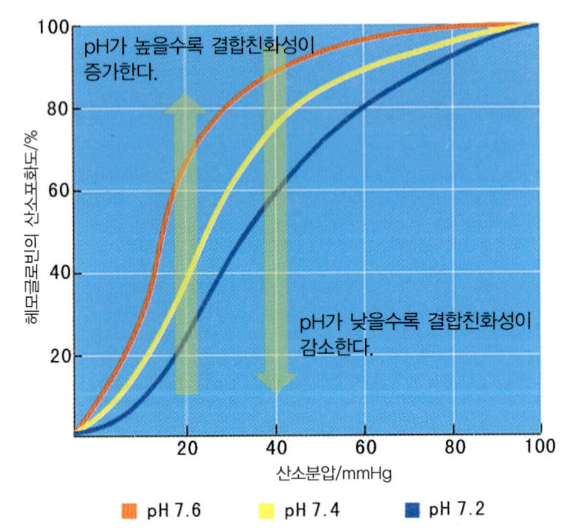

그림 13.23 산소와 헤모글로빈간의 결합친화성에 미치는 pH의 영향

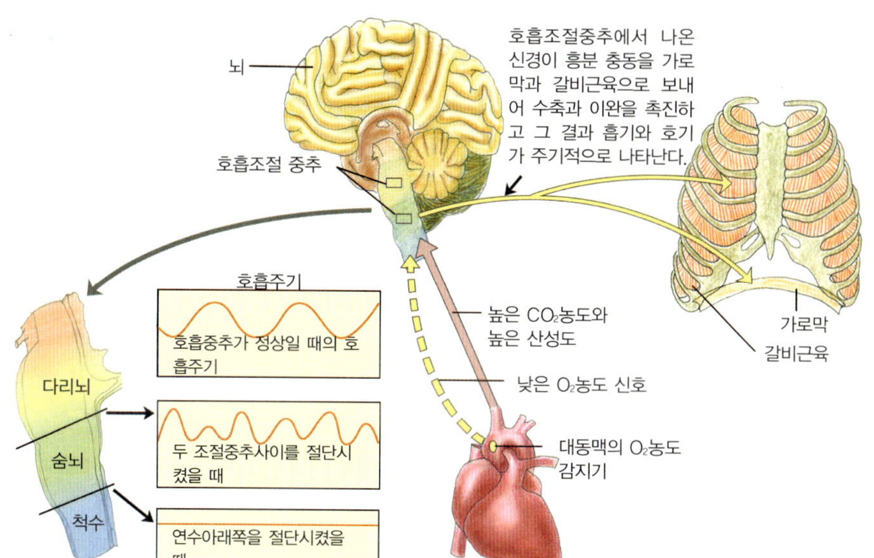

그림 13.24 중추신경계 내 호흡조절 중추가 호흡을 조절한다.

세포호흡과정에서 생성된 이산화탄소는 혈장에 녹아 들어가서 탄산(H_2CO_3)을 형성한다. 탄산은 바로 수소와 중탄산염(bicarbonate)으로 이온화된다. H^+는 헤모글로빈에 결합하고, HCO_3^-는 혈장 내로 확산된다. HCO_3^-가 폐에 이르게 되면 H^+와 결합하여 이산화탄소가 유리되고, 폐포강 내로 배출된다.

아주 짧은 시간 동안은 의식적으로 호흡의 속도와 길이를 조절할 수 있다. 그러나 대부분은 자율적으로 호흡이 조절되고 호흡을 하고 있는지를 인식하지 못한다. 뇌의 숨뇌(연수, medulla oblongata)와 다리뇌(교뇌, pons)에서 호흡을 조절한다(그림 13.24). 이 두 영역을 호흡중추라고 부른다. 다리뇌의 도움을 받아 숨뇌는 기본적인 호흡리듬을 조절한다. 그러나 이 호흡의 주기는 혈액 내 CO_2농도와 산도에 영향을 받는다. CO_2농도가 너무 높거나 pH가 너무 낮으면 숨뇌는 신호를 횡격막과 가슴근육으로 보내 숨을 들어 마시도록 한다. 대동맥벽과 목동맥(경동맥, carotid artery) 벽에 있는 화학수용기가 혈액내 CO_2, O_2와 산도의 변화를 감지한다. 이 변화는 신경계를 통해 호흡중추로 보내진다. 혈액 내 O_2 농도가 낮다면 호흡을 몰아 쉬게 된다. 이런 현상은 티벳고원과 같은 고지대를 방문했을 때 경험하게 된다. 이런 고지대에서 성장한 사람은 폐의 표면적이 넓고 혈액 내 헤모글로빈 함량과 적혈구의 수가 많다.

혈액과 순환

살아있는 세포는 끊임없이 활성을 유지하기 위해 영양소와 에너지를 공급받아야 한다. 동물에서 영양소와 에너지를 공급해 주는 기관계가 순환계이다. 순환계는 음식으로부터 소화기를 통해 얻은 영양소와 호흡기를 통해 획득한 O_2를 몸의 모든 세포에 전달하는 역할을 한다. 순환계는 또한 세포로부터 나온 CO_2와 유기 노폐물 같은 대사산물을 배설하기 위해 배설기관으로 운반하는 역할을 한다. 순환계에 문제가 생기면 바로 사망에 이르게 된다. 인간과 다른 척추동물에서 순환계는 심장과 혈관으로 이루어진다. 포유동물의 심장은 두 개의 심방(atrium)과 두 개의 심실(ventricle)로 되어 있다. 심방은 혈액을 받아들이는 공간이고 심실은 혈액을 내보내는 기능을 한다. 성인 혈관의

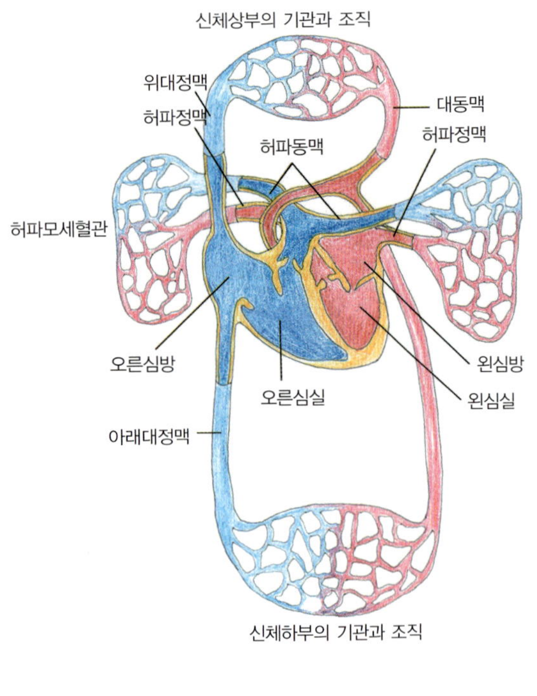

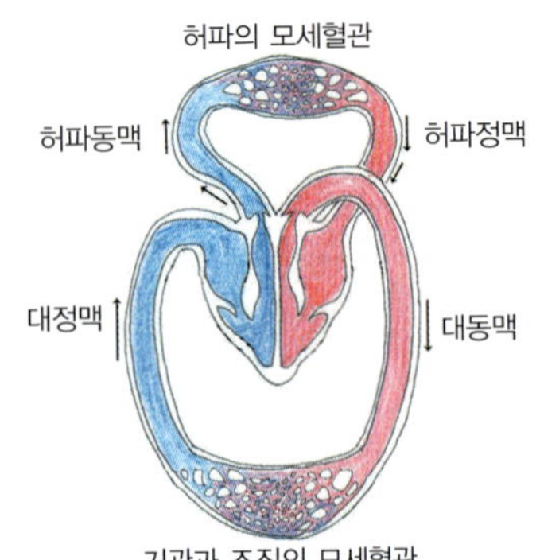

그림 13.25 인간과 포유동물 심장혈관계의 개요

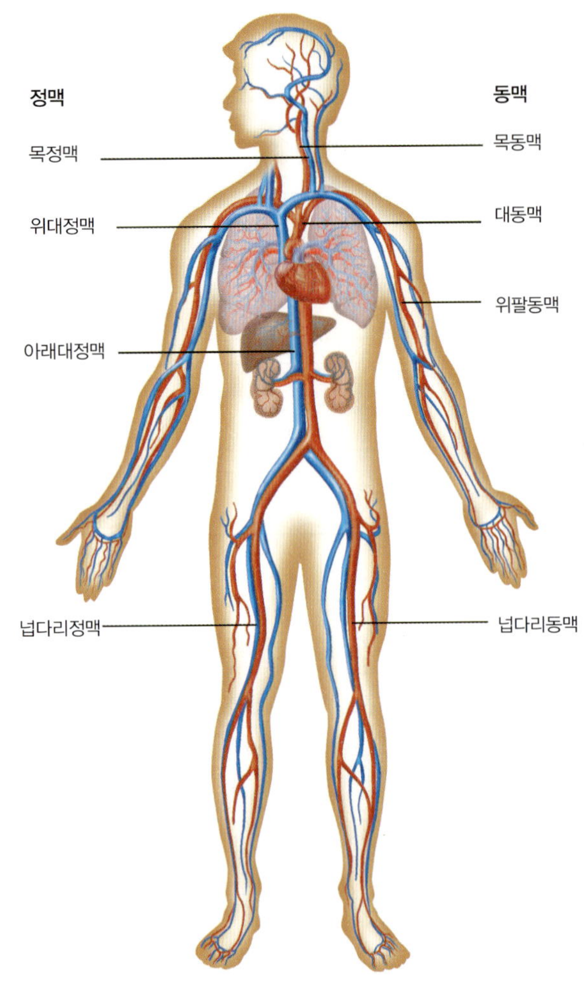

그림 13.26 인체의 순환계

전체 길이는 약 100,000 km에 이른다. 기능에 따라 혈관을 동맥(artery)과 정맥(vein)으로 나눈다. 동맥은 혈액을 심장으로부터 다른 기관으로 수송한다. 기관내에서는 동맥이 작은 세동맥으로 분지되고, 세동맥은 다시 모세혈관과 연결된다. 모세혈관은 조직세포에 영양소와 산소를 공급한다. 정맥은 혈액을 심장으로 회수하는 혈관으로 모세혈관에서 세정맥을 거쳐 정맥이 된다.

혈액 순환계는 크게 허파순환과 체순환의 두 개의 순환계가 폐쇄 체계를 이루고 있다(그림 13.25). 오른쪽 심실은 산소가 부족한 혈액을 허파동맥을 통해 폐로 보낸다. 여기서 혈액은 산소를 얻고 이산화탄소를 내놓는다. 산소가 풍부한 혈액은 허파정맥을 통해 심장의 왼심방으로 들어간다. 왼심방에서 왼심실로 이동한 후 왼심실의 펌프작용에 의해 혈액이 대동맥으로 나가서 동맥, 세동맥, 모세혈관을 거치면서 신체 모든 부위의 세포들로 공급한다. 산소와 영양소는 확산을 통해 모세혈관에서 조직으로 나가고 이산화탄소는 확산을 통해 혈액내로 들어온다. 산소가 부족하고 이산화탄소가 많은 혈액은 모세혈관, 세정맥, 정맥을 거치면서 오른심방으로 들어간다. 이후 오른심실로 들어가서

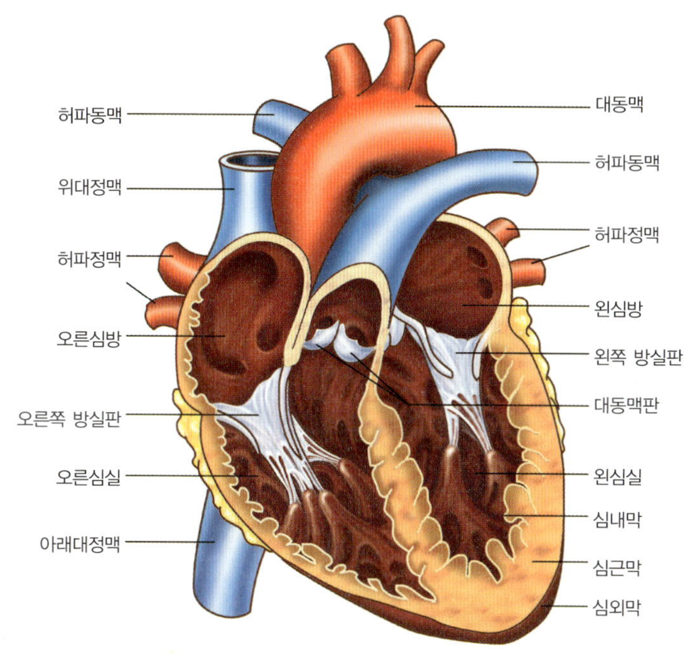

그림 13.27 인간의 심장

다시 새로운 순환회로를 시작하게 된다. 인간의 혈관망과 심장은 그림 13.26과 13.27에 각각 나타나 있다.

영양소와 산소를 빠르게 공급하기 위해 강한 근육으로 이루어진 펌프 시스템이 필요하다. 심장은 심장근(cardiac muscle)으로, 혈관은 주로 민무늬근(smooth muscle)으로 구성된다. 인간의 심장은 주기적으로 수축과 이완을 반복한다. 수축에 의해 혈액이 나가고 이완에 의해 혈액이 들어온다. 수축률은 일반적으로 심장박동수(heart rate)로, 1분 동안 박동수로 표시한다. 심장근이 강하면 강할수록 한번 수축할 때 밀어내는 혈액의 양은 증가한다. 전형적인 성인의 심장박동수는 70회/분이며 한번 수축할 때 약 75 mL의 혈액을 내보낸다. 따라서 매 분마다 약 5 L의 혈액이 온 몸을 순환하게 된다. 운동을 하게 되면 신체는 더 많은 에너지와 산소를 필요로 하기 때문에 심장박동수가 증가한다. 운동은 심장근과 민무늬근을 강하게 한다. 혈관을 싸는 민무늬근이 강하면 강할수록 혈액을 더 빠르게 흐르게 한다. 혈관이 클수록 더 많은 민무늬근을 필요로 한다. 그러므로, 혈류는 작은 혈관보다 큰 혈관에서 더 빠르게 흐른다. 모든 체액은 접하는 면에 대하여 정수압(hydrostatic pressure)을 갖는다. 체액은 정수압이 높은 쪽에서 낮은 쪽으로 흐른다. 혈액도 예외는 아니다. 혈관벽에 대해 혈액이 가하는 압력을 혈압(blood pressure)이라고 한다. 동맥은 심장이 펌프작용을 해서 나오는 혈액을 수송하기 때문에 정맥에 비해 매우 높은 압력을 받는다. 혈압은 왼심실과 가장 가까운 대동맥에서 가장 높다. 그 다음으로는 동맥, 세동맥, 모세혈관, 세정맥, 정맥 순으로 혈압이 낮아지고 오른심방으로 들어가기 바로 전인 대정맥(vena cava)에선 거의 0에 가까워 진다(그림 13.28). 혈압이 낮은 정맥을 통해 심장으로 혈액이 돌아오는 과정에는 골격근이 수축할 때 동반되는 정맥 민무늬근의 수축이 중요한 역할을 한다(그림 13.29). 그러나 정맥의 민무늬근은 동맥의 경우보다 얇기 때문에 혈류의 흐름이 동맥에서 보다 느리다. 혈액의 흐름은 손목에 손가락을 대어 맥박을 통해 느낄 수 있다.

혈압은 수축을 할 때 방출되는 혈액의 양과 혈관의 저항에 의해 결정된다. 혈압은 수축기

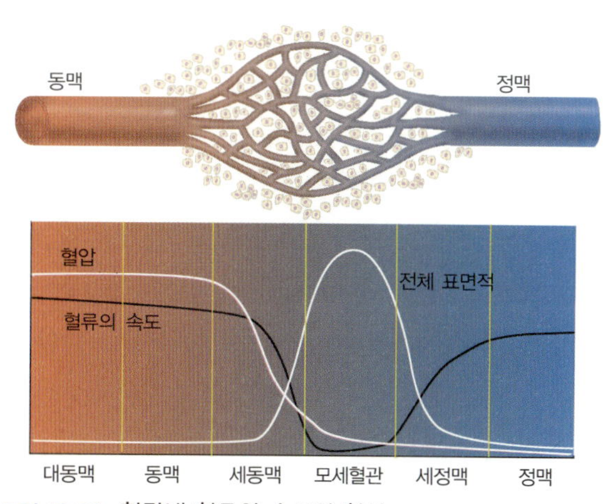

그림 13.28 혈관내 혈류의 속도와 혈압

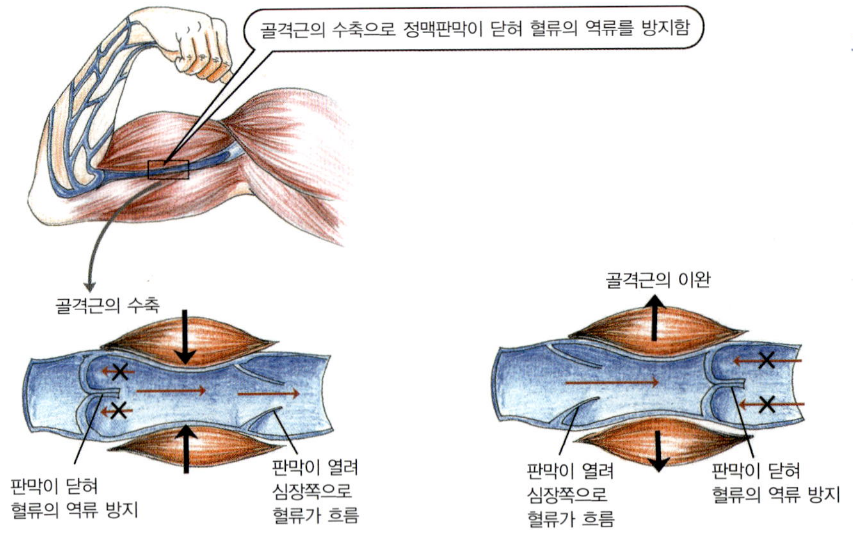

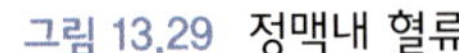
그림 13.29 정맥내 혈류

(systolic) 혈압과 이완기(diastolic) 혈압으로 구분한다. 혈압을 재기 위해서는 먼저 팔목을 커프(cuff)로 감싼 후 공기를 주입하여 위팔의 혈류를 차단시킨다. 그런 후 공기압의 압력을 서서히 낮추면서 혈류를 다시 흐르게 한다. 혈류가 다시 흐르면서 나는 맥동성 소리를 위팔의 동맥에서 청진기(stethoscope)를 통해 들을 수 있다. 이 때의 혈압이 수축기 혈압이다. 커프의 압력을 더 낮추어 혈액이 자유롭게 흐르도록 하면 맥동음이 사라지는데 이 때의 압력이 이완기 혈압이다. 건강한 젊은 사람의 평균 혈압은 120/80 mmHg로 측정된다. 120 mmHg는 수은주 안의 수은을 120 mm 높이만큼 올릴 수 있는 압력에 해당된다. 동맥경화, 긴장, 스트레스와 같은 것들은 혈압을 높인다. 지나치게 높거나 낮은 혈압은 건강에 이상이 있다는 신호이다.

혈액 혈액을 채취하여 원심분리를 하면 두 개의 층이 관찰된다. 위 층의 밝은 노란 색의 액체, 즉 혈상(plasma)과 아래 층 붉은 색의 세포성 구성성분으로 분리된다. 아래층의 성분은 적혈구(erythrocyte, RBC), 백혈구(leukocyte, WBC)와 혈소판(platelet)이다(그림 13.30).

전형적으로 혈장은 전체 혈액부피의 55%를 차지한다. 화학적 조성을 살펴보면 혈장은 90–92%의 물, 1%의 철과 7–9%의 단백질 그리고 기타 유기물질로 구성된다. 기타 유기물질로는 아미노산, 포도당, 지방산, 호르몬, 콜레스테롤, 비타민 등이다. 철은 혈액의 삼투압을 유지하는데 중요하며 혈액의 pH는 약 7.4이다. 주요 혈장 단백질로는 피브리노겐(fibrinogen), 알부민(albumin)과 글로불린(globulin)이다. 혈소판과 함께 피브리노겐은 상처의 회복에 중요한 혈액응고에서 중요한 역할을 한다. 알부민과 글로불린은 지방, 호르몬, 철과 칼륨의 수송에 관련이 있다. 이들은 또한 삼투압과 pH 변화에 대해 완충작용을 한다. 글로불린의 일부는 면역글로불린(immunoglobulin) 또는 항체(antibody)라고 불리는데 이것은 외부로 오는 병원체(바이러스, 세균과 곰팡이)로부터 신체를 방어하는 역할을 한다. 간과 지라(비장, spleen)는 혈장의 안정화에 기여한다.

적혈구, 백혈구와 혈소판은 혈장 안에 떠 있다. 이들은 모두 골수(bone marrow)에 존재하는 하나의 줄기세포(stem cell)에서 유래된다. 세포성 구성성분 중 적혈구가 mL 당 5–6백 만개로 가장 많은 수가 존재한다. 정상적인 적혈구는 직경이 6–9 μm인 양쪽이 오목한 원반모양을 하고 있다. 핵이

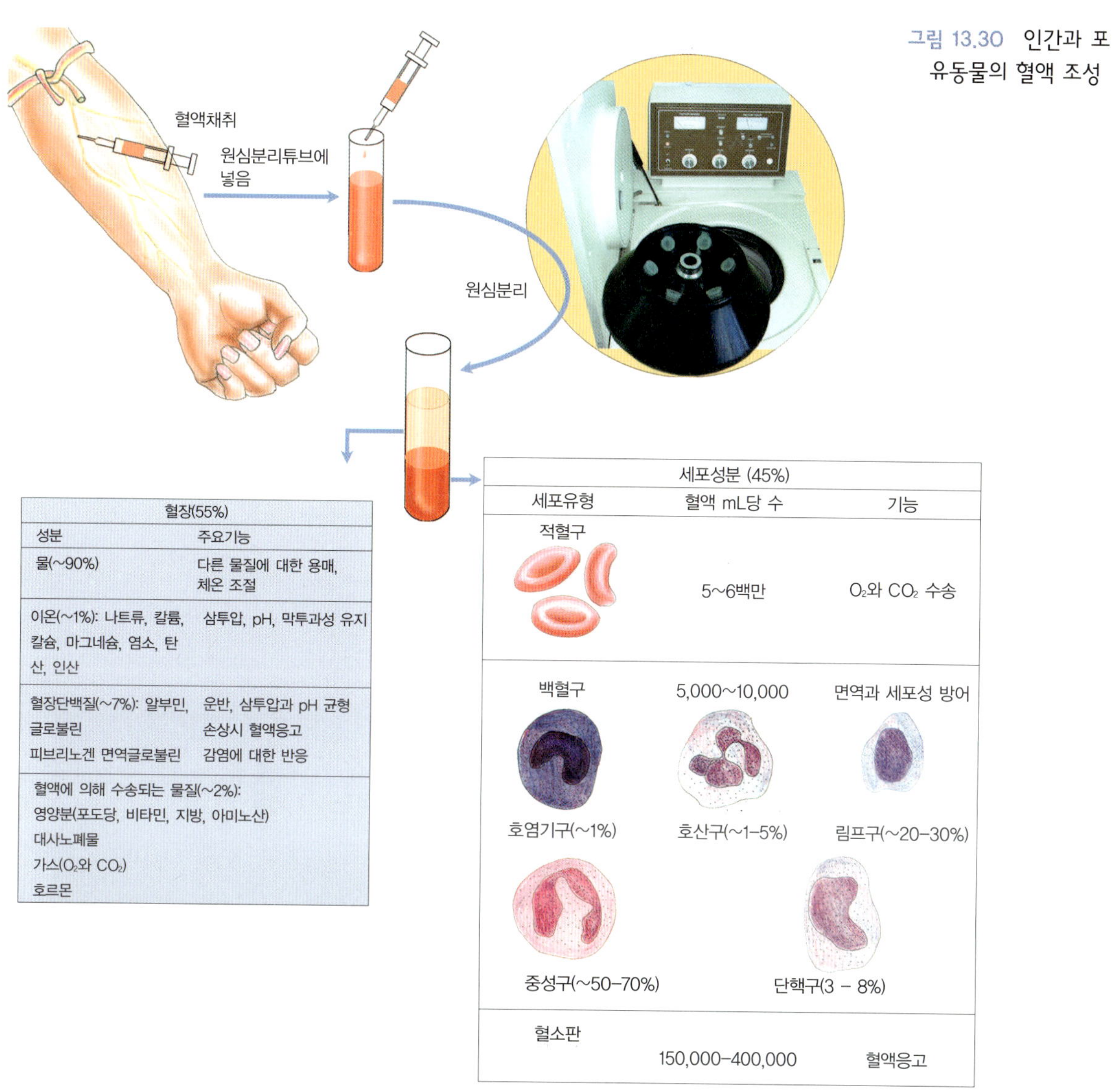

그림 13.30 인간과 포유동물의 혈액 조성

없고 O_2와 CO_2의 수송을 위한 다량의 헤모글로빈을 함유하고 있다. 수명은 약 3-4 개월이고 수명이 다한 적혈구는 간이나 지라내의 탐식세포(phagocytic cell)에 의해 파괴된다. 파괴된 적혈구로부터 나온 아미노산과 철은 재활용되어 새로운 헤모글로빈과 적혈구를 만드는데 사용된다.

백혈구는 방어기능을 한다. 구조와 기능의 차이에 따라 중성구(neutrophil), 호산구(eosinophil), 호염기구(basophil), 단핵구(monocyte), 림프구(lymphocyte)의 5가지 유형으로 구분된다. 단핵구와 중성구는 병원체나 신체의 죽은 세포를 탐식하는 역할을 한다. 호염기구는 히스타민(histamine)이라는 물질을 분비하여 감염에 대한 방어를 수행한다. 림프구는 T 세포와 B 세포로 나뉘는데 이 두 세포 유형 모두 외부로부터 온 물질에 대한 면역반응에 관여한다. 백혈구의 수는 매우 적어 혈액 정상상태에서 1 mL 당 5,000-10,000 개가 존재한다. 그러나 감염이 있을 경우 이 수는 급격히 증가하게 된다. 면역계에 대해선 나중에 더 논의할 것이다.

신체는 상해를 입거나 혈관이 파열되었을 때 손상을 회복하는 효율적인 기전을 가지고 있다(그림

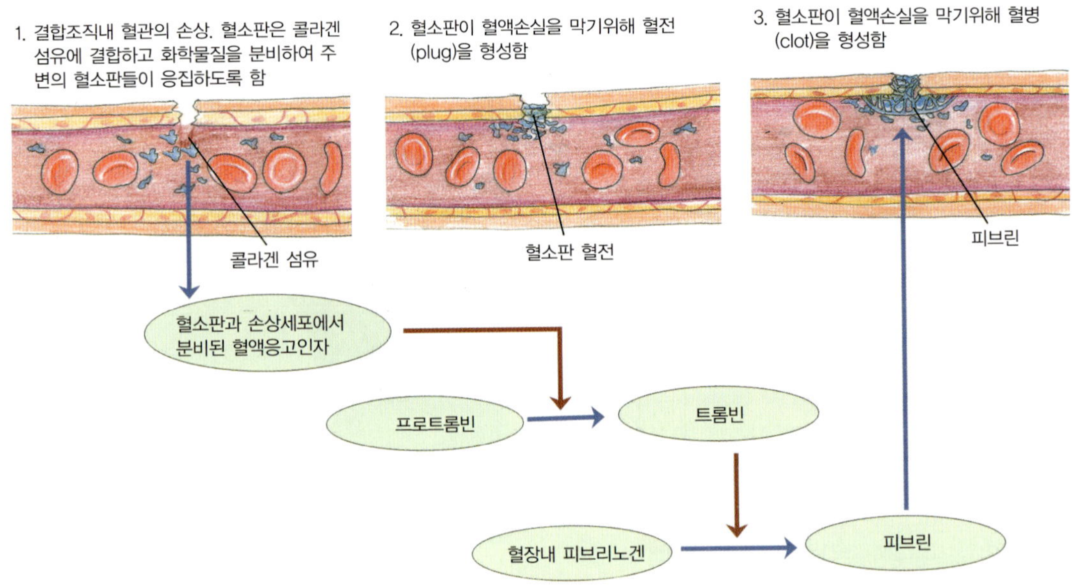

그림 13.31 혈액응고의 기전

13.31). 혈소판은 손상된 혈관벽의 콜라겐(collagen)섬유에 부착하여 주변의 혈소판을 동원하여 혈전(plug) 생성을 유발하는 물질을 분비한다. 이 플러그는 피브린(fibrin)에 의해 더 강화된다. 피브린은 피브리노겐이 트롬빈(thrombin)에 의해 전환되어 생긴 것이다. 혈액응고 과정에는 많은 인자들이 관여한다. 이들 인자 중 하나 또는 그 이상이 결여되면 손상후 지혈이 되지 않는다. 혈우병(hemophilia)은 혈액응고 인자 중 일부가 결여되어 생긴다. 또한 손상이 없는데 저절로 혈액응고가 일어나는 것을 방지하는 항응고 인자도 혈액 내 존재한다. 이런 장치 때문에 정상적인 혈류에서는 자발적인 혈액응고가 일어나지 않는다. 그러나 심장발작이나 뇌졸중과 같이 외상 없이 혈관이 막혀 일어나는 경우도 있다.

심각한 출혈시 수혈이 필요하다(그림 13.32). 수혈(blood transfusion)은 약 300년 전 동물의 피를 사람에게 수혈하려고 시도했던 것이 최초의 수혈로 기록되어 있다. 이런 시도는 결국 수혈 받은 사람을 사망에 이르게 했다. 후에 과학자들은 적혈구의 표면에 A와 B 두 종류의 응집원(agglutinogen)이 존재함을 알게 되었다. A형의 혈액형을 가진 사람은 적혈구 표면에 A항원을 가진다. 이 사람은 A 항원에 대한 항체를 가지지 않기 때문에 A형의 피를 수혈 받을 수 있다. 같은 원리로 B형 사람은

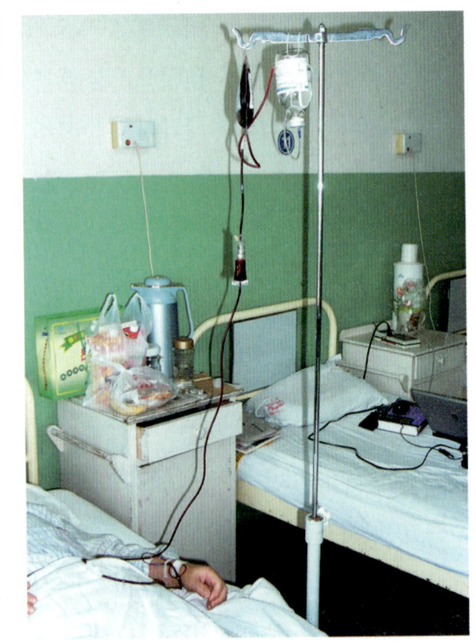

그림 13.32 수혈

표 13.1 ABO 혈액형과 수혈

혈액형	혈액세포의 항원	혈청내 항체	수혈할 수 있는 혈액형	수혈받을 수 있는 혈액형
O형	없음	항A와 항B 항체	O, A, B와 AB	O
A형	A	항B 항체	A와 AB	O와 A
B형	B	항A 항체	B와 AB	O와 B
AB형	A와 B	없음	AB	O, A, B와 AB

B 항원에 대한 항체를 생성하지 않는다. A형 혈액형의 사람이 B형의 피를 수혈받게 되면 수혈자의 몸에는 B 항원에 대한 항체를 가지고 있기 때문에 혈액응고가 일어난다. A와 B 항원 모두를 가지고 있지 않는 경우도 있는데 이런 사람을 O형이라고 한다. O형인 사람은 오직 O형의 혈액만을 수혈받을 수 있다. AB형은 A와 B 항원 모두를 가지는데 이 혈액형을 가진 사람은 다른 모든 혈액형(A, B, AB와 O)의 피를 수혈받을 수 있다. 표 13.1은 ABO 혈액형 유형과 수혈 가능 관계를 정리하여 보여 주고 있다.

혈액 순환계 이외에 인체는 림프계(lymphatic system)라는 또 다른 순환계를 가지고 있다. 림프계도 신체 전역에 분포하고 있으며 혈액 순환계와 여러 면에서 유사한 특징을 가진다. 림프계의 주요 기능은 감염에 대한 방어이다.

혈액 순환계의 다양성 모든 동물이 인간과 같은 혈액 순환계를 가지는 것만은 아니다. 영양분 수송체계의 복잡성은 그 동물의 구조적 복잡성을 반영한다. 히드라(hydra)와 같은 하등 동물의 몸은 방사 대칭이다. 체벽은 두 층의 세포 두께 정도로 중앙의 소화강을 감싸고 있다. 이 유기체는 순환계가 없지만(그림 13.33), 소화관으로부터 흡수된 영양분과 물은 쉽게 몸 전체 세포로 전달될 수 있다. 세포층의 수가 증가할수록 영양분 전달체계는 더욱 더 복잡해 진다. 순환계를 가지는 가장 하등한 동물은 수중 유형동물(nemertine)이다. 이 동물

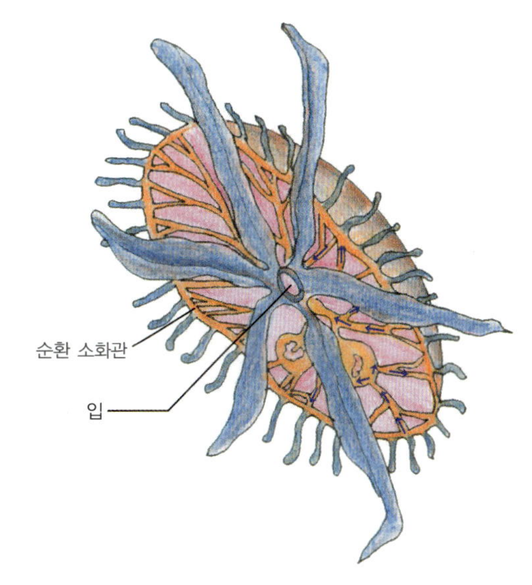

그림 13.33 하등 척추동물은 혈액 순환계를 가지지 않음

은 약 3 m까지 자랄 수 있다. 심장은 없고 혈관은 몸의 앞에서 뒤쪽 끝까지 달리지만 혈류의 방향은 무작위이다. 혈액의 색깔은 무색이고 혈구세포는 핵을 가지고 있다. 영양분은 혈관벽을 따라 확산에 의해 교환된다.

고등한 동물로 갈수록 단순확산을 통한 영양분의 공급에는 한계가 있기에 두 가지 형태의 순환계가 나타나기 시작한다. 하나는 개방(open)순환계이고 다른 하나는 폐쇄(closed)순환계이다. 곤충이나 연체동물과 같은 대부분의 무척추동물은 개방 순환계를 가지고 있어서 혈액과 체액 사이의 구분이 없다(그림 13.34). 체액은 혈림프(hemolymph)로 불린다. 하나 또는 다수의 심장이 혈림프를 혈

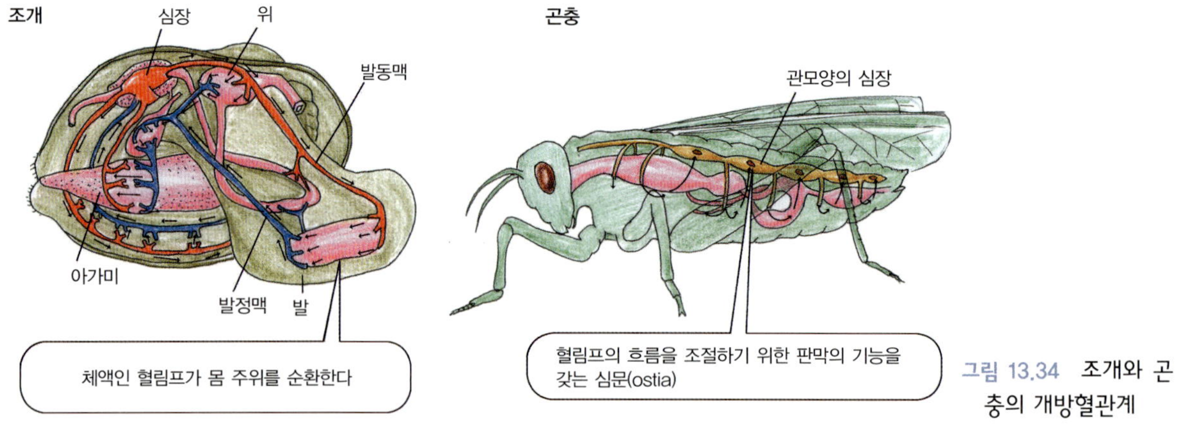

그림 13.34 조개와 곤충의 개방혈관계

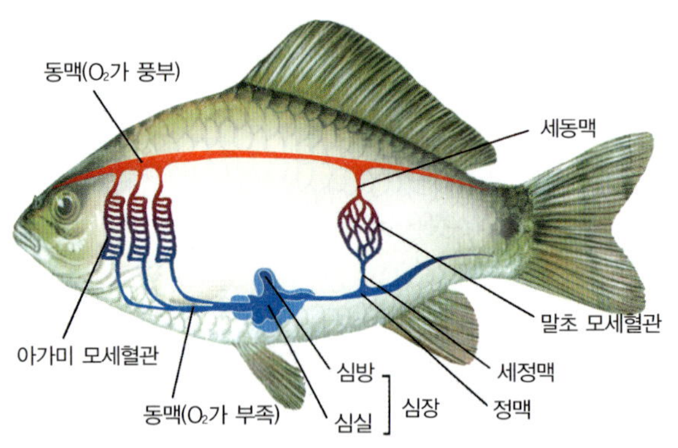

그림 13.35 어류의 단순한 폐쇄혈관계

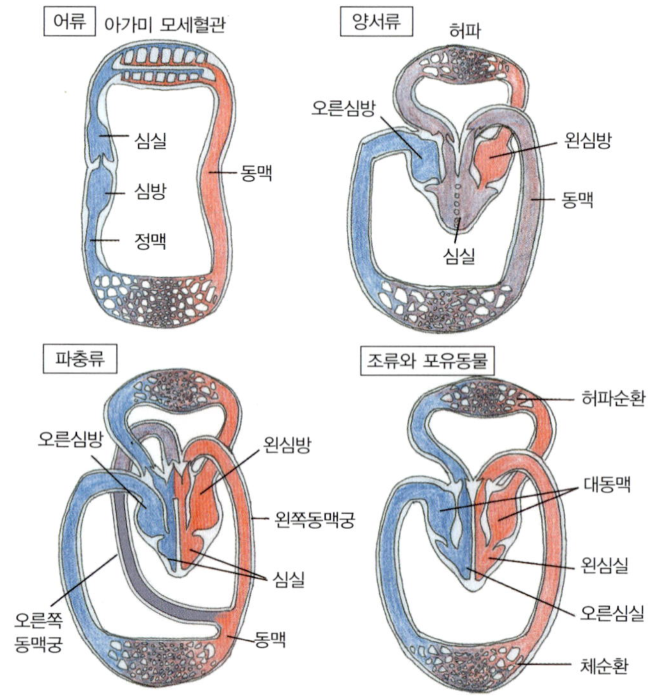

그림 13.36 다양한 척추동물의 순환기계 어류의 심장은 1심방 1심실로 되어 있다. 양서류는 2심방 1심실로 허파와 피부의 모세혈관을 거치는 순환경로와 다른 신체부위를 순환하는 경로가 있다. 파충류는 혈액이 혼합되는 2심방을 가지고 있고, 산소가 부족한 혈액은 허파를 거치고 산소가 풍부한 혈액은 몸의 나머지 부위를 순환한다. 조류와 포유류는 두 개의 분리된 심방과 두 개의 심실을 가지고 있다.

관을 통해 물질이 교환되는 심문(sinus)으로 이동시킨다. 심장이 이완되면 혈림프는 심문(ostia)을 통해 심장으로 되돌아 온다.

대부분의 척추동물은 폐쇄순환계를 가지기 때문에 혈액이 혈관 내로만 흐르고 체액과는 구분된다. 어류에서 심장은 1심방 1심실이다(그림 13.35). 심실은 산소가 부족한 혈액을 동맥을 통해 아가미로 보내 산소를 획득하고 이산화탄소를 배출하도록 한다. 산소가 풍부한 혈액은 아가미 모세혈관으로부터 큰 혈관으로 모아져 몸의 다른 부분으로 수송된다. 산소가 부족한 혈액은 모세혈관을 통해 정맥으로 모아진 후 심방으로 들어간다. 양서류는 수생과 육상 척추동물의 중간 성격의 순환계를 가진다. 심장은 2심방 1심실이다. 허파와 피부의 모세혈관은 어류 아가미의 모세혈관과 같은 기능을 수행한다. 심실의 펌프작용에 의해 혈액이 허파와 피부의 모세혈관 시스템으로 보내진다. 이 두 시스템이 섞여있기 때문에, O_2 수송의 효율성은 그리 높지 않다. 조류와 포유동물은 두 개의 심실을 가지고 있다. 하나는 혈액을 전신의 모세혈관으로 보내는 작용을 하고, 다른 하나는 허파의 모세혈관으로 보내는 작용을 한다. 조류와 포유동물에서 피부의 모세혈관의 산소공급 기능은 퇴화되었다. 두 개의 심실을 가지는 체계가 영양분과 가스교환에 매우 효율적이다(그림 13.36).

수분균형과 노폐물의 배설

물은 동물 무게의 70%이상을 차지한다. 물은 세포에서 주요한 분자 구성체이자 체액의 주요 용매이기도 하다. 인체의 주요한 체액으로는 혈액(blood), 림프액(lymph), 세포간질액(interstitial fluid)이 있다. 땀과 눈물도 체액에서 만들어진다. 동물에서 일어나는 생화학적 반응의 대부분은 수용성 용액 내에서 일어나고 또한 물은 많은 생화학적 반응에 관여한다. 그러므로 동물에서 수분균형을 조절하는 기관계를 갖는다는 것은 중요하다. 수용액 내의 용질의 균형 또한 동일하게 중요하다. 몸의 수분 양과 용질의 조성을 조절하는 것을 삼투조절(osmoregulation)이라고 한다. 삼투조절은 일차적으로 체액과 외부환경간의 용질 이동에 영향을 받는다. 각기 다른 환경(예. 해수, 담수, 육지)에 사는 종들은 체내 수분량, 용질의 조성과 삼투조절 기전이 다르다. 동물들은 끊임없이 대사산물, 물, 용질의 불균형 등을 만들어 내기 때문에, 노폐물들을 제거하는 것이 삼투조절의 중요한 부분으로 자리잡고 있다.

수분균형 인간과 다른 육상 동물들은 음식과 식음을 통해 수분을 공급받는다. 수분은 배설, 호흡, 땀 등을 통해 손실된다. 전체적인 용질과 수분의 균형은 수분의 획득과 손실이 평형상태에 이르렀을 때 이루어진다. 육상동물들은 물과 용질을 항상 접하는 것이 아니므로 내부에 수분을 보존하는 장치를 가진다. 예를 들면, 사람의 경우 큰창자가 소화된 음식물로부터 수분을 흡수한다. 낙타(camel)는 건조한 환경에서 생존할 수 있는 능력을 가진다. 낙타는 많은 양의 물을 저장할 수 있다. 이 동물은 34일 동안 물 없이 살 수 있으며 몸무게의 30%에 이르는 수분이 손실되더라도 살 수 있다. 반면, 사람은 몸무게의 12%가 탈수하게 되면 사망에 이른다.

낙타의 극단적인 탈수상태에서도 생존할 수 있는 예외적인 능력은 생리학적 적응과 변형의 결과이다. 첫째, 수분이 부족해 혈액이 진해지면 주변의 조직으로부터 물을 흡수해 보충한다. 따라서 혈액순환이 손상되지 않는다. 둘째는 적혈구의 크기가 작아서 혈액의 점성이 높은 상태에서도 혈류를 따라 이동이 가능하여 산소를 운반할 수 있다. 셋째, 낙타는 이전의 수분손실을 보충하기 위해 많은 양의 물을 마신다. 낙타는 수 분 안에 약 100리터 이상의 물을 마실 수 있다. 만일 다른 동물이 이처럼 물을 마시게 되면 삼투압의 불균형을 초래할 것이다. 낙타가 이렇게 할 수 있는 것은 물을 위나 장에서 매우 천천히 흡수하여 평형에 이르는 시간을 두기 때문이다. 더우기 낙타의 적혈구는 용혈이 되지 않고도 약 240%까지 증가할 수 있다(일반적으로 적혈구는 150%까지 증가될 수 있다). 넷째, 수분 감소를 최소화하기 위해 콩팥은 소변을 바닷물의 염류 농도의 두 배까지 농축시킬 수 있다. 다섯째, 낙타는 분변으로부터도 수분을 추출할 수 있다. 낙타의 분변은 배변되자 마자 바로 연료로 사용될 수 있다. 마지막으로 낙타는 체온이 34~40도 범위에서 변한다. 추운 사막의 밤에는 34도를 유지하다가 낮에 더워지면 체온이 약 40도까지 올라간다. 따라서 사람처럼 체온조절을 위해 땀을 배출하지 않아도 된다.

수분균형 조절은 양서류와 수생동물간에 차이

해수를 삼킴
두꺼운 비늘과 축적지방이
피부를 통한 수분의 손실
을 줄임
아가미를 통해
염류배출
소변을 통해 염류와 소량
의 물을 배출
해수어

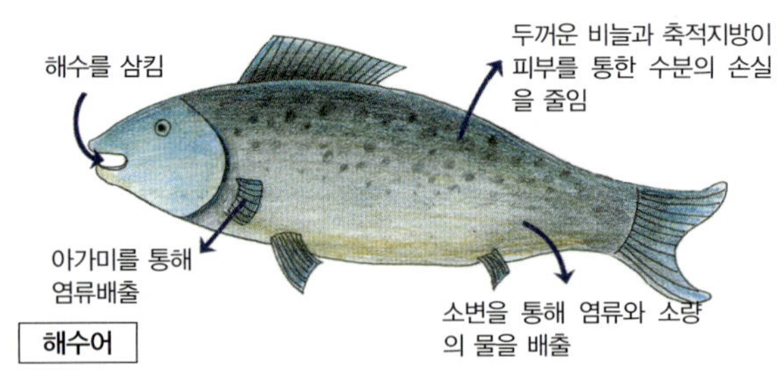

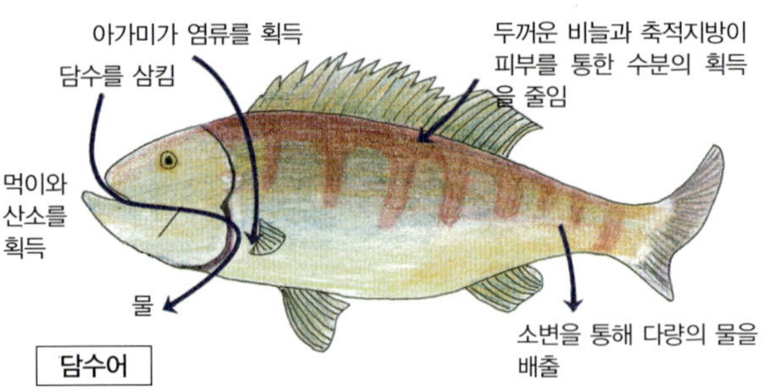

그림 13.37 해수어와 담수어의 삼투조절

가 있다. 양서류는 피부를 통해서도 산소를 획득하기 때문에 산소를 녹이기 위해선 피부가 젖어있어야 한다. 피부에서의 수분 손실을 막기 위해 대부분의 양서류 피부는 왁스물질로 덮여 있다. 반면, 수생생물은 항상 물과 접하기 때문에 수분공급 자체는 문제가 되지 않고, 용질의 농도를 조절하는 것이 문제가 된다. 대부분 수생 무척추동물과 하등 척추동물은 체내 전체 염류농도를 해수의 염류농도에 맞춰 유지한다. 이런 동물들을 삼투순응자(osmoconformer)라고 한다. 이들은 물과 무기물을 피부 표피에 존재하는 수송펌프(transport pump)를 통해 교환한다. 수송펌프는 체내의 총 삼투성(total osmolarity)이 외부환경과 같아질 때까지 작동을 한다. 그러나 체내 개별 염류의 농도가 해수의 것과 동일하지는 않다. 해수 환경에 순응된 삼투순응자를 담수환경에 놓게 되면 삼투불균형으로 바로 죽게 될 것이다.

보다 발달한 해수 척추동물은 삼투조절자(osmoregulator)이다. 몸이 해수보다 낮은 삼투압을 유지한다. 따라서 수분과 염류 균형을 조절할 수 있는 능동적인 체계를 가진다. 삼투로 인해 과잉의 염류가 유입되는 것을 막기 위해 이들 동물은 많은 양의 해수를 삼킨 후 아가미의 능동적 수송 기능을 통해 염류를 외부로 배출한다(그림 13.37). 상어와 같은 동물은 염을 분비하는 샘(gland)이 있고 체액에 농축된 소변이 함유되어 있어서 해수의 높은 삼투압으로 생길 수 있는 삼투차를 상쇄한다.

담수 환경에 사는 동물들은 해수 동물과는 반대의 상황에 처하게 된다. 오히려 체내가 외부 환경보다 높은 삼투압을 가진다. 염류 상실과 과잉의 수분의 유입을 막기 위해 담수어는 많은 양의 물을 배출하고 음식물에 함유되어 있는 염류를 섭취한다. 연어(salmon)는 생애의 시기에 따라 담수와 해수 모두에서 살 수 있다. 이 동물에서는 그 때마다 섭식과 배설의 기전이 상황에 맞춰진다. 연어는 바다에 살 때는 많은 양의 해수를 마시고 아가미를 통해 염류를 배출시킨다. 반면, 담수에 살 경우 물을 거의 섭취하지 않는데 대신 많은 양의 희석된 소변을 만들어 내며 아가미는 환경으로부터 염류를 흡수한다.

배설 앞서도 언급했지만 동물에서 대사의 결과 다양한 노폐물이 생기는데 독성이 있는 물질이 발생하기도 하고, 생성물이 염류의 균형을 깨기도 한다. 노폐물을 배출하고 수분균형을 유지하기 위해 동물은 종에 따라 다양한 배설기관을 가지고 있다. 대부분의 대사산물에는 질소가 포함되어 있다. 질소노폐물은 주로 아미노산과 핵산의 대사 결과 발생하며 수생동물은 암모니아(ammonia)의 형태로 육상동물은 요소(urea)의 형태로 배출한다(그림 13.38). 동물에서 노폐물의 배출은 체액의 수집, 여과, 재흡수, 분비 및 배설의 여러 단계로 구성된다.

인간을 포함한 육상 생물은 배설기관이 두 개의

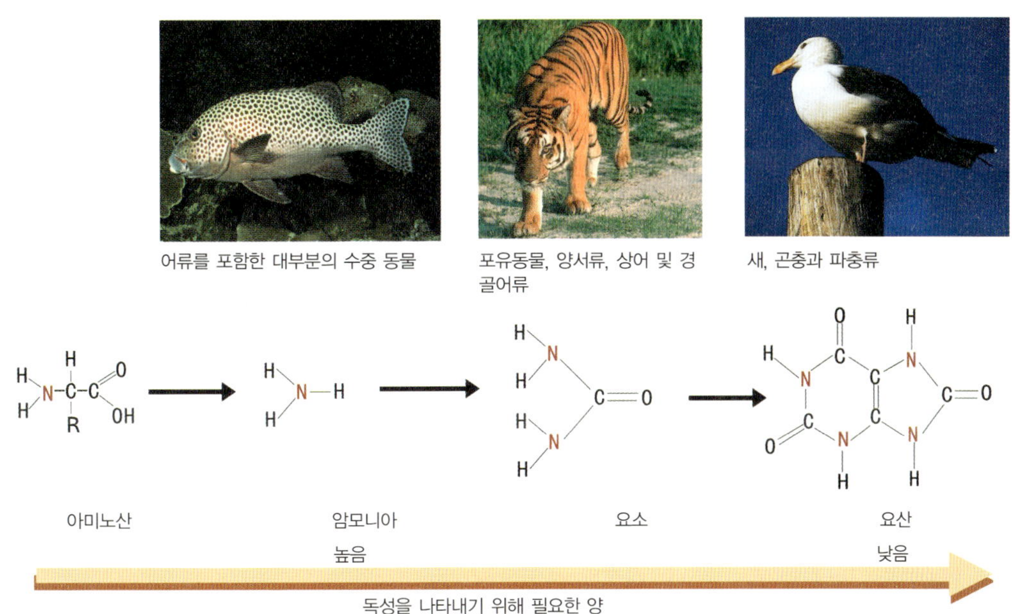

그림 13.38 다른 동물군에서 질소 노폐물

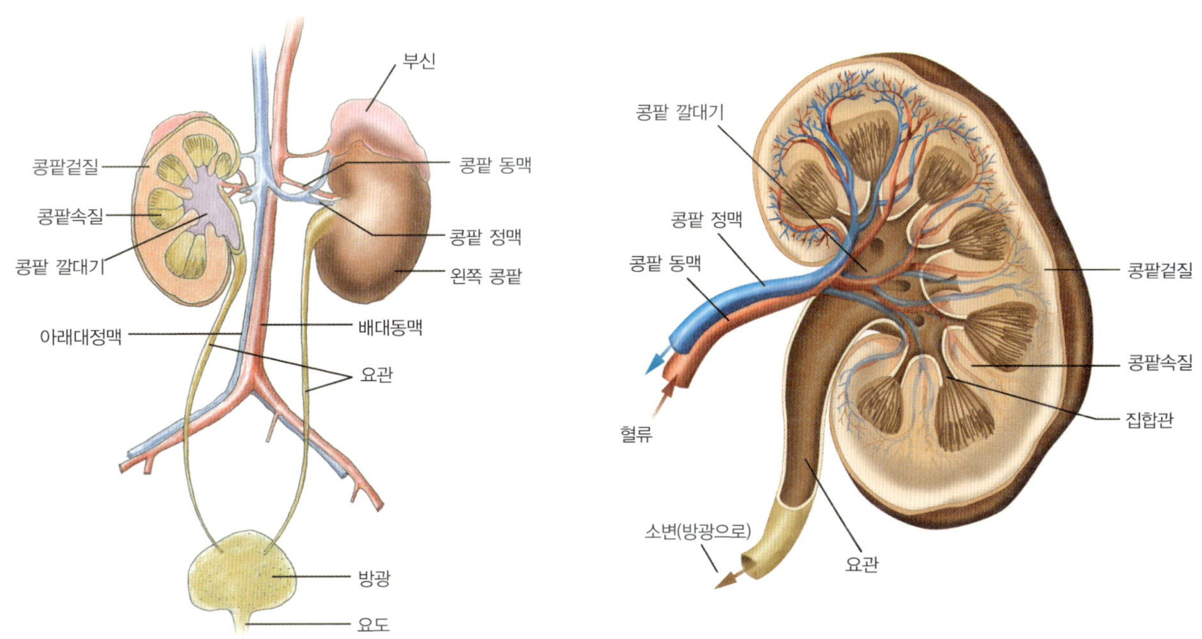

그림 13.39 인간의 배설기계

그림 13.40 인간의 콩팥

콩팥과 두 개의 요관, 방광과 요도로 구성된다(그림 13.39). 인간에서 콩팥(신장, kidney)은 콩모양이며 주먹하나 정도의 크기이다. 하나의 콩팥동맥(renal artery)과 하나의 콩팥정맥(renal vein)을 통해 콩팥에 혈액이 공급되고 회수된다. 각각의 콩팥으로부터 요관(ureter)이 나오는데 콩팥에서 만들어진 소변을 방광으로 운반하는 기능을 한다. 배뇨시 소변은 방광에서 요도(urethra)를 통해 외부로 배출된다.

각각의 콩팥은 바깥쪽의 겉질과 안쪽의 속질로

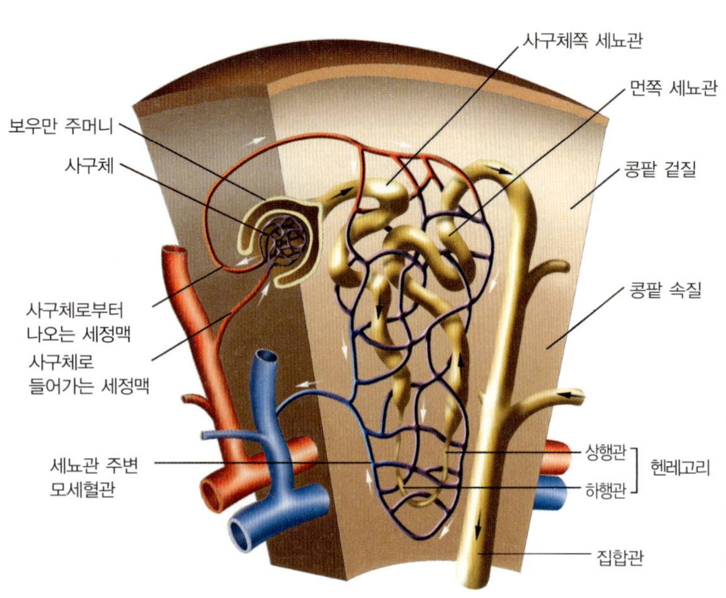

그림 13.41 콩팥에서 소변의 생성

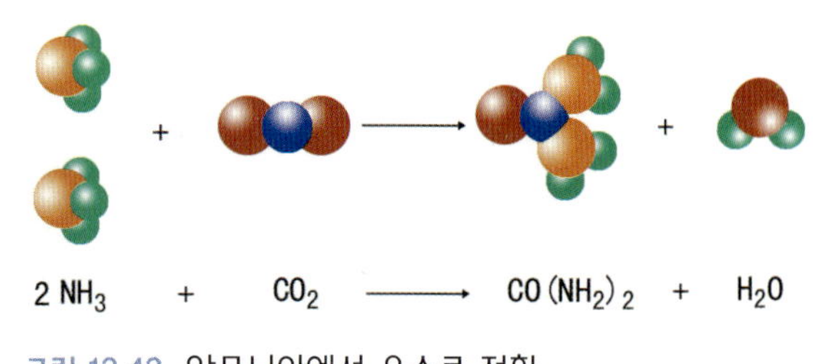

그림 13.42 암모니아에서 요소로 전환

구성된다(그림 13.40). 두 부위에 약 80 km에 달하는 미세 소관이 존재한다. 이 소관은 모세혈관과 서로 밀접하게 얽혀 있다. 휴식을 취하고 있을 때 심장에서 나오는 혈액의 20%가 콩팥으로 간다. 총 혈액량이 5 L정도 이지만 심장이 콩팥으로 보내는 혈액의 양은 하루 1,000-2,000 L 정도가 된다. 이 중 약 180 L정도의 혈액을 콩팥이 처리한다. 180 L 중 대부분은 재흡수되어 혈액으로 되돌아 가고, 약 1.5 L정도가 방광으로 가게 된다.

실질적으로 체액의 교환과 여과가 일어나는 장소는 네프론(nephron)과 여기에 관련된 관들이다. 네프론은 콩팥의 기능적 단위이다. 각각의 네프론은 하나의 긴 세뇨관과 모세혈관의 뭉치인 사구체(토리, glomerulus)로 구성된다(그림 13.41). 사구체를 감싸는 컵모양의 주머니를 보우만 주머니(Bowman's capsule)이라고 한다. 혈액이 콩팥동맥을 통해 네프론으로 들어오면 혈압이 물과 염류를 사구체에서 보우만 주머니의 내강으로 밀어낸다. 이 여과 과정은 물질에 대해 비특이적으로 일어난다. 여과된 액체는 사구체쪽 세뇨관(근위세뇨관, proximal tubule), 헨레고리(loop of Henle), 먼쪽 세뇨관(원위세뇨관, distal tubule)을 거쳐 집합관으로 흘러간다. 여과액이 이 세 개의 관을 지날 때 재흡수, 분비와 농축이 일어난다. 사구체쪽 세뇨관은 NaCl, 포도당, 비타민과 아미노산을 능동수송으로 흡수하고, K^+, HCO_3^-는 수동수송에 의해 콩팥겉질로 다시 돌아가게 된다. 암모니아는 세포간질액에서 사구체쪽 세뇨관으로 능동수송으로 들어가고 세포간질액은 세뇨관주위모세혈관으로 흡수된다. 여과액이 헨레고리를 통과하면서 더 많은 물과 NaCl이 콩팥속질의 세포간질액으로 재흡수된다. 아래로 내려가는 부위에서는 주로 물이 재흡수되고 올라오는 부위에서는 NaCl이 재흡수 된다. 먼쪽세뇨관이 콩팥겉질에 이르면, 사구체쪽 세뇨관에서 일어나는 과정과 유사한 과정을 통해 NaCl, 물과 HCO_3^-이 추가로 흡수된다. 농축된 체액은 집합관을 통과하는데 여기서 추가적인 NaCl의 재흡수가 이루어지면서 여과액이 콩팥깔대기(신우, renal pelvis)로 이동한다. 이러한 과정을 지나면서 여과액은 요소(urea)가 농축된 소변이 된다. 콩팥 내에서 요소에 대한 농도경사를 줄이고 수분을 보존하기 위해 요소의 일부가 콩팥속질의 세포간질액으로 재흡수된다. 콩팥깔대기 내의 소변은 요관을 통해 방광으로 보내지고 요도를 통해 배설될 때까지 저장된다.

콩팥 외에 간(liver)도 배설에 중요한 역할을 한

다. 육상 동물에서 간은 해로운 암모니아를 덜 해로운 요소로 바꾸어 줌으로 신장의 기능을 도와준다(그림 13.42). 간은 또한 알코올이나 약물과 같은 독성 물질을 콩팥에서 배설하기 전에 불활성화시키거나 독성이 약한 형태로 전환시킨다.

인간을 비롯한 다른 동물의 배설기는 다양한 배설기 중 하나이다. 배설기관으로 원생생물의 수축포, 편형동물의 원신관, 환형동물의 후신관, 곤충의 말피기세관 등이 있다.

13.3 화학적 신호전달, 신경계, 그리고 움직임

앞 절에서 우리는 동물의 구조와 기능이 모든 수준에서 서로 통합되어 있다는 것을 보았다. 내부환경과 외부환경간의 상호작용의 조절, 내부환경의 안정성 유지 등은 모두 화학적 신호를 통해 이루어진다. 외부환경은 끊임없이 변하고 때로는 예측하지 못하는 급격한 변화를 경험하기도 한다. 동물은 외부환경으로부터 오는 다양한 자극에 대해 반응할 수 있는 생리적인 기전을 가지고 있다. 이와 관련된 모든 조절은 구조적 기능적으로 연관된 두 개의 기관계, 즉 신경계와 내분비계에 의해 수행된다. 내분비계는 호르몬을 분비시켜 표적기관이나 세포의 기능을 조절하며, 신경계는 외부로부터 신호를 받아 특수하게 분화된 신경세포(neuron)에 의해 신호를 전달함을 통해 조절 기능을 수행한다. 내분비계는 비교적 느리게 작용하는 반면, 신경계는 매우 빠르게 반응하고 작용한다. 이 두 기관계가 상호 협동하여 동물은 외부환경의 변화에 적절하게 적응하고 반응함으로써 내적 안정성을 유지할 수 있게 된다.

동물 호르몬과 화학적 신호의 전달

식물에서도 살펴보았지만 동물에서의 호르몬도 신체의 일부에서 생성되어 표적이 되는 다른 조직이나 세포로 이동하여 작용하는 화학적 전달자이다. 호르몬은 매우 적은 양이 존재하지만 성장, 분화, 행동조절 등의 다양한 생리학적 기능들을 조

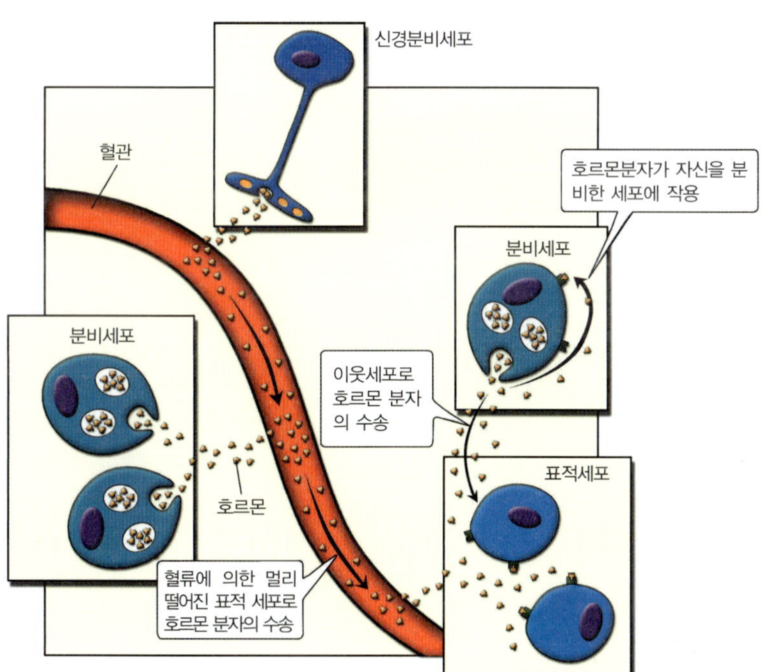

그림 13.43 동물에서 화학적 신호전달

절한다. 호르몬 마다 고유의 표적 세포, 조직 또는 기관이 있다. 분비하고 작용하는 표적 세포에 따라 호르몬을 자가분비(autocrine), 측분비(paracrine) 내분비(endocrine)의 세 가지 유형으로 나눌 수 있다. 자가분비 호르몬은 분비된 세포에 영향을 미치는 호르몬이고, 측분비 호르몬은 분비세포의 근처에 있는 세포에 작용한다. 내분비 호르몬은 분비된 곳에서 멀리 떨어진 곳의 조직이나 세포에 작용하는 호르몬이다(그림 13.43).

모든 동물은 호르몬을 생성한다. 하등 동물인 히드라도 유성 및 무성생식을 조절하기 위해 호르몬을 분비한다. 연체동물은 난자를 성숙시키고 생식을 하는 시기에는 섭식과 이동을 억제하도록 하는 호르몬을 가지고 있다. 갑각류도 대사, 성장과 생식을 조절하는 호르몬을 분비한다. 동물 호르몬의 효과에 대한 전형적인 예는 곤충이 알에서 부화하여 애벌레(larva)를 거쳐 성충이 되는 과정이다. 이 과정을 변태(metamorphosis)라 하며 호르

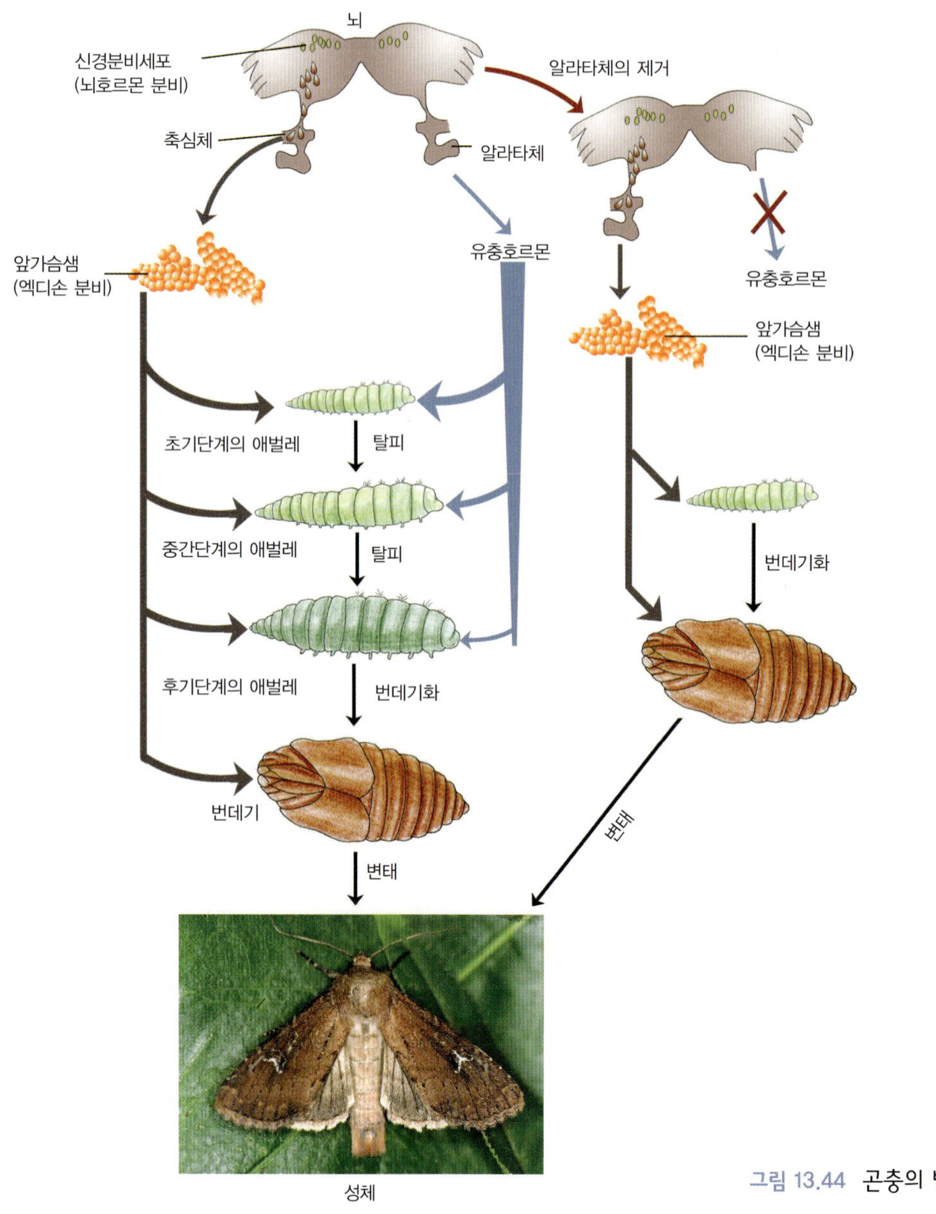

그림 13.44 곤충의 발달에서 호르몬 조절

몬에 의해 조절된다. 누에(silkworm)를 예로 들어 보자. 전형적으로 누에의 애벌레는 번데기(pupa)가 되기 전에 외골격 허물을 몇 차례 벗는다. 겨울에 번데기 시기를 보내는데 이 시기에는 에너지를 보존하기 위해 기본적인 대사만을 수행한다. 그리고 봄철에는 번데기의 껍질을 벗고 성체가 된다. 누에와 다른 곤충들에서 변태는 뇌호르몬(brain hormone), 엑디손(ecdysone)과 유충호르몬(juvenile hormone)의 세 가지 호르몬에 의해 조절된다. 뇌호르몬은 뇌의 신경분비세포에서 만들어지며 측심체(corpus cardiacum)에 저장되어 있다가 필요시 분비된다. 뇌호르몬은 주요 표적 기관인 앞가슴샘(prothoracic gland)에 작용하여 엑디손 분비를 유도한다. 엑디손은 탈피를 돕고 번데기와 성체가 되는 과정을 촉진한다. 그러나 뇌호르몬과 엑디손 작용의 균형은 제 3의 호르몬인 유충호르몬에 의해 조절이 된다. 이 호르몬은 알라타체(corpus allatum)라는 뇌의 일부가 팽창한 기관에서 분비된다. 이름에서 암시하는 대로 유충호르몬은 유충시기를 지속시키는 호르몬이다. 두 호르몬의 작용의 균형은 유충호르몬의 농도에 의존한다. 유충호르몬의 농도가 높으면, 엑디손 작용이 우세하여 탈피를 한다. 따라서 보다 큰 유충이 생기게 된다. 유충호르몬이 일정 수준 아래로 떨어질 경우 번데기화가 진행된다. 일단 번데기가 형성되면 유충호르몬은 영향을 끼치지 못하게 되어 엑디손만의 작용으로 번데기에서 성충으로 변태를 하게 된다. 이 예가 그림 13.44에 잘 나타나 있다.

곤충의 변태에 대한 호르몬의 조절은 20세기 중반 캠브리지 대학의 빈센트 위글스워스(Vincent B. Wigglesworth)에 의해 행해진 독창적인 실험에 의해 처음 밝혀졌다. 위글스워스는 알라타체를 초기 유충에서 얻어 후기 유충에 이식하였다. 이식을 받은 유충은 정상적으로 탈피를 하였으나 번데기로 가지 않고 다만 크기가 커질 뿐이었다. 알라타체가 유충호르몬을 분비하므로 이 실험은 번데기 형성에 있어서 엑디손에 대한 유충호르몬의 우세 효과를 보여주는 것이다. 두 번째 실험에서 그는 유충의 앞가슴샘의 바로 뒤를 실로 묶었다. 실로 묶은 부위의 앞쪽은 정상적으로 번데기로 변했는데 뒤쪽은 여전히 유충상태로 남아있었다. 두 부분의 차이는 엑디손이 뒤 부분으로 이동하지 못해서 일어난 것이다. 세 번째 실험에서 위글스워스는 유충호르몬을 성충의 외골격에 적용하였다. 호르몬의 영향을 받은 부위는 탈피를 하였고 유충상태로 퇴행하였다. 이러한 일련의 실험들은 곤충의 변태가 호르몬들간의 협동 작용에 의해 일어남을 잘 보여 주고 있다. 수 많은 살충제들이 번데기 형성이나 유충의 성숙을 막기 위해 곤충의 번식을 조절하는 유충호르몬의 구조와 기능을 토대로 개발되었다.

인간을 비롯한 다른 척추동물들의 내분비 호르몬은 신체 여러 부위에 흩어져 존재하는 여러 내

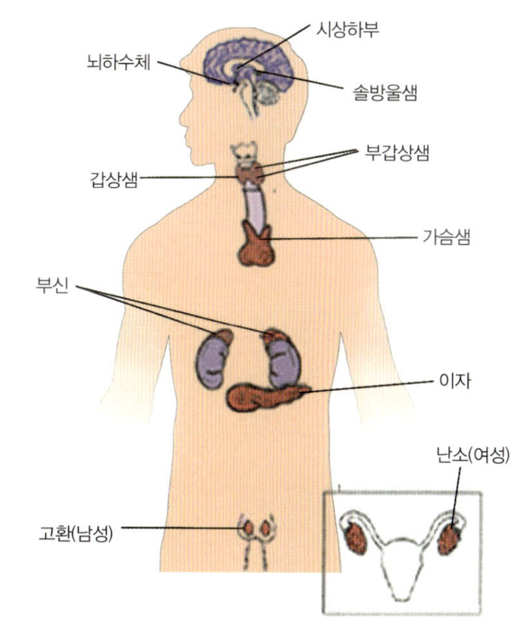

그림 13.45 인간의 주요 내분비샘

표 13.2 인간의 주요 내분비 샘과 호르몬

분비샘	호르몬	화학적 분류	표적	주요기능	조절요소
시상하부	분비 또는 억제 호르몬	펩티드	뇌하수체	뇌하수체 호르몬의 조절과 분비	
뇌하수체 전엽	갑상샘자극호르몬(TSH)	당단백질	갑상샘	갑상샘호르몬의 분비	시상하부호르몬과 T_4
	부신겉질자극호르몬(ACTH)	펩티드	부신겉질	글루코코르티코이드 분비 촉진	시상하부호르몬과 글루코코르티코이드
	황체형성호르몬(LH)	당단백질	난소와 고환	성호르몬의 생산 촉진	시상하부호르몬
	난포자극호르몬(FSH)	당단백질	난소와 고환	난자와 정자의 생성과 성숙	시상하부호르몬
	성장호르몬(GH)	단백질	뼈, 간, 근육	단백질 합성과 조직 성장 촉진	시상하부호르몬
	프로락틴	단백질	유방	젖생산과 분비촉진	시상하부호르몬
	멜라닌세포 촉진호르몬	펩티드	멜라닌 세포	피부세포의 색깔조절	시상하부호르몬
뇌하수체 후엽	옥시토신	펩티드	자궁과 유방	자궁수축, 젖 분비	신경계
	항이뇨호르몬(ADH)	펩티드	콩팥	물의 재흡수 촉진	물/염류 균형
갑상샘	삼요오드티로닌(T_3), 티록신(T_4)	아민	다양한 조직	대사촉진	TSH
	칼시토닌	펩티드	뼈와 혈액	뼈의 형성촉진과 혈액내 Ca^{2+}낮춤	혈중 Ca^{2+}
부갑상샘	부갑상샘호르몬(PTH)	펩티드	뼈와 혈액	혈액내 Ca^{2+} 높임	혈중 Ca^{2+}
가슴샘	티모신	펩티드	면역계	T 림프구의 촉진	
이자	인슐린	단백질	근육, 간, 지방조직	혈당을 낮춤	혈당
	글루카곤	단백질	간과 지방조직	혈당을 높임	혈당
	소마토스타틴	펩티드	소화관과 이자	인슐린과 글루카곤 분비억제	혈당
부신속질	에피네프린, 노르에피네프린	아민	심장, 혈관, 간과 지방조직	에너지 반응 활성, 심박동과 혈당 증가, 혈관수축	신경계
부신겉질	글루코코르티코이드	스테로이드	근육, 면역계	에너지 반응 활성화, 당대사 낮춤, 지방과 단백질 대사를 높임, 알레르기 반응 감소	ACTH
	염류코르티코이드	스테로이드	콩팥	칼륨의 분비와 나트륨의 재흡수	혈중 칼륨과 나트륨 농도
솔방울샘	멜라토닌	아민	시상하부	생체리듬조절과 성호르몬 분비 억제	빛과 광주기
난소	에스트로겐, 프로게스테론	스테로이드	젖샘, 여성생식기관	자궁벽 성장촉진, 여성의 이차 성징 형성	FSH와 LH
고환	안드로겐	스테로이드	다양한 조직과 기관	정자형성촉진, 남성의 이차 성징 형성	FSH와 LH

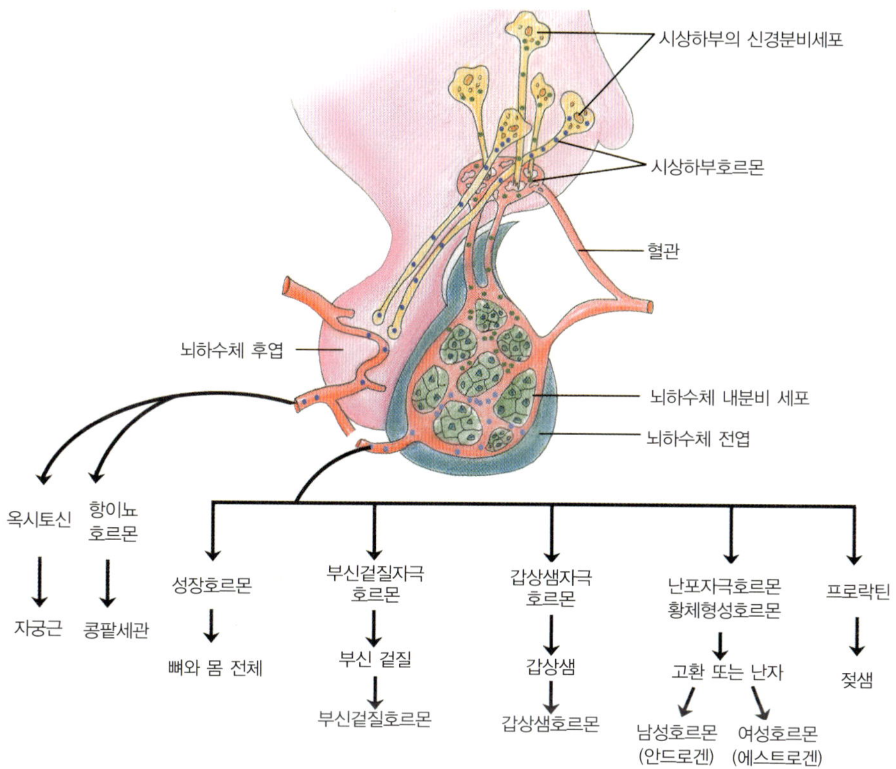

그림 13.46 인간의 시상하부와 뇌하수체에서 분비되는 호르몬

분비샘에서 분비된다. 인간의 주요 내분비샘으로는 시상하부, 송방울샘, 뇌하수체, 갑상샘, 부갑상샘, 가슴샘, 부신, 이자와 생식샘(여성의 난소, 남성의 고환)이 있다(그림 13.45). 표 13.2에는 주요 내분비샘이 분비하는 호르몬들과 호르몬의 화학적 특성, 표적기관, 주요 기능 등이 정리되어 있다. 이외에도 위, 작은창자와 심장 등도 소화, 흡수, 분비와 순환을 돕는 호르몬을 분비한다.

시상하부(hypothalamus)는 인간의 내분비계를 조절하는 중추이다. 시상하부는 내분비계와 신경계를 통합한다. 신체와 외부환경으로부터 신경을 통해 정보를 받은 후 시상하부는 뇌하수체로 신호를 분비한다. 뇌하수체(pituitary)는 전엽과 후엽으로 나뉜다. 전엽은 샘뇌하수체(adenohypophysis)라고도 하며 다양한 호르몬들을 혈액 내로 분비한다(그림 13.46). 예를 들면 시상하부에서 기온이 차다는 것을 감지하면 그 신호를 뇌하수체 전엽으로 보내 갑상샘 자극호르몬(thyroid stimulating hormone, TSH)의 합성을 촉진한다. 이 호르몬은 다시 갑상샘을 자극해서 티록신(thyroxine, T_4)과 삼요오드티로닌(triiodothyronine, T_3)을 분비시킨다. 이 두 호르몬은 당과 지방의 산화를 촉진하여 체온을 유지할 열을 발생시킨다. 혈중 T_4의 농도가 너무 높으면 TSH의 합성을 억제한다(그림 13.47). 이와 같은 되먹임(feedback) 기전이 분비되는 호르몬을 적정농도로 유지한다. 뇌하수체 후엽은 신경뇌하수체(neurohypophysis)라고도 하며 옥시토신(oxytocin)과 항이뇨호르몬(antidiuretic hormone)을 분비한다. 옥시토신은 분만시 자궁근육 수축을 유도하고 수유시 젖샘에서 젖이 나오도록 한다. 항이뇨호르몬은 바소프레신(vasopressin)이라고도 하며, 콩팥에 작용하여 물의 재흡수를 촉진시켜 소변의 양을 감소시키는 역할을 한다.

혈당의 조절이 내분비계에 의해 이루어 진다는 것은 잘 알려져 있다. 혈액내 포도당 농도를 일정하게 유지하는 것은 매우 중요하며 사람의 경우

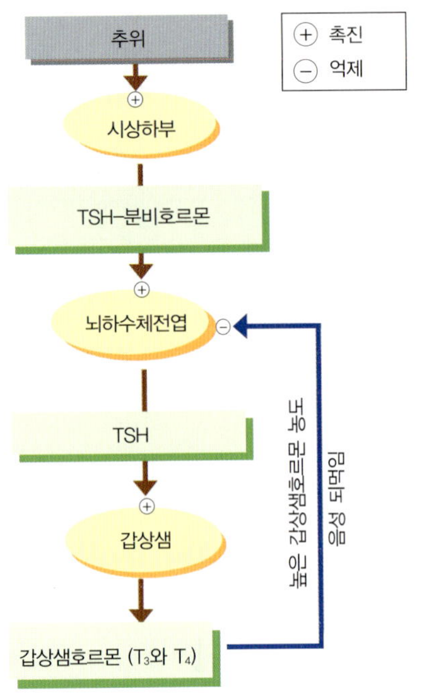

그림 13.47 갑상선 호르몬의 음성되먹임 조절

약 0.9mg/mL(90mg/dL)로 유지된다. 식사를 한 후처럼 혈당이 높아지면 이자의 베타(β)세포에서 인슐린(insulin) 분비가 촉진된다. 인슐린은 (1) 간에서 글리코겐 분해를 억제하거나 아미노산과 글리세롤의 포도당으로 전환을 중단시킴으로써 포도당생성 속도를 낮추고 (2) 혈액에서 세포로의 포도당 이동을 촉진한다. 반대로 배가 고플 때처럼, 혈당이 낮을 때는 이자의 알파(α)세포에서 글루카곤(glucagon)이 분비된다. 글루카곤은 간에서 글리코겐의 가수분해를 촉진하고 아미노산과 글리세롤을 포도당으로 전환시킨다. 인슐린과 글루카곤간의 상호작용으로 인해 안정된 포도당 공급이 유지된다. 장기적인 기아상태(starvation)가 되면, 부신(adrenal gland)에서 에피네프린(epinephrine)을 분비하여 시상하부로 부신겉질자극호르몬(adrenocorticotropic hormone, ACTH)을 분비하게 한다. 이 호르몬은 다시 부신겉질을 자극하여 글루코코르티코이드(glucocorticoid)를 분비하도록 한다. 글루코코르티코이드는 단백질과 지방의 분해를 촉진하고 에너지가 풍부한 대사산물의 포

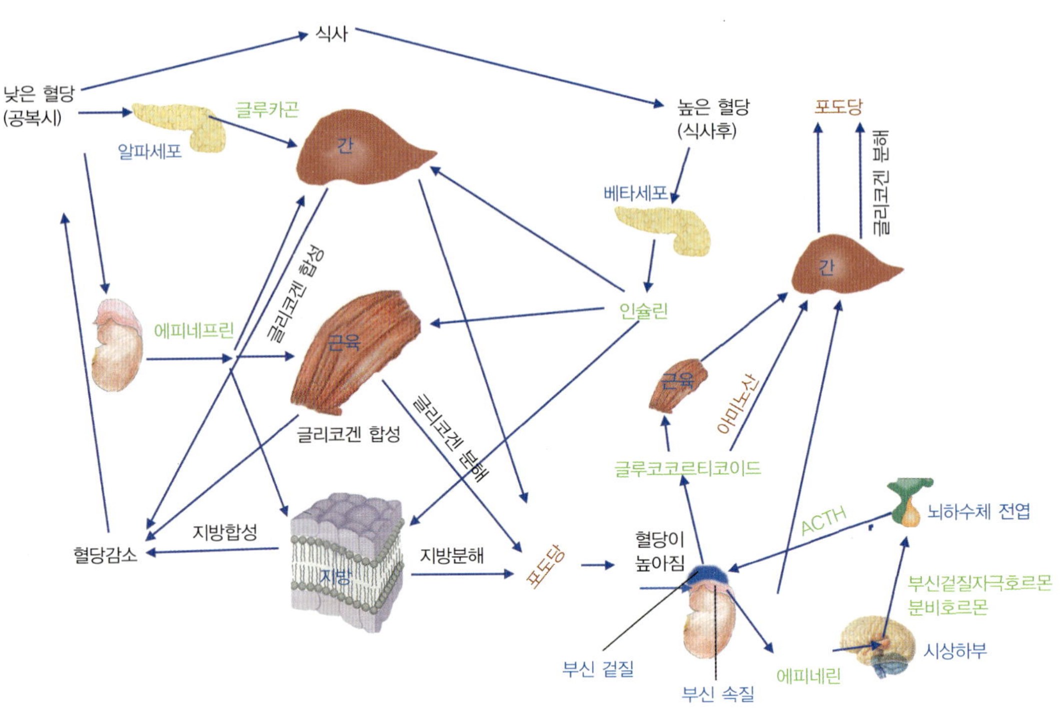

그림 13.48 호르몬에 의한 혈당조절

도당으로의 전환을 촉진한다(그림 13.48). 솔방울샘(pineal gland)은 생체리듬의 조절에 관여하고 부갑상샘은 칼슘농도 조절에 그리고 생식샘은 성호르몬 분비조절, 성장과 발달 및 생식주기와 성행동 조절에 관여한다.

화학적 신호전달의 기전 호르몬은 두 가지 다른 양상을 가지고 있다. 첫째는 혈액 내에 매우 낮은 농도로 존재한다. 일반적으로 호르몬의 농도범위는 0.01-0.1 mg/ml 이다. 둘째는 각각의 호르몬은 고유의 표적 세포 또는 조직을 가지며 특이적인 반응을 촉진시키거나 억제한다. 그러면 어떻게 해서 그렇게 적은 양으로 존재하는 호르몬이 극적인 반응을 유발할 수 있는가? 이 질문은 세포분자생물학적 수준에서 해답을 얻을 수 있다. 과학자들은 호르몬이 표적세포의 표면 또는 내부에 존재하는 특이적인 수용체(receptor) 분자에 결합할 수 있는 신호분자라는 것을 알았다. 수용체분자에 결합하게 되면 일련의 선호전달이 표적세포 내에서 일어나 세포행동에 변화를 일으킨다. 호르몬의 특이성은 세포표면 또는 내부에 존재하는 수용체의 유형에 따라 다르다. 친수성이냐 소수성이냐에 따라 지용성(lipid-soluble) 또는 비극성(nonpolar) 호르몬과 수용성(water-soluble) 또는 극성(polar) 호르몬으로 나눌 수 있다. 비극성 호르몬은 세포막을 쉽게 통과하여 세포내 수용체에 직접 결합한다. 반면, 극성 호르몬은 세포막을 통과할 수 없기 때문에 세포막상에 존재하는 수용체와 결합한다. 비극성 호르몬이 세포내 수용체와 결합하면 수용체는 활성화되고 주로 전사인자로 작용하여 표적 유전자의 발현을 유도한다(그림 13.49). 극성 호르몬이 세포막 수용체에 결합하면, 신호는 신호전달 과정을 통해 순차적으로 전달되어 다음 두 가지 반응 중 하나를 일으킨다. (1) 신호는 세포질 내에 존재하는 효소나 다른 단백질의 구조와 활성에 변화를 일으킨다. (2) 신호는 핵내에서 유전자발현에 변화를 일으킨다. 유전자 발현과 효소활성은 신호전달과정에 의해 촉진되거나 억제된다.

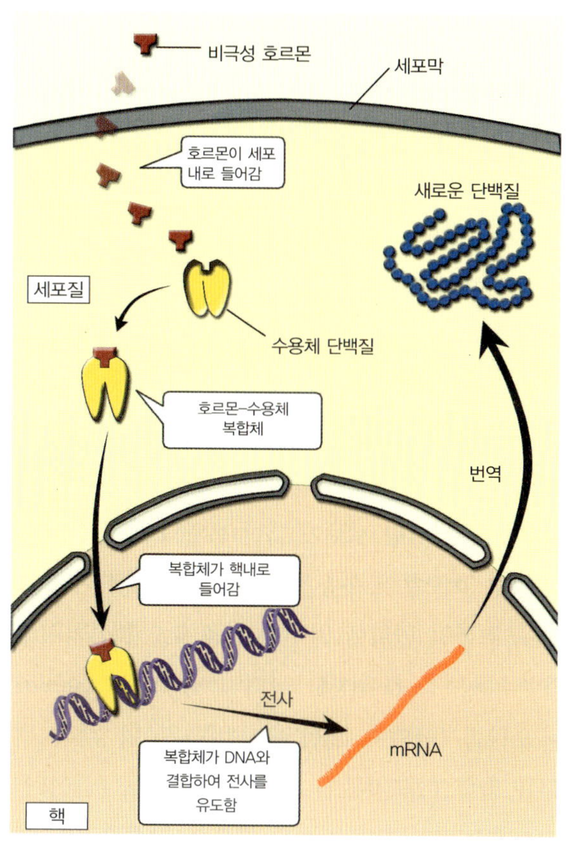

그림 13.49 비극성 호르몬의 신호전달 경로

주요한 비극성 호르몬은 글루코코르티코이드와 염류코르티코이드로 둘 다 부신 겉질에서 분비된다. 생식샘에서 분비되는 성호르몬인 안드로겐, 에스트로겐과 프로게스테론도 비극성 호르몬들이다. 이들 호르몬은 전형적으로 지속적인 효과를 갖는다. 반대로 극성호르몬은 비교적 빠른 반응을 일으키며 반응의 지속시간도 짧다. 극성 호르몬은 펩티드계, 아민계 또는 당단백질 호르몬들로 인슐린, 성장호르몬을 들 수 있다.

극성 호르몬에 대한 수용체는 세포막에 존재한다. 구조와 작용기전의 차이에 따라 G-단백결합 수용체(Gprotein-coupled receptor)와 티로신 키나아제 수용체(tyrosine-kinase receptor)로 나눈다. G-단백결합수용체는 세포막상에 존재하며 G-단백과 상호작용을 통해 신호를 전달한다. 이 수용체는 당단백질로 (1) 세포 외부에 노출된 호르몬-결합 자리, (2) 알파(α)사슬을 구성하는 막통과(transmemebrane) 도메인 그리고 (3) 세포내 G-단백과 상호작용하는 자리의 세 부분으로 나눌 수 있다. G-단백은 이 단백질이 GDP와 GTP에 결합하기 때문에 붙혀진 이름이다.

호르몬과 호르몬 결합자리간의 인식은 열쇠와 자물쇠 관계처럼 서로에 대한 보완적인 구조에 기인한다. 호르몬이 수용체에 결합하게 되면 수용체에 구조적인 변형이 일어나 수용체를 활성화시킨다. 수용체가 불활성화 상태일 경우에는 GDP가 결합된 G-단백과 결합되어 있다가 활성화되면 GDP가 GTP로 치환이 된다. 이 치환이 G-단백을 활성화시켜 다른 단백질과 결합을 형성하고 또한 결합된 단백질의 활성을 변화시키는 식으로 계속해서 단계적인 활성 변화가 일어난다.

G-단백은 α, β와 γ 세 개의 소단위로 구성된다. α 소단위는 불활성 상태에서는 GDP와 결합하고 있다가 활성화되면 GTP와 결합한다. GTP와 결합하게 되면 α 하위단위는 다른 두 소단위의 이형이량체(heterodimer)로부터 떨어져 나온다. β와 γ 소단위는 α 소단위를 고정하는 역할을 한다(이들 자체도 신호전달을 일으킬 수 있다). α 소단위에는 G_s, G_i, G_q와 G_{12} 등 여러 종류가 있다. 대부분의 극성 호르몬은 G_s α 소단위를 활성화시킨다. 이 과정에서 고리형 AMP(cyclic AMP, cAMP)가 2차 전달자 역할을 한다. G_s α 소단위는 일차적으로 아데닐사이클라제(adenylate cyclase)를 활성화시켜 cAMP의 합성을 촉진한다(그림 13.50). 반면, G_i 소단위는 아데닐사이클라제의 작용을 억제한다. G_q 소단위는 포스포리파아제 C-β를 활성시킨다. 이 효소는 세포막에 존재하는 포스파티딜이노시톨-4,5-이인산(phosphatidylinositol-4,5-bisphosphate)를 디아실글리세롤(diacylglycerol, DAG)과 이노시톨-1,4,5-삼인산(inositol-1,4,5-triphosphate, IP_3)으로 분해한다. G_{12} α 하위단위는 비교적 최근에 알려졌으며 그 기능은 아직 잘 모

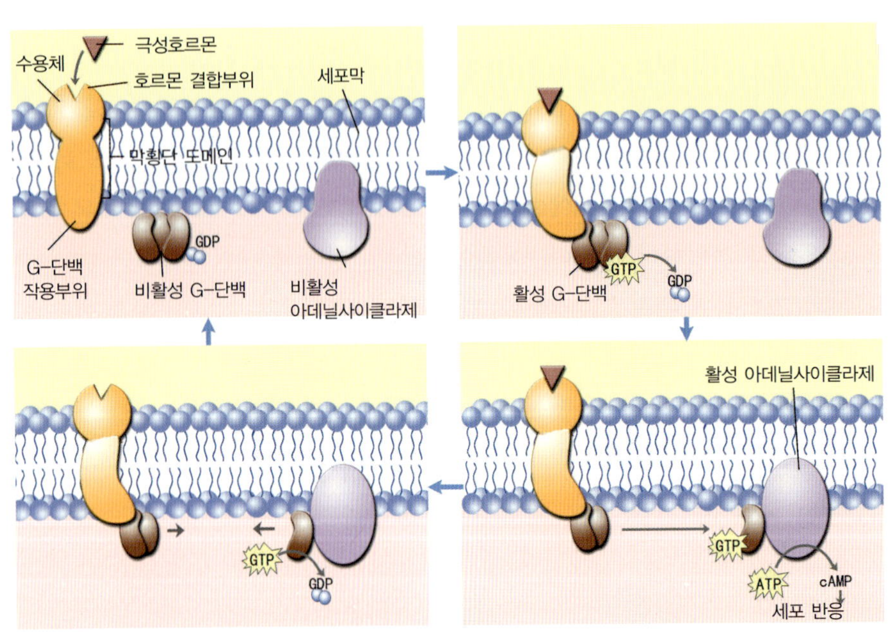

그림 13.50 고리형AMP (cAMP)-매개 신호전달

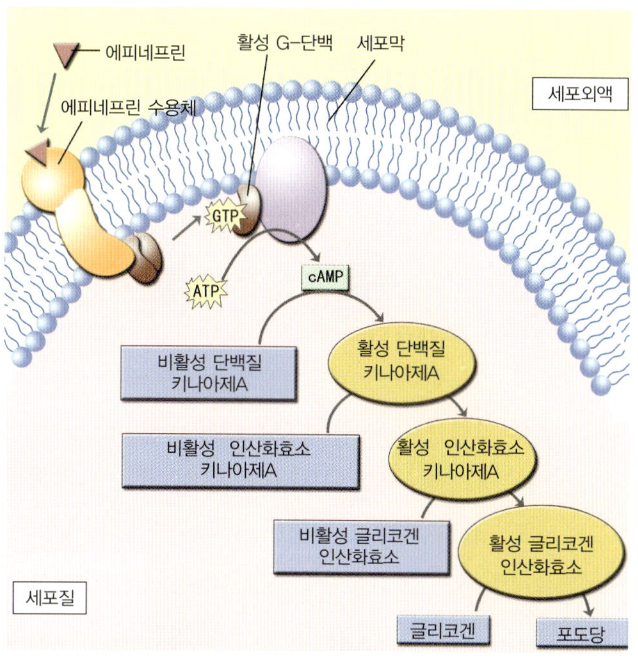

그림 13.51 부신호르몬인 에피네프린의 신호전달과정: 화학신호의 단계적 증폭

른다.

1차 전달자(예. 호르몬)의 농도는 매우 작지만 화학적 신호는 신호가 몇 차례의 중계과정을 거치면서 증폭된다. 이러한 현상은 미국의 생리학자 어얼 서더랜드(Earl W. Sutherland)에 의해 밝혀졌다. 서더랜드와 그 연구팀은 소량의 에피네프린이 간과 골격근에서 글리코겐 분해를 촉진한다는 것을 보여주었다. 이들은 에피네프린이 세포추출물이 아니라 손상되지 않은 세포에 존재하는 글리코겐 인산화효소(glycogen phosphorylase)를 활성화시킨다는 것을 알았다. 이들은 에피네프린이 글리코겐 분해 반응을 활성화시키기 위해선 세포막에 존재하는 수용체와 먼저 결합해야 한다고 생각했다. 이후의 연구를 통해 에피네프린이 존재하는 경우 세포내 cAMP 농도가 증가함을 알게 되었고 후속 연구들이 이와 관련된 신호전달과정의 각 단계들을 밝혀내기 시작하였다. 그림 13.51에서 보여주는 바와 같이, cAMP는 단백질 키나아제 A와 결합한다. 활성화된 키나아제는 인산화효소 키나아제(phosphorylase kinase)를 인산화시켜 활성화시킨다. 다시 인산화효소 키나아제는 글리코겐 인산화효소를 활성화시키고 활성화된 글리코겐 인산화효소가 글리코겐을 포도당으로 분해시킨다. 2차 전달자인 cAMP는 또한 다른 단백질 키나아제와 결합하여 글리코겐의 합성을 억제시킨다. cAMP의 이러한 이중적 기능은 결국 혈액내 혈당을 적정한 농도로 유지하도록 한다. 이 과정은 하나의 분자가 하나의 수용체에 결합하는 것에서 시작한다. 호르몬의 결합으로 수용체 분자의 구조가 변형되면 약 100개의 G-단백 분자가 활성화 된다. 각각의 활성화된 G-단백은 다시 약 100개의 cAMP 분자의 합성을 유도하고 각각의 cAMP분자는 하나의 단백질 키나아제를 활성화시킨다. 하나의 단백질 키나아제는 약 100개의 글리코겐 인산화효소를 활성화시킨다. 활성화된 효소는 수 백 개의 포도당을 생산한다. 이러한 단계적 증폭과정은 하나의 호르몬이 작용하여 수천-수억 개의 포도당 분자의 합성이 가능하도록 한다.

cAMP 외에도 칼슘, DAG와 IP_3도 2차 전달자로 기능할 수 있다. IP_3의 경우, 세포질세망(소포체) 상의 칼슘통로와 결합하여 세포질로 다량의 Ca^{2+}을 방출시킨다. Ca^{2+}은 칼모듈린(calmodulin)과 결합하여 2차 전달자의 역할을 하기도 한다.

많은 호르몬이 전사인자 활성을 통해 유전자 발현을 조절한다. 예를 들면 cAMP에 의해 활성화된 단백질 키나아제 A는 CREB 단백질을 인산화시킨다. 활성화된 CREB는 핵내로 들어가 전사와 번역을 촉진시킨다. 많은 성장인자도 이 과정을 통해 작용한다(그림 13.52).

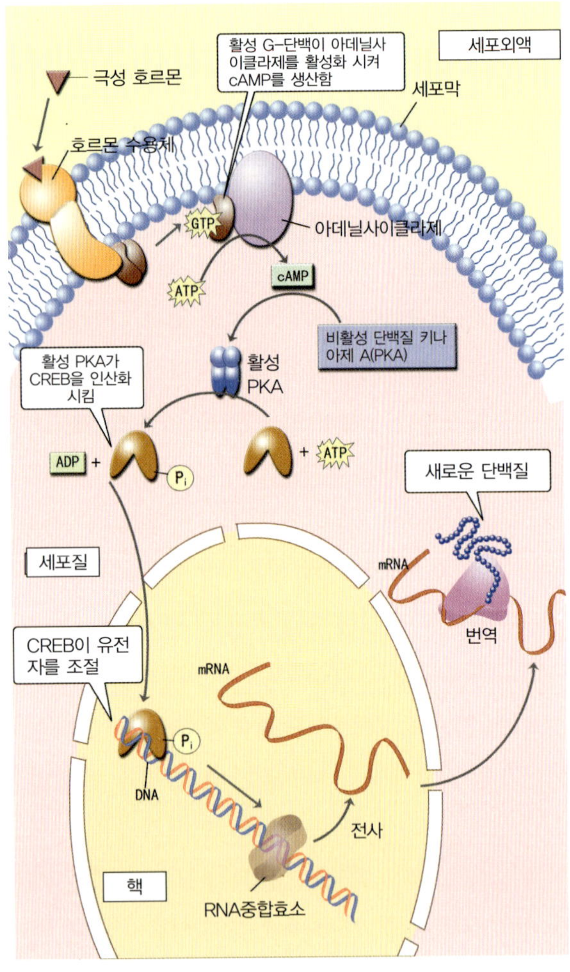

그림 13.52 극성 호르몬에 의한 유전자 활성

다양한 신호전달과정이 있는데 중요한 것은 다른 신호전달과정간에 소통(cross-talking)이 일어나 서로에게 영향을 끼친다는 것이다. 그리고 하나의 호르몬이 표적세포에 따라 다른 작용을 하기도 한다.

신경계와 신경 신호전달

변화하는 환경에서 생존하고 생식을 통해 종족번식이 가능하기 위해선, 동물은 외부의 자극에 대해 빠르고 유연하게 대처할 필요가 있다. 이것을 가능케 하는 체내의 기관계가 신경계(nervous system)이다. 내분비계 및 면역계와 함께 신경계는 동물의 내부 기관계들을 외부환경의 변화에 적절하게 조절하는 기능을 갖는다. 고등한 동물일수록 신경계가 더 잘 발달되어 있다. 여기서는 인간의 신경계를 중심으로 살펴보고자 한다.

인간 신경계 모든 동물의 신경계는 감각(sensory) 입력을 받아, 이를 통합(information integration)하고 운동(motor)의 형태로 출력하는 기본적인 구도로 기능한다. 인간의 신경계도 예외는 아니다. 감각 입력은 우리 몸의 여러 곳에 흩어져 있는 감각 수용기에 의해 수용된다. 눈의 빛을 감지하는 세포, 코의 후각세포 등이 감각수용기의 예이다. 감각입력은 통합중추로 전달된다. 통합중추에서는 입력된 정보를 분석하고 어떻게 반응할 것인가를 결정한다. 대부분의 동물에서 이 기능은 중추신경계(central nervous system, CNS)에 의해 수행된다. 그 다음으로는 결정된 신호가 CNS로부터 실행을 수행하는 효과기(effector)로 전달된다. 효과기는 움직임을 일으키는 근육(muscle)과 호르몬을 분비하는 샘(gland)이 주를 이룬다. 신경은 화학적 또는 전기적 신호를 수용기로부터 CNS로 전달하고 다시 CNS에서 효과기 세포로 전달한다. 이들 신경을 말초신경계(peripheral nervous system, PNS)라고 한다. 인간의 신경계는 극도로 복잡하지만 매우 효율적으로 정보를 처리한다. 인간의 뇌는 1 cm^3안에 약 5천 만개 이상의 신경을 포함하고 각각의 신경세포는 수 천 개의 다른 신경세포들과 상호작용한다. 이 신경들은 우리 인간의 삶의 다양한 측면들에서 기능한다. 지각(perception), 움직임(movement), 감정(emotion), 의식(consciousness), 언어(speech), 듣기(hearing) 등의 모든 기능이 신경의 작용으로 일어난다. 인간의 정보처리 능력은 가장 강력한 컴퓨터들을 수백 대 연결한 것보다 훨씬 뛰어나다(그림 13.53).

신경세포 신경계의 가장 기본적인 구조적 기능적

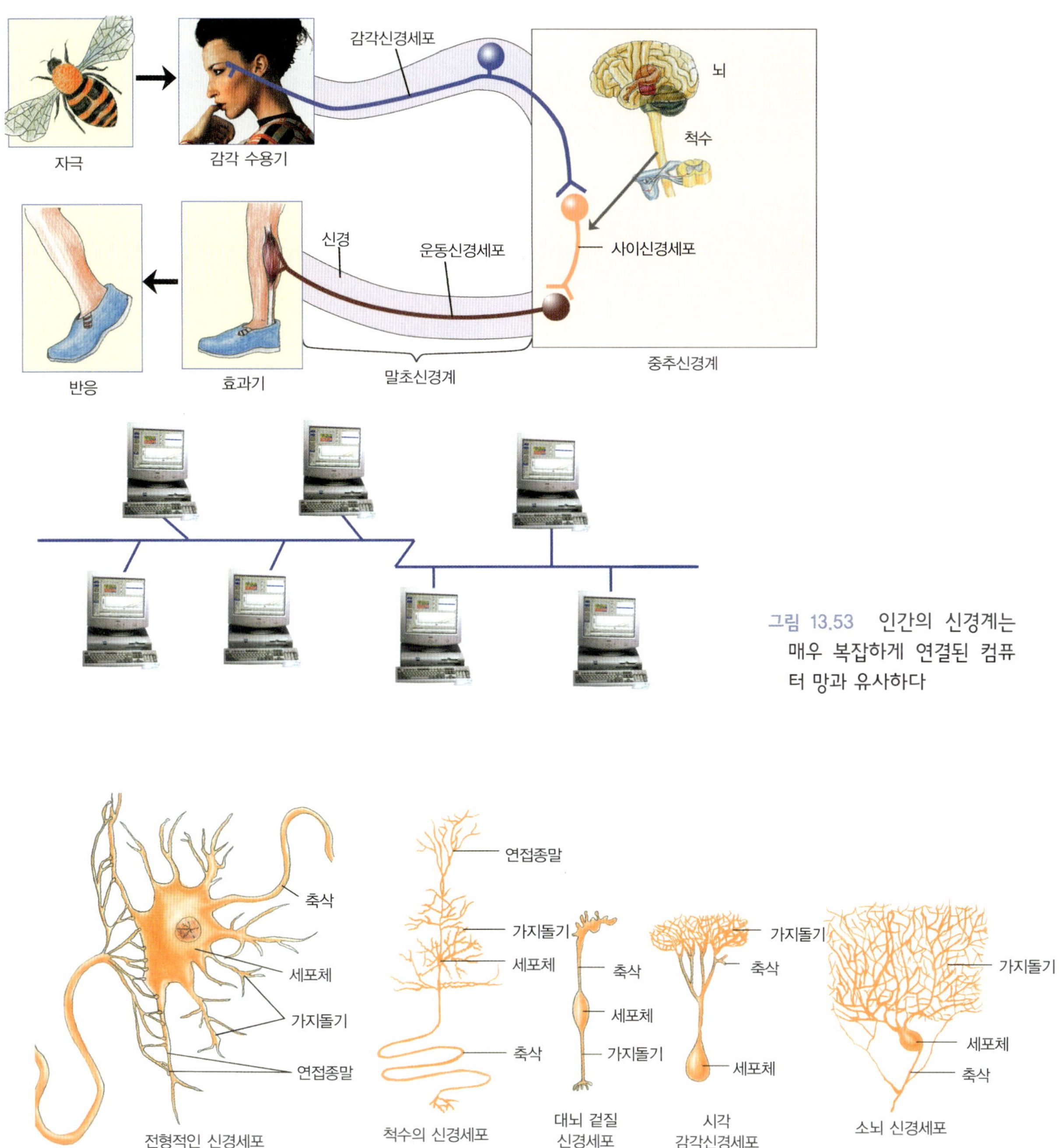

그림 13.53 인간의 신경계는 매우 복잡하게 연결된 컴퓨터 망과 유사하다

그림 13. 54 신경세포의 구조와 형태적 다양성

단위는 신경세포(neuron)이다. 신경세포는 신경신호를 발생시키고 이를 세포의 다른 부분으로 전달한다. 신경세포는 다양한 크기와 모양이 존재하지만 다른 신체의 세포처럼 핵을 비롯한 세포소기관들을 가지고 있다(그림 13.54). 세포체에서 뻗어 나온 돌기는 가지돌기(dendrite)와 축삭(axon) 두 종류가 있다. 가지돌기는 다른 세포로부터 정보를 받아들여 이를 세포체로 보낸다. 가지돌기는 일반적으로 짧으며 수 많은 가지들이 나있다. 축삭은 정보를 신경세포의 세포체로부터 축삭말단으로

보낸다. 일반적으로 하나의 신경세포는 하나의 긴 축삭을 가진다. 척수에서 발까지를 연결하는 축삭은 1 m 정도가 된다. 축삭이 세포체와 연결되는 부위를 축삭둔덕(axon hillock)이라고 한다. 축삭은 축삭둔덕 이후에 축삭바깥에 존재하는 슈반세포(Schwann cell)에 의해 형성된 미엘린 말이집(myelin sheath)에 의해 보호된다. 축삭의 끝에는 연접종말(synaptic terminal)이라고 불리는 특수한 구조가 있다. 각각의 축삭은 수 백에서 수 천 개의 연접종말을 낸다. 이들 종말은 다른 신경세포의 가시돌기와 접촉을 하는데 이 접촉부위를 시냅스(신경연접, synapse)라고 한다. 시냅스에서는 신경전달물질(neurotransmitter)의 분비와 작용을 통해 신호가 하나의 신경세포에서 다른 신경세포로 전달된다. 신경세포는 수행하는 기능에 따라 감각신경세포(sensory neuron), 운동신경세포(motor neuron), 사이신경세포(interneuron)로 구분된다. 감각신경세포와 운동신경세포는 PNS에 존재하고 사이신경세포는 CNS에 존재한다.

PNS와 CNS는 서로 복잡하게 연관되어 있으면서 정보의 통합과정이 가능하도록 한다(그림 13.55). 인간의 CNS는 뇌와 척수로 되어 있다. 뇌(brain)는 대칭적 구조를 가지며 전뇌(forebrain), 중간뇌(midbrain), 후뇌(hindbrain)로 나눌 수 있다. 전뇌는 다시 대뇌(cerebrum), 시상(thalamus)과 시상하부 등의 구조들로 나뉜다. 뇌하수체는 시상하부 바로 아래에 붙어있다. 후뇌도 다리뇌(pons), 숨뇌(medulla oblongata)와 소뇌(cerebellum)로 나뉜다. 숨뇌는 척수(spinal cord)로 연결된다. PNS는 12쌍의 뇌신경과 31쌍의 척수신경으로 구성된다. 뇌신경은 뇌에서 유래하고 머리쪽으로 나가며 척수신경은 척수에서 유래해서 온몸에 분포한다. 각각의 PNS 신경은 마치 밧줄다발처럼 여러 개의 신경세포의 축삭이 결합조직에 의해 둘러싸여 있는 구조를 한다. 모든 척수신경과 대부분의 뇌신경은 감각신경과 운동신경을 함께 가지고 있다.

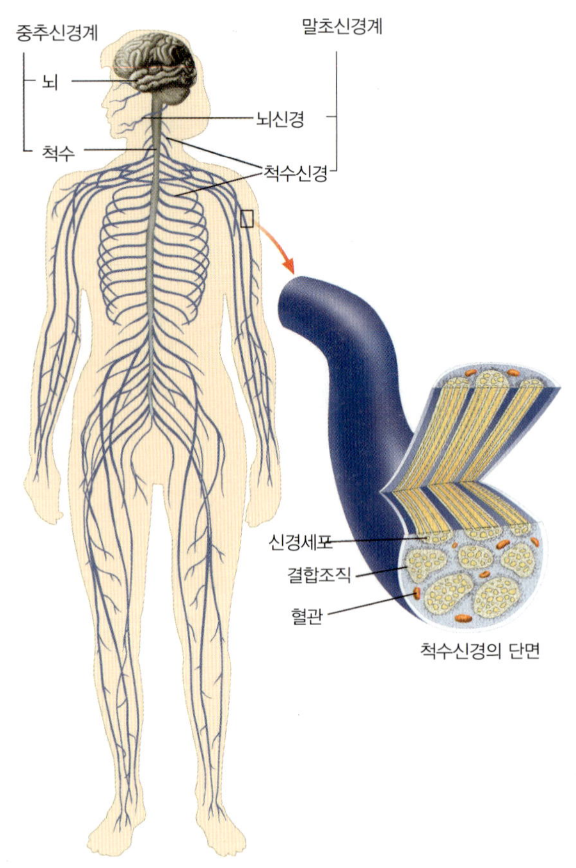

그림 13.55 인간의 신경계

인간의 뇌 인간의 뇌는 수 조 개의 신경세포, 지지세포와 액체로 채워진 공간으로 구성된다. 뇌는 정보를 처리하고 저장하며 다양한 신체 반응들을 만들어 낸다. 뇌의 각 부분들은 고유의 기능을 수행한다. 숨뇌는 심박동, 호흡, 삼킴, 구토 등과 같은 몇 가지 자율신경 기능을 수행한다. 다리뇌는 숨뇌의 기능을 지원한다. 예를 들면, 다리뇌는 숨뇌 안에 있는 호흡중추의 기능을 조절한다. 소뇌는 균형조절 기능 뿐만 아니라 움직임에 대한 인지, 지각, 기억 등과 관련있다. 만일 소뇌가 손상을 당하게 되면 균형을 잡기 어려워 마치 술취한 사람처럼 걷게 될 것이다. 중간뇌는 다양한 감각정보의 수용과 통합의 기능을 수행하고 처리된 정보를 전뇌의 여러 부위로 전달한다.

전뇌는 뇌 전체용량의 대부분을 차지하고 뇌활동의 많은 주요한 기능을 수행한다. 시상하부는 우리 몸의 체온조절 중추를 가지고 있으며 배고픔과 갈증을 조절하는 중추를 가지고 있다. 이것은 또한 생체시계 조절과 기쁨, 분노 반응 그리고 성행동을 조절하며, 위험에 직면했을 때 나타나는 '싸움-또는-도피(fight-or-flight)' 반응도 시상하부와 밀접한 관련이 있다. 시상은 감각정보가 대뇌로 들어가기 전에 그 정보들을 처리한다. 시상은 또한 감정과 각성의 조절에 간접적으로 관여한다.

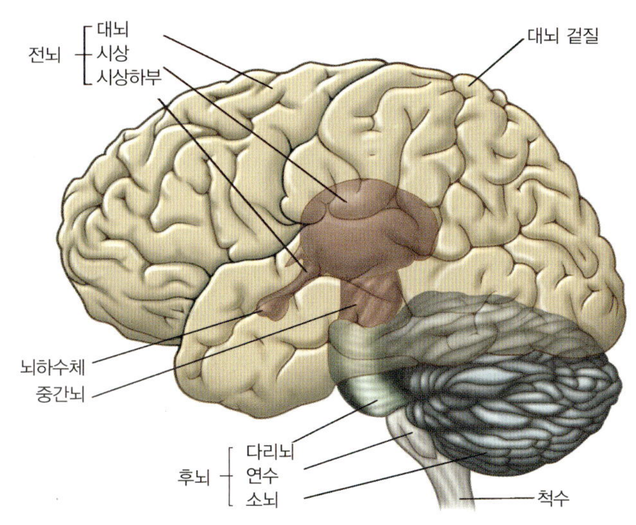

그림 13.56 인간의 뇌

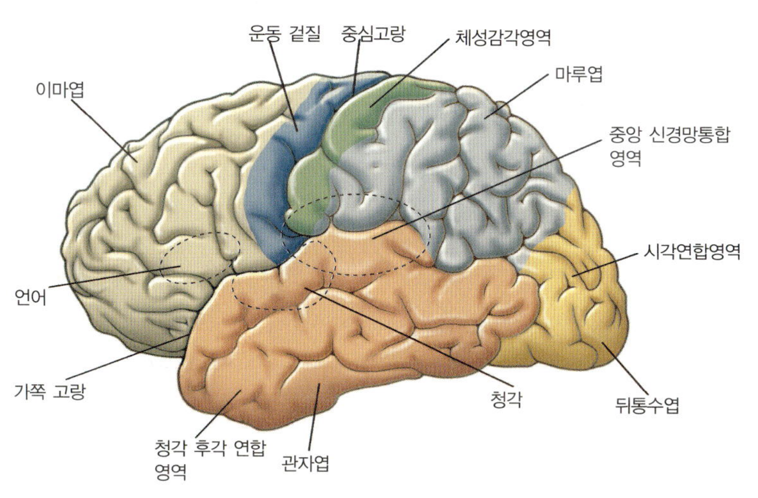

그림 13.57 인간 왼쪽 대뇌의 구조와 기능

인간은 동물 중에서 가장 발달한 대뇌를 가지고 있다. 대뇌는 대칭 구조의 좌우 반구(hemisphere)로 구성된다. 각 반구는 바깥쪽에 겉질(cortex)이라고 불리는 회색질이, 안쪽에는 백색질이라고 불리는 속질(medulla)이 존재한다. 그리고 백색질의 기저부에 기저핵(basal nuclei)이라고 불리는 구조가 존재한다. 회색질은 주로 신경세포체가 모여 형성되며, 백색질은 말이집으로 감싸인 축삭들로 구성된다. 대뇌 겉질은 대뇌에서 가장 많은 부분을 차지하고 있다. 각각의 반구는 신체의 반대쪽에서 온 감각정보를 받으며 반대쪽 신체의 운동을 조절한다. 두 대뇌 반구간의 소통은 뇌들보(뇌량, corpus callosum)라 불리는 신경다발에 의해 이루어 진다. 대뇌 겉질은 학습, 사고, 분석, 결정, 이미징, 꿈, 자기인식 등의 다양한 기능을 수행한다. 수 년간에 걸친 전기자극 등 다양한 실험을 통해 축적된 결과를 토대로 대뇌 겉질의 각 부위를 수행하는 기능들과 관련하여 지도를 작성할 수 있게 되었다.

대뇌 겉질은 크게 이마엽(전두엽, frontal lobe), 마루엽(두정엽, parietal lobe), 뒤통수엽(후두엽, occipital lobe), 관자엽(측두엽, temporal lobe)의 4

엽으로 나뉜다(그림 13.57). 각각의 엽은 감각입력, 통합, 반응의 형성에 관여한다. 이마엽은 운동에 대한 계획과 실제 골격근을 수의적으로 조절하는 명령을 생성한다. 말을 하는데 필요한 근육들을 조절하는 언어 중추도 이마엽에 있다. 마루엽은 이마엽 바로 뒤에 위치하는데 이마엽과는 중심고랑(central fissure)이라고 하는 깊은 고랑으로 구분된다. 마루엽에는 피부 전체에 분포되어 있는 수용기로부터 전달된 감각정보를 받는 감각영역(sensory area)이 있다. 우리가 신체의 자세를 인식할 수 있는 것도 마루엽의 감각정보 처리의 결과이다. 이마엽과 마루엽이 경계를 이루는 부위에서 이마엽쪽에는 운동영역(motor area)이 있고 마루엽쪽에는 체성감각영역(somatosensory area)이 존재한다. 이 두 영역 모두 관장하는 신체부위에 대한 비교적 정확한 정보가 알려져 있다. 마루엽 뒤쪽에 뒤통수엽이 위치한다 뒤통수엽은 시각신경(optic nerve)에 의해 전달된 시각정보를 수용하고 처리하는 기능을 담당하고 있다. 관자엽은 위의 세 개의 엽 모두와 경계를 하고 있으며 소리와 냄새 정보를 처리한다. 그러나 이들 엽은 신경망으로 서로 연결되어 있기 때문에 각 엽의 기능들이 통합되어 처리된다. 두 개의 대뇌반구가 대략적으로 크기와 기능이 유사한 것 같으나 실은 구조와 기능면에서 다르다. 왼쪽 반구는 언어, 수리와 논리에 있어 우세하고, 오른쪽 반구는 미술, 음악, 공간감각, 지각 및 영상화에 있어서 우세하다.

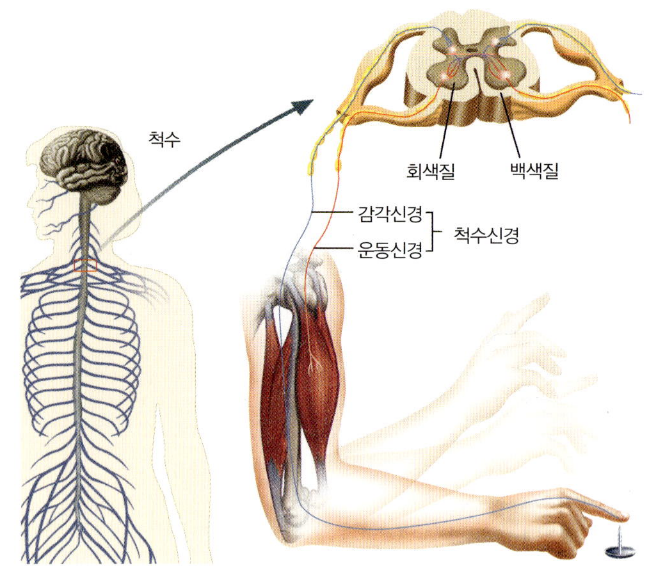

그림 13.58 인간의 척수

뇌의 구조에는 뇌척수액(cerebrospinal fluid, CSF)으로 채워져 있는 공간이 있다. 이들 공간은 척수와도 연결되어 있다. CSF는 뇌의 여러 부위로 영양분, 호르몬, 백혈구 등을 이동시키는 역할을 한다. 뇌막(meninges)이라고 하는 결합조직이 뇌와 척수를 보호하고 있는데 CSF는 뇌막사이의 공간을 흐르면서 일종의 충격에 대한 쿠션 역할도 한다.

척수 척수(spinal cord)는 뇌와 PNS를 연결해 주는 역할을 한다. 척수는 목부위, 가슴부위, 허리부위와 엉치부위의 네 가지 부위로 나뉜다. 척수의 단면을 보면, 회색질과 백색질이 쉽게 구분이 된다. 뇌와는 반대로 백색질이 회색질의 바깥쪽에 위치하며 말이집으로 감싸인 축삭들의 다발로 구성된다. 이들 축삭은 특별한 경로를 통해 진행하면서 뇌와 척수를 이어준다. 나비모양의 회색질은 대부분 사이신경과 운동신경의 세포체로 구성된다. 신경들로부터 나온 축삭은 수의근에 이른다. 감각신경세포의 세포체는 척수 바로 바깥쪽에 뒤뿌리신경절(dorsal root ganglion)안에 모여 있다. 각각의 척수신경은 척수의 두 개의 뿌리로부터 형성된다. 뒤뿌리는 감각신경을 받아들이고 앞뿌리는 운동신경을 내보내는 통로이다(그림 13.58).

말초신경계 PNS는 구조적 기능적으로 매우 다양한 신경과 신경세포들로 구성된다. PNS는 감각

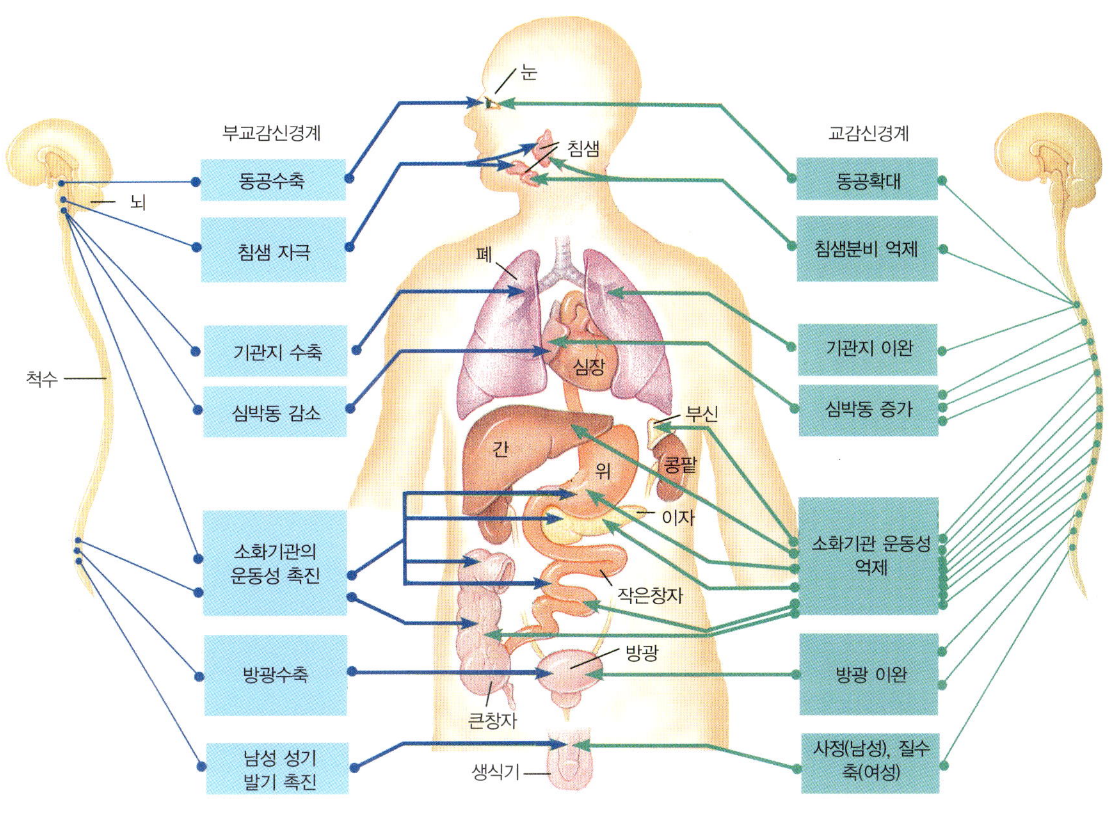

그림 13.59 자율신경계

신경으로 구성된 감각성분과 운동신경으로 구성된 운동성분으로 나뉜다. 감각성분은 다시 외부환경으로부터 오는 자극을 받아들이는 신경과 내부환경에서 오는 감각을 전달하는 신경으로 구분된다. 운동성분도 체성신경계(somatic nervous system)와 자율신경계(autonomic nervous system)로 나뉜다. 체성신경계는 주로 외부자극에 대한 반응으로 신호를 골격근으로 전달한다. 골격근의 움직임은 수의적(voluntary)이다. 많은 경우 의식적인 상태에서 움직임이 일어나지만 반사(reflex)에 의해서도 움직임이 일어나기도 한다. 반면, 자율신경계는 심장근이나 다양한 기관의 민무늬근을 조절함으로서 내부 환경을 유지하는 신호를 전달하는 신경계이다(그림 13.59). 이들 근육의 움직임은 불수의적이며 의식적으로 조절되지 않는다. 그래서 우리는 심박동이나 위장관의 움직임, 체온 등을 의식적으로 조절할 수 없다.

자율신경계는 작용 기전에 따라 교감신경계(sympathetic nervous system)와 부교감신경계(parasympathetic nervous system)로 나뉜다(그림 13.59). 자율신경계에 의해 조절되는 내부 장기는 교감신경과 부교감신경의 지배를 받는다. 교감신경은 척수신경 중 가슴신경과 허리신경의 일부에서 나온다. 부교감신경은 뇌신경의 일부와 엉치신경에서 유래한다. 교감신경과 부교감신경은 같은 장기의 활성에 대해 반대의 효과를 낸다. 교감신경계의 활성은 각성과 에너지 생산을 증가시킨다. 교감신경의 효과는 혈당을 높이고, 심박동수를 증가시키며, 기관지를 확장시켜 가스교환을 증가시킨다. 소화관의 운동을 감소시키고 에피네프린의 분비를 촉진시켜 각성을 높인다. 반면, 부교감신경계의 활성은 교감신경계 작용의 반대이다. 즉, 혈당을 낮추고, 심방동을 느리게 하며, 기관지를 수축시켜 가스교환을 감소시킨다. 소화를 증가시키고 각성 수준을 낮춘다.

반사와 반사궁 전형적인 신경반응은 몇 가지 단계를 포함한다. 먼저, 감각신경의 감각수용기가 물리적 또는 화학적 변화를 감지하여 전기적 신호를 발생시킨다. 그 신호는 PNS를 통해 CNS로 전달된다. CNS에서 정보를 처리하여 반응 신호를 생성한다. 마지막으로 반응신호가 PNS를 통해 효과기(근육 또는 샘)로 전달된다. 동물에는 세 가지 기본적인 신경회로(neural circuit)가 존재한다. 첫째, 정보의 원천은 하나이지만 다수의 CNS 영역에서 정보를 처리하고 다수의 운동신경이 실행에 관여하는 회로이다. 둘째는 정보의 원천이 다수이고 이를 하나의 CNS영역에서 모아서 처리하는 회로이다. 청각, 시각, 촉각 등의 다양한 감각정보를 모아 처리하여 대상을 인식하는 과정이라고 볼 수 있다. 셋째는 가장 단순한데 하나의 신경에서 정보를 다른 신경으로 전달되고 반응 신호가 되돌아오는 회로이다.

감각신경과 운동신경이 매우 인접해 있기 때문에 척수는 어떤 반응을 수행함에 있어 뇌의 영향을 받지 않고 어느 정도 자율성을 갖게 된다. 뇌가 관여하지 않는 자율적인 반응을 반사(reflex)라 하며 반사를 조절하는 신경회로를 반사궁(reflex arc)이라고 한다. 가장 단순한 반사궁은 단지 두 개의 신경세포로만 구성된다. 의사가 신경학적 장애를 검사하기 위해 수행하는 무릎반사(knee jerk reflex) 검사가 반사의 대표적인 예이다. 무릎 바로 아래를 고무망치로 살짝 때리면 무릎이 살짝 펴지는 것을 경험했을 것이다. 이 반응에는 네 개의 신경이 관여한다. 무릎 아래 힘줄이 망치에 의해 약간 늘어나면 넙다리네갈래근(대퇴사두근, quadriceps)의 감각신경이 정보를 척수로 보낸다.

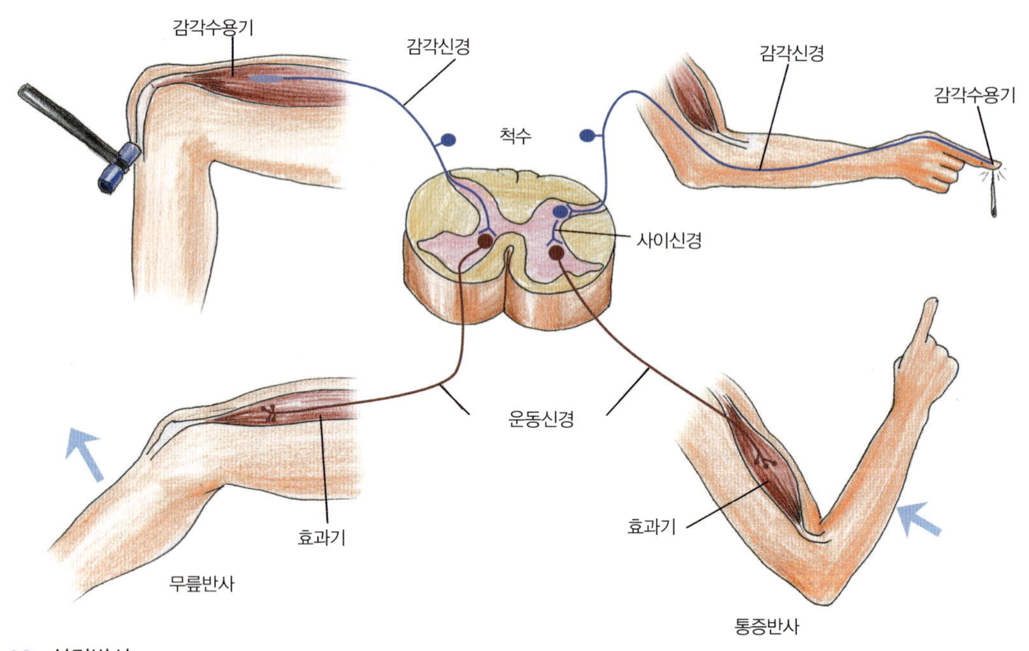

그림 13.60 신경반사

척수에서 감각신경은 직접적으로 운동신경과 신경연접을 이룬다. 운동신경은 다시 넙다리네갈래근으로 신경충동을 보내 수축을 일으키고 이와 동시에 척수 내에서 사이신경을 통해 감각신경이 무릎을 굽히는 근육의 수축을 억제하는 신호를 보내면 무릎이 펴지게 된다(그림 13.60).

반사는 매우 중요한 적응 반응이다. 만일 손끝이 날카로운 핀에 찔렸다면 감각신경은 감각수용기에서 정보를 받아 그 정보를 척수의 운동신경으로 보낸다. 운동신경은 팔을 움추리는 근육들의 수축을 일으켜 상해를 입힌 대상에서 손을 멀리 떨어드리게 된다. 만일 이러한 정보가 뇌를 거쳐야 한다면 그 반응은 매우 느려지게 되어 더 큰 상해를 입게 될 것이다.

신경신호전달의 기전 신경신호는 전기 충동이다. 이 신경충동 발생의 열쇠는 축삭의 세포막이다. 막 투과성의 변화와 이온의 막을 통한 이동이 흥분 충동을 만들어 낸다. 이 충동은 가지돌기의 세포막을 따라 전도되어 세포체에 이르고 이어 축삭을 따라 이동한다.

신경세포는 휴지상태(resting state)로 있거나 흥분상태(excited state)로 존재한다. 휴지상태 신경의 세포막은 분극화(polarization)되어 있다. 즉, 막 바깥쪽은 양전하를 띠고 안쪽은 음전하를 띤다. 전하의 차이를 휴지막전위(resting membrane potential)이라고 하고 전형적인 신경에서 약 −70 mV이다.

어떻게 휴지막전위가 형성되는가? 그것은 막을 사이에 두고 존재하는 다양한 전하를 띤 이온들의 불균등한 분포와 이들 이온에 대한 막의 선택적 투과성 때문이다. Na^+의 농도는 세포막 바깥이 높고 K^+와 음이온들(단백질, 아미노산, 황산염, 인산염 등)의 농도는 세포막 안쪽이 높다. 크기가 큰 음이온들은 세포막을 투과하지 못하기 때문에 Na^+와 K^+는 끊임없이 농도경사(concentration gradient)를 따라 세포막을 가로질러 확산한다. 그러면 어떻게 농도차가 유지되는가? 그것은 신경세포막에 많이 존재하는 Na^+–K^+ 펌프 때문에 가능하다. 에너지 원으로 ATP를 사용하여 이들 펌프가 능동적으로 Na^+를 세포밖으로, K^+을 세포안으로

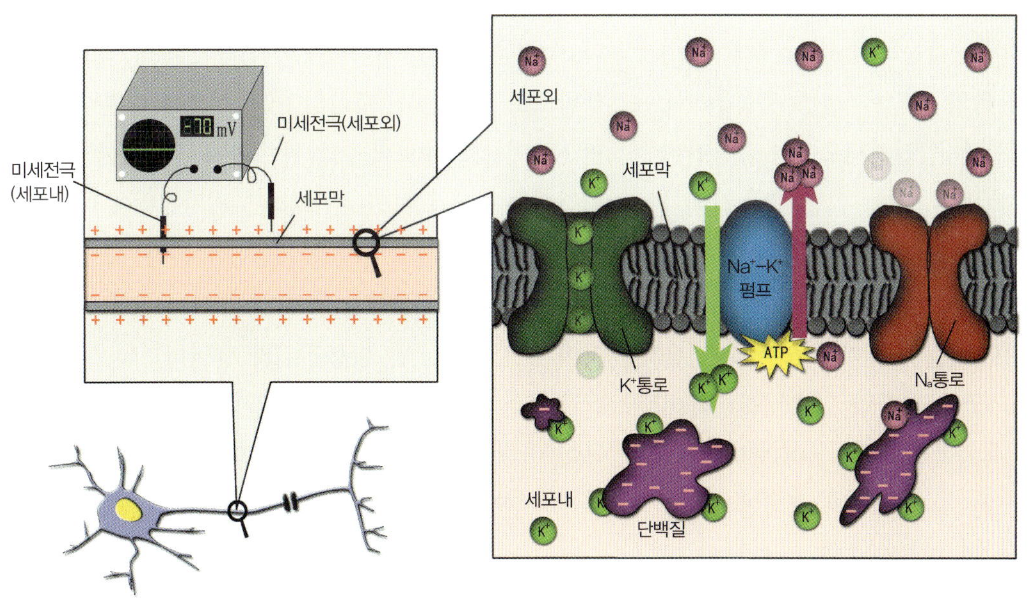

그림 13.61 신경세포에서의 휴지막 전위

이동시킨다. ATP 한 분자가 3개의 Na^+를 밖으로, 2개의 K^+를 안으로 펌프질하기 때문에 Na^+–K^+ 펌프가 이온의 농도경사를 형성하고 유지한다. Na^+와 K^+간의 다른 확산정도도 휴지막전위 형성에 기여한다(그림 13.61). Na^+와 비교하면, K^+는 더 쉽게 확산한다. 그러므로 세포막의 바깥이 더 양전하를 띠게 되는 것이다.

세포막을 사이에 두고 형성된 전위의 변화가 신경 충동의 발생과 전도를 만들어 낸다. 모든 세포는 막전위를 가지고 있지만 신경세포, 근육세포, 샘세포 등과 같은 특정한 세포만 세포막전위에 변화가 일어난다. 자극(화학적 자극 또는 물리적 자극)이 충분히 강하면 자극이 가해진 부위의 Na^+ 통로가 열리면서 흥분 충동을 일으킨다. 자극은 Na^+의 세포내 유입을 일으키면서 막전위차를 감소시키는데 이러한 현상을 탈분극(depolarization)이라고 한다. 탈분극으로 인해 세포막전위가 역치(threshold)전위(약 −50 mV)에 이르면 특별한 전압작동(voltage-gated) Na^+통로가 빠르게 열리면서 더 많은 Na^+이온이 세포내로 유입하여 세포내가 빠르게 양전하를 띠게 된다. 이 Na^+이온의 유입으로 세포내의 막전압이 급격히 +35 mV로 양의 값을 띠게 되는데 이를 활동전위(action potential)라 하고 이 활동전위의 발생을 신경 충동(nerve impulse)이라고 표현한다. 신경세포에서 축삭만이 활동전위를 발생시킬 수 있다. 일단 활동전위가 정점에 이르면 Na^+통로는 닫히고 K^+통로가 열린다. K^+이온이 밖으로 빠르게 유출되면서 막전위도 원래의 음전하상태로 되돌아 온다. 이러한 과정을 재분극(repolarization)라고 한다. 사실 재분극이 일어날 때 원래의 휴지막전위(−70 mV)보다 일시적으로 더 음의 상태로 치우치다가 휴지막전위에 이른다. 이 때는 Na^+와 K^+통로 모두가 닫혀져 있지만 Na^+–K^+ 펌프가 작동하여 휴지막전위로 되돌아 간다. 활동전위가 발생하는 동안에는 신경세포에 다른 자극이 주어지도라도 이에 대한 반응을 하지 못하는 기간이 있는데 이를 불응기(refractory period)라고 한다. 신경충동이 일어나는 동안 막전위의 변화를 그림 13.62에 나타내었다.

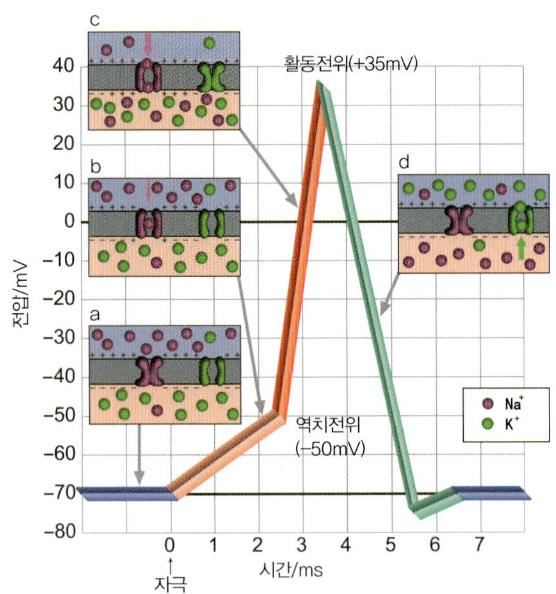

그림 13.62 **휴지막전위와 활동전위** (a) 휴지막전위 (b) 자극에 의해 소수의 Na^+ 통로가 열려 Na^+가 세포내로 유입. (c) 역치에 이르게 되면 많은 수의 Na^+통로가 열리고 탈분극이 일어나 활동전위가 발생함. (d) 재분극시기: Na^+통로가 닫히고, K^+통로가 열림. K+는 세포밖으로 나가면서 휴지막전위 상태로 됨

신경충동은 축삭을 따라 먼 거리를 이동해야 한다. 이것은 축삭을 따라 활동전위가 반복적으로 발생함으로 일어난다. 축삭의 어느 부위가 탈분극되면 Na^+이 세포내로 들어와서 주변의 막전위를 역치전위 이상으로 높인다. 그러면 역치전위에 이른 부위에 새로운 활동전위가 발생하게 된다. 그래서 신경충동이 축삭끝까지 끊임없이 전달되게 되는 것이다(그림 13.63). 활동전위가 일어나거나 일어난 직후는 일시적으로 불응기 상태가 되므로 탈분극이 반대방향으로는 진행되지 않기 때문에 신경충동이 한방향(unidirection)으로 전도된다.

축삭을 따라 활동전위가 전도되는 속도와 크기는 자극의 강도와는 무관하다. 자극이 주어져 막

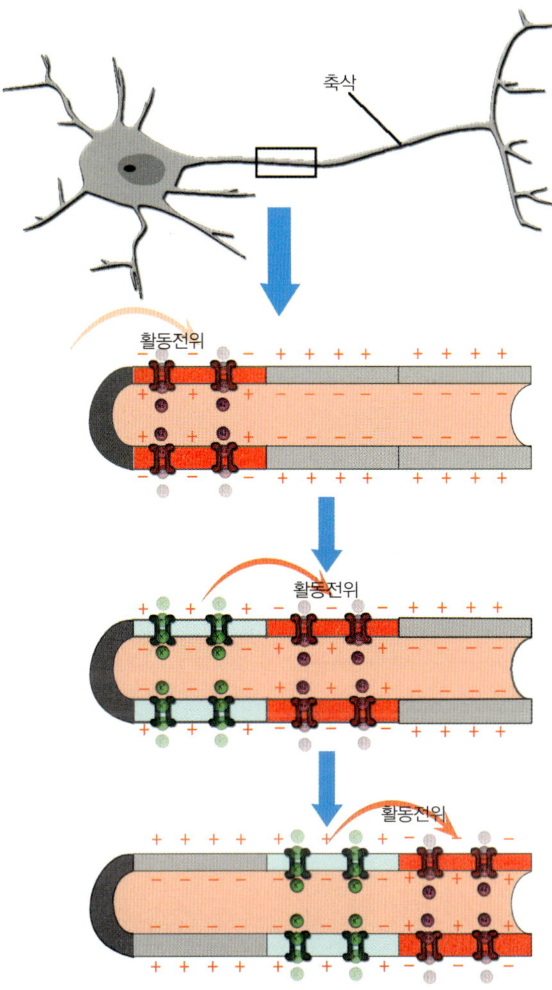

그림 13.63 축삭을 따르는 신경흥분의 전파

전위를 역치전위 이상으로 변화시키면 자극의 크기와는 상관없이 동일한 크기의 활동전위가 발생한다. 그러나 강한 자극은 흥분충동의 발생빈도(frequency)를 증가시킨다. 축삭의 직름은 전도속도에 영향을 미칠 수 있다. 축삭의 지름이 크면 클수록 더 빨리 신경충동을 전달한다. 사람을 포함한 척추동물은 많은 말초신경 축삭들이 말이집(sheath)이라 불리는 슈반세포(Schwann cell)의 변형된 세포막으로 감싸져 있다. 부분적으로 말이집에 의해 감싸지지 않은 곳이 생기는데 이를 랑비에 마디(node of Ranvier)라고 한다. 랑비에 마디는 미엘린(myelin) 말이집이 결여되어 있어 축삭의 세포막이 세포외액에 노출되어 있다. Na^+–K^+ 펌프와 Na^+와 K^+ 통로들이 이곳에 집중되어 있다. 이 구조는 활동전위가 축삭을 따라 전도될 때 랑비에 마디 사이로만 도약하여 전도하도록 하여 전도속도를 빠르게 한다. 이러한 충동의 전도를 도약전도(saltatory conduction)라고 한다. 사실 이러한 전도방식은 단지 속도만을 증가시키는 것 뿐만 아니라 전도시 소모되는 에너지도 절약할 수 있는 장점이 있다.

앞서 살펴본 바와 같이 하나의 신경축삭은 다른 신경의 가지돌기와 연결되기 때문에 신경충동도 축삭끝에서 가지돌기로 전달되어야 한다. 이렇게 하나의 신경세포의 축삭과 다른 신경세포의 가지돌기 사이의 연결을 시냅스(신경연접, synapse)라고 한다는 것을 앞서 기술했다. 시냅스는 두 개의 신경세포 사이에서만 발견되는 것이 아니라 신경과 다른 유형의 세포 사이에도 존재한다. 시냅스는 두 개의 감각신경 사이, 신경과 호르몬 샘세포 사이, 운동신경과 근육세포 사이 등에 존재한다. 여기서는 축삭의 종말단추(end bulb)와 다른 신경세포의 가지돌기 사이 존재하는 시냅스에서의 신경 충동의 전달에 대해 살펴보도록 한다.

흥분충동을 시냅스에 전달하고자 하는 세포를 시냅스전 세포(presynaptic cell)라고 하고 그 충동을 받는 세포를 시냅스후 세포(postsynaptic cell)라고 한다. 시냅스전 세포는 항상 신경세포이지만 시냅스후 세포는 신경세포, 근육세포, 샘세포 등이 될 수 있다. 시냅스는 두 가지 유형이 있는데 하나는 전기적(electrical) 시냅스이고, 다른 하나는 화학적(chemical) 시냅스이다. 전기적 시냅스는 신경충동을 시냅스전 세포에서 시냅스후 세포로 세포간 이온 통로를 통해 바로 전달한다. 전기적 시냅스가 빠르기는 하지만 우리 몸에는 이러한 유형의 시냅스는 아주 적고 화학적 시냅스가 대부분이다. 화학적 시냅스는 시냅스틈(synaptic cleft)에 의해 두 세포가 분리되어 있고 신경전달물질(neurotransmitter)에 의해 이 틈을 가로지르는 신호전달이 이루어 진다.

현재까지 약 50여종의 신경전달물질이 알려져 있다. 가장 잘 알려져 있는 것으로 아세틸콜린(acetylcholine), 노르에피네프린(norepinephrine), 도파민(dopamine), 세로토닌(serotonin)과 아미노산과 그 변형체인 글리신(glycine), 글루탐산(glutamate), 아스파트산(aspartate)과 GABA(γ-aminobutyric acid) 등이 있다. 대부분의 신경세포는 한 종류의 신경전달물질을 분비하지만 일부는 다수의 신경전달물질을 분비하기도 한다. 또한 동일한 신경전달물질이 작용하는 세포에 따라 다른 효과를 내기도 한다. 신경전달물질은 시냅스후 세포의 세포막전위를 변화시켜 흥분충동이 계속적으로 전달되게 한다. 하나의 신경충동이 종말단추

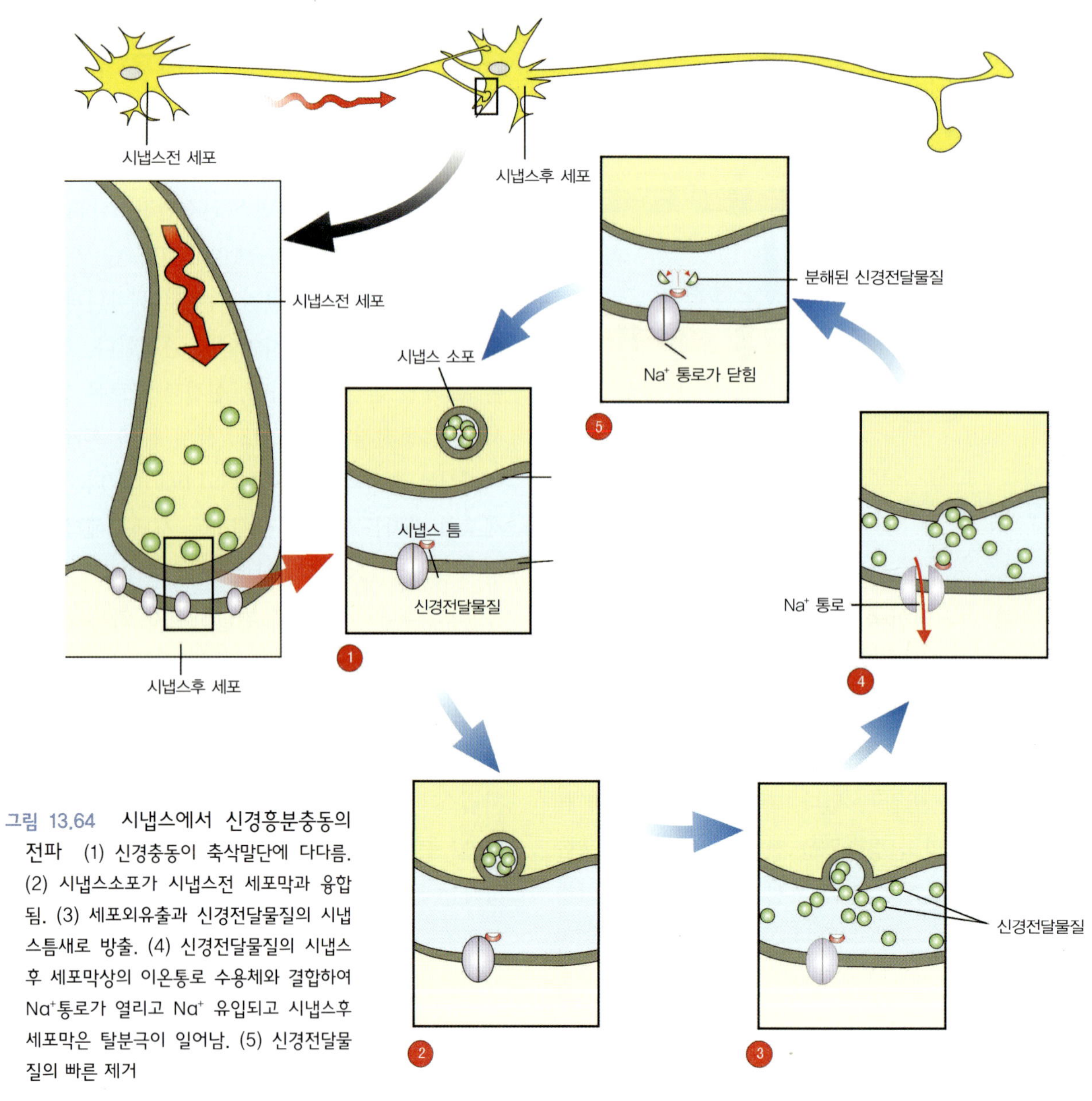

그림 13.64 **시냅스에서 신경흥분충동의 전파** (1) 신경충동이 축삭말단에 다다름. (2) 시냅스소포가 시냅스전 세포막과 융합됨. (3) 세포외유출과 신경전달물질의 시냅스틈새로 방출. (4) 신경전달물질의 시냅스후 세포막상의 이온통로 수용체와 결합하여 Na^+통로가 열리고 Na^+ 유입되고 시냅스후 세포막은 탈분극이 일어남. (5) 신경전달물질의 빠른 제거

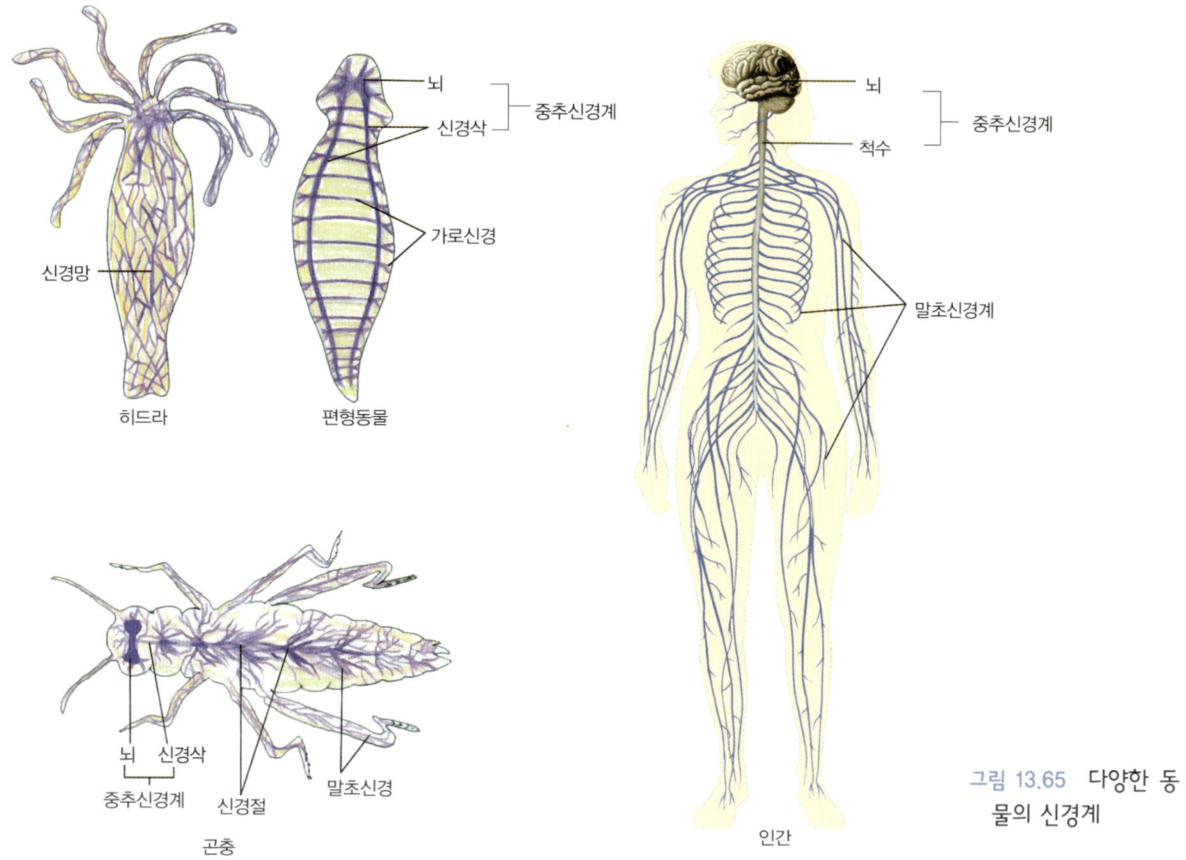

그림 13.65 다양한 동물의 신경계

에 이르게 되면 연접전 세포막이 탈분극되고, 이로 인해 전압작용 Ca^{2+}통로가 열리게 된다. 그 결과로 세포외 Ca^{2+}이 시냅스전 종말단추내로 유입되고 갑작스러운 세포내 Ca^{2+}농도의 증가는 시냅스소포(synaptic vesicle)를 자극하여 시냅스전 세포막과 유합하도록 한다. 그리하여, 소포내 함유되어 있던 신경전달물질이 세포외유출(exocytosis)에 의해 시냅스틈으로 방출된다. 방출된 신경전달물질은 시냅스틈의 공간을 확산으로 이동하여 시냅스후 세포막상의 특수한 수용체 단백질에 결합한다. 대부분의 수용체 단백질은 화학적으로 열리는 이온 통로이다. 신경전달물질과 수용체의 결합으로 통로가 열리면서 Na^{+}가 세포내로 유입되고 탈분극이 일어나서 시냅스후 세포에 활동전위를 유발시킨다(그림 13.64). 시냅스후 세포막에 작용을 한 신경전달물질은 빠르게 불활성화된다. 예를 들면, 아세틸콜린은 아세틸콜린에스터라아제(acetylcholine esterase)라는 효소에 의해 아세트산과 콜린으로 빠르게 분해된다. 만일 이러한 불활성화가 일어나지 않는다면 신경연접은 계속해서 자극이 되어 병적 상태를 만들게 된다. 대부분의 동물은 유사한 신경전달물질들을 가지고 있다. 그렇기 때문에 곤충의 신경계에 작용하는 살충제가 사람에게도 영향을 미치게 된다. 다행히도 사람에게 이상을 초래하려면 곤충에게 적용되는 양보다 훨씬 과량이 필요하다.

동물 신경계의 다양성 모든 생물은 환경의 변화를 감지해서 생존과 번식을 위해 적절한 반응을 한다. 대부분의 동물은 신경계를 가지고 있고 모든 동물의 신경망은 세포나 분자수준에서 유사성을 나타낸다. 그러나 신경계의 구성이나 신경망의 연결방식에서는 많은 차이를 보인다.

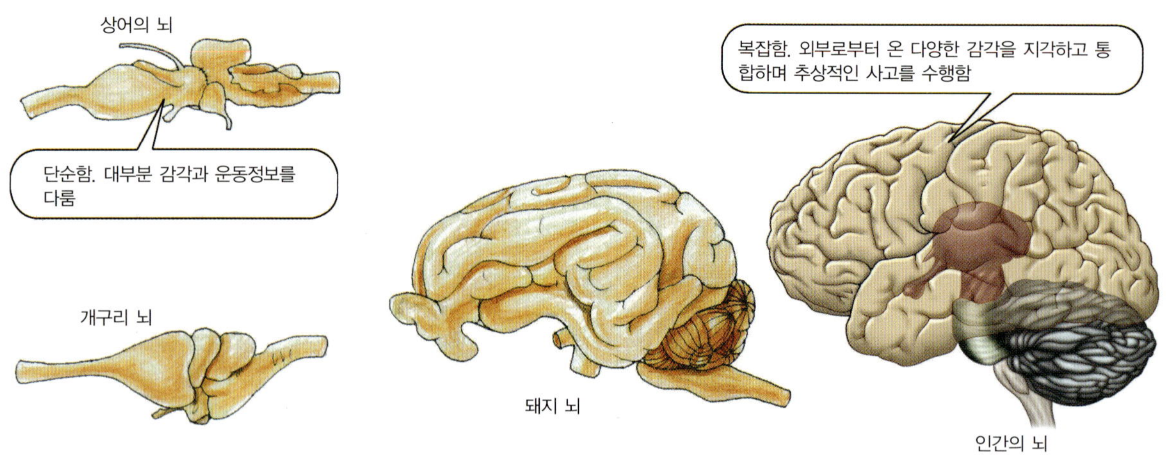

그림 13.66 다양한 동물의 뇌

그림 13.65는 여러 동물의 신경계를 보여주고 있다. 아메바와 같은 단세포 원생동물은 신경계를 가지고 있지 않고 환경의 변화에 대해 매우 느리게 반응한다. 해면동물도 분화된 신경세포를 가지고 있지 않다. 가장 단순한 신경조직을 가지는 동물은 히드라와 같은 방사대칭형의 자포동물(cnidarians)이다. 히드라의 신경은 넓게 펴져 있는 신경망의 형태로 배열되어 있다. 신경망은 체강을 이루는 근육의 수축과 팽창을 조절한다. 이보다 약간 더 복잡한 동물로는 편형동물(flatworm)을 들 수 있다. 이 동물은 길고 양측 대칭인 몸 구조를 갖는다. 작은 뇌를 가지며 두 개의 긴 신경삭(nerve code)이 있으며 이 두 신경삭 사이를 가로로 연결해주는 신경들이 있다. 뇌와 신경삭은 원시적인 CNS로 볼 수 있으며 이 둘이 함께 편형동물의 움직임을 조절한다. 이보다 더 복잡한 신경계를 갖는 것은 곤충이다. 신경조절의 역할이 보다 머리에 집중되어 있는 구조를 띠기 시작한다. 뇌는 보다 복잡하고 체절(body segment)을 따라 신경삭도 분절구조를 가진다.

척추동물 사이에는 신경계의 구성에 있어서 매우 높은 유사성을 보인다. 뇌와 척수로 구성된 CNS와 PNS를 가진다. 그러나 고등한 동물일수록 뇌의 크기가 커지는 경향을 보인다(그림 13.66). 뇌의 각 부위의 상대적인 크기는 그것의 기능적 중요성과 상관관계가 있다. 가령 상어의 경우 후각망울(olfactory bulb)이 상대적으로 매우 큰데 그것은 상어가 먹이를 탐지하는 능력이 매우 뛰어난 이유를 설명해 준다. 개구리에게는 먹이를 찾는데 시각의 역할이 중요하기 때문에 뇌의 시각엽(optical lobe)이 상대적으로 크다. 포유동물에서 이마엽의 대뇌 겉질이 발달한 것은 학습(learning)과 기억(memory)과 관련이 있다.

인간의 감각계

감각세포와 기관은 감각수용기라고 불린다. 이 수용기와 연관기관은 외부세계에 대한 '창(window)' 이라고 할 수 있다. 동물은 서로 다른 다양한 감각수용기와 감각기관의 구성을 가진다. 따라서 동물들은 서로 다른 방법으로 세상을 경험하게 된다. 많은 동물들이 그들의 생태학적 지위와 환경에 적합한 감각수용기를 가지고 있다. 박쥐는 움직임의 길잡이를 초음파 울림(ultrasonic echo)에 의존하고 개는 사람보다 발달한 청각과 후각을 가지고 있다. 모든 포유동물처럼 사람도 다양한 감각수용기를 가진다. 눈(시각), 귀(청각과 균형감각), 코(냄새), 혀(미각), 피부(온도와 촉각) 등이 각자 고유의 감각들을 감지한다.

대부분의 감각수용기는 분화된 신경세포이거나 상피세포이다. 우리 몸 밖에서 오는 입력을 감지하는 수용기를 외수용기(exteroreceptor)라고 하고, 우리 몸 내부에서 오는 신호를 감지하는 수용기를 내수용기(interoreceptor)라고 한다. 모든 감각자극은 특정한 형태의 에너지이다. 그러기 때문에 감각수용기의 역할은 입력된 에너지를 수용기전위(receptor potential)로 변환시켜 주는 것이다. 발생한 수용기전위는 인접한 감각신경에 활동전위를 발생시킨다. 감각신경은 CNS나 다른 신경에 활동전위를 전달하여 정보의 통합과 적절한 반응 명령을 형성하도록 한다. 감각신경에 의해 뇌에 전달된 입력을 감각(sensation)이라고 한다. 일단 뇌에서 감각을 감지하면 그것을 해석하여 자극에 대한 지각(perception)을 형성한다.

모든 활동전위는 분자나 세포수준에서 동일하기 때문에 동물들은 입력 신호가 의미하는 바가 무엇인지 해석하기 위해선 자극의 세 가지 성질에 의존한다. 첫째, 감각입력의 위치와 감각신경이 CNS와 연결되는 지점이다. 어떤 감각수용기로부터 들어온 입력은 CNS의 특정한 부위로만 전달된다. 둘째는 자극의 강도이다. 앞에서도 언급되었지만, 신경충동의 속력은 자극의 강도와는 상관이 없다. 그러나 감각수용기는 강한 자극을 받았을 때 감각신경으로 하여금 보다 높은 빈도의 활동전위를 만들어 내게 한다. 가벼운 촉각은 초당 수회의 충동을 일으키고 뇌는 이를 감지하지 못하기도 한다. 그러나 손가락이 망치에 찍히는 것과 같은 강한 자극은 짧은 시간 많은 양의 신경충동을 일으킨다. 세번째 요소는 자극을 받은 감각수용기의

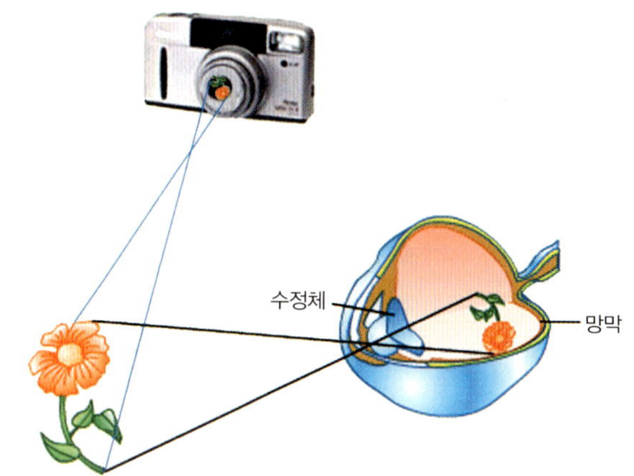

그림 13.67 인간의 눈과 카메라의 유사성

수이다. 자극이 보다 많은 수의 수용기를 자극하면 보다 강한 반응을 일으킬 수 있다. 제한된 경우에서지만, 자극이 반복되다 보면 자극에 대한 민감도가 떨어지게 되는데 이러한 현상을 감각적응(sensory adaptation)이라고 한다.

감각수용기가 감지하는 에너지 형태에 따라 (1) 압력, 촉각 등과 같은 물리적 자극에 의해 생성되는 기계적 에너지를 감지하는 기계수용기(mechanoreceptor), (2) 과도한 열, 압력과 어떤 종류의 화학물질을 감지하는 표피에 존재하는 통증수용기(pain receptor), (3) 체온을 조절하기 위해 열이나, 차가움을 감지하는 온도수용기(thermoreceptor), (4) 특별한 화학물질을 감지하는 화학수용기(chemoreceptor)와 (5) 빛이나 전기와 같은 전자기 에너지를 감지하는 전자기수용기(electromagnetic receptor)가 존재하며 특히 빛을 감지하는 수용기는 광수용기(photoreceptor)로 불리기도 한다. 이들 수용기의 구조와 기능을 살펴보고 각각의 감각들이 반응으로 이어지는 과정에 대해 알아보고자 한다.

시각 사람의 시각기관은 눈(eye)이다. 눈은 마치 카메라와 같이 작동한다(그림 13.67). 각각의 눈은 안구와 눈물관, 눈꺼풀, 근육, 혈관 등으로 구성된

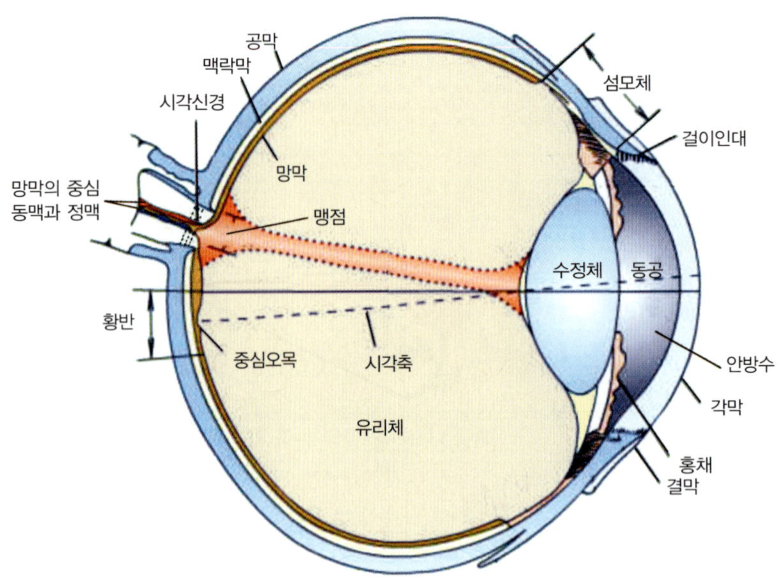

그림 13.68 인간 눈의 구조

다. 그림 13.68에서 보듯이, 안구는 공막(sclera)이라고 불리는 단단하고 흰색을 띠는 결합조직으로 된 외층과 맥락막(choroid)라는 중간의 색소층, 그리고 광수용기를 가지고 있는 안쪽의 망막(retina)으로 구성된다. 공막 바깥쪽으로는 안구의 건조를 막는 점막인 결막(conjunctiva)이 있다. 빛을 모으는 각막(cornea)은 공막으로 이어지는 구조로 안구의 앞쪽을 덮고 있다. 맥락막은 앞쪽에서 홍채(iris), 섬모체(ciliary body), 걸이인대(suspensory ligament)와 이어진다. 홍채는 색소를 함유하며 도너츠 모양을 하고 있다. 홍채 중앙의 동공(pupil)이라는 구멍으로 들어오는 빛의 양을 조절하기 위해 방사상의 근육과 원형의 근육이 적절하게 수축과 이완을 한다. 강한 빛을 쬐면 동공은 수축하고, 어두운 곳에서는 확대된다. 홍채 바로 뒤쪽에 수정체(lens)가 위치한다. 수정체와 섬모체는 안구를 두 개의 안방(chamber)으로 나누는데 앞쪽 안방은 수정체와 각막 사이의 공간이며 섬모체에서 만들어진 맑은 안방수(aqueous humor)로 채워져 있다. 수정체 뒤쪽의 안방에는 젤리처럼 생긴 유리

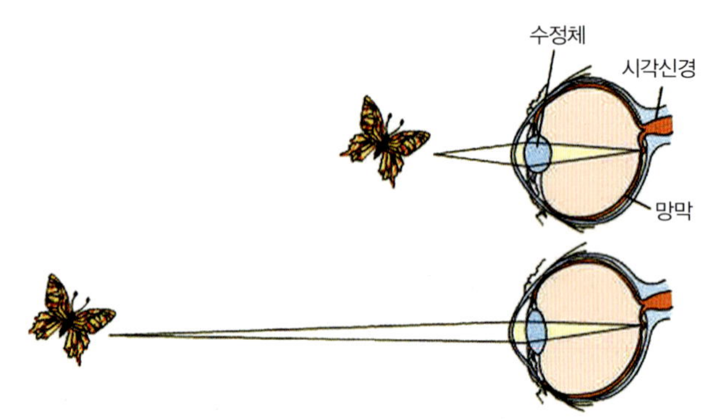

그림 13.69 눈의 초점 맞추기

체(vitreous humor)로 채워진다. 안방수나 유리체 모두 각막을 통과한 빛을 막망에 전달하는 역할을 한다. 수정체는 투명한 단백질 원방으로 망막에 정확한 상을 맺게 하기 위해 그 두께가 조절된다. 가까운 물체를 볼 때는 수정체가 두꺼워지고 멀리 있는 대상을 볼 때는 수정체가 얇아진다(그림 13.69). 망막에 정확한 상을 맺도록 수정체가 초점을 변화시키는 것을 조절(accommodation)이라고 한다. 시각적 조절을 위해서 안구의 근육과 섬유(섬모체와 걸이인대)가 적절하게 수축하거나 이완

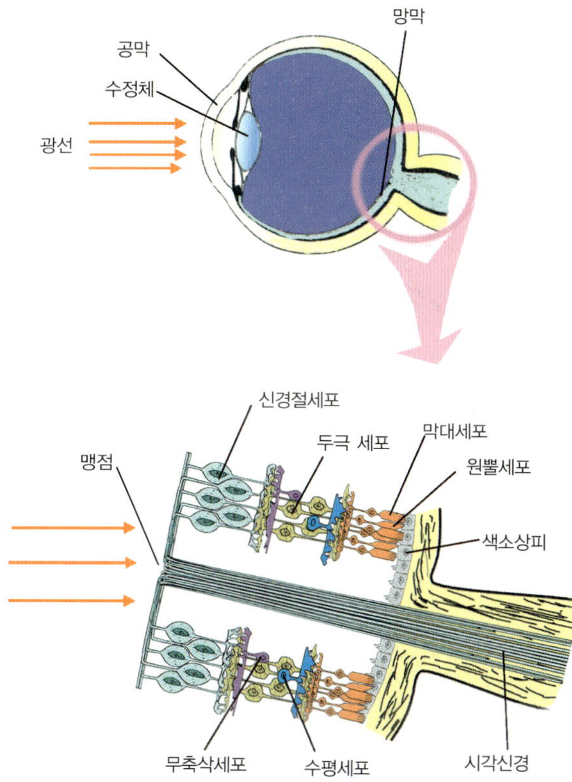

그림 13.70 망막의 구조

하여야 한다. 빛은 각막, 안방수, 동공, 수정체와 유리체를 통과하여 망막에 이른다. 망막은 시각신경과 연결되어 있고, 시각신경은 정보를 뇌의 시각중추에 보낸다. 시각신경과 망막이 연결되는 지점을 맹점(blind spot)이라고 하는데 맹점에 상이 맺히면 그 상에 대한 정보는 뇌로 전달되지 않으나 상이 두 안구의 맹점에 동시에 맺히는 경우는 드물기 때문에 일반적으로 맹점의 존재를 느끼지 못한다. 맹점은 안구에 분포한 혈관이 안구를 떠나는 지점이기도 하다.

인간의 망막은 막대세포(rod cell)와 원뿔세포(cone cell)라는 두 종류의 광수용기를 가지고 있는데 막대세포가 원뿔세포 보다 훨씬 많다(그림 13.70). 막대세포는 약한 빛에서도 기능하고 망막의 주변부에 위치한다. 이 세포들은 빛의 색깔은 구분하지 못하며 단지 명암만을 구분한다. 반면, 원뿔세포는 색깔을 구분하지만 강한 빛이 있어야 한다. 따라서 원뿔세포는 주로 낮에 높은 활성을 나타내고 막대세포는 밤에 작용한다.

망막의 광수용기와 맞닿은 바닥층(basement layer)이라는 색소를 가진 상피세포층이 있는데 이들 세포는 광수용체에 영양을 공급하고 지지하는 기능을 한다. 광수용기가 빛을 받아들이면 수용기전위를 발생시키고 망막의 신경세포에 이 정보를 전달한다. 이 두극(bipolar)신경세포는 시각정보를 신경절세포, 시각신경섬유, 시상을 거쳐 일차 시각 겉질로 보내고 시각 연합영역에서 정보가 해석된다.

각각의 광세포는 바깥분절에 로돕신(rhodopsin)이라는 시각 색소를 포함하는 주름진 막을 가지고 있다. 빛이 존재하면 로돕신이 옵신(opsin)과 레티날(retinal)이라는 비타민 A 유도체로 분해된다. 이 화학적 반응이 두극세포와 신경절세포에 신경신호를 발생시킨다. 빛의 존재하에 옵신은 G-단백 트랜스듀신(transducin)을 활성화하고 이는 다시 포스포디에스터라아제(phosphodiesterase, PDE)를 활성화시킨다. 활성화된 PDE는 막의 Na^+통로를 닫고 통로에 결합되어 있던 cGMP를 떨어뜨린다. 이것은 과분극으로 이어지면서 수용기전위를 발생시킨다. 과분극된 광수용기의 신경종말에서는 글루탐산이라는 신경전달물질을 분비한다. 어두워지면 레티날과 옵신은 원래의 로돕신으로 돌아간다.

옵신은 광수용체에 따라 다른 구조를 갖는다. 막대세포로 들어온 신호는 흑, 백과 회색으로 해석되는 반면, 원뿔에서는 다양한 색깔로 해석된다. 옵신의 구조와 최적 흡광파장에 따라 원뿔세포는 적색, 녹색, 그리고 청색 색광감수성 원뿔세포로 구분된다. 우리가 다양한 색상을 지각하는 것은 이들 수용기의 색에 대한 감수성 범위가 중

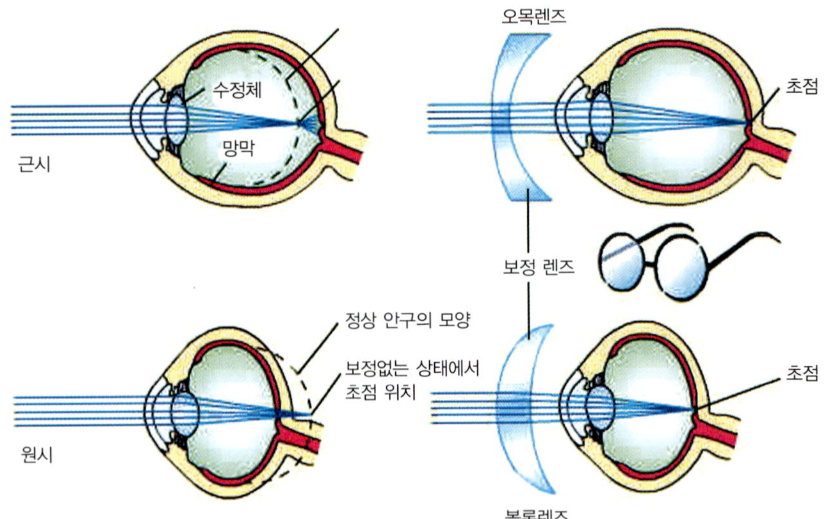

그림 13.71 근시와 원시의 발생기전과 교정

첩되어 있고 빛의 파장대와 파장의 상대적 강도에 따라 두 개 이상의 원뿔세포가 동시에 그러나 다른 정도로 자극을 받기 때문이다. 녹색와 적색 원뿔세포가 동시에 자극을 받으면 원뿔세포의 상대적 활성정도에 따라 주황색이나 노란색으로 보게 된다. 색맹(color blindness)은 이들 원뿔세포 중 한 종류 이상이 결여되어 나타난다.

정상적인 눈에서는 섬모체와 걸이인대에 의한 수정체 두께의 조절의 결과로 빛이 망막에 촛점을 맺는다. 그러나 안구가 너무 길어 상이 망막앞에 맺히는 경우를 근시(nearsightedness or myopia)라고 한다. 근시는 오목렌즈로 교정을 한다. 반대로 섬모체근의 수축이 약해 수정체가 두꺼워지지 못하거나 안구가 너무 짧아 초점이 망막 뒤에 맺히는 경우를 원시(far-sightedness or hyperopia)라고 하며 볼록렌즈로 교정한다(그림 13.71).

청각과 균형 인간의 귀(ear)는 소리를 감지하는 기능과 자세나 균형을 유지하기 위한 평형감각을 감지하는 기능을 함께 수행한다. 구조적으로 인체의 귀는 바깥귀, 가운데귀, 속귀로 나눌 수 있다(그림 13.72). 바깥귀는 귀바퀴(auricle)와 외이도

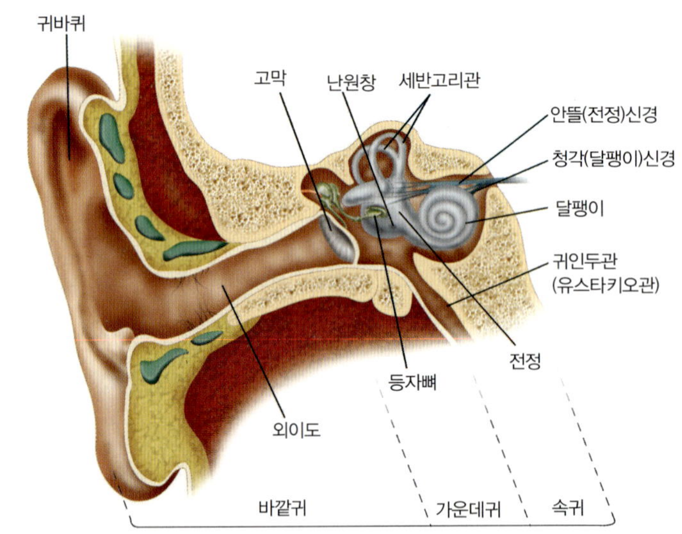

그림 13.72 인간 귀의 구조

(external auditory canal)로 구성된다. 가운데귀는 고막(tympanic membrane)에서 시작하여 난원창(oval window)과 정원창(round window)으로 끝나는 구역이다. 이 두 구조물 사이에는 망치뼈(추골, malleus), 모루뼈(침골, incus)와 등자뼈(등골, stapes)가 있다. 망치뼈는 고막과 모루뼈를 연결해 준다. 모루뼈는 등자뼈에 연결되어 있고 등자뼈는 난원창에 연결되어 있다. 유스타키오관

(Eustachian tube)이라고 불리는 귀인두관(auditory tube)이 가운데귀에서 시작하여 인두(pharynx)까지 이어지는데 이 관의 기능은 가운데귀와 입안 사이의 공기압의 균형을 맞추는 것이다. 속귀는 소리를 감지하는 달팽이(cochlea)와 균형을 감지하는 안뜰(전정, vestibule)과 반고리관(semicircular duct)으로 구성된다. 안뜰과 달팽이는 속귀신경(vestibulocochlear nerve)과 연결된다. 달팽이는 안뜰관, 고막관과 달팽이관으로 구분된다. 달팽이관은 털세포가 있는 바닥막(basilar membrane)을 가진다. 털세포는 위가 덮개막(tectorial membrane)으로 덮여 있으며, 속귀신경과 연결되어 있다(그림 13.73).

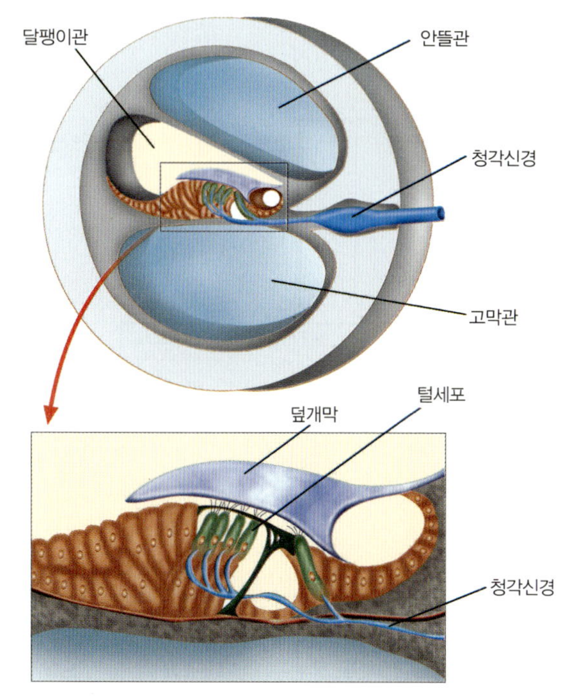

그림 13.73 달팽이관의 구조

소리가 나면, 음파가 바깥귀를 통해 귀 안으로 들어오고 고막을 진동시킨다. 진동은 세 가지 귀속뼈를 통해 전달되어 난원창의 막을 진동시킨다. 난원창막의 진동은 달팽이관 바닥막의 진동으로 이어지고 그 진동을 털세포가 감지하여 활동전위가 일어난다. 이 활동전위는 속귀신경을 따라 뇌로 전달되고 뇌에서 소리 정보가 해석된다. 소리에 대한 민감도는 바닥막의 유연성에 의존한다. 나이가 들어감에 따라 이 유연성이 감소하여 청력이 감퇴된다.

안뜰과 반고리관은 우리 몸의 전반적인 자세와 균형을 감지한다. 안뜰은 타원주머니(utricle)와 둥근주머니(saccule)로 이루어진다. 이 두 주머니에는 내림프(endolymph)라는 액체가 차 있다. 타원주머니는 반고리관에 열려있고 안뜰 안에는 털세포들이 모여 있다. 이 털세포의 털이 평형석(otolith)을 포함하는 젤리 같은 물질 속에 파묻혀 있다. 평형석이 내림프보다 밀도가 크기 때문에 중력은 털세포를 항상 아래쪽으로 끌어 당긴다. 털세포의 털의 위치변화가 활동전위를 일으키고 이 활동전위가 속귀신경를 통해 뇌로 전달된다. 자세를 다르게 취하면 다른 털세포와 다른 감각신경이 활성되고 이를 통해 자세와 위치에 대한 정보를 얻게 된다. 안뜰은 주로 정지상태나 전진 또는 후진에 의한 몸의 위치 정보를 감지하며, 반고리관은 회전운동에 의한 변화를 감지한다.

맛과 냄새 맛(taste)과 냄새(smell)는 각각 입안의 맛봉오리(taste bud)와 코안의 후각세포에 존재하는 화학수용기에 의해 감지된다. 화학물질이 수용기세포의 세포막의 특이적인 막단백질과 결합하면 세포막이 탈분극을 일으켜 신경전달물질을 분비한다.

후각 수용기세포는 코안의 지붕에 상피세포의 지지를 받으며 존재한다. 후각세포의 감수부위에는 코안의 점막에 노출된 섬모가 존재한다. 인간은 수 천 가지의 냄새를 구분할 수 있다. 우리가 숨을 쉴 때, 공기속의 화학물질이 습한 점막에 녹아들어가고 특이 수용체 단백질과 결합한다. 이

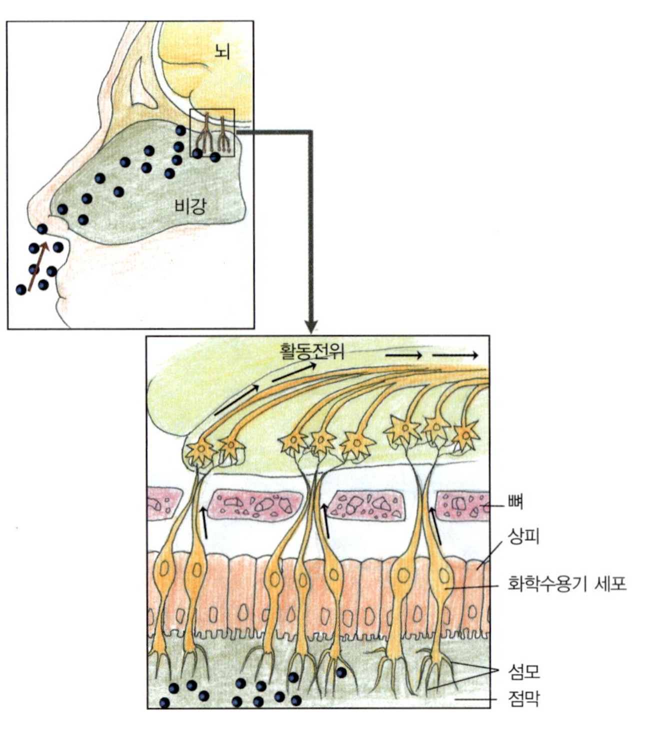

그림 13.74 인간의 후각기관

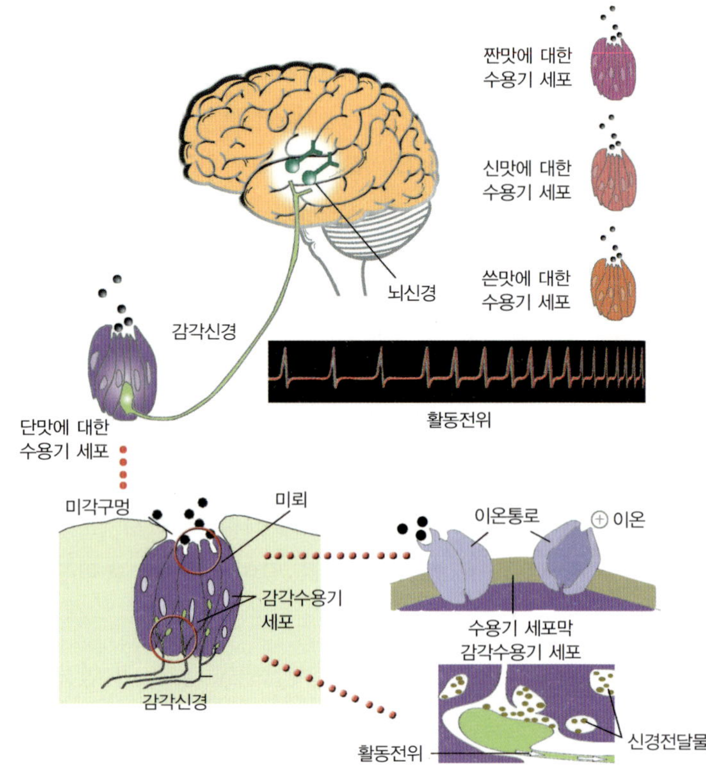

그림 13.75 미각수용기와 맛의 신호전달

결합은 G-단백과 cAMP가 관여하는 신호전달을 유발한다. cAMP는 Na^+통로를 열고 그 결과로 탈분극이 일어나 활동전위가 발생한다. 이 활동전위는 후각망울내 신경섬유를 통해 뇌의 후각 피질로 전달되어 해석되게 된다(그림 13.74).

맛에 대한 수용기는 혀 안에 존재한다. 맛 수용기 세포는 맛봉오리(taste bud) 안에 존재하는 변형된 상피세포이다(그림 13.75). 각각의 수용기 세포는 미각융모를 가지고 있는데 이 털은 미각구멍(taste pore)이라는 구멍을 통해 외부에 노출되어 있다. 인간은 단맛, 신맛, 쓴맛과 짠맛을 느낄 수 있다고 알려져 있다. 맛봉오리는 감지하는 맛에 따라 다른 위치에 존재한다(그림 13.76). 맛 수용기세포가 자극을 받으면 활동전위가 제 7번과 9번 뇌신경을 따라 뇌로 전달된다. 맛 정보는 시상을 거쳐 마루엽에 전달된다.

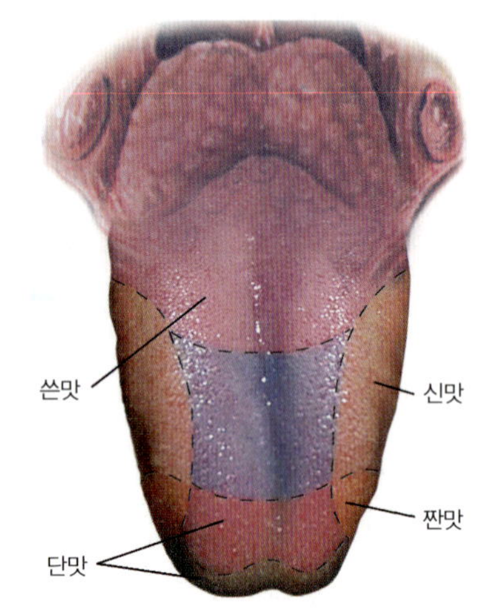

그림 13.76 기본 맛을 주로 느끼는 혀의 위치

움직임

외부나 내부로부터 온 신호에 의해 자극을 받으면, 우리 몸은 다양한 움직임으로 반응한다. 움직이는 모습이나 능력은 동물종에 따라 다양하다. 인간의 움직임에는 뼈, 근육, 인대와 힘줄이 관여한다. 힘줄(tendon)은 근육을 뼈에 부착시키는 역할을 하고 인대(ligament)는 뼈와 뼈 사이를 연결하고 고정시키는 역할을 한다. 뼈대(골격, skeleton)는 근육의 부착점을 제공하는 것 외에 구조적 지지, 내장장기의 보호, 움직이는 동안 균형유지 등의 기능을 수행한다.

인간은 어렸을 때는 약 300 여 개의 뼈가 형성되지만 성인이 되면서 일부 뼈가 융합하여 성인의 뼈의 수는 206개가 된다. 성인의 뼈는 몸의 기둥을 이루는 몸통뼈대(axial skeleton)와 팔다리뼈대(appendicular skeleton)로 나뉜다. 몸통뼈대는 머리뼈 29개, 척주뼈 26개, 복장뼈(흉골, sternum) 1개, 갈비뼈 24개 총 80개의 뼈로 이루어 진다. 팔다리뼈대는 팔에 64개(어깨부위에 4개, 팔부위에 6개, 손목에 16개, 손과 손가락에 38개)의 뼈와 다리에 62개(볼기뼈 2개, 넙다리와 무릎에 4개, 종아리부위 4개, 발목에 14개와 발과 발가락에 38개)의 뼈로 구성된다(그림 13.77).

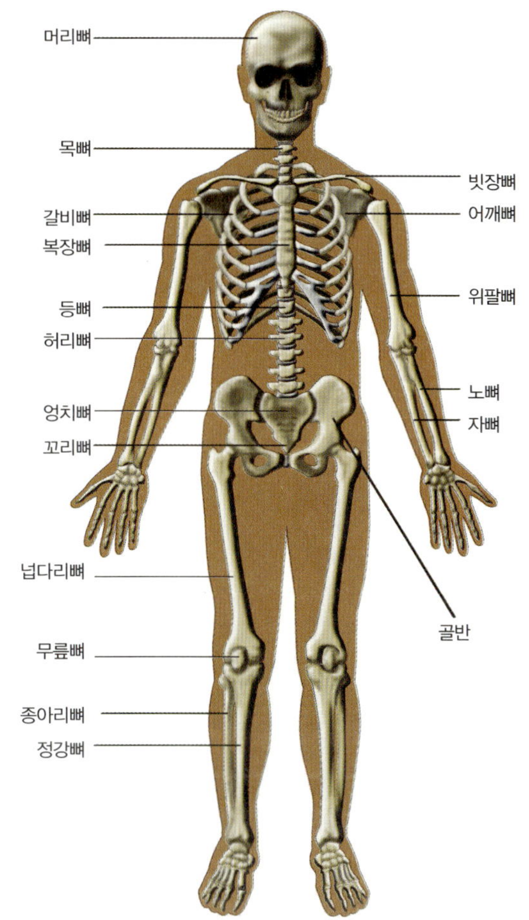

그림 13.77 인간의 골격계

전형적인 뼈는 뼈를 감싸는 뼈막, 뼈단위(osteon)가 반복되는 부위, 그리고 뼈의 가운데 골수(bone marrow)로 구성된다. 각각의 뼈단위는 중심관(central canal)주위에 골화된 기질이 동심원 모양을 형성한 것이다. 중심관에는 혈관과 신경을 포함하며 골화된 기질은 인산칼슘(calcium phosphate)과 탄산칼슘(calcium carbonate)이 침착된 콜라겐을 포함한다. 일반적으로 알려진 바와는 달리 뼈는 건조하거나 푸석푸석하거나 죽은 조직이 아니라 살아 있으며, 끊임없이 변하고 새로운 세포를 만들어내는 조직이다.

뼈와 뼈 사이의 관절은 움직임이 가능하다. 구조적 차이에 따라 편평한 뼈들을 이어주는 섬유성 관절(fibrous joint), 뼈 사이의 공간에 섬유연골판이 있는 연골성 관절(cartilaginous joint)과 뼈와 뼈 사이에 윤활액이 채워진 공간이 있는 윤활관절(synovial joint)이 있다. 윤활관절은 넓은 범위의 움직임을 가능하게 하지만 연골성 관절은 움직임이 매우 제한적이며, 섬유성 관절은 전혀 움직이지 않는다. 머리뼈의 관절은 섬유성 관절이고, 연골성 관절은 척주에서 볼 수 있고, 무릎, 팔꿈치, 손목, 발목, 발가락, 손가락 등 움직임이 자유로운 관절들이 대부분 윤활관절이다.

인간은 600 개 이상의 골격근을 가지고 있다. 이들 근육은 머리, 목, 몸통, 팔다리 등에 있는 뼈에 부착한다. 각각의 골격근은 긴 섬유의 다발로 구성된다. 각각의 섬유는 핵을 여러 개 가지는 하나의 세포이며 근육원섬유(myofibril)의 다발을 포함

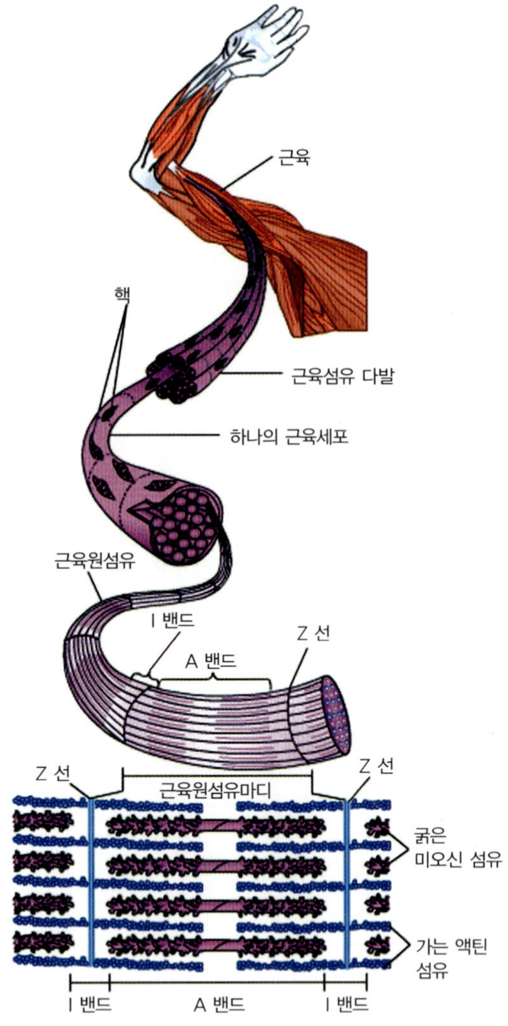

그림 13.78 골격근육의 구조

한다. 각각의 근육원섬유는 가는 액틴(actin)섬유와 굵은 미오신(myosin)섬유로 이루어져 있다. 하나의 가는 액틴섬유는 두 종류의 액틴분자와 트로포미오신(tropomyosin)이라는 조절분자가 꼬여 코일을 형성한 것이다. 그리고 트로포닌 복합체(troponin complex)라는 단백질복합체가 트로포미오신과 액틴 분자간의 위치관계를 조절한다. 굵은 미오신섬유는 미오신분자들이 겹쳐져 형성된다. 가는 섬유와 굵은 섬유의 배열로 인해 골격근에는 밝은 부위와 어두운 부위가 교차해서 형성된 가로무늬(횡문, striation)가 나타난다. 밝은 부위를 I 밴드라고 하고 이곳은 액틴 섬유만 존재한다. 어두운 부위를 A 밴드라고 하고 여기에는 액틴과 미오신 섬유가 중첩되어 있다. 밝고 어두운 밴드가 반복해서 나타나는데 이 반복단위를 근육원섬유마디(근절, sarcomere)라고 하며 기본적 수축단위이다. Z 선은 근육원섬유마디 양쪽끝에 근육원섬유의 부착부위이다. A밴드의 중앙에는 H띠가 있는데 이 부위에는 미오신 섬유만 존재한다(그림 13.78).

동물의 움직임은 골격근이 서로 협동하여 부착한 뼈들을 움직여서 일어난다. 여러 방향으로의 움직임이 일어나려면, 뼈에 부착한 근육들은 길항작용을 하는 짝이 존재해야 한다. 예를 들면 팔을 굽히는 경우, 위팔두갈래근(상완이두근, biceps)이

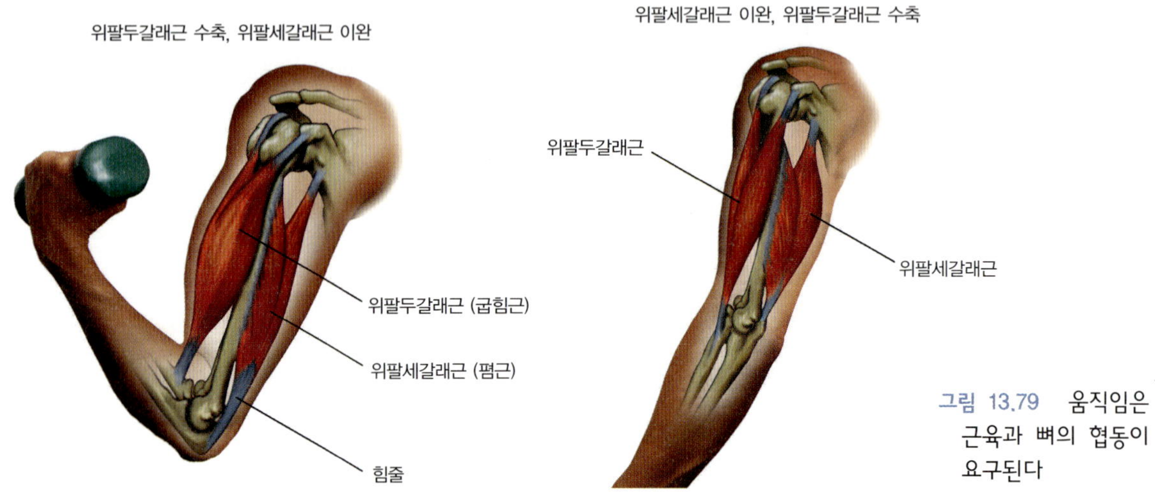

그림 13.79 움직임은 근육과 뼈의 협동이 요구된다

수축하고 위팔세갈래근(상완삼두근, triceps)은 이완을 해야 하며, 반대로 팔을 펼 경우는 세갈래근이 수축하고 두갈래근은 이완을 해야 한다(그림 13.79). 분자 또는 세포수준에서 보면 근육이 어디에 위치하는 근육이든 상관없이 동일한 기전으로 수축을 한다. 근육원섬유마디가 짧아지는 동안 액틴섬유는 미오신섬유를 따라 미끌어지면서 반대편 액틴섬유와 가까워진다. 이러한 미끄러짐(sliding)은 미오신에 액틴과 부착할 수 있는 구형의 돌기가 있기 때문에 가능하다. 흔히 미오신 머리라고 하는 이 돌기는 ATP를 ADP로 가수분해 하는 활성을 가지고 있다. ATP가 미오신에 결합할 때, 미오신은 낮은 에너지 상태에 있다. ATP가 가수분해 되면 미오신은 높은 에너지 상태로 되고 액틴과 결합하여 교차결합(cross-bridge)을 형성한다. ADP와 인산이 높은 에너지 상태의 미오신에서 떨어져 나가게 되면 미오신은 낮은 에너지 상태로 되돌아오는데 이때 미오신 머리가 굽혀지면서 액틴섬유를 근육원섬유마디 중앙을 향해 끌어당긴다. 또 다른 ATP가 미오신에 결합하게 되면 이와 같은 과정이 반복된다. 궁극적으로 이 과정이 반복되면서 I 밴드가 짧아지고 H띠가 사라지며 근육원섬유마디의 전체 길이가 짧아진다(그림 13.80). 근육수축에 사용되는 ATP는 어디서 얻어지는가? 세 가지 원천이 있다. 즉, 근육세포내에서 일어나는 산화적 호흡(oxidative respiration), 근육내에 에너지원으로 저장되는 크레아틴 인산(creatine phosphate)과 산소의 공급이 충분치 못한 상황에서 일어나는 무산소 호흡(anaerobic respiration)을 통해 ATP를 공급 받는다. 만일 ATP의 생산이 중단된다면, 근육은 수축할 수가 없다.

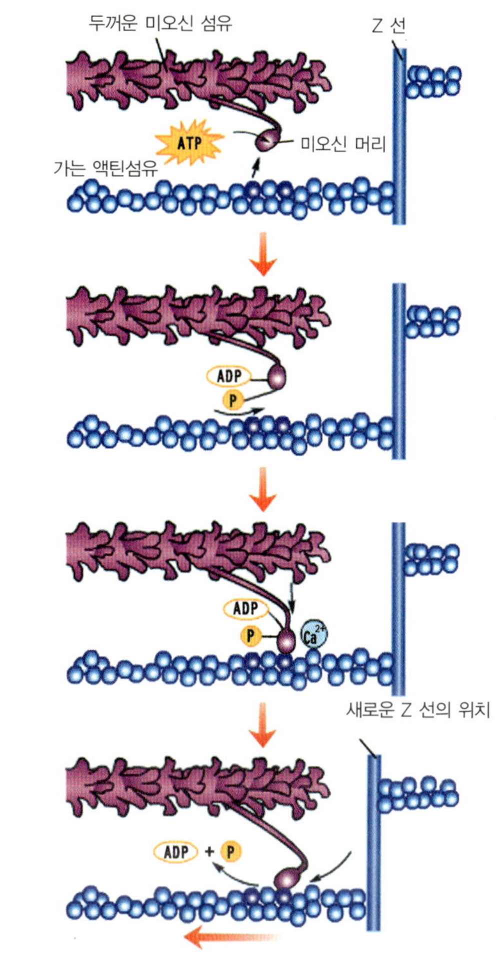

그림 13.80 근육수축기전

어떻게 근육의 움직임이 조절되는가? 운동신경에서 흥분충동이 골격근 섬유로 전달되면 운동신경 말단에서 분비된 아세틸콜린이 시냅스틈을 가로질러 근육세포막상의 수용체에 결합한다. 그 결과로 생긴 활동전위가 근육세포막을 따라 전파되어 T세관(T-tubule)이라 불리는 관에 이른다. T 세관에 이른 활동전위는 근육세포질세망(sarcoplasmic reticulum)에서 Ca^{2+}을 세포질 내로 방출시킨다. 방출된 Ca^{2+}은 트로포닌에 결합하여 구조를 변형시키고 그 결과 트로포미오신의 위치가 변하면서 액틴상의 미오신 결합부위가 노출된다. 미오신과 액틴은 액틴섬유의 미끄럼이 일어나기 위해 반드시 필요한 교차결합을 형성한다. 활동전위의 활성이 사라지면 세포질의 Ca^{2+}은 다시 근육세포질세망으로 들어가고 액틴상의 미오신 결합부위는 트로포미오신에 의해 가려지게 된다. 이 단계에서 수축은 종결되고 근육섬유는 이완된다.

모든 골격근의 수축양상이 동일하지는 않다. 골격근섬유는 빠른 섬유와 느린 섬유로 나눌 수 있다. 빠른 근육섬유는 짧은 시간 동안 빠르고 강한 수축을 할 수 있다. 근육세포질세망이 풍부하고 빠르게 Ca^{2+}을 방출할 수 있다. 반면, 느린 근육섬유는 오랫동안 지속적인 일을 하는데 적합하다. 이 섬유는 근육세포질세망이 많지 않고 Ca^{2+}을 방출하는 속도도 느리다.

심장근과 민무늬근은 골격근과 다르다. 심장근들은 사이원반(intercalated disk)에 의해 전기적으로 연결되어 있으며 외부로부터의 신경입력 없이도 스스로 활동전위를 일으킬 수 있다. 심장의 일부에서 발생한 활동전위는 모든 심장근으로 퍼져나가 심장 전체를 수축시킨다. 심장근의 세포막은 박동조율기(pacemaker)의 성질을 가지고 있어서 율동적인 탈분극이 나타난다. 민무늬근은 골격근과 심장근 모두와 다르다. 민무늬근의 근육원섬유는 느슨하게 분포되어 있고 가로무늬가 없다. 이들 근육은 골격근보다 미오신의 함량이 적고 미오신섬유가 액틴섬유상의 특정위치에 결합하지는 않는다. 민무늬근의 수축은 골격근보다 느리게 일어나지만 오래 지속된다.

지속적인 근육의 수축은 근육피로(muscle fatigue)를 유발한다. 피로는 근육세포의 대사과정에서 생긴 물질의 축적과 중추신경의 흥분성의 감소에 기인한다. 적절한 휴식은 근육을 피로로부터 회복시킨다. 운동훈련은 근육흥분 기간을 연장시켜 근육움직임의 지속시간을 증가시킨다.

13.4 면역계와 질병에 대한 방어

매일 우리는 수 천 종의 미생물을 먹는 음식에서, 공기 중에서, 마시는 물과 음료에서 접하게 된다. 이들 중 일부는 위험한 것들도 있는데 그것들이 우리 몸에 들어오면 심각한 질병을 일으킬 수 있기 때문이다. 게다가 동물의 세포는 비정상적으로 변해서 암세포가 되기도 한다. 이러한 외적 또는 내적 위험에 직면하기 때문에 동물은 다양한 방어 체계를 발전시켰다. 몇 가지 방어 체계는 비특이적이지만 대상에 대하여 매우 특이적인 방어 체계도 갖추고 있다. 이 두 가지 방어기전이 서로 협동하여 작용한다.

비특이적 방어

비특이적 방어는 하나의 병원체를 다른 것과 구분하지 않고 방어한다고 하여 붙여진 명칭이다. 이 방어체계에도 두 가지 유형이 있다. 첫째는 외부물질과 직접 접하는 신체부위에 의한 방어이다. 여기에는 세가지 요소가 관여한다. (1) 우리 몸을 덮고 있는 피부(skin), (2) 소화기관, 호흡기관과 비뇨생식기관 등의 내강을 덮고 있는 점막(mucous membrane)과 (3) 침, 땀, 눈물 등의 방어물질을 함유하고 있는 분비물 등이 비특이적 방어를 담당한다.

피부는 일반적으로 건조하고 거칠다. 손상을 당하지 않은 피부는 미생물 병원체가 침입하지 못하도록 물리적 방어벽의 역할을 잘 수행한다. 그러나 곤충에게 물리게 되면 곤충에 의해 전파되는 병원체가 물린 부위를 통해 들어올 수도 있다. 게다가 피부가 상처를 입었을 경우에도 병원체가 쉽게 침입해 들어온다. 점막은 점액(mucus)을 분비하여 외부 물질의 침입을 막는다. 어떤 점막은 강산의 액을 분비하여 침입한 병원체가 생존하기 어려운 환경을 만들기도 한다. 예를 들어 위점막은 염산을 분비하여 위액의 pH를 2에 가까운 상태로 만든다. 이 환경에서는 거의 모든 생명체가 살아

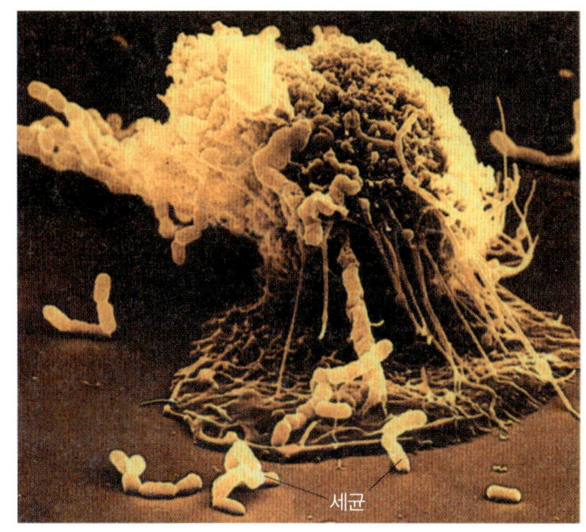

그림 13.81 위족을 사용하여 세균을 탐식하는 대식세포

남기 어렵다. 입안에서 분비되는 침이나 눈물에는 많은 양의 리소자임(lysozyme)을 함유하고 있어 세균들의 세포막을 소화시켜 파괴한다.

일단 미생물이 1차 방어벽을 뚫고 들어오면 2차 비특이적 방어체계에 직면하게 된다. 1차 방어체계가 일반적으로 외부환경에 노출되어 있는 것과는 달리 2차 방어체계는 신체 내부에 존재한다. 이것도 세 가지 요소로 구성되는데 (1) 침입한 병원체를 탐식하는 백혈구(leukocyte), (2) 다양한 항미생물 단백질과 (3) 염증반응(inflammatory response)이 2차 방어체계를 구성한다. 이 세 가지 요소들도 고도로 협력하여 방어기능을 수행한다.

백혈구는 탐식기능을 가진 혈구세포이다. 이것은 중성구(neutrophil), 호염기구(basophil), 호산구(eosinophil)와 자연세포독성세포(natural killer cell or NK cell)를 포함한다. 인간에서 주요한 탐식세포는 중성구이다. 침입한 병원체에 의해 세포가 손상을 당하면 이 세포들은 혈액에서 중성구를 불러들이는 화학물질을 분비한다. 중성구가 감염된 부위에 도착하면 그곳에 존재하는 병원체들을 탐식하여 제거한다. 이 과정에서 중성구는 스스로 파괴되는데 이로 인해 중성구의 수명은 일반적으로 짧다. 반면, 대식세포(macrophage)는 탐식작용을 하는 세포이지만 수명이 길다. 대식세포는 많은 양의 리소자임을 함유하고 있다. 이들은 긴 위족(pseudopodia)을 내어 병원체 세포막에 노출된 다당류에 부착한다(그림 13.81). 일단 부착이 되면 병원체를 포낭(vacuole) 안으로 잡아 넣는다. 병원체를 포획한 포낭은 리소좀(lysosome)과 융합이 되는데 리소좀에는 리소자임과 미생물을 죽일 수 있는 물질들이 포함되어 있다. 중성구나 대식세포와는 달리 NK세포는 병원체를 탐식하지 않는다. 그 대신 이들은 바이러스에 감염된 숙주세포나 암세포로 변한 세포들을 공격한다. 이들 세포는 감염세포의 막투과성을 증가시켜 파괴시킴으로서 간접적으로 병원체를 제거한다. 많은 탐식세포가

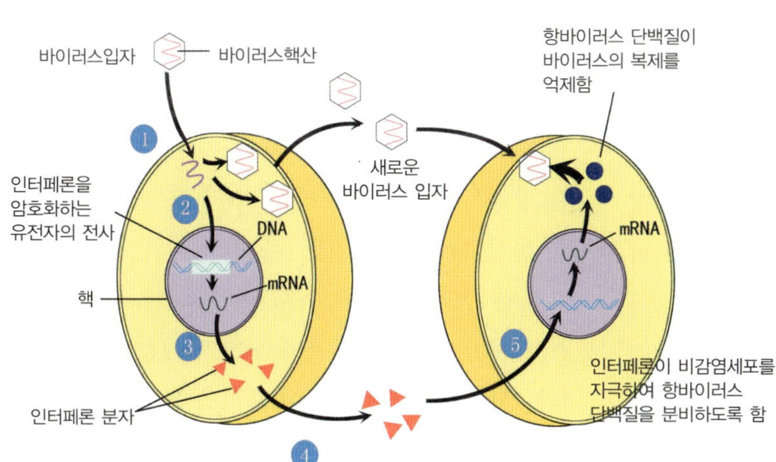

그림 13.82 인터페론의 작용기전

병원체를 맞서 싸우다가 죽게 되는데 이들 세포들의 잔해들이 고름(pus)을 형성한다.

항미생물 단백질은 다양한 방법으로 미생물감염에 대해 대항한다. 세균벽을 파괴하는 리소자임과는 달리 이들은 20여 가지의 혈청 단백질로 구성되며 통칭하여 보체계(complement system)라고 부른다. 이들 단백질은 불활성화 상태로 혈류를 따라 흐르다가 침입한 병원체를 만나면 활성화된다. 이들의 주요 작용은 병원체의 세포막을 파괴하거나, 탐식세포를 감염부위로 유도하거나, 병원체 표면에 다른 공격세포가 공격하기 용이하도록 표시를 하는 것이다. 다른 형태의 항미생물 단백질로 인터페론(interferon)을 들 수 있다. 인터페론은 감염되지 않은 주변세포로 하여금 바이러스의 증식을 억제하는 물질을 분비하도록 촉진하여 숙주내 다른 부위로 바이러스의 확산을 막는다(그림 13.82). 한 종류의 인터페론이 여러 유형의 바이러스의 확산을 막을 수 있다.

염증반응은 물리적 손상이나 미생물의 감염에 의해 일어나며 손상 또는 감염부위로의 혈류량이 증가하여 붉은 색을 띠고 열이 발생한다. 염증반응은 병원체 자체나 손상된 세포로부터 온 신호에 의해 시작된다. 상피세포 주변의 결합조직내 호염기세포나 비만세포(mast cell)는 조직손상이 일어나면 히스타민(histamine)을 분비한다. 히스타민은 주변의 혈관을 확장시켜 혈류량을 증가시키고 탐식작용을 하는 세포를 유도하여 병원체를 제거하도록 하며 응고 인자들은 손상된 부위를 치유한다(그림 13.83). 침입한 병원체 또는 손상된 조직은 탐식세포를 유도하는 물질도 분비한다. 이러한 화학유도물질 중에는 혈관에서 분비하는 케모카인(chemokine)이라 불리는 물질이 있다. 손상된 세포는 프로스타글란딘(prostaglandin)을 분비하는데 이 물질은 자유신경종말(free nerve ending)

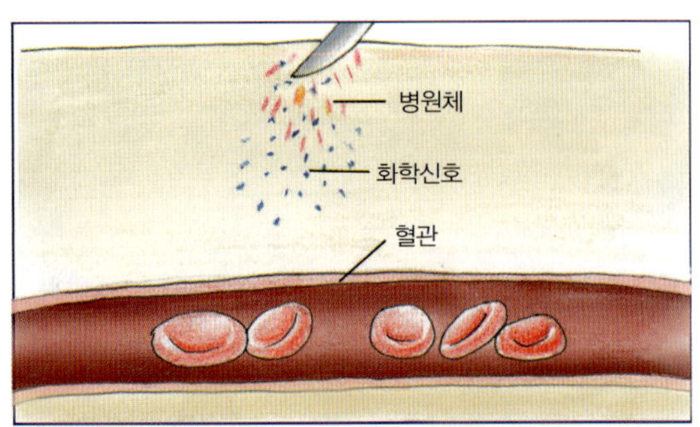

병원체가 침입하여 조직손상이 일어나면 손상된 조직에서는 히스타민과 같은 화학신호를 분비한다.

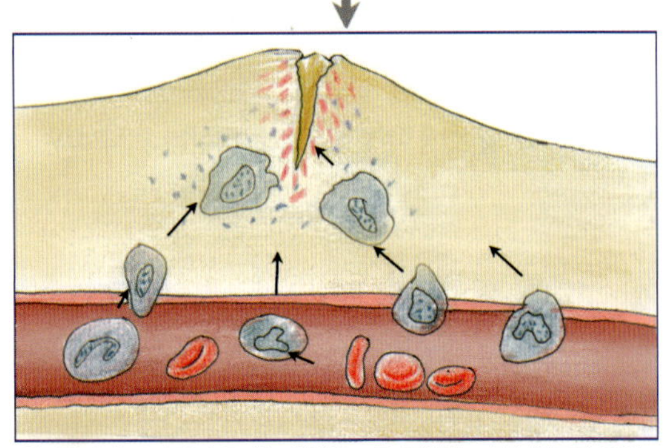

혈관확장과 투과성의 증가는 혈액응고를 유발하고 탐식세포를 감염부위로 유도한다.

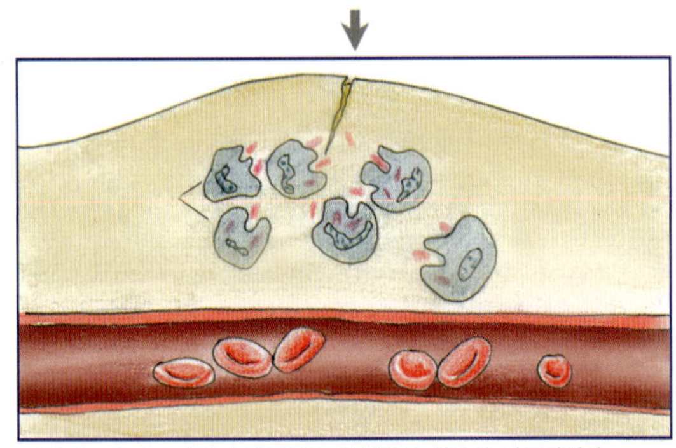

탐식세포가 세포파편과 병원체를 탐식하여 회복이 이루어진다.

그림 13.83 염증반응

에 결합하여 통증을 유발한다. 심한 손상이나 감염 발생시 혈액내 백혈구의 수가 수 배 증가하거나 전신적인 발열이 생긴다. 병원체가 분비한 특이적인 독성물질이 백혈구로 하여금 발열원(pyrogen)을 분비하도록 유도하기 때문이다. 발열원은 시상하부를 자극하여 체온을 높여 열이 나도록 한다. 체온이 높아지면 미생물의 증식이 억제

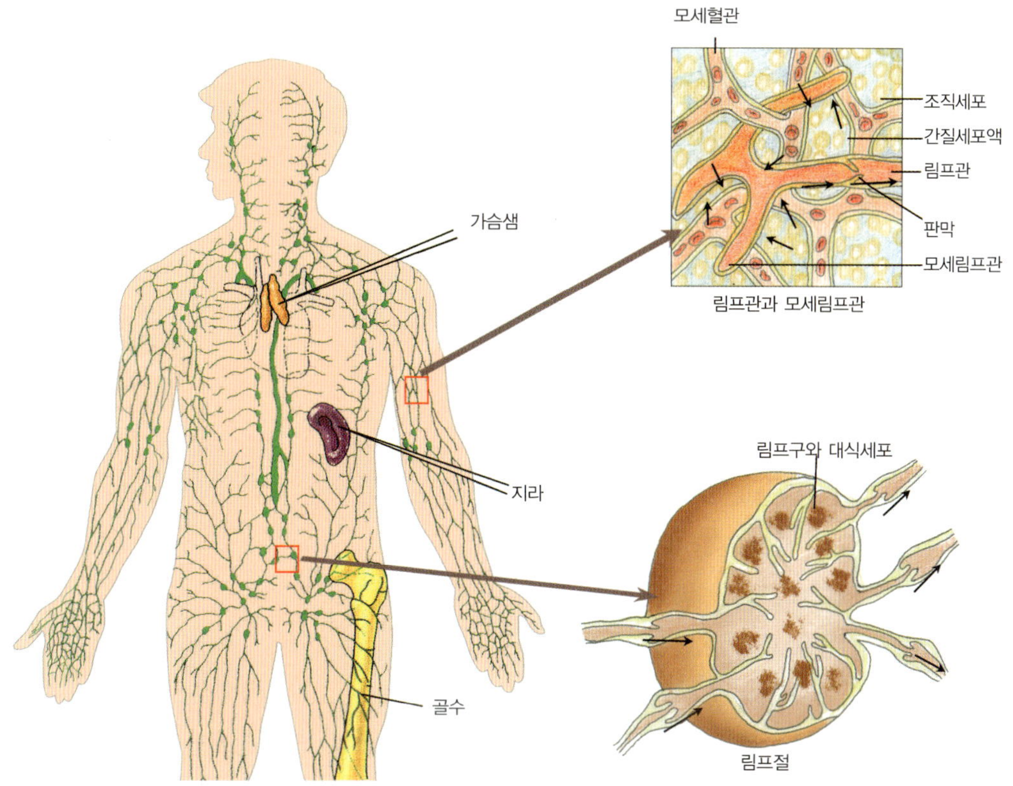

그림 13.84 인간의 림프계

되고 탐식작용이 활발하게 일어나 방어효과가 있지만 40.6도 이상 체온이 올라가면 사망에 이를 수 있다.

특이적 방어와 항원인식

비특이적인 방어기전과 밀접한 연관를 가지는 3차 방어선은 림프구(lymphocyte)이다. 인간의 림프계는 림프액(lymph), 림프관(lymphatic vessel), 림프절(lymph node)과 편도(tonsil), 가슴샘(흉선, thymus), 지라, 골수와 같은 림프조직으로 구성된다(그림 13.84). 림프액은 무색의 액체이다. 혈액과 같이 림프액과 림프구도 림프관을 통해 온몸을 이동한다. 림프구는 골수와 가슴샘에서 만들어져서 세포간질액으로 배출되고 림프모세관에 의해 모아져 림프관으로 이동한다. 어떤 림프관은 종국에 혈관과 합쳐진다. 혈관에서 림프액과 림프구는 혈액과 섞여서 심장으로 들어간다. 따라서, 병원체가 침입했을 때 탐식세포, 염증반응, 항미생물 단백질 외에 림프구도 방어작용에 관여한다. 림프구는 침입한 병원체를 제거하기 위해 온 몸에서 작용하여 특이적이고 효율적인 면역반응을 일으킨다.

사람들이 어떤 질병을 앓고 난 후 같은 병에 걸리지 않는다는 사실을 오래 전부터 알고 있었다. 18세기 후반 영국의 시골 의사인 에드워드 제너(Edward Jenner)는 우두(cowpox)에 걸렸던 소에 접촉한 농부는 천연두(smallpox)에 걸리지 않는다는 사실을 발견하였다. 천연두는 그 당시 유럽에 매우 흔하게 발생하던 심각한 질병 중의 하나였다. 제너는 우두 감염이 농부에게서 천연두에 대한 면역을 형성할 것으로 생각했다. 그는 우두병변의 고름을 어린아이에게 인위적으로 접종하여 이 가설을 검증하고자 하였다. 그래서 우두에 감염된 농부 부인의 고름집을 바늘로 찔러 고름을 얻은 후 어린아이의 피부에 묻혔다. 이것은 어린아이에게 약간의 질병반응을 일으켰다. 그러나 두 달 후 제너가 천연두 고름을 그 아이에게 접종하였을 때 그 아이가 천연두에 저항성을 나타냈다. 즉, 면역(immune)이 형성된 것이다. 이런 방법을 예방접종(vaccination)이라고 한다. 이후 런던에 거주하는 사람들에게 예방접종을 시행하였더니 천연두 발병률이 70%나 감소하였다. 19세기 말 루이 파스퇴르(Louis Pasteur)와 다른 과학자들의 노력으로 다른 여러 질병에 대한 백신이 개발되었다. 대부분의 백신은 약화된 병원체를 포함하고 있다. 비특이적 방어기전과는 달리 예방접종은 병원체에 대한 특이적인 면역이 형성되며 그 면역이 일생 동안 유지되기도 한다. 그러므로 이러한 면역형태를 특이적 면역(specific immunity)이라고 한다.

비특이적 방어선이 붕괴되면 제 3의 방어선, 즉 특이적 면역반응이 활성화된다. 이 반응은 림프구가 특정한 병원체를 인식하여 제거하는 몇 가지 면역학적 기전을 포함한다. 항원(antigen)은 림프구에 의한 특이적 반응을 일으킬 수 있는 외부 물질을 지칭한다. 일반적으로 바이러스, 세균, 곰팡이, 원생동물이나 기생충 표면에 존재하는 단백질이나 다당류가 항원성을 나타낸다. 항원의 제거는 다음 두 가지 방법에 의해 일어난다. 첫째는 세포-매개성 면역(cell-mediated immunity)에 의한 것으로 주로 특이적인 T-림프구(T-lymphocyte)가 항원을 인식해서 공격하여 방어가 일어난다. 둘째는 체액성 면역(humoral immunity)으로 항체(antibody)라는 특이적인 단백질에 의해 일어나는 면역반응이다. 항체는 B-림프구에 의해 만들어져 림프액과 혈액을 따라 순환하다가 항원을 인식하고 결합한 후 파괴한다. T와 B 림프구는 처음 발견될 당시 이들 세포가 가슴샘(thymus)과 새의 파브리시우스낭(bursa of Fabricius)에서 만들어지는 것으로 알려졌기 때문에 이름이 그렇게 붙여졌다. 이들 세포는 간단히 T세포와 B세포로 불린다. 인간에서 모든 림프구는 골수의 림프구 줄기세포로부터 만들어진다. 골수를 떠나 가슴샘으로 이동한 림프구 줄기세포는 T세포로 분화하고, 골수에서 성숙한 것은 B세포가 된다(그림 13.85). T세포와 B세포는 림프기관에 함께 존재한다.

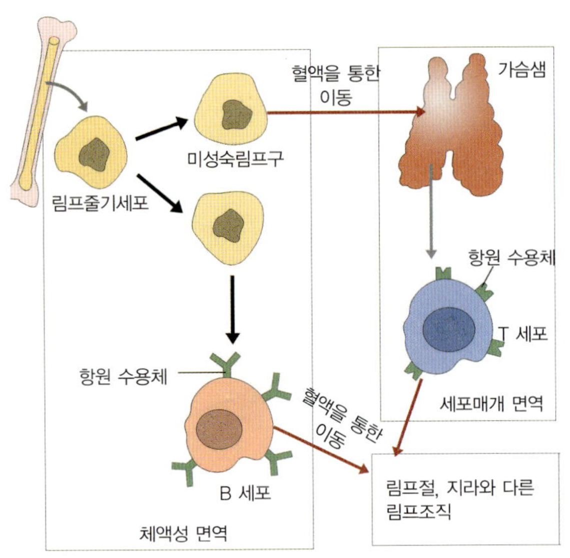

그림 13.85 B세포와 T세포의 분화

T세포와 B세포는 세포막에 특이적인 항원 수용체를 가지고 있다. 각각의 분화된 T세포와 B세포는 하나의 특이적 항원에 대해 수 만 개의 수용체를 갖는다. 항원특이성은 항원을 접하기 전 림프구의 분화초기에 재조합에 의해 결정된다. 어떤 항원에 대한 특이적인 수용체를 갖는 림프구가 매우 낮은 수로 존재한다. 그러나 자신이 가진 수용체가 침입한 항원과 부합하게 되면 림프구는 분화하여 두 종류의 클론 세포들을 형성한다. 한 종류는 많은 수의 효과세포(effector cell) 클론인데 이

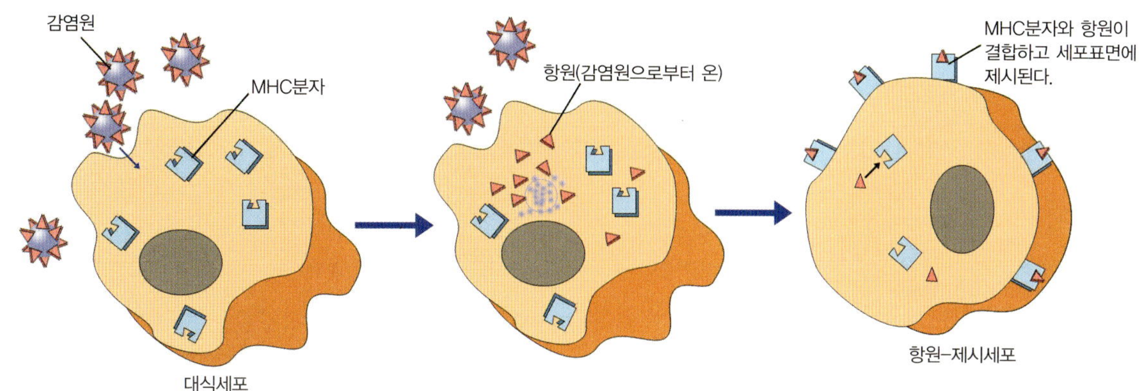

그림 13.86 **항원과 주조직적합복합체(MHC) 분자간의 상호작용**

들 세포는 항원을 인식하여 파괴하는 기능을 하며 수명이 짧다. 다른 클론은 항원에 대한 반응성을 지닌 채 오랫동안 존재하는 기억세포(memory cell)이다. 기억세포가 바로 감염성 병원체에 대한 획득면역을 담당한다.

그러면 어떻게 림프구가 비자기(non-self) 단백질과 자기(self) 단백질을 구분하는가? 분화와 성숙 과정동안 림프구는 잠재적인 자기 반응성을 검사받는데 그 결과 자기 단백질에 대해 반응성을 나타내는 림프구는 파괴된다. 이러한 기전은 세포막에 존재하는 자기-표식(self-marker) 단백질과 관련이 있다. 모든 포유동물세포는 이러한 표식단백질을 가지고 있다. 이 단백질은 매우 다양하며 주조직적합복합체(major histocompatibility complex, MHC)라 불리는 다형(polymorphic) 유전자에 의해 발현된다. MHC는 두 종류가 있다. I형은 대부분의 세포에서 발현되나 II형은 대식세포, B 세포와 활성화된 T 세포에서 발현된다. 높은 다형성으로 인해 MHC유전자는 개인의 유효한 인식자로 기능한다. 이들 유전자 산물은 조직거부나 장기이식에서 중요한 역할을 담당한다.

특이적인 면역반응이 일어나는 동안 항원은 세 가지 과정으로 제거된다. 첫째 과정에서는, 유리 항원이 B 세포상의 항원 수용체에 결합하면 B 세포는 활성화되고 두 유형의 클론으로 분화된다. 한 클론은 형질세포(plasma cell)로 항원 특이적 항체를 분비한다. 분비된 항체는 항원과 결합하여 탐식세포나 보체계에 의한 파괴를 유도한다. 두 번째 클론은 차후에 동일한 항원의 침입이 있을 시 빠르게 활성화되는 기억세포이다.

둘째 과정은 감염된 숙주세포가 직접 세포독성(cytotoxic) T 세포를 활성화한다. 활성화된 B세포와 같이 활성화된 세포독성 T세포도 두 가지 클론으로 분화한다. 하나는 감염된 숙주세포를 파괴시키는 클론이고 다른 하나는 기억 T 세포이다.

셋째 과정은 항원에 대한 대식세포의 포식과 소화에서 시작한다. 그 다음 대식세포내 MHC 분자가 병원체의 일부조각(항원)을 대식세포 표면에 노출시킨다(그림 13.86). 노출된 항원은 주변에 있는 도움 T 세포(helper T cell)의 항원 수용체와 결합하면 이 T 세포는 활성화된다. 활성화된 도움 T 세포는 위에서 언급한 첫째와 둘째 과정을 활성화 시킨다. 이때 활성화된 도움 T 세포도 분화하여 기억 도움 T 세포가 된다. 활성화된 도움 T 세포도 기억 B 세포와 기억 T세포를 활성화 시킬 수 있다. 첫째와 둘째 과정은 그 역할이 크지 않지만 셋째 과정은 특이적 면역반응에서 주요한 역할을 담당한다.

T 세포와 세포-매개성 면역

항원과 결합된 MHC 분자를 세포 표면에 제시하는 대식세포를 항원-제시 세포(antigen-presenting cell, APC)라고 한다. APC는 세포막 상의 항원결합 II형 MHC분자와 도움 T 세포상의 CD4라 불리는 단백질간의 상호작용을 통해 도움 T 세포와 결합한다. 이 결합은 대식세포와 도움 T 세포로 하여금 시토카인(cytokine)을 분비하도록하여 다른 림프구들을 활성화시킨다. 예를 들면, APC는 시토카인의 일종인 인터루킨-1(interleukin-1)을 분비하여 도움 T 세포를 활성화시킨다. 제시된 항원과 함께 인터루킨-1은 도움 T 세포로 하여금 인터루킨-2를 분비하도록 하고, 인터루킨-2는 다시 도움 T 세포 자신을 비롯 B 세포와 세포독성 T 세포를 자극한다. 앞에서도 언급했듯이 감염된 숙주세포도 세포독성 T세포를 직접 활성화시킬 수 있다. 감염된 숙주세포가 항원을 제시하는데 I형 MHC 분자만을 가지고 있다면 이들 복합체는 세포독성 T 세포상의 CD8 단백질에 의해 인식될 것이다. 활성화된 세포독성 T 세포는 퍼포린(perforin)이라는 단백질을 분비하여 감염된 숙주세포의 세포막에 구멍을 내어 세포를 파괴한다(그림 13.87).

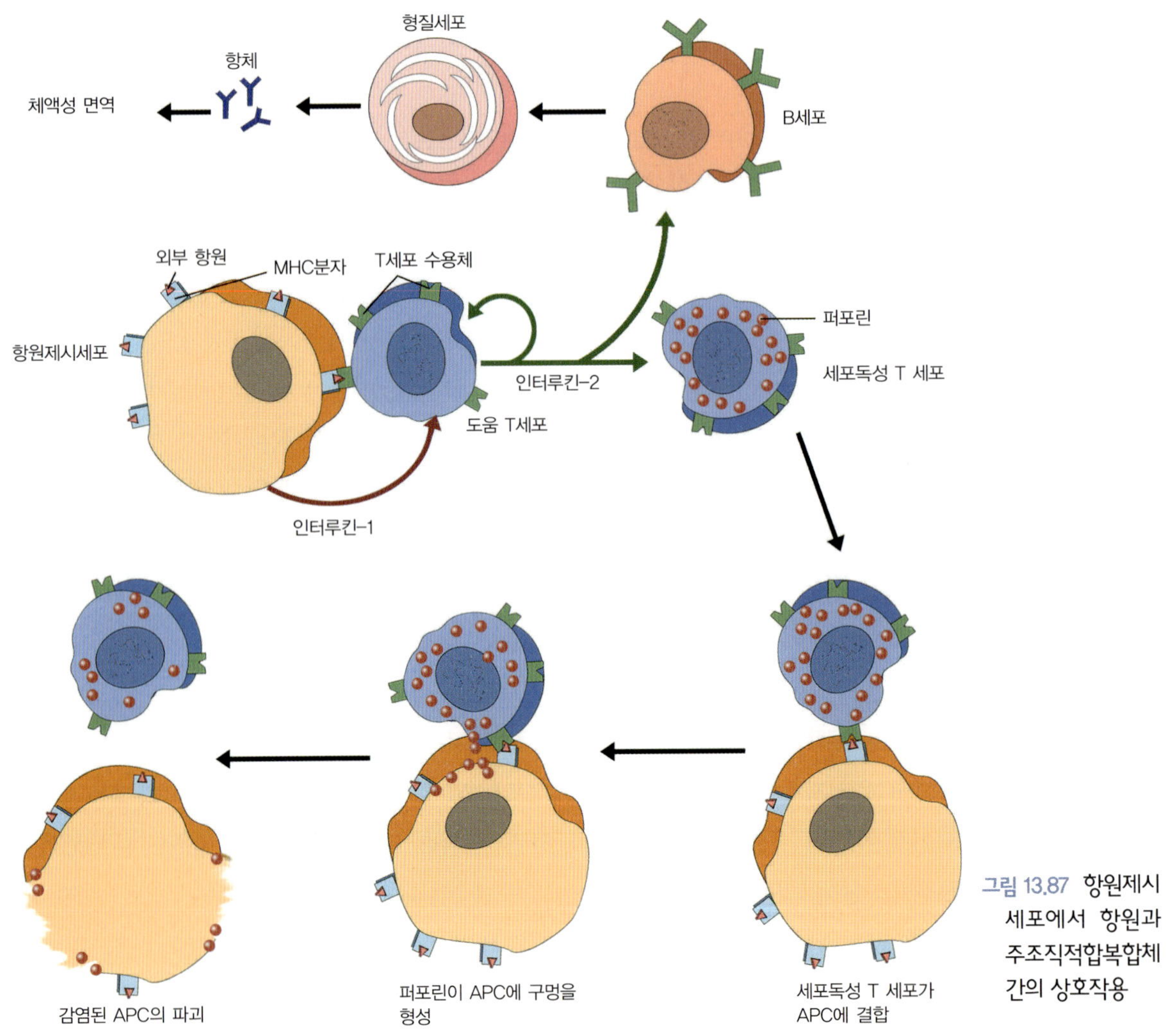

그림 13.87 항원제시 세포에서 항원과 주조직적합복합체 간의 상호작용

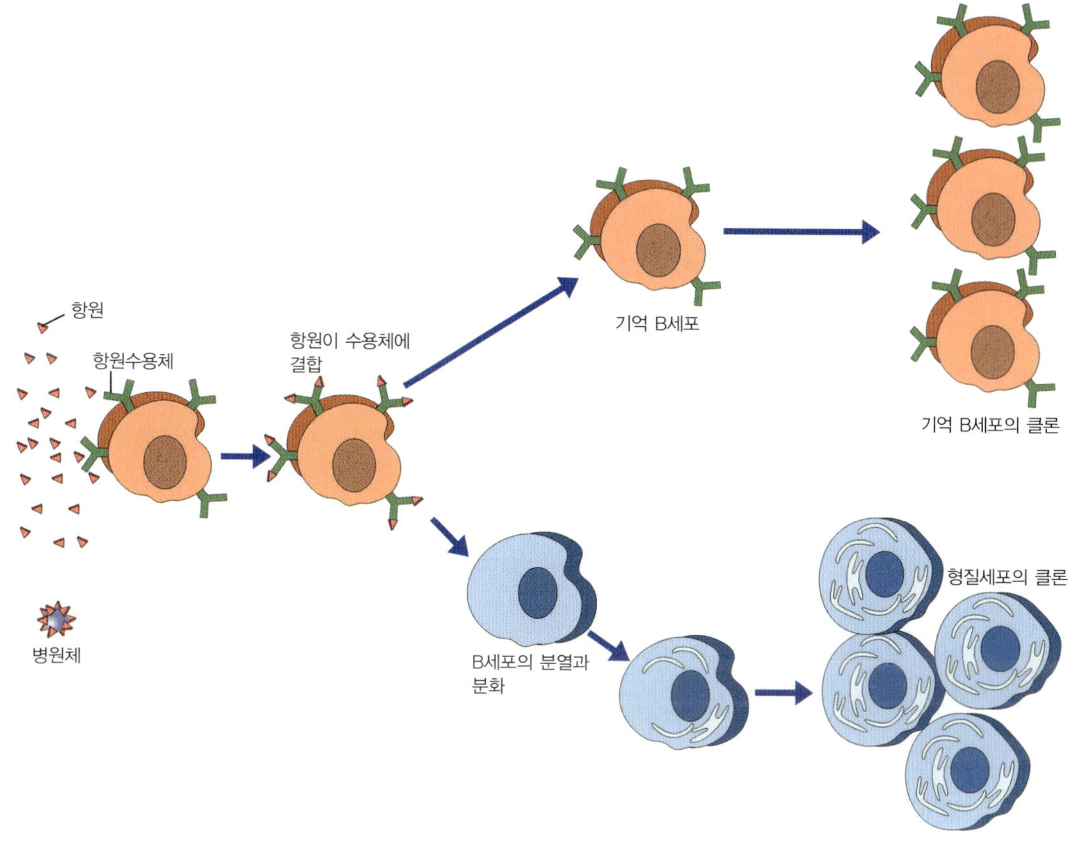

그림 13.88 B 세포의 활성과 기억 B세포 및 형질세포의 형성

B 세포와 체액성 면역

세포-매개성 면역처럼, 체액성 면역에도 두 가지 경로가 있다. 하나는 항원에 의해 직접 자극을 받는 방법이고, 다른 하나는 도움 T 세포의 매개에 의한 방법이다. 직접적인 자극은 특정 항원에만 효과가 있다. 도움 T 세포가 APC에 의해 자극을 받으면, 이들은 증식하고 인터루킨-2를 비롯 다른 시토카인들을 분비한다. 그러면 활성화된 도움 T 세포가 항원을 포함하는 B 세포에 결합한다. 이 특이적인 결합에는 도움 T 세포상의 CD4 단백질과 B 세포상의 항원결합 II형 MHC 분자가 관여한다. 활성화된 B 세포는 분열하여 앞서 기술한 두 가지 클론의 B 세포를 생산한다(그림 13.88).

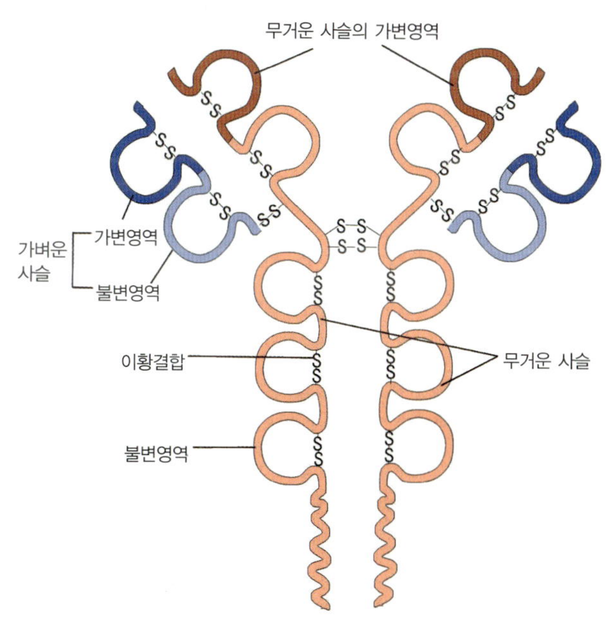

그림 13.89 항체의 기본구조

특이항원에 대한 반응은 우리 몸 안에 있는 다

양한 항체 저장고로 인해 가능하다. 항체는 특이적인 외부 물질에 결합하여 탐식세포와 보체계에 의해 파괴되도록 표식을 붙이는 일군의 당단백질이다. 모든 항체는 기본적으로 Y자 형태를 띠고 있으며 네 개의 사슬 폴리펩티드 사슬로 되어 있다. 두 개는 서로 동일한 무거운 사슬이고 두 개는 서로 동일한 가벼운 사슬이다(그림 13.89). 두 유형의 사슬 모두 불변(constant, C)영역과 가변(variable, V)영역을 가지고 있다. V 영역은 항체마다 다른 아미노산 서열을 가지고 있으며 항원과 결합하는 부위이다. 항체에 결합하는 항원상의 특별한 부위를 에피토프(epitope)라고 부른다.

인간 세포는 단지 수 백 가지 정도의 항체-발현 유전자를 가지고 있다. 그러나 B 세포들은 수 백만 가지의 다른 항체들을 만들어 낼 수 있다. 이러한 다양성은 림프 세포가 분화하는 동안 체세포 재조합(somatic recombination)과 유전자 재배열(gene rearrangement)을 통해 얻어진다. 항체에서 변이가 가장 큰 부위가 V 영역이다. C영역의 변이는 항체가 체내에 어디에 분포할 것과 결합된 항원을 어떻게 처리하는 지를 결정한다. C 영역의 차이에 따라 항체는 IgM, IgG, IgA, IgD와 IgE의 5가지 면역글로불린 클래스로 묶을 수 있다.

IgM은 5개의 단량체가 오각형 모양으로 배열되어 존재하며, 감염에 반응하여 최초로 혈액에 나타나는 항체이다. 이런 구조는 항체를 효율적으로 응집시켜 보체계와 반응하게 한다. IgG는 단량체로 존재한다. 혈액을 순환하는 항체 중 대부분이 IgG이다. 혈액이나 림프액에 존재하는 바이러스, 세균과 독소를 방어하며 보체계를 활성화시킨다. IgD는 단량체이며 B세포의 표면에만 존재하고 항원 수용체의 역할을 한다. IgA는 이량체이며 점막세포에서 분비된다. 바이러스나 세균이 상피세포에 결합하는 것을 제한한다. IgA는 또한 침, 눈물과 땀과 같은 분비물 내에 풍부하게 존재한다. IgE도 단량체로 존재하며 비만세포와 호염기성구에 부착한다. 외부항원이 IgE에 결합하면 비만세포와 호염기성구가 히스타민과 다른 화학물질들을 분비하여 발열과 알레르기 반응(allergy reaction)이 일어난다.

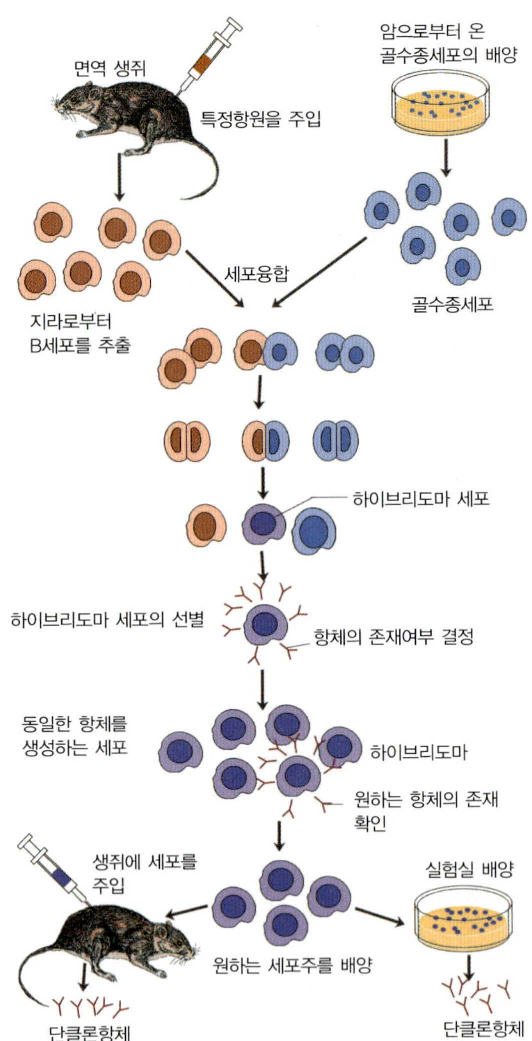

그림 13.90 단클론항체의 생산

단클론 항체

항체가 항원에 대해 특이적이기 때문에 항체는 특이적인 질병을 치료할 때 사용되기도 한다. 특이적인 병원체 또는 병원체의 일부를 동물에게 주입하여 항체를 생성하도록 유도한다. 그 다음 그

동물의 혈청에서 항체를 순수 분리한다. 원천이 되는 물질과 분리 기법에 따라 얻어진 항체가 모두 같을 수도 있고, 다양한 항체가 얻어질 수도 있다. 얻어진 항체가 모두 같다면 이 항체를 단클론 항체(monoclonal antibody)라고 하고, 동일한 원천물질에 대해 여러 다양한 항체가 얻어졌다면 이를 다클론(polyclonal) 항체라고 부른다. 얻어진 항체는 감염원에 대한 진단이나 기초 연구 목적으로 사용된다. 단클론 항체를 얻는 전형적인 과정이 그림 13.90에 나타나 있다. 한 동물에 특정한 항원을 주사한다. 며칠 동안 잠복기간을 둔 후 B 세포를 동물의 지라에서 얻는다. 이렇게 얻어진 B 세포는 다양한 종류의 B 세포가 섞여 있는 상태이다. 이 들 중 일부는 주입된 항원에 대한 항체를 만들 수 있는 세포이고 다른 것들은 이전에 다른 항원에 대해 형성된 항체를 만드는 세포들이다. B 세포들은 조직배양이 잘 안되기 때문에 이들을 종양에서 유래된 골수종 세포와 융합을 시키면 조직배양으로 증식시킬 수 있다. 융합된 세포를 하이브리도마(hybridoma)라 하는데 이 하이브리도마 세포를 생산하는 항체에 기초하여 분류한 후 원하는 세포주만을 배양하여 단클론 항체를 얻는다.

최근에는 면역독소(immunotoxin)이라고 불리는 항체-기반 생성물이 개발되었다. 면역독소는 특정한 독소를 결합시킨 단클론 항체이다. 항체가 특정 세포 표면에 존재하는 항원에 결합하기 때문에 이 면역독소를 특정한 세포만을 표적으로 삼아 파괴시킬 때 사용될 수 있다. 암을 공격하는 면역독소를 만들기 위해 어떤 한 사람에서 얻은 암세포를 쥐에 주입시켜 암세포 표면에 존재하는 항원에 대한 특이 항체를 만든다. 앞서 기술한 방법으로 단클론 항체를 만들고 분리 정제 한 후 암세포에 독성을 가지는 약물을 결합시킨다. 이렇게 만들어진 면역독소를 암환자에게 주입하면 혈액을 따라 신체 내부를 이동하다가 암세포에만 결합하게 된다. 암세포에 결합된 면역독소는 수용체-매개 세포내유입(endocytosis)과정에 의해 암세포 내로 들어가게 된다. 세포내에서 독소가 세포 기능을 방해하여 표적세포를 죽게 만든다. 면역독소를 일명 분자 탄환(molecular bullet)이라고도 한다.

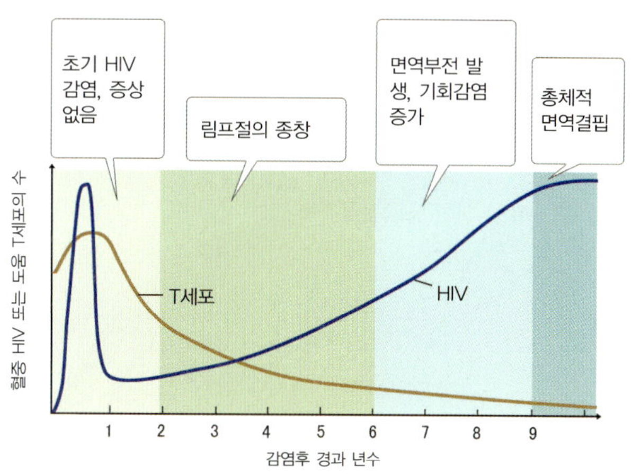

그림 13.91 인간의 AIDS 발생 단계

면역계 질환

후천성 면역결핍증후군(acquired immunodeficiency syndrome, AIDS)의 최초의 환자는 1981년에 보고되었다. 이후 집중적인 연구에도 불구하고, 우리는 아직도 이 질병을 정복하기에는 갈 길이 먼 것 같다. 현재도 이 질병은 세계 각국에 빠른 속도로 번져 수 천 만 명의 사람들이 고통을 당하고 있다. AIDS는 성별, 인종, 나이, 경제력 등과는 상관없이 발병한다. 레트로바이러스(retrovirus)의 일종인 인간면역결핍 바이러스(human immunodeficiency virus, HIV)에 의해 일어난다. AIDS가 진행되는 과정이 그림 13.91에 나타나 있다. HIV는 특이적으로 도움 T 세포, 대식세포와 몇몇 B 세포 및 뇌세포 상의 CD4 단백질과 결합한다. 이들 세포내로 침입하기 위해선 HIV는 도움 T 세포의 퓨신(fusin)이나 대식세포의

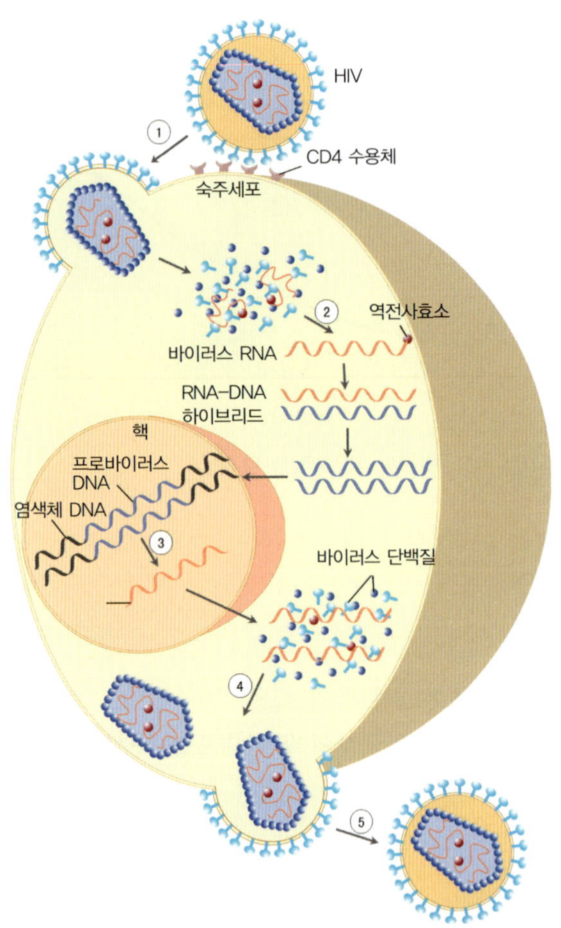

그림 13.92 HIV에 의한 T림프구의 감염 (1) HIV 바이러스 입자가 CD4 수용체 단백질에 결합하고 T세포의 세포막과 융합한다. 바이러스의 외피단백질이 소실되면서 바이러스의 유전체가 숙주세포내로 들어간다. (2) 바이러스의 역전사효소가 바이러스 RNA에 대한 상보적인 DNA 합성을 촉매한다. 두 가닥 DNA가 세포의 DNA내로 삽입된다. (3) 삽입된 유전자가 활성되면 프로바이러스 유전자는 바이러스 RNA로 전사되고 이어 바이러스 단백질의 합성이 이루어진다. (4) 바이러스 RNA 유전체와 단백질은 적절하게 조립되어 새로운 바이러스 입자를 만든다. (5) 새로운 바이러스 입자는 숙주세포에서 나와 다른 세포에 감염된다.

CCR5와 같은 보조수용체(co-receptor)가 필요하다. 이들 보조수용체는 정상적으로는 면역계의 활성을 위해 시토카인과 결합한다. 일단 바이러스가 세포안으로 들어가면, 바이러스의 RNA 유전체가 역전사과정을 통해 이중 나선의 DNA를 만들어 낸다. 만들어진 DNA는 숙주의 유전체 내로 삽입되어 새로운 바이러스 입자를 만들어 낸다. 이렇게 만들어진 바이러스는 숙주세포를 파괴하고 나와 또 다른 숙주세포를 공격한다(그림 13.92). HIV가 높은 병원성을 가지는 데는 몇 가지 요소들이 있다. 첫째, 프로바이러스(provirus) DNA가 숙주의 유전체내로 삽입된다는 점이다. 이렇게 삽입된 DNA를 제거하는 것은 매우 어렵다. 둘째, HIV가 공격하는 세포가 우리를 외부 병원체로부터 방어해 주는 면역세포라는 점이다. 그 결과 면역계가 교란되어 다른 병원체가 감염되어 병을 일으키기가 쉽다. 셋째, 바이러스의 RNA 유전체를 복제하는 과정에서 변이가 빈발한다는 점이다. 그렇기 때문에 새로운 돌연변이체가 계속 출현하고 이는 새로운 항원이 만들어 진다는 의미이므로 숙주의 항체에 의한 감시망을 피할 수 있고 HIV 백신을 만드는 것이 효과적이지 않게 된다.

이러한 어려움에도 불구하고, 지속적인 연구로 인해 HIV에 대하여 많은 지식을 얻게 되었다. 그래서 HIV 감염률과 사망률을 지속적으로 감소시킬 수 있는 치료나 예방 전략들이 나오고 있다. 예를 들면, 우리는 HIV가 수혈, 비방어적인 성교, 체액의 교환 등에 의해 전파될 수 있다는 사실을 알고 있다. 그래서 안전한 성교나 혈액은행의 혈액에 대한 엄격한 감시 등으로 HIV 감염의 상당수를 줄일 수 있다. 그리고 HIV에 감염이 되었다고 하더라도 제한적이기는 하지만 여전히 면역계가 HIV 침입한 방어 반응을 할 수 있다는 것도 알게 되었다. 따라서 여러 약물의 복합처방에 의해서 손상된 면역체계의 기능을 어느 정도 유지시켜 HIV 감염자의 수명을 늘리는 방법도 모색되고 있다.

AIDS 이외에도 면역계와 관련된 여러 가지 질병들이 있다. 그 중 일 군의 질병이 자가면역 질환(autoimmune disease)이다. 자가면역 질환은 우리의 면역계가 자기-단백질에 대한 인식에 실패하여 자신의 세포를 공격해서 일어난다. 전신홍반성

루푸스(systemic lupus erythematosus), 루마티스 관절염(rheumatoid arthritis), 다발성경화증(multiple sclerosis) 등이 자가면역 질환의 예이다. 또 다른 면역계 질환 유형으로 선천적으로 면역계 이상을 가지고 출생하는 경우이다. 중증복합면역결핍증(severe combined immunodeficiency, SCID) 환자는 체액성 및 세포-매개성 면역체계가 기능하지 않아 특이적 면역반응이 일어나지 않는다. SCID의 한 유형은 아데노신 디아미나아제(adenosine deaminase)라는 효소의 결핍으로 일어난다. 면역결핍이나 자가면역 질환과 다른 유형으로 면역과민반응이 있다. 흔히 알레르기(allergy)라고 부른다. 알레르기 반응이 일어나면 비만세포와 호염기구 상의 IgE가 알레르기 유발물질(allergen)과 결합하여 히스타민과 다른 염증반응물질을 분비시키면 혈관의 확장와 투과성이 증가하게 된다. 이러한 반응의 결과로 재채기, 발열, 콧물, 눈물, 호흡곤란과 아나필락시스의 증상이 나타나게 된다. 때로는 심한 알레르기로 인해 사망에 이르기도 한다. 항히스타민 약물로 알레르기 증상을 완화시킬 수 있다.

13.5 생식과 발생

유성생식과 무성생식

생식(reproduction)은 모든 생명체의 기본적인 속성이다. 그것은 동물에 있어서도 두드러진 특징이며 동물이 가진 구조적, 생리학적, 행동적 특징 모두 성공적인 생식을 위해 적응된 결과로 볼 수 있다. 동물을 포함해서 생물종의 개체는 공간적 제약과 수명이라는 시간적 제한을 가진다. 생물종이 개체가 가지는 제한을 극복하여 영속성을 갖는 유일한 방법이 생식이다. 동물들도 종에 따라 다양한 생식 방법이 존재한다. 생식 방법은 크게 무성생식(asexual reproduction)과 유성생식(sexual reproduction)으로 나뉜다. 무성생식은 한 부모로부터 유전물질을 물려받아 새 개체가 생산되는 것이고, 유성생식을 통해서는 새로운 개체가 둘 이상의 부모개체로부터 유전물질을 물려받는다.

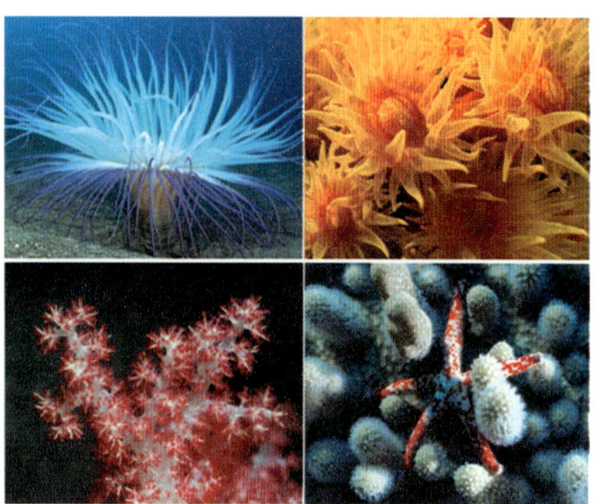

그림 13.93 수중동물의 무성생식 생물종

무성생식 무성생식의 일반적이고 직접적인 형태는 분열(fission)이나 출아(budding)이다. 단순한 분열과 출아는 세균, 효모와 원생동물과 같은 단세포 생물에서는 중요한 생식 형태이다. 다세포 동물에서 무성생식은 자포동물, 이끼벌레(bryozoan)와 편형동물, 극피동물(echinoderm), 환형동물(annelid) 등에서 볼 수 있다(그림 13.93). 척추동물인 도마뱀(lizard)과 어류 중 일부 종이 무성생식을 할 수 있다. 무성생식 과정에 기초하여 분열(이분열 또는 다수분열), 출아(내부 또는 외부), 단편화(fragmentation), 단성생식(처녀생식, parthenogenesis), 암수한몸(자웅동체, hermaphroditism)의 생식 등으로 구분할 수 있다.

이분열(binary fission)은 부모개체의 몸이 균등하게 둘로 나뉘어 지는 것이다. 원생동물, 자포동물, 환형동물에서 흔히 볼 수 있다. 다수분열

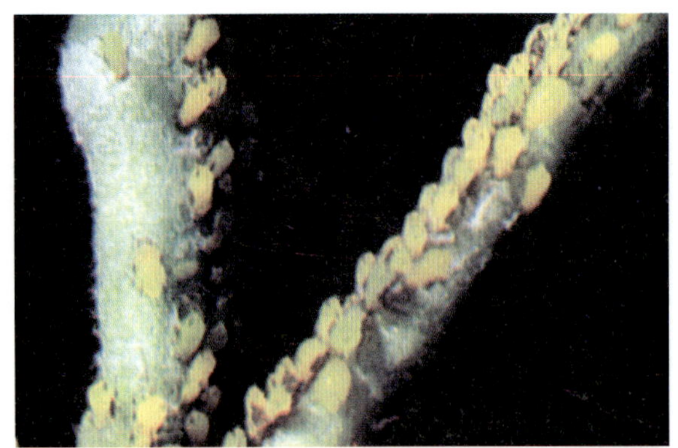

그림 13.94 병원성 벌류

(multiple fission)은 일부 원생동물에서 보여지는데 핵분열을 되풀이하여 다핵체가 된 후 세포질이 일제히 분열하여 각각 핵 1개씩을 가지는 딸세포들로 분리된다.

출아는 개체에서 불균등하게 유사분열되는 것이다. 내부출아(internal budding)는 담수의 해면동물에서 볼 수 있는데 유사분열로 체내에 아구(gemmule)라 불리는 특별한 세포들을 만들고 보호외피로 감싸 체내에 지니고 있다가 성체가 죽으면 각각의 아구가 자라 새로운 개체가 된다. 외부출아(external budding)는 일부 자포동물에서 보는 바와 같이 각각의 눈이 부모 동물에서 떨어져 나와 새로운 개체로 성장한다.

단편화는 동물의 몸이 여러 조각으로 쪼개진 후 조각들이 자라 새로운 성체가 되는 것이다. 단편화는 끈벌레, 편형동물, 불가사리 등에서 볼 수 있다.

단성생식은 무수정 난자가 자발적으로 활성화되어 발생을 하는 것이다. 윤형동물, 선형동물, 갑각류와 곤충(벌, 말벌, 개미) 등에서 볼 수 있다(그림 13.94). 도마뱀, 어류와 양서류 중 일부가 이런 방법으로 생식한다.

무성생식의 마지막 유형으로 암수한몸(hermaphroditism)현상이 있다. 하나의 개체 내에 암 생식기관과 수 생식기관을 함께 갖춘 형태이다. 암수한몸은 환형동물, 히드라, 일부 갑각류와 바다달팽이 등에서 관찰된다 이들 동물은 스스로 수정하여 부모와 동일한 유전정보를 갖는 자손을 생성할 수 있다. 그러나 암수한몸 동물도 다른 개체와 수정할 수도 있다.

유성생식 대부분의 유성생식의 형태는 다른 성의 두 부모가 관여한다. 수컷 동물은 작고 운동성 있는 정자(sperm)를 만들고, 암컷 동물은 크고 운동성이 없는 난자(ovum)를 생산한다. 새로운 개체는 난자와 정자가 수정해서 형성된 접합자(zygote)의 발생을 통해 생긴다. 동물계에서는 유성생식이 무

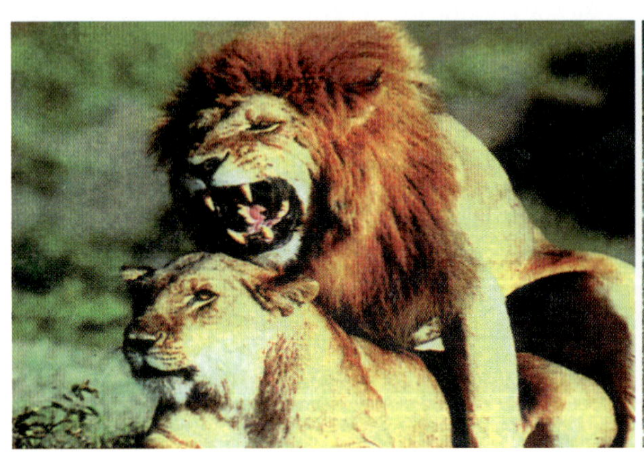

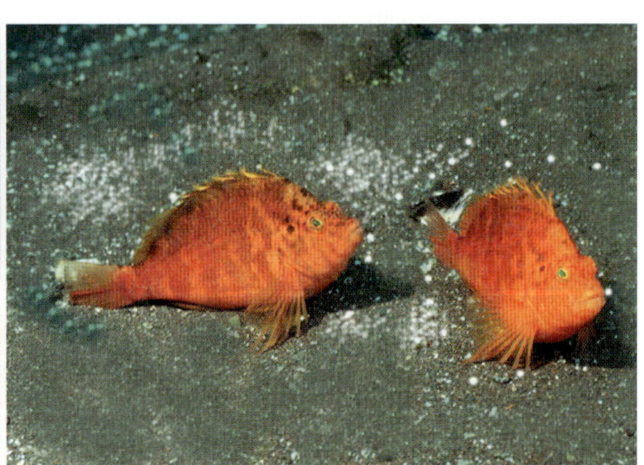

그림13.95 동물에서 체내(왼쪽)와 체외(오른쪽) 수정

성생식보다 훨씬 보편적이다. 가장 원시적인 유성생식 동물로 환형동물이 있는데 이 동물은 유성생식과 무성생식(암수한몸) 두 가지 방법을 통해 번식한다. 모든 포유동물은 유성생식을 통해서만 생식한다.

수정의 양상에 따라 유성생식은 체내수정(internal fertilization)과 체외수정(external fertilization)으로 나눌 수 있다(그림 13.95). 체외수정은 암수 모두가 체외 환경으로 각각의 배우자를 배출하고 수정이 몸 밖에서 이루어 지는 것을 말한다. 체외수정은 양서류와 일부 수생 동물에서 볼 수 있다. 반면, 체내수정은 수컷 동물이 정자를 암 생식기관내에 위치시켜 암컷 동물 체내에서 수정이 일어나도록 하는 것이다. 대부분 육상동물은 배아(embryo)의 보호와 영양을 위해 체내 수정에 의존한다.

유성생식과 무성생식는 모두 장점과 단점을 가지고 있다. 무성생식은 개체가 다른 개체와의 짝짓기 없이 생식이 가능하며 빠른 시간 내에 개체수를 늘릴 수 있다. 그러나 유전적으로 동일한 개체만이 만들어지기 때문에 환경의 변화에 대해 적응하지 못할 경우 멸종할 수도 있다. 유성생식은 유전적으로 다양한 후손을 생산해 낼 수 있다. 이것은 변화하는 환경 속에서 적응이 유리한 개체가 나올 확률을 높여 종이나 집단이 유지 될 수 있도록 한다.

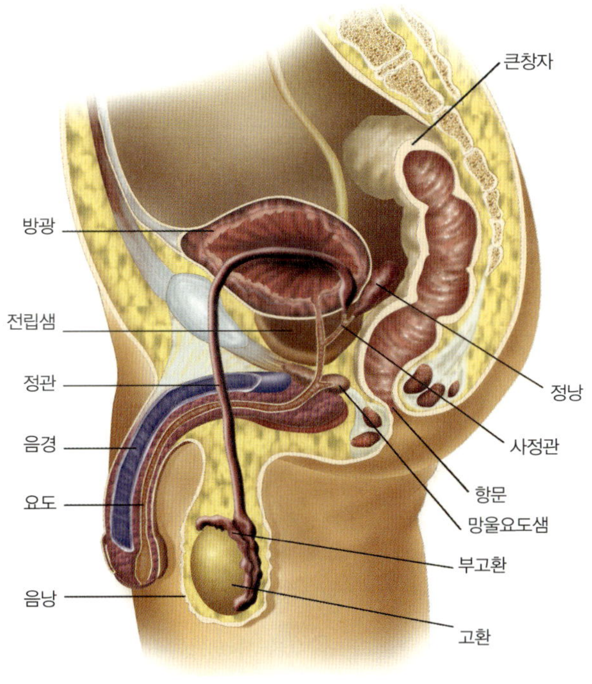

그림 13.96 인간의 남성 생식기관

인간 남성 생식기관

남성 생식기관은 정자를 생산하고 여성의 질 내로 정자를 배출하는 역할을 한다. 네 가지 기본적인 구조를 볼 수 있다. (1) 고환(testis)은 정자와 남성호르몬인 테스토스테론(testosterone)을 생산한다. (2) 부속생식샘(accessory gland)에서는 정자를 음경(penis)으로 이동시키는 액체를 생산한다. (3) 부속생식관(accessory duct)은 정자를 포함한 액체(정액)를 저장하고 고환에서 음경으로 이동시킨다. (4) 음경(penis)은 성교(intercourse)시 정액을 질내로 방출하는 역할을 한다. 남성 생식기관은 그림 13.96에 나타나 있다.

한 쌍의 고환이 넙다리 사이에 주머니 모양의 음낭(scrotum) 내에 위치한다. 고환이 몸 밖에 위치함으로써 고환의 온도가 체온보다 3~4도 정도 낮게 유지될 수 있는데 이 낮은 온도가 정자 생성에 유리하다. 각각의 고환은 섬유성 막인 백색막(tunica albuginea)에 의해 감싸여 있다. 이 막은 고환 안으로 들어가 내부를 구획화하는 데 약 1,000구획으로 나눈다. 하나의 구획은 하나의 정세관(seminiferous tubule)으로 구성된다. 정세관 바깥으로 간질세포(interstitial cell)가 결합조직내에 무리를 지어 존재하는데 이 세포가 테스토스테론을 생산한다. 각각의 정세관에는 정조세포(spermatogonia)로 구성된 생식상피세포층이 있는데 이 곳

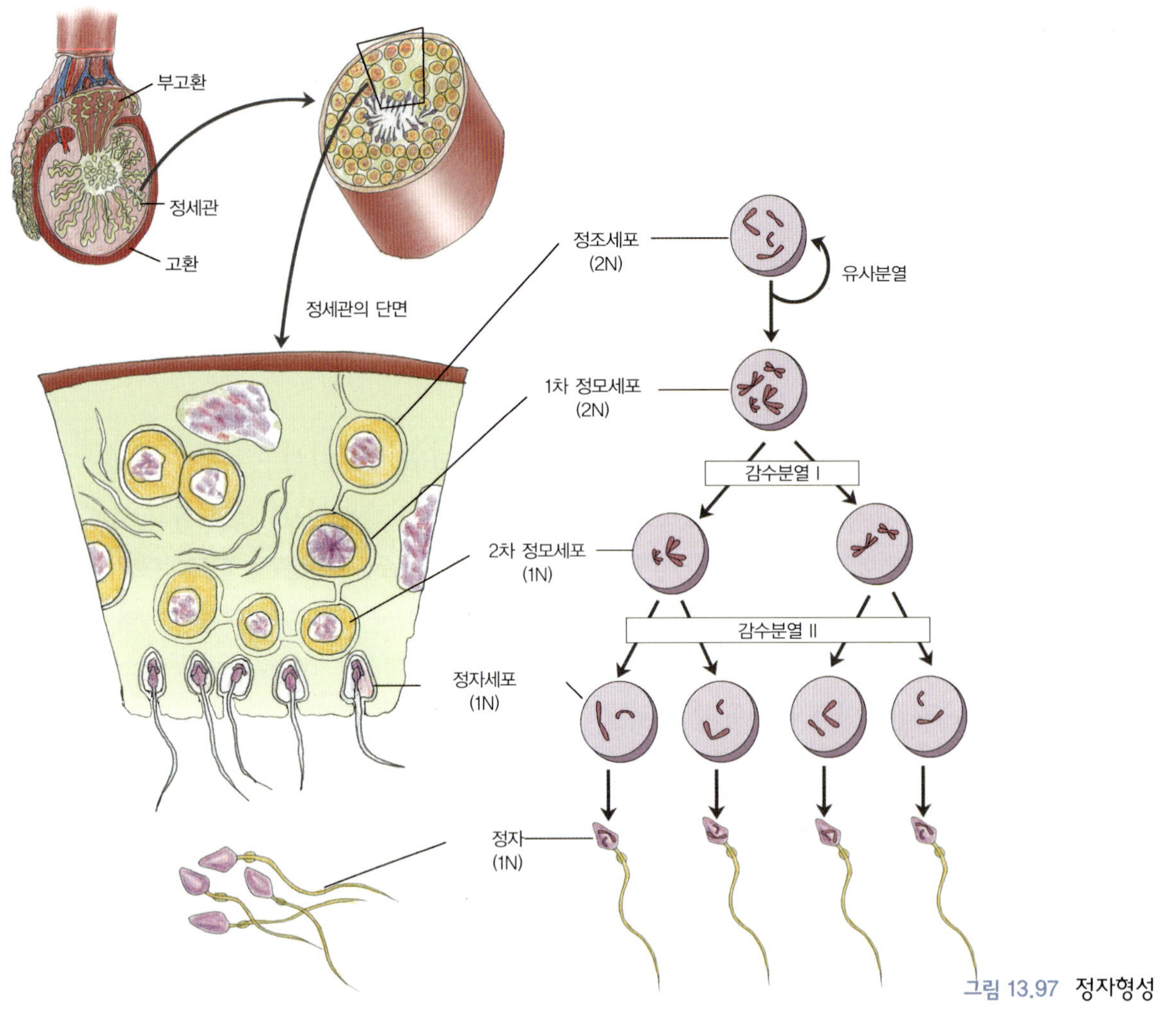

그림 13.97 정자형성

에서 유사분열이 일어나서 일차 정모세포(primary spermatocyte)가 생성된다. 일차 정모세포는 정조세포에서 떨어져 나가면서 1회의 DNA복제와 이에 이은 2 회의 분열을 수행한다. 첫번째 분열에 의해 생긴 세포를 이차 정모세포라고 하고 이차 정모세포가 분열하여 정자세포(spermatid)를 생산한다. 이 과정이 정세관에서 이루어 진다. 일단 정자세포가 형성되면 고환그물(rete testis)이라는 세관의 망상그물로 내보내 지고 이 그물을 지나 정자가 저장되는 부고환(epididymis)에 이르게 된다. 이 과정에서 정자세포는 정자로 성숙하게 된다(그림 13.97). 성숙된 정자는 세 부분으로 구분된다. 머리는 반수체의 핵을 가지고 있으며 첨체(acrosome)라는 작은 주머니를 가지고 있다. 첨체 내에는 정자가 수정과정에서 난자의 막을 뚫고 들어가는데 필요한 효소가 함유되어 있다. 중편부위는 ATP 생성을 위한 미토콘드리아가 풍부하다. 그리고 운동을 위한 긴 꼬리, 즉 편모(flagella)를 가지고 있다(그림 13.98). 사정을 하는 동안, 정자는 부고환 민무늬근의 율동적 수축에 의하여 부고환에서 정관(vas deferens)을 통해 밖을 향해 빠르게 이동한다. 각각의 고환은 하나의 정관을 가지고 있는데 정관은 음낭의 아래쪽에서 시작하여 복강내에서 방광의 뒤쪽으로 돌아 부속생식샘의 분비관과 합쳐져

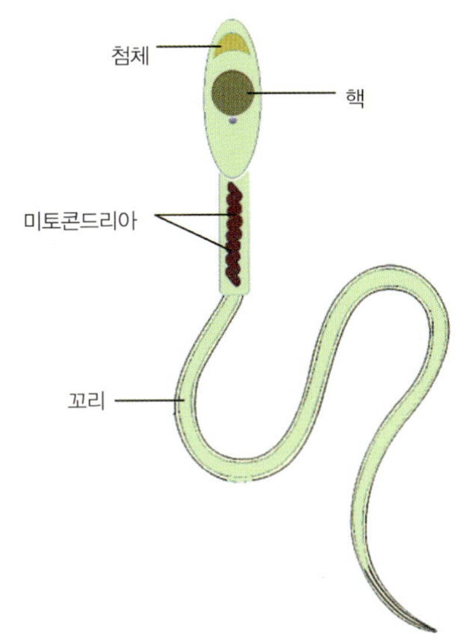

그림 13.98 인간 정자의 대략도

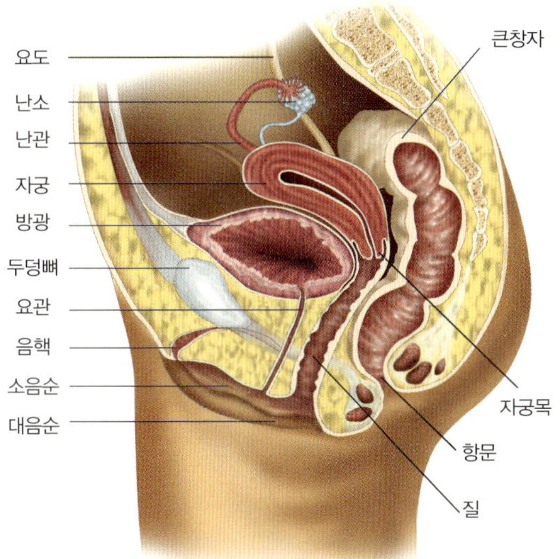

그림 13.99 인간 여성 생식기관

짧은 사정관(ejaculatory duct)을 형성한다. 부속생식샘으로는 정낭(seminal vesicle), 전립샘(prostate gland), 망울요도샘(bulbourethral gland)이 있다. 정낭에서는 물, 과당, 프로스타글란딘과 비타민 C를 분비한다. 전립샘에서는 물, 산성 인산분해효소(acid phosphatase), 콜레스테롤, 완충염과 인지질을 분비한다. 망울요도샘에서는 사정이 용이하도록 요도를 매끄럽게 하는 알칼리성 액체를 분비한다. 이 분비물들이 정액의 구성요소이다. 이 액체는 정자의 운동을 위한 에너지원을 제공하고 질내의 산성환경을 중화시킨다. 정자와 액체성분은 사정관에서 혼합되어 정액을 이루어 요도를 통해 사정된다.

인간의 음경은 느슨한 피부로 덮여있다. 요도를 제외하면 음경은 세 개의 원통형 발기 조직을 포함한다. 이 발기조직은 두 개의 음경해면체(corpus cavernosum)와 하나의 요도해면체(corpus spongiosum)이다. 요도해면체는 음경해면체를 넘어서 음경의 끝에까지 존재하며 끝부분은 확대되어 귀두(glans penis)를 형성한다. 귀두는 피부가 얇고 자극에 민감하다. 성적 흥분시 발기조직내에 급격하게 혈액이 채워진다. 혈압이 높아지면서 혈액이 빠져 나가야 할 정맥을 차단하여 음경은 발기를 하게 된다. 발기는 성교시 음경을 질내로 넣기 위해서는 필수적이다. 사정(ejaculation)은 샘과 관을 싸고 있는 민무늬근의 율동적인 수축에 의해 일어난다. 사정이 끝나게 되면 동맥으로부터의 혈액공급은 감소하고 정맥을 통해 혈액이 빠져나가면서 발기가 완화된다.

체모, 변성, 공격성과 근육의 발달과 같은 남성의 이차 성징은 고환에서 분비되는 테스토스테론에 의해 촉진된다.

여성의 생식기관

남성 생식기관의 역할이 정자를 형성하는 것이라면 여성의 경우는 매우 복잡하다. 남성의 경우처럼, 여성도 생식 세포를 생산한다. 그러나 수정 후 여성은 자신의 몸에 발생하는 배아를 담고, 보호하고, 영양을 공급하면서 키운다. 출산 후에 여성은 아기를 수유하는 역할도 담당한다. 또 다른

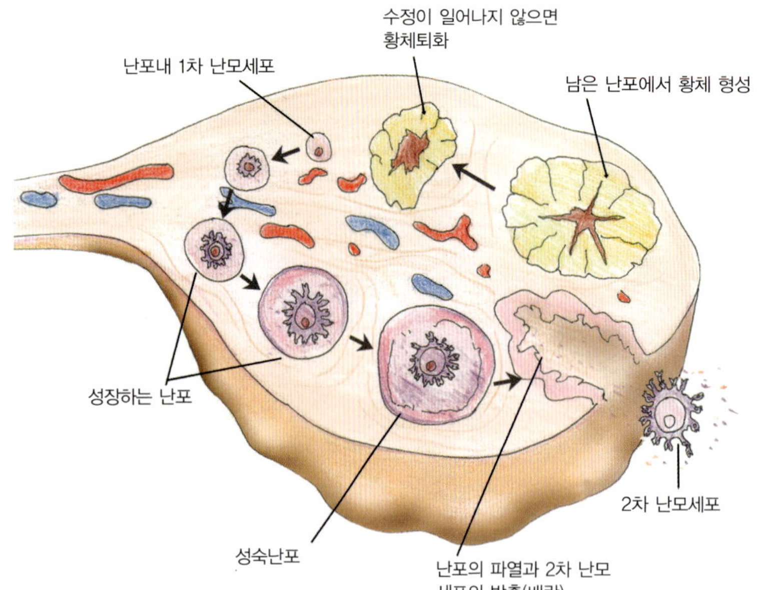

그림 13.100 난자발생

차이는 여성에서는 월경주기(menstrual cycle)가 나타난다는 점이다.

여성의 생식기관은 다음의 기관들로 구성된다. (1) 두 개의 난소는 난자와 여성호르몬인 에스트로겐(estrogen)과 프로게스테론(progesterone)을 생산한다. (2) 두 개의 난관(oviduct)은 난소에서 자궁으로 난자를 운반한다. (3) 자궁(uterus)은 수정 후 난관으로부터 수정란을 받아 배아를 키운다. (4) 질(vagina)은 성교시 사정된 정액을 받아들이고, 월경혈을 배출하며, 출생시 산도의 역할을 한다. (5) 음핵, 소음순, 대음순과 같은 외부생식기는 보호와 성적흥분과 관련된다. (6) 젖샘(mammary gland)은 유방내에 존재하면 수유를 위해 젖을 생산한다. 여성의 생식기관은 그림 13.99에 나타나 있다.

난소는 복강내에 위치하며 자궁 양쪽 끝에 하나씩 존재한다. 난소는 질긴 결합조직으로 된 피막으로 싸여 있으며 많은 난포(follicle)를 포함한다. 각각의 난포는 미성숙 난세포와 이를 둘러싸고 있으며 난세포를 보호하고 영양을 공급하는 난포세포를 가지고 있다. 여성은 출생 전에 이미 모든 난포가 형성되어 있고 그 수는 약 40만개 정도된다. 생식이 가능한 년 수동안(사춘기에서 폐경까지), 1회의 월경주기에 난자 한 개가 배란된다고 할 때 가지고 있는 난포 중 대략 수 백개 정도의 난포만이 난자를 배출하게 된다. 성숙된 무수정 난세포를 난자(ovum)라고 한다. 난자의 발생을 난자발생(oogenesis)이라고 하고 그 과정이 그림 13.100에 나타나 있다. 난자의 생성은 난포내 원시 생식세포가 난조세포(oogonia)로 분화하는 것과 함께 시작된다. 난조세포는 일차 난모세포(Primary oocyte)로 발달한다. 여자 아기가 태어날 때 난자는 일차 난모세포 상태로 존재하며 사춘기가 될 때까지 지속된다. 사춘기에 접어들게 되면, 매달 하나의 일차 난모세포가 감수분열 I 을 마치면서 두 개의 세포를 만드는데 하나는 큰 이차 난모세포이고 다른 하나는 작은 극체(polar body)이다. 배란시 이차 난모세포는 난포에서 난관으로 배출되고 난포세포들은 황체(corpus luteum)를 형성한다. 만일 난모세포가 정자를 만나 수정되지 않는다면 황체는 소멸된다. 새로운 월경주기가 시작되면 다른 난포가 동일한 과정을 거친다. 그러나 정자에 의해 수정이 되면 이차 난모세포는 감수분열 II를 거치면서 성숙한 난자가 된다. 정자와 난자의 반수체 핵이 융합이 되면 수정이 끝나게 된다.

수정후 수정란(2N)은 난관 상피세포에 나 있는 섬모들의 운동에 의해 자궁으로 옮겨진다. 자궁은 근육성 기관으로 팽창성이 좋고 발생 중인 배아를 담아 키우는 역할을 한다. 자궁 안쪽벽을 형성하는 자궁내막(endometrium)은 혈관이 풍부하게 분포되어 있다. 자궁과 질을 연결하는 부위를 자궁목(cervix)이라고 한다. 질은 얇은 벽으로 된 신축성이 좋은 관이다. 태어날 때 질입구를 덮고 있는 막이 처녀막(hymen)이며 심한 신체적 활동이나 성교시 파열된다. 질입구 주변에 두 쌍의 피부 주름이 있는데 안쪽에 얇게 존재하는 것이 소음순(labia minora)이고 바깥에 두껍게 존재하는 것이 대음순(labia majora)이다. 질입구 위쪽에 음핵(clitoris)이 있다. 성적 흥분시 대음순, 소음순, 음핵과 질벽에 혈액이 충만해져 커진다. 음핵에는 많은 신경의 말단이 모여 있기 때문에 성적 흥분시 가장 민감한 부위이다. 질입구 근처에 바르톨린샘(Bartholin' s gland)이 있는데 점액성 윤활액을 분비하여 성교시 음경의 삽입이 용이하도록 하는 역할을 한다. 요도가 사정과 배뇨의 기능을 함께 수행하는 남성과는 달리 여성에서는 생식관과 요도가 분리되어 있다.

난포세포는 여성 성 호르몬인 에스트로겐과 프로게스테론을 분비한다. 이들 호르몬은 여성 생식기관의 구조와 기능을 조절한다.

수정과 배아의 발달

성공적인 수정을 위해선 성숙한 정자가 같은 종의 생식력이 있는 난자와 만나야 한다. 대부분의 동물은 출생시 새끼가 생존하기에 적합한 시기가 되도록 생식주기가 맞춰져 있다. 생식주기는 동물종마다 매우 다르다. 체외수정을 하는 경우 특별한 구애행동, 페로몬과 환경적 요건(온도, 광주기) 등이 한 집단의 개체들로 하여금 같은 시기에 암수 생식세포를 같은 환경에 배출하도록 한다. 페로몬은 한 개체에서 분비되는 작은 휘발성 또는 수용성 분자로 같은 종의 다른 개체의 행동에 영향을 준다. 체내 수정을 하는 경우, 교미가 성공적인 생식을 위해 필요하다. 체내수정은 높은 수정률을 나타내며 후손의 생존율도 높다. 그러나 이런 종에서도 모든 암컷이 생식력이 있는 것은 아니다. 대부분의 암컷 동물은 일년에 일부 기간만 생식력이 있다. 판다는 가을에 몇 주 동안 만 생식력을 가지기 때문에 그 기간 동안 집중적으로 교미를 한다. 대부분의 영장류는 시기에 상관없이 연중 내내 교미를 할 수 있지만 암컷의 배란 시기는 제한되어 있기 때문에 교미가 곧 수정의 성공으로 이어지지는 않는다.

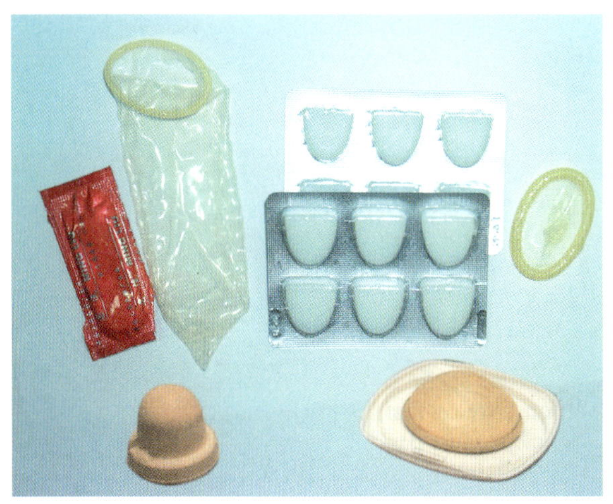
그림 13.101 흔히 사용하는 피임 기구들

건강한 성생활은 개인의 건강, 자손의 건강과 어느 면에서는 건강한 사회를 유지하는데도 중요하다. 무책임한 성 행위는 성병의 확산과 같은 부정적 결과를 낳는다. 지난 수 세기 동안 원치 않은 임신과 감염성 성병을 막기 위해 다양한 방법을

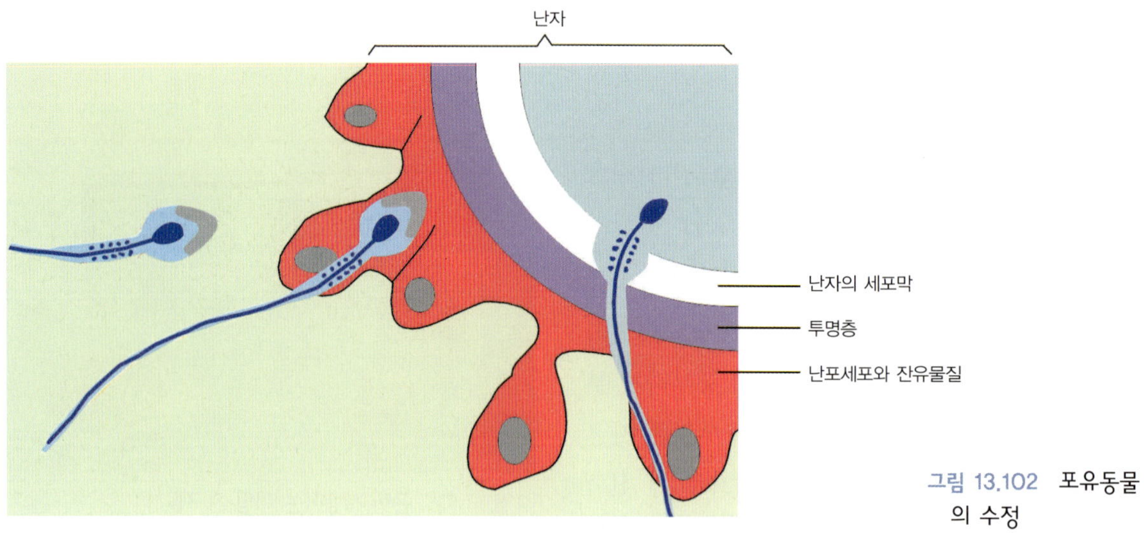

그림 13.102 포유동물의 수정

개발해 왔다. 피임은 수정과정의 다양한 단계를 표적으로 개발되었다. 피임은 (1) 피임약으로 정자나 난자의 배출을 억제시키거나 정관이나 난관을 막는 방법, (2) 콘돔이나 피임용 격막을 사용한 정자와 난자의 격리, (3) 살정제를 사용하여 정자를 죽이는 방법, (4) 자궁내 장치(intrauterine device)를 사용하여 착상을 막는 방법과 (5) 여성의 배란기를 피해 성교를 하는 법 등이 있다. 그러나 어느 방법도 100% 피임을 확신할 수 없기 때문에 두 방법 이상을 병행하는 것이 좋다.

성교시 건강한 남성은 약 5억개의 정자를 여성의 질에 배출한다. 질내에서는 정자가 꼬리의 운동에 의해 전진한다. 프로스타글란딘의 작용에 의해 자궁목에 있던 점액성 마개(mucus plug)가 녹아 정자가 자궁내로 들어갈 수 있도록 한다. 자궁내로 들어간 정자의 수는 약 수천 개 정도이다. 자궁은 포도당이 풍부하기 때문에 정자가 난관까지 가는데 필요한 에너지를 공급한다. 여성이 성교전 48시간 이내에 배란을 하면 하나의 정자가 난세포의 성숙을 유도하여 난자를 형성하고 성숙한 난자와 수정을 한다. 사람에게서 실제 수정과정은 다음과 같다. 난포에서 난세포(이차 난모세포)가 작은 난포세포의 층으로 둘러싸여 있다. 이 세포층 안쪽에 투명층(zona pellucida)이라는 세포외기질이 존재한다. 투명층은 세 종류의 당단백질이 서로 연결되어 있다. 그 중 하나의 기능은 정자 머리에 존재하는 분자에 대한 수용체의 역할을 한다. 투명층 안쪽에 난세포의 세포막이 있다. 정자가 난세포에 이르면 먼저 난포세포층을 뚫고 들어가 투명층의 수용체와 결합한다. 이 결합으로 인해 정자 머리에 있는 첨단체로부터 효소들이 분비되어 투명층을 소화시키면 정자는 난세포의 세포막에 이르게 된다. 이 때, 정자 세포막에 존재하는 단백질이 난세포의 세포막과 융합을 하면서 정자의 핵을 난세포의 세포질 내로 주입한다(그림 13.102). 정자핵이 진입하고 나면 투명층이 단단해지면서 이 후의 다른 정자의 수정을 차단한다. 수정의 결과 반수체인 두 생식세포핵의 만남으로 다시 배수체 핵이 형성되면서 인간을 만들기 위한 발생과정이 시작된다.

인간의 발생

인간의 발생(development)은 수정란서부터 한 개인이 죽을 때까지를 포괄하는 개념이다(일반적

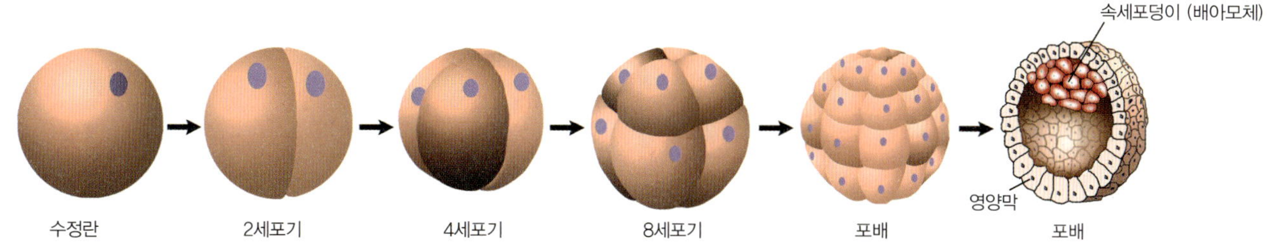

그림 13.103 초기 발생과 배아의 형성

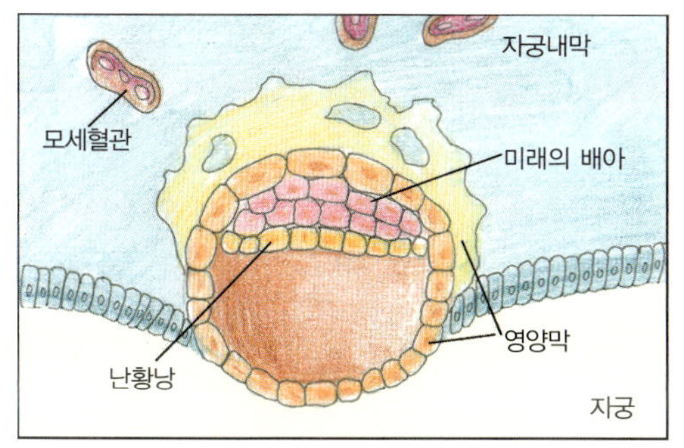

(a) 포배기가 자궁에 착실하다 (수정후 약 7일)

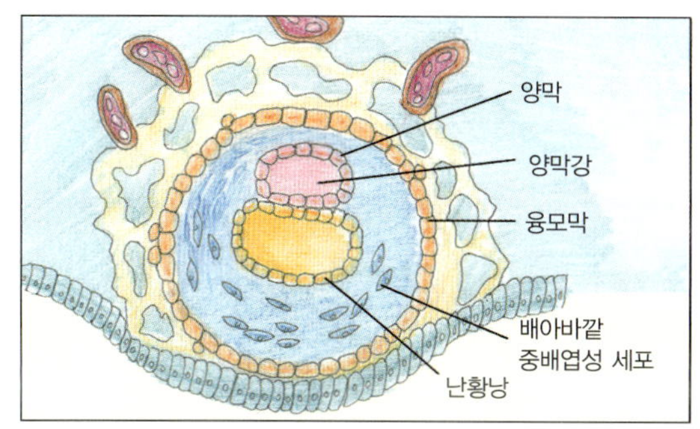

(b) 배아바깥막들이 발달하기 시작함 (약 9일)

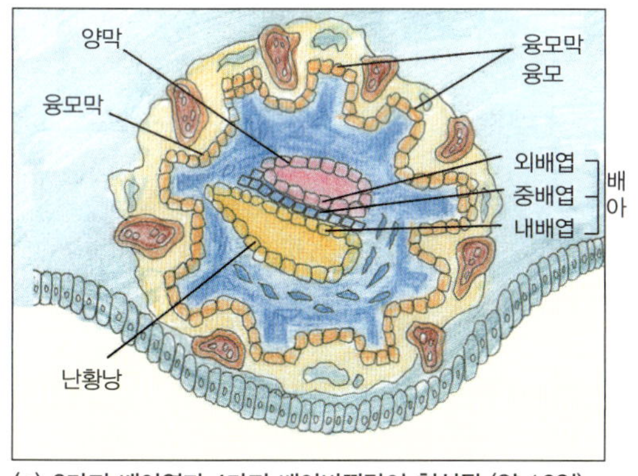

(c) 3가지 배아엽과 4가지 배아바깥막이 형성됨 (약 16일)

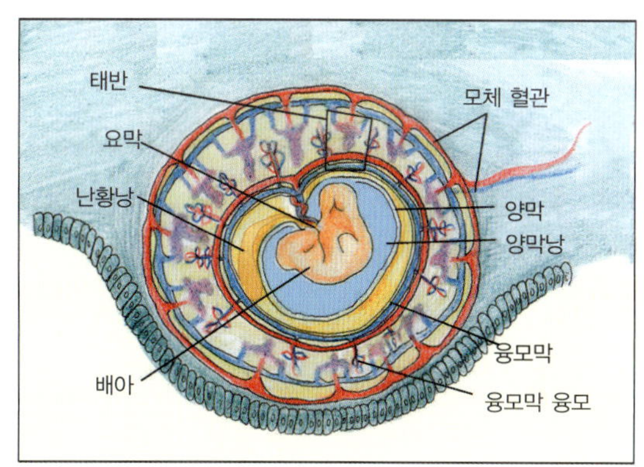

(d) 태반이 형성됨 (약 13일)

그림 13.104 인간배아의 초기발생

으로, 'development' 라는 단어는 출생 전까지는 '발생' 으로, 출생 이후에는 '발달' 로 번역을 한다).

수정직후 수정란은 성장하고 발생을 하면서 난관을 지나 자궁쪽으로 이동한다. 이때 수정란은 2세포기, 4세포기, 8세포기를 거쳐 수정 후 4일째 16세포기가 되면서 자궁에 도착한다. 세포들은 계속 커지면서 분열하고 동시에 액체로 채워지는 양막공간(amniotic cavity)이 생기기 시작한다. 이때 구조를 포배(주머니배, blastocyst)라고 한다. 포배의 세포 일부는 편평해지면서 영양막(trophoblast)이라고 불리는 외막을 형성하고 영양막은 태아측 태반구조로 발달하게 된다. 포배내부의 세포의 무리는 나중에 배아로 발달할 속세포덩이(배아모체, inner cell mass or embryoblast)를 형성한다(그림 13.103). 수정 후 일주일이 지나면 영양막에서 작

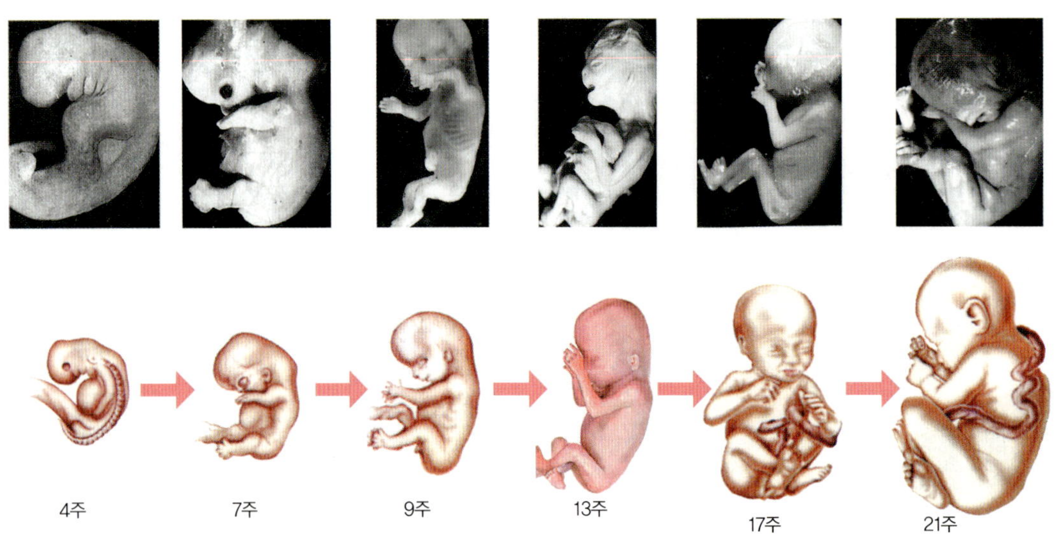

그림 13.105 인간배아의 발생시기별 외형의 변화

은 융모(chorionic villi)라 불리는 작은 돌기들이 형성되면서 발생하는 배아를 자궁벽에 고정시킨다. 융모는 후에 탯줄(제대, umbilical cord)이 될 결합조직을 통해 배아와 모체의 혈액을 연결하는 역할을 한다. 영양막내에서 속세포덩이는 안쪽의 내배엽(endoderm)과 바깥쪽의 외배엽(ectoderm)의 두 층으로 갈라진다. 3주가 되면 외배엽의 길이를 따라 긴 고랑(fissure)이 생기고 동시에 내배엽과 외배엽 사이에 중배엽(mesoderm)이 형성된다. 양막공간은 지속적으로 확장되어 배아를 완전히 감싸게 된다. 3주 중반쯤, 기관과 조직들의 원기(싹)가 나타나기 시작하고 세포들은 중배엽을 통해 이동하면서 원시적인 척삭(spine)을 형성한다. 이즈음, 최초의 신경삭(neural cord)이 외배엽에서 나타나기 시작하고 그 한쪽 끝이 뇌를 형성하기 위해 커지기 시작한다. 몸분절(somite)이라고 불리는 중배엽 구조는 양측에 쌍으로 발달을 하는데 근육, 피부, 뼈대, 심장, 혈관 등으로 분화를 하게 된다. 첫째 달의 끝무렵 원시적인 심장이 펌프질을 하기 시작하여 배아에 혈액을 공급하기 시작한다(그림 13.104). 원시적인 팔과 다리가 처음엔 물갈퀴 모양으로 나타나다가 손, 팔, 어깨, 다리와 발로 발달한다. 배아는 이제 여러 막성 구조에 의해 보호되고 영양을 비롯 다양한 지원을 받게 되는데 이러한 구조로는 융모막(chorion), 양막(amnion), 요막(allantois) 그리고 난황낭(yolk sac)이 있다.

둘째 달 동안에는 감각조직과 중추 및 말초 신경계가 외배엽으로부터 형성된다. 뼈, 연골, 근육과 콩팥, 간, 지라 등의 기관은 중배엽에서 만들어진다. 내배엽은 신체의 소화관, 호흡계, 배설계의 관구조의 안쪽을 감싸는 상피조직으로 분화한다. 10주에 이르면, 눈, 코, 귀 등이 나타난다. 둘째 달 말쯤에 대부분 기관과 장기의 분화와 발생이 자리를 잡게 되고 이때부터 배아를 태아(fetus)라고 부르게 되는데 태아는 인간의 모습을 분명히 하고 있다(그림 13.105). 전형적인 임신기간은 수정시점에서 38주 또는 마지막 월경시점서부터는 40주가 걸린다. 일반적으로는 임신기간을 크게 석달씩 세 기간(trimester)으로 나눈다.

위에서 언급했지만 첫번째 석달동안 가장 큰 변화가 일어난다. 하나의 수정란에서 다세포의 배아가 생기고 대부분의 기관과 인간의 형태가 이 시기에 갖추어 진다. 첫 석달이 끝날 즈음, 태아는 약 5 cm정도 된다. 두번째 석달에 태아는 빠르게 커져 약 30 cm 크기에 몸무게가 0.5 kg에 이른다. 이 시기의 태아는 매우 활동적이어서 태아의 움직임을 모체가 느낄 수 있다. 세번째 석달동안 태아의 성장은 계속되어 50 cm, 3-3.5kg에 달한다. 태아는 자궁의 공간을 거의 다 차지하고 움직임도 둔해진다. 이 시기의 태아에서는 다양한 장기가 제 기능을 다할 수 있게 된다. 따라서 임신기간을 다 채우지 못해도 세번째 석달중 어느 때에 출산을 하더라도 태아는 생존할 수가 있다.

출산(childbirth) 또는 분만(labor)은 전형적으로 세 단계로 구분한다. 첫째 단계는 가장 길며 진통을 동반한 지속적이며 규칙적인 자궁수축이 특징이다. 이 수축은 태아를 아래쪽으로 미는 역할을 한다. 이 단계는 불규칙적인 진통으로 시작하다가 자궁이 완전히 열리고 강한 수축이 수 분을 주기로 반복되는 것으로 끝난다. 둘째 단계는 아기의 분만이다. 강한 수축은 아기를 자궁에서 산도인 질을 통해 모체 밖으로 밀어낸다. 출생한 신생아의 탯줄은 절단되고 신생아는 이제 독립된 개체로 살아가게 된다. 셋째 단계는 태반이 자궁에서 분리되고 배출되는 것으로 마무리 된다. 신생아에게 몇 가지 검사를 수행하고 몸을 씻긴 후 바로 수유를 하는 것이 권장되는데 초유에 면역에 중요한 여러 물질들이 많이 들어 있기 때문이다. 초기 몇 해동안의 모유 수유는 아기의 육체적, 정신적 건강에 매우 유익하다.

생식 기술

12장에서도 기술되었듯이 다양한 동물 복제 기술의 발달은 곧 생식기술의 발달과 밀접한 관계가 있다. 그러나 인간 생식에 관련된 기술은 최근에 나타난 것이 아니라 매우 오랜 역사를 가지고 있다.

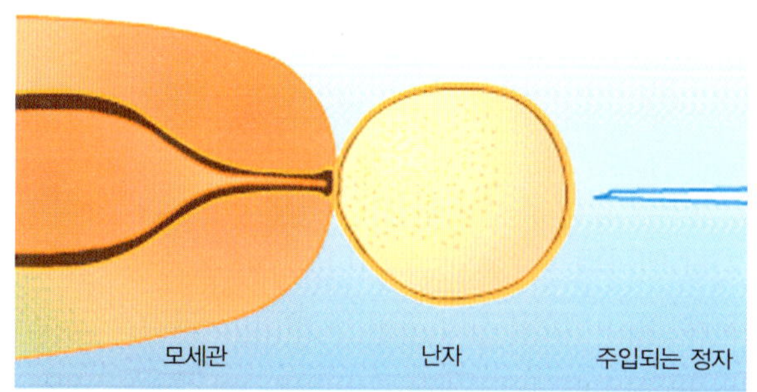

그림 13.106 체외 수정

최근 인간 생식기술은 크게 두 가지 카테고리로 나눌 수 있다. 첫째는 불임부부에게 아기를 갖도록 도와 주는 기술이다. 불임의 원인은 매우 다양하고 남성, 여성 또는 양쪽 모두에서 찾을 수 있다. 남성의 정자수가 매우 적거나 정자의 질이 매우 낮거나 정관이 폐쇄되어 불임이 생길 수 있다. 또 여성의 경우, 난자의 질이 매우 낮거나 난관이 폐쇄될 수도 있다. 수정이 성공적으로 이루어 졌다고 하더라도 착상이 이루어 지지 않아 배발생이 진행되지 않을 수 있다. 이러한 문제들을 극복하기 위해 다양한 방법과 기술이 개발되었다. 예를 들면, 남성 불임의 경우 익명의 기증자의 정자를 질내에 주입하여 수정시키는 방법이 있다. 난관이 막혀 있는 경우 호르몬 처리를 하여 난자를 성숙시킨 후 수술을 통해 채취하여 체외에서 정자와 수정을 시킬 수 있다 이러한 방법을 최외수정(in vitro fertilization, IVF)이라고 한다. 더 정교한 방법으로 작은 미세관을 이용하여 정자를 난자에 직접 주입하는 방법도 있다(그림 13.106). 이런 방법을 통해 수정이 성공적으로 이루어 지면, 수정란을 이틀 동안 체외에서 배양하여 8세포기 상태로 만든 후 자궁에 착상 시키거나 필요한 때까지 냉동보관한다. 이러한 방법으로 최초의 시험관 아기가 1978년에 영국에서 출생하였으며 세계 각국에서 IVF를 통해 많은 아기들이 태어나고 있다. 특히, 우리나라의 IVF 기술은 세계적으로 우수하다고 알려져 있다.

생식 기술의 두 번째 카테고리는 유전적 문제를 지닌 배아나 태아를 스크리닝(screening)하는 기술이다. 많은 만성 질환들은 유전적인 소인을 가지고 있고 이와 관련된 진단 지표(marker)들이 개발되고 있다. 이들 지표는 IVF시 수정란의 유전적 문제를 스크리닝하거나 자궁내 태아의 유전적 상태를 조사하는데 이용되고 있다. 태아의 건강상태를 조사하는 방법에는 크게 침습성(invasive) 방법과 비침습성(noninvasive) 방법이 있다. 비침습성 방법은 초음파나 모체 혈액을 통해 검사하는 것이고 침습성 방법에는 양수천자(amniocentesis)를 통한 양수검사나 융모막 생검을 통한 태아 세포분석 등이 있다. 유전적 이상이 발견되면 부모는 임신 지속여부를 결정해야 한다.

인간 복제와 같은 생식기술은 법적, 윤리적, 사회적 문제를 야기시키고 있으며 이 기술이 인류에게 어떠한 영향을 끼칠 지에 대한 논의는 계속되고 있다.

단원요약

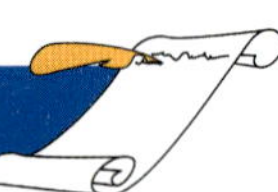

동물조직은 전형적으로 상피조직, 결합조직, 근육조직과 신경조직으로 구분된다. 이들 조직들은 기관과 기관계를 구성한다. 척추동물에서는 외피계, 골격계, 소화계, 호흡계, 순환계, 면역 및 림프계, 배설계, 내분비계, 신경계, 근육계, 생식계의 기관계통이 있다.

인간의 소화계는 소화관과 소화샘으로 구성된다. 소화관은 입, 혀, 인두, 식도, 위, 작은창자, 큰창자, 곧창자와 항문으로 이루어진다. 소화샘은 침샘, 이자와 간을 포함한다. 이 기관계통은 음식을 섭취해서 소화하고 영양분을 흡수하며 노폐물을 배출한다.

호흡계의 기능은 가스 교환이다. 비강과 입을 통해 폐로 공기를 흡입하고 공기내 산소가 폐에서 혈액으로 확산을 통해 흡수된다. 동시에 이산화탄소가 외부로 배출된다. 호흡계는 순환계와 밀접하게 연관되어 있다.

순환계는 심장, 혈관과 혈액으로 이루어진다. 이 계통은 영양소, 산소, 이산화탄소와 다른 물질들을 온 몸으로 수송시키는 역할을 한다.

배설계는 콩팥, 방광과 요관을 포함한다. 이 계통의 주요 기능은 대사 산물을 소변을 통해 배출하고 삼투압 균형을 조절하는 것이다.

내분비계는 모든 호르몬 분비샘을 포함한다. 동물 호르몬은 신체 일부에서 만들어져서 표적 세포에서 특이적인 효과를 내기 위해 혈류를 통해 이동되는 화학적 전달자이다. 적은 양으로 존재하며 성장, 분화 또는 행위를 포함한 생리현상을 조절한다.

신경계는 뇌, 척수, 신경세포와 다양한 감각기관으로 구성된다. 이 계통은 내부와 외부에서 오는 자극을 수용해서 그 자극에 대한 적절한 협응 반응을 일으킨다.

인간의 골격계는 뼈, 인대, 힘줄로 구성된다. 힘줄은 근육을 뼈에 부착시키고 인대는 뼈와 뼈를 연결해 준다. 뼈대는 구조적 지지와 내장기관의 보호, 근육의 부착점 제공 및 움직이는 동안의 균형유지의 기능을 가진다.

감염성 병원체나 다른 외부 물질에 대한 방어는 몇 가지 기전에 의해 이루어진다. 피부, 점막, 대식세포 등은 비특이적 방어를 수행하고 T세포, B세포와 항체는 특이적 면역반응을 수행한다.

생식능력은 모든 생명체의 기본 특성이다. 동물은 유성생식, 무성생식 또는 두 가지 방법을 함께 이용하여 생식을 한다. 인간의 생식은 남성과 여성이 함께 관여한다. 인간은 생식을 돕거나 인위적으로 막는 다양한 기술을 개발해 왔다.

토의를 위한 질문

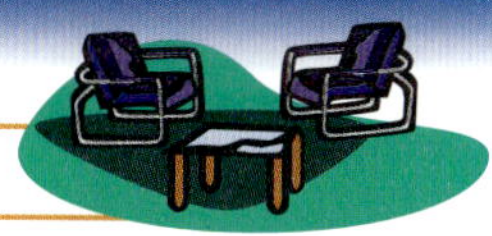

1. 같은 질량의 몸을 움직이는 데는 수중보다 육상에서 더 많은 에너지를 필요로 한다. 육상동물은 어떻게 자신에게 필요한 에너지를 획득하는가?
2. 간암을 일으키는 B형 간염 바이러스에 대한 지속적인 면역력을 획득하기 위해선 몇 개월 주기로 3회의 예방접종을 받아야 한다 그 이유는 무엇인가?
3. 어떻게 다양한 기관계들(소화계, 호흡계, 배설계와 순환계)이 협동하여 동물과 환경간의 효율적인 화학적 물질의 교환을 수행하는가?
4. 동물의 구조와 기능의 상관관계에 대한 구체적인 예를 드시오.
5. 유동적인 환경 조건의 변화에 대해 동물은 어떻게 대응하는가?
6. 소량의 호르몬이 커다란 생리적 반응을 일으키는 기전은 무엇인가?
7. 왜 신경충동은 한 방향으로만 전달되는가?
8. 근육수축의 기전을 간략히 설명하시오.
9. HIV 감염 경로는 무엇인가? 왜 HIV는 높은 이환율과 사망률을 보이는가? 왜 HIV감염을 치료하기가 어려운가?

관련된 인터넷 사이트

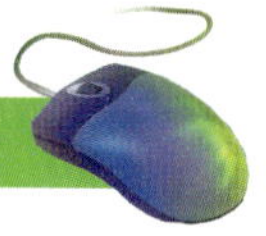

http://www.biology.arizona.edu/immunology/immunology.html
http://www.biology.arizona.edu/chh/default.html

한글

ㄱ

ㅅ

ㅇ

ㅈ

ㅊ

ㅋ

ㅌ

ㅍ

ㅎ

영문

A

B

C

D

E

F

G

H

I

J

K

L

M

N

O

P

R

옮긴이 소개

감경윤

- 서울대학교(수의학사)
- 서울대학교(이학박사)
- 하버드의과대학 박사 후 연구원
- 현 인제대학교 작업치료학과 교수

이지영

- 부산대학교(이학박사)
- 뉴욕대학교 박사 후 연구원
- 현 수성대학교 안경광학과 교수

한승진

- 서울대학교(이학박사)
- 스탠포드대학 박사 후 연구원
- 현 인제대학교 생명과학부 교수

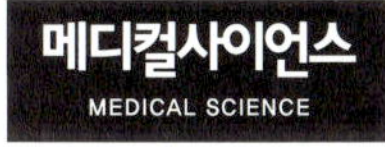

인체생물학

ESSENTIALS OF LIFE SCIENCE / 1ST Edition

2017년 12월 10일 초판 인쇄
2017년 12월 15일 초판 발행

저 자 Jianping Xu · Qingyu Wu
역 자 감경윤 · 이지영 · 한승진
발 행 처 메디컬사이언스
발 행 인 하재용 외 1명
등 록 제 2016-000295 호
주 소 서울시 마포구 성암로 28 상가 201호
(성산동 134-2)(우) 03951
이 메 일 medical-science@naver.com
전 화 Tel. 02-6748-3300 Fax. 02-6003-1977

I S B N 979-11-88044-96-2
정 가 25,000원

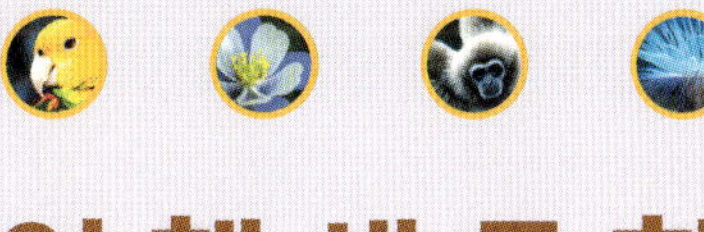

인체생물학

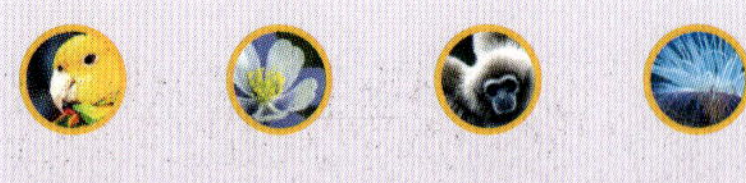

인체생물학